临床常见病护理精要

主编　宋　玲　高淑珍　王海英　王淑贞

曹佳芹　邢婉玉　李向丽

上海科学普及出版社

图书在版编目（CIP）数据

临床常见病护理精要／宋玲等主编. —上海：上海科学普及出版社，2022.12
ISBN 978-7-5427-8360-8

Ⅰ.①临… Ⅱ.①宋… Ⅲ.①常见病-护理学 Ⅳ.①R47

中国版本图书馆CIP数据核字（2022）第245379号

统　　筹　张善涛
责任编辑　陈星星　郝梓涵
整体设计　宗　宁

临床常见病护理精要

主编　宋　玲　高淑珍　王海英　王淑贞
　　　曹佳芹　邢婉玉　李向丽
上海科学普及出版社出版发行
（上海中山北路832号　邮政编码200070）
http://www.pspsh.com

各地新华书店经销　　山东麦德森文化传媒有限公司印刷
开本 787×1092 1/16　印张 28.5　插页 2　字数 736 000
2022年12月第1版　　2022年12月第1次印刷

ISBN 978-7-5427-8360-8　定价：128.00元
本书如有缺页、错装或坏损等严重质量问题
请向工厂联系调换
联系电话：0531-82601513

编委会
BIANWEIHUI

前　言

护理学是将自然科学与社会科学紧密联系起来的、为人类健康服务的综合性应用科学，属于临床医学工作中不可缺少的重要组成部分。随着临床医学的快速发展，护理学的发展也日新月异，不断有新理论、新技术、新方法问世，护理模式也从疾病护理向身心整体护理的方向转变。现代护理工作者必须不断学习临床护理经验，熟悉并掌握新的护理学进展，才能跟上护理学发展的步伐，更好地为患者服务。为了帮助广大护理工作者在工作中更好地认识和了解相关疾病，提高自身护理能力，我们特别组织了一批具有丰富临床经验的护理工作者，精心编写了《临床常见病护理精要》一书。

本书紧密结合当前护理学的发展，首先简要介绍了护理学绪论；然后详细叙述了心内科、内分泌科、神经外科、肿瘤科等科室常见疾病的病因病理、发病机制、临床表现、治疗、护理评估、护理措施和健康教育等内容。本书秉承整体护理观念，将基础理论与临床实践相结合，内容详略得当，条理清晰，集知识性、前沿性和可操作性于一体。本书有助于护理工作者掌握护理基础知识、临床护理技能和规范的护理操作，适合各级医院的临床护理工作者、护理院校的教育工作者与在读学生参考阅读。

本书在编写过程中得到了各编者所在单位及科室同道的大力支持，在此表示衷心感谢！由于编写时间仓促及编者的水平有限，本书难免存在不足与疏漏之处，希望广大读者不断提出宝贵意见，以便日后及时修订，使之日臻完善。

《临床常见病护理精要》编委会

2022 年 10 月

目　录

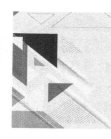

第一章　护理学绪论

第一节　护理学发展史

一、护理学的形成

（一）人类早期的护理

最初的护理诞生于祖先自我防护本能的基础上，以自我护理和家庭护理为主。如用流水冲洗伤口，将烧热的石块置于患处，腹部不舒服时用手抚摸等。但对疾病和死亡，只能听之任之，无法救治，甚至把疾病看成是一种灾难，认为是神灵主宰或鬼神作祟。巫师用放血、冷水泼、念咒等方法祈求神灵帮助，驱除鬼怪，减轻痛苦，治疗疾病。后来在征服自然的过程中，人类逐渐积累了大量的经验。中国、印度、埃及等文明古国，早期文化中就有按摩、凉水降温、伤口包扎、泥湿敷、固定骨折、拔火罐等护理技术的记载。公元初年基督教兴起，教会对护理的影响长达1 000多年。教徒们在各地修建了医院，最初是用作收容徒步朝圣者的休息站，后来发展为治疗精神病、麻风病等疾病的医院及养老院。当时一切照顾工作均由妇女承担，虽然没有接受过专业训练，但她们工作认真，以温柔慈祥的母爱照顾着老人和病残者，这就是医疗护理的萌芽。

（二）中世纪的护理

中世纪欧洲的政治、经济、宗教迅速发展，战争频繁，疫病流行，这些因素对护理工作的发展起到了一定的促进作用。护理工作除大部分由修女担任外，还由一些自愿为贫病者服务的女性担任。她们虽然缺乏护理知识，又没有足够的护理设备，但以良好的道德品质为患者提供护理服务。当时的护理受宗教控制，医院条件很差，内科、外科甚至传染科患者都混住在一起，床位严重不足，晚上患者在床上、地板上轮流睡觉，交叉感染非常严重。有的医院还受神父干涉，认为护理患者是次要的，让"护士"们去祷告，让患者斋戒或禁食，以使患者的"灵魂得救"才是首要的。

（三）文艺复兴与宗教改革时期的护理

13世纪末，意大利兴起的文艺复兴运动对欧洲的各行各业产生了深远的影响，西方国家将这段时期称为科学新发现时代。在此期间，医学也发展迅猛，摒弃了神话和迷信，治疗疾病有了新依据。文艺复兴后，护理逐渐摆脱了教会的控制，培训护理人员的机构相继成立，护理开始成为一种独立职业。但是在1517年发生宗教改革后，社会结构发生了很大变化。妇女地位低下，没有机会接受教育,担任护理工作的是那些找不到工作的人,甚至是女犯人和妓女。她们既无护理经验又未经过培训,也没有宗教热情,只能做一些仆役式的工作,而且服务态度差,导致了护理质量大大下降,护理的发展进入了历史上的黑暗时期。

（四）现代护理的诞生与南丁格尔的贡献

19世纪,随着社会文化、科学技术和医学技术的发展,护理工作者的社会地位有所改善,社会需要具有良好护理技术的护士。一些系统化培训护士的教育应运而生,玛丽·艾肯贺首先创立了爱尔兰慈善姐妹会。1836年德国牧师弗利德纳(1800—1864年)在凯撒斯威斯城成立了医院和女执事训练所,专门招收年满18周岁、身体健康、品德良好的年轻女性,进行3年的课程训练。训练的内容包括授课、医院实习、家庭访视,这就是最早的有组织的系统化的护理训练。佛罗伦斯·南丁格尔(1820—1910年)就曾在此接受过训练,弗利德纳共建立了32所女执事训练所,并著有《护士教育记录》一书,它是最早的护理教科书。

佛罗伦斯·南丁格尔是历史上最负盛名的护士,被誉为护理学的鼻祖,现代护理学的创始人,她的贡献对护理学产生了深远的影响。南丁格尔重建了军队与民间的医院,发展了"通过改善环境,促进舒适和健康"的护理理念。1860年,在英国的圣托马斯医院创办了第一所护士学校,标志着近代护理的诞生。

南丁格尔1820年5月12日出生于意大利的佛罗伦萨,她的家庭是英国名门,所以从小就接受了良好的教育。她曾就读于法国巴黎大学,精通英、法、德、意四国语言,具有较高的文化修养。受母亲的影响,南丁格尔善良、乐于助人,经常随父母参加慈善活动,她渐渐感受到训练有素的护士工作的重要性。1850年,南丁格尔冲破重重障碍,来到当时最好的护士训练基地——德国的凯撒斯威斯城学习,完成了长达32页的"莱茵河畔的凯撒斯威斯学校"一文。1851年,她又重返该校参加了3个月的护理训练班,并考察了英、法等国家的护理现状。1853年,在慈善委员会的赞助下,南丁格尔在伦敦哈雷街1号开设了第一所护士看护所,开始了护理生涯。

1854年,英法联军与沙俄发生战争,攻占了俄属克里米亚岛阿尔马河一带。当时英国的战地医院护理条件极差,大批浴血奋战的将士由于得不到恰当的护理而死亡。1854年10月南丁格尔被任命为"驻土耳其英国总医院妇女护士团团长",率38名护士抵达战地医院。通过改善供水条件、伤员饮食、个人卫生、医院环境等使伤病员的死亡率由50%降至2.2%。她工作细致、认真,每天晚上都提着油灯,不辞辛劳地巡视各个病房,伤病员深受感动,甚至亲吻她的身影,这就是著名的"石壁之吻"。1856年,战争结束后南丁格尔回到英国,英国政府奖励她44 000英镑的巨额奖金,但南丁格尔全部用于护理事业。瑞士银行家邓南在她的影响下,1864年在日内瓦成立了国际红十字会,帮助救治欧洲战场上的伤病员。南丁格尔编写的《健康和工作效率对英国军队医院管理的影响》对英国陆军医院的建设起了很大作用,她一生写了大量的论文、日记、报告、论著,最著名的是《医院札记》和《护理札记》,被认为是护理教育和医院管理的重要文献。1910年8月13日,南丁格尔于睡梦中安然长逝,享年90岁,她终生未嫁,将自己的一生献身于护理事业。为了纪念南丁格尔的伟大贡献,国际护士会建立了南丁格尔基金,并把南丁格尔的诞辰日——5月12日定为"国际护士节"。

二、现代护理学的发展

护理学在从南丁格尔时代向科学事业的转化过程中发生了巨大的变化,已经由医学辅助学科发展为医学科学中的具有独特功能的一门学科。现代护理学不仅形成了自己特有的理论和实践体系,而且正日益向深度和广度方向迈进,发展经历可分为 3 个阶段。

（一）以疾病为中心的护理阶段

以疾病为中心的护理阶段是现代护理学发展的初级阶段,从南丁格尔时代持续到 20 世纪中期,当时人们认为"健康就是没有疾病""有病就是不健康""疾病是由细菌或外伤引起的机体结构改变或功能异常"。此时期的护理特点是以疾病护理为中心,护士的工作主要是机械地执行医嘱和完成生活护理。护士工作给人的印象只是打针、发药,社会地位较低,护士自身成就感差。此阶段的护理理论体系发展不完善,但这也是人们在当时历史条件下对健康和疾病认识水平较低的产物。

（二）以患者为中心的护理阶段

20 世纪 30 年代末,美籍奥地利理论生物学家贝塔朗菲提出了"系统论",接着美国心理学家马斯洛提出了"人的基本需要层次论",生态学家纽曼提出了"人和环境的相互关系论"。这些理论和学说的相继出现促使人们重新认识人类健康与心理、精神、社会、环境之间的关系。1948 年,世界卫生组织（WHO）提出了新的健康观,认为"健康不但是身体没有疾病,还要有完整的生理、心理状态和良好的社会适应能力"。这一概念的提出,强调了健康的全面性,为护理研究提供了广泛的领域。1955 年,美国莉迪亚、霍尔提出了"护理程序",使护理有了科学的方法。20 世纪60 年代后出现的一些护理理论提出应重视人的整体性,人类的健康受生理、心理、社会、经济等多方面因素的影响。1977 年,美国医学家恩格尔提出了"生物-心理-社会"医学模式。从此,护理发生了根本的变革,也相应地提出了满足患者"生物-心理-社会"需要的护理模式。护理工作从以疾病为中心转变为以患者为中心。护士工作不再是被动地执行医嘱和各种护理技术操作,而是根据患者的实际情况,合理应用护理程序,为患者提供护理照顾。患者由入院到出院由一位护士负责,包括入院介绍、制订护理计划、各种护理操作、护理病历书写、观察病情、心理护理、健康宣教、出院时的护理小结与评价等。实现了以患者为中心,运用现代护理技术来维护患者的身心健康,但此时的护理工作范围仍局限于患者,工作场所局限于医院。

（三）以人的健康为中心的护理阶段

随着生活水平的提高,人们观念的改变,疾病谱发生了很大的变化,常见的疾病由过去的传染病、营养不良转变为由生活习惯和生活方式不良导致的一系列疾病,如"两管一瘤",即心血管、脑血管和肿瘤。为了满足广大民众对卫生保健服务的需求,护理学发展到"以人的健康为中心"的护理阶段。此期的护理对象由患者扩展到全体人类,护理过程从疾病护理扩展到从健康到疾病的全过程,护理场所由医院扩展到所有有人的地方。

三、我国护理学的发展

（一）中医学与护理

我国护理历史悠久,在祖国古代的医学中早已存在,只是一直处于医、护、药不分的状态,从重视疾病的"三分治,七分养"中,不难看出护理在古代医学中的重要性。在大量的医学典籍和历代名医传记里,保留着护理理论和技术的记载,如饮食调护、口腔护理、冰块降温、急救、功能锻炼、消毒隔离、疾病预防等,其中相当一部分内容对现代护理仍具有指导意义。

西汉完成的《黄帝内经》是我国现存的最早的医学经典著作,它强调热病的反复与饮食调节的关系、自然环境和气候变化的关系,并指出了饮食必须多样化,着重强调加强自身防御的重要性。如提出了"上工救其萌芽""肾病勿食盐""怒伤肝,喜伤心……""圣人不治已病治未病"等防病和早治的思想。《本草衍义》中提出了与现代饮食护理相似的观点,在食盐与肾病的关系中指出"水肿者宜全禁之"。春秋末年,齐国的扁鹊提出了"切脉、望色、听声、写形、言病之所在",总结了观察疾病的方法和意义。三国时期外科鼻祖华佗创编了强身健体的"五禽戏",唐代杰出的医药家孙思邈创造了葱管导尿法,东汉末年的名医张仲景发明了猪胆汁灌肠术、人工呼吸和舌下给药法。明代胡正心提出用蒸汽消毒处理传染病患者的衣物,当时还采用焚烧艾叶、喷洒雄黄酒等空气消毒法。这些宝贵的经验和方法是历代先人智慧的结晶,为我国近代护理事业的发展奠定了坚实的基础。

(二)中国近代护理发展史

我国近代护理开始于鸦片战争前后,带有浓厚的欧美式宗教色彩,当时外国的传教士、医师可以自由出入我国,他们除建教堂外,还开办了医院、学校。1820年,英国医师开始在澳门开设诊所。1835年,英国传教士巴克尔在广州开设了第一所西医院(即现在的广州孙逸仙医院)。两年后,该医院以短训班的方式培训护理人员。1884年美国大学妇女联合会派到中国的第一位护士麦克尼在上海妇孺医院推行"南丁格尔"护理制度,她是最早来华的西方护士。1888年,美国的约翰逊女士在福州创办了第一所护士学校。1900年以后中国各大城市建立了许多教会医院并附设了护士学校,逐渐形成了护理专业队伍。据记载,1900—1915年,英美教会所开办的护士学校有36所,到1915年时外国教会在中国开设的基督教会医院及诊所共330所,外国医师有383名,外国护士112名。同时在培养护士方面发展迅速,其中包括培训男护士,主要承担骨科、手术室、泌尿外科等工作,非常受欢迎。在当时的北京同仁医院、湖北普爱医院、保定思候医院等10多家医院均有男护士。1909年,中国护理界的群众学术团体"中华护士会"在江西牯岭成立。1937年改为中华护士学会,1964年改为中华护理学会。1912年,中华护士会成立了护士教育委员会,开始负责全国护士的注册工作。1920年中华护士会创刊《护士季报》,这是我国护理的第一本综合性刊物。1921年,北京协和医学院开办高等护理教育,学制4~5年,五年制的学生毕业时授予理学学士学位。1932年,我国第一所由政府开办的中央高级护士职业学校在南京成立。1934年,教育部成立护士教育专门委员会,将护士教育改为高级护士职业教育,招收高中毕业生,学制3~4年,护士教育逐渐被纳入国家正式教育系统。1950年,北京协和医学院与东吴大学、燕京大学、岭南大学、齐鲁大学、金陵女子文理学院等合办了五年制高等护理教育,培养了一批护理精英,主要从事护理教学、护理管理、护理研究、临床护理等工作。在红军中,护理工作备受党和中央政府的重视。1928年,在井冈山的五井地区创建了具有历史意义的红军医院。1931年,在江西开办了中央红色护士学校。1932年,创建了我军第一所军医学校,并在长征开始前培训了300名看护生。长征期间,看护生创造了不朽的功绩,成为我国护理工作者及全国人民的宝贵精神财富。1941年,在延安成立了中华护士学会延安分会,毛泽东同志曾先后为护理工作亲笔题词"护士工作有很大的政治重要性""尊重护士、爱护护士"。

(三)中国现代护理的成就

中华人民共和国成立以后,我国的护理工作进入了新的发展阶段,改革开放再次推动了护理事业的发展。

1.护理教育迅猛发展

1950年,我国将护理教育列为中等专业教育,纳入了正规教育系统,从此,有了全国统一的护士教材和教育计划。1988年,我国首届护理本科生在天津医学院毕业。1992年北京开始了护理硕士研究生教育。1996年,中国协和医科大学成立了护理学院。从20世纪80年代起,各个地区开展了各种形式的护理成人教育。现在部分医学院校已经开设了护理博士教育,完善了中专、大专、本科、硕士、博士5个层次的护理教育体系。1997年,中华护理学会在无锡召开护理继续教育座谈会,制定了继续教育法规。目前,我国已经实现了护理终身教育,护理人才结构发展合理。

2.护理专业水平不断提高

在20世纪50年代初,我国创造并推广了无痛注射法,完善了无痛分娩法。近几年专科护理发展迅猛,如显微外科、营养疗法、器官移植、造口护理、大面积烧伤、重症监护等专科护理技术逐步完善,专科护士深受欢迎。护理设施不断更新,护理质量不断提高。

3.护理学术活动频繁

1977年中华护理学会和各地分会相继恢复,多次召开各种全国性的、地方性的护理学术经验交流会、专题学习班、研讨会等。1954年创刊的《护理杂志》于1977年7月复刊,1981年改名为《中华护理杂志》。同时《国外医学护理杂志》《实用护理杂志》《护理学杂志》《护士进修杂志》等10多种护理杂志如雨后春笋般出现。中华护理学会多次与美国、日本、澳大利亚、加拿大等国家的护理学会联合召开国际护理学术会议,互派专家、学者讲学和参观访问。1985年,全国护理中心在北京成立,取得了WHO对我国护理学科发展的支持。

4.护理管理体制逐步健全

我国国家卫健委设立了护理处,负责统筹全国的护理工作,制定有关政策法规。各省、市、自治区卫生厅(局)在医政处下设专职护理管理干部,负责协调管辖范围内的护理工作。各医院护理部健全了护理管理体制,以保证护理质量。1979年国务院批准卫健委颁发的《卫生技术人员职称及晋升条例(试行)》明确规定了护理专业人员的高级、中级、初级职称。1993年卫健委颁发了第一个关于护士执业和注册的部长令和《中华人民共和国护士管理办法》。1995年在全国举行了首次护士执业考试,经考试合格获执业证书方可申请注册,护理管理步入了法制化道路。

5.护士的社会地位不断提高

1981年5月,在北京召开了首都护理界座谈会,号召全社会都来尊重护士、爱护护士。1986年在南京召开了全国首届护理工作会议,增设了护龄津贴,并对从事护理工作30年以上的护士颁发"荣誉证书"和"证章"。南丁格尔奖章是红十字国际委员会设立的护理界国际最高荣誉奖,1983年我国首次参加了第29届南丁格尔奖章评选,到2009年的第42届为止,我国先后有48名优秀护理工作者获此殊荣。

(单宝磊)

第二节　护理学范畴

一、护理学的理论范畴

(一)护理学研究的对象

护理学的研究对象随学科的发展而不断变化。从研究单纯的生物人向研究整体的人、社会的人转化。

(二)护理学与社会发展的关系

护理学与社会发展的关系体现在研究护理学在社会中的作用、地位和价值,研究社会对护理学发展的促进和制约因素。如老年人口增多使老年护理专业得到重视;慢性疾病患者增多使社区护理迅速发展;信息高速公路的建成使护理工作效率得以提高,也使护理专业向着网络化、信息化迈出了坚实的步伐。

(三)护理专业知识体系

护理专业知识体系是专业实践能力的基础。自 20 世纪 60 年代后,护理界开始致力于发展护理理论与概念模式,并将这些理论用于指导临床护理实践,对提高护理质量、改善护理服务起到了积极作用。

(四)护理交叉学科和分支学科

护理学与自然科学、社会科学、人文科学等多学科相互渗透,在理论上相互促进,在方法上相互启迪,在技术上相互借用,形成许多新的综合型、边缘型的交叉学科和分支学科,从而在更大范围内促进了护理学科的发展。

二、护理学的实践范畴

(一)临床护理

临床护理服务的对象是患者,临床护理包括基础护理和专科护理。

1.基础护理

基础护理是指以护理学的基本理论、基本知识和基本技能为基础,结合患者生理、心理特点和治疗康复的需求,满足患者的基本需要。如基本护理技能操作、口腔护理、饮食护理、病情观察等。

2.专科护理

专科护理是指以护理学及相关学科理论为基础,结合各专科患者的特点及诊疗要求,为患者提供护理。如各专科患者的护理、急救护理等。

(二)社区护理

社区护理是借助有组织的社会力量,将公共卫生学和护理学的知识与技能相结合,以社区人群为服务对象,对个人、家庭和社区提供促进健康、预防疾病、早期诊断、早期治疗、减少残障等服务,提高社区人群的健康水平。社区的护理实践属于全科性质,是针对整个社区人群实施连续及动态的健康服务。

(三)护理管理

护理管理是为了提高人们的健康水平,系统地利用护士的潜在能力、其他相关人员或设备、环境和社会活动的过程。护理管理是运用管理学的理论和方法,对护理工作的诸多要素(人、物、财、时间、信息等)进行科学地计划、组织、指挥、协调和控制,以确保护理服务正确、及时、安全、有效。

(四)护理研究

护理研究是推动护理学科发展,促进护理理论、知识、技能更新的有效措施。护理研究是用科学的方法探索未知,回答和解决护理领域的问题,直接或间接地指导护理实践的过程。护理研究多以人为研究对象。

（五）护理教育

护理教育是以护理学和教育学理论为基础,有目的地培养护理人才,以适应医疗卫生服务和护理学科发展的需要。护理教育分为基本护理教育、毕业后护理教育和继续护理教育三大类。基本护理教育包括中专教育、专科教育和本科教育;毕业后护理教育包括研究生教育、规范化培训;继续护理教育是对从事护理工作的在职人员提供以学习新理论、新知识、新技术、新方法为目的的终身教育。

（宋　玲）

第三节　护理的概念

一、护理的定义

护理,英文名为"nursing",原意为抚育、扶助、保护、照顾幼小等。自 1860 年南丁格尔开创现代护理新时代至今,护理的定义已经发生了深刻的变化。

南丁格尔认为"护理既是艺术,又是科学""护理应从最小限度地消耗患者的生命力出发,使周围环境保持舒适、安静、美观、整洁、空气新鲜、阳光充足、温度适宜,此外还有合理地调配饮食""护理的主要功能在于维护人们良好的状态,协助他们免于疾病,达到他们最高可能的健康水平。"

美国护理学家韩德森认为"护士的独特功能是协助患病的或者健康的人,实施有利于健康、健康的恢复或安详死亡等活动。这些活动,在个人拥有体力、意愿与知识时,是可以独立完成的,护理也就是协助个人尽早不必依靠他人来执行这些活动。"

美国护士协会(ANA)对护理的简明定义为"护理是诊断和处理人类对现存的和潜在的健康问题的反应。"此定义的内涵反映了整体护理概念。从 1860 年南丁格尔创立第一所护士学校以来,护理已经发展成为一门独立的学科与专业。护理概念的演变体现了人类对护理现象的深刻理解,是现代护理观念的体现。

护理是人文科学(艺术科学)和自然科学的结合。护理是护士与患者之间互动的过程。照顾是护理的核心。护理通过应用护理程序进行实践,通过护理科研不断提高。总体说来,护理起到了满足患者的各种需要,协助患者达到独立,教育患者,增进患者应对及适应的能力,寻求更健康的行为,达到完美的健康状态,为个人、家庭、群体以及社会提供整体护理的作用。

二、护理的基本概念

护理有 4 个最基本的概念,对护理实践产生重要的影响并起决定性的作用。它们是:①人;②环境;③健康;④护理。这 4 个概念的核心是人,即护理实践是以人为中心的活动。缺少上述任何一个要素,护理就不可能成为一门独立的专业。

（一）人的概念

人是生理、心理、社会、精神、文化的统一整体,是动态的又是独特的。根据一般系统理论原则,人作为自然系统中的一个次系统,是一个开放系统,在不断与环境进行能量、物质、信息的交换。人的基本目标是保持机体的平衡，也就是机体内部各次系统间和机体与环境间的平衡。

护理的对象是人，既包括个人、家庭、社区和社会 4 个层面，也包括从婴幼儿到老年的整个年龄段。

（二）环境的概念

人类的一切活动都离不开环境，环境的质量与人类的健康有着密切关系。环境是人类生存或生活的空间，包括与人类的一切生命活动有着密切关系的各种内、外环境。机体内环境的稳态主要依靠各种调节机制（如神经系统和内分泌系统的功能）以自我调整的方式来控制和维持。外环境可分为自然环境和社会环境。自然环境是指存在于人类周围自然界中的各种因素的总和，它是人类及其他一切生物赖以生存和发展的物质基础，如空气、水、土壤和食物等自然因素。社会环境是人为的环境，是人们为了提高物质和文化生活而创造的环境。社会环境中同样有危害健康的各种因素，如人口的超负荷、文化教育落后、缺乏科学管理、社会上医疗卫生服务不完善等。此外，与护理专业有关的环境还包括治疗性环境。治疗性环境是专业人员在以治疗为目的的前提下创造的一个适合患者恢复身心健康的环境。治疗性环境主要考虑两个主要因素：安全和舒适。考虑患者的安全，这就要求医院在建筑设计、设施配置以及治疗护理过程中预防意外的发生，如设有防火装置、紧急供电装置、配有安全辅助用具（轮椅、床栏、拐杖等）、设立护理安全课程等；此外，医院还要建立院内感染控制办公室，加强微生物安全性的监测和管理。舒适既来源于良好的医院物理环境（温度、湿度、光线、噪声等），也来源于医院内工作人员优质的服务和态度。

人类与环境是互相依存、互相影响、对立统一的整体。人类的疾病大部分由环境中的致病因素引起。人体对环境的适应能力，因年龄、神经类型、健康状况的不同而有很大的差别，所以健康的体魄是保持机体与外界环境平衡的必要条件。人类不仅需要有适应环境的能力，更要有能够认识环境和改造环境的能力，使两者处于互相适应和互相协调的平衡关系之中，使环境向着对人类有利的方向发展。

（三）健康的概念

健康不仅是没有躯体上的疾病，而且要保持稳定的心理状态和具有良好的社会适应能力以及良好的人际交往能力。每个人对健康有不同的理解和感知。健康程度还取决于个人对健康、疾病的经历以及个人对健康的认识存在的差别。健康和疾病很难找到明显的界限，健康与疾病可在个体身上并存。

（四）护理的概念

护理是诊断和处理人类对现存和潜在健康问题的反应。护理有利于增进健康、预防疾病，有利于疾病的早期发现、早期诊断、早期治疗，通过护理、调养达到康复。护理的对象是人，人是一个整体，其疾病与健康受着躯体、精神和社会因素的影响。因此，在进行护理时，必须以患者为中心，为患者提供全面、系统、整体的身心护理。

（王淑贞）

第四节　护理的理念

护理的理念是指护理人员对护理的信念、理想和所认同的价值观。护理的理念可以影响护理专业的行为及护理品质。随着医学模式的转变，护理改革不断深入以及人们对健康需求的不断提高,护理的理念也在不断更新和发展。

一、整体护理的理念

整体护理的理念,是以人为中心,以现代护理观为指导,以护理程序为基础框架,并且把护理程序系统化地运用到临床护理和护理管理中去的指导思想。在整体护理的理念指导下,护理人员应以服务对象为中心,根据其需要和特点,提供包含服务对象生理、心理、社会等多方面的深入、细致、全面的帮助和照顾,从而解决服务对象的健康问题。整体护理不仅要求护理人员要对人的整个生命过程提供照顾,还要关注健康-疾病全过程并提供护理服务;并且要求护理人员要对整个人群提供服务。可以说,整体护理进一步充实和改变了护理研究的方向和内容,同时拓展了护理服务的服务范围,也有助于建立新型的护患关系。

二、以人为本的理念

以人为本在本质上是一种以人为中心,对人存在的意义、人的价值以及人的自由和发展珍视和关注的思想。在护理实践中,体现在对患者的价值,即对患者的生命与健康、权利和需求、人格和尊严的关心和关注上。护理人员应该尊重患者的生命,理解患者的信仰、习惯、爱好、人生观、价值观,努力维护患者的人格和尊严,公正地看待每一位患者,维护患者合理的医疗保健权利,承认患者的知情权和选择权等。

三、优质护理服务的理念

优质护理是以患者为中心,强化基础护理,全面落实护理责任制,深化护理专业内涵,整体提升护理服务水平的护理理念。优质护理旨在倡导主动服务、感动服务、人性化服务,营造温馨、安全、舒适、舒心的就医环境,把爱心奉献给患者,为患者提供全程优质服务。称职、关怀、友好的态度,提供及时的护理,是优质护理的体现。患者对护士所提供的护理服务的满意程度是优质护理的一种评价标准。优质护理既是医院的一种形象标志,也是指导护士实现护理目标,取得成功的关键所在。

在卫生事业改革发展的今天,面对患者的多种需求,护理人员只有坚持优质护理服务理念,从人的"基本需要"出发,实行人性化、个性化的优质护理服务,力争技术上追求精益求精,服务上追求尽善尽美,信誉上追求真诚可靠,才能锻造护理服务品牌,不断提高护理服务质量,提高患者的满意度。

(王淑贞)

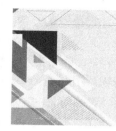

第二章 心内科护理

第一节 心律失常的护理

一、概述

(一)概念和特点

心律失常是指心脏冲动频率、节律、起源部位、传导速度或激动次序的异常。按其发生原理可分为冲动形成异常和冲动传导异常两大类。按照心律失常发生时心率的快慢,可分为快速性与缓慢性心律失常两大类。

心律失常可发生于没有明确心脏病或其他原因的患者。心律失常的后果取决于其对血流动力学的影响,可从心律失常对心、脑、肾灌注的影响来判断。轻者患者可无症状,一般表现为心悸,但也可出现心绞痛、气短、晕厥等症状。心律失常持续时间不一,有时仅持续数秒、数分,有时可持续数天以上,如慢性心房颤动。

(二)相关病理生理

正常生理状态下,促成心搏的冲动起源于窦房结,并以一定的顺序传导于心房与心室,使心脏在一定频率范围内发生有规律的搏动。如果心脏内冲动的形成异常和/或传导异常,使整个心脏或其一部分的活动变为过快、过慢或不规则,或者各部分活动的程序发生紊乱,即形成心律失常。心律失常有多种不同的发生机制,如折返、自律性改变、触发活动和平行收缩等。然而,由于条件限制,目前能直接对人在体内心脏研究的仅限于折返机制,临床检查尚不能判断大多数心律失常的电生理机制。产生心律失常的电生理机制主要包括冲动发生异常、冲动传导异常及触发活动。

(三)主要病因与诱因

1.器质性心脏病

心律失常可见于各种器质性心脏病,其中以冠心病、心肌病、心肌炎和风湿性心脏病为多见,尤其在发生心力衰竭或急性心肌梗死时。

2.非心源性疾病

几乎其他所有系统的疾病均可引发心律失常,常见的有内分泌失调、麻醉、低温、胸腔或心脏手术、中枢神经系统疾病及自主神经功能失调等。

3.酸碱失衡和电解质紊乱

各种酸碱代谢紊乱、钾代谢紊乱可使传导系统或心肌细胞的兴奋性、传导性异常而引起心律失常。

4.理化因素和中毒

电击可直接引起心律失常甚至死亡,中暑、低温也可导致心律失常。某些药物可引起心律失常,其机制各不相同,洋地黄、奎尼丁、氨茶碱等直接作用于心肌,洋地黄、夹竹桃、蟾蜍等通过兴奋迷走神经,拟肾上腺素药、三环类抗抑郁药等通过兴奋交感神经,可溶性钡盐、棉酚、排钾性利尿剂等引起低钾血症,窒息性毒物则引起缺氧诱发心律失常。

5.其他

发生在健康者的心律失常也不少见,部分病因不明。

(四)临床表现

心律失常的诊断大多数要靠心电图,但相当一部分患者可根据病史和体征作出初步诊断。详细询问发作时的心率快慢,节律是否规整,发作起止与持续时间,发作时是否伴有低血压、昏厥、心绞痛或心力衰竭等表现及既往发作的诱因、频率和治疗经过,有助于心律失常的诊断,同时要对患者全身情况、既往治疗情况等进行全面的了解。

(五)辅助检查

1.心电图检查

心电图检查是诊断心律失常最重要的一项无创性检查技术。应记录12导联心电图,并记录清楚显示 P 波导联的心电图长条以备分析,通常选择 V_1 导联或 Ⅱ 导联。必要时采用动态心电图,连续记录患者24 小时的心电图。

2.运动试验

患者在运动时出现心悸,可做运动试验协助诊断。运动试验诊断心律失常的敏感性不如动态心电图。

3.食管心电图

解剖上左心房后壁毗邻食管,因此,插入食管电极导管并置于心房水平时,能记录到清晰的心房电位,并能进行心房快速起搏或程序电刺激。

4.心腔内电生理检查

心腔内电生理检查是将几根多电极导管经静脉和/或动脉插入,放置在心腔内的不同部位,辅以 8～12 通道以上多导生理仪,同步记录各部位电活动,包括右心房、右心室、希氏束、冠状静脉窦(反映左心房、左心室电活动)。其适应证包括:①窦房结功能测定;②房室与室内传导阻滞;③心动过速;④不明原因晕厥。

5.三维心脏电生理标测及导航系统

三维心脏电生理标测及导航系统(三维标测系统)是近年来出现的新的标测技术,能够减少 X 线曝光时间,提高消融成功率,加深对心律失常机制的理解。

(六)窦性心律失常治疗原则

(1)若患者无心动过缓有关的症状,不必治疗,仅定期随诊观察。对于有症状的病窦综合征患者,应接受起搏器治疗。

(2)心动过缓-心动过速综合征患者发作心动过速,单独应用抗心律失常药物治疗可能加重心动过缓。应用起搏治疗后,患者仍有心动过速发作,可同时应用抗心律失常药物。

(七)房性心律失常治疗原则

1.房性期前收缩

无须治疗。当有明显症状或因房性期前收缩触发室上性心动过速时,应给予治疗。治疗药物包括普罗帕酮、莫雷西嗪或β受体拮抗剂。

2.房性心动过速

(1)积极寻找病因,针对病因治疗。

(2)抗凝治疗。

(3)控制心室率。

(4)转复窦性心律。

3.心房扑动

(1)药物治疗:减慢心室率的药物包括β受体拮抗剂、钙通道阻滞剂(维拉帕米、地尔硫草)或洋地黄制剂(地高辛、毛花苷C)。转复心房扑动的药物包括ⅠA(如奎尼丁)或ⅠC(如普罗帕酮)类抗心律失常药,如心房扑动患者合并冠心病、充血性心力衰竭等时,不用ⅠA或ⅠC类药物,应选用胺碘酮。

(2)非药物治疗:直流电复律是终止心房扑动最有效的方法。其次食管调搏也是转复心房扑动的有效方法。射频消融可根治心房扑动。

(3)抗凝治疗:持续性心房扑动的患者,发生血栓栓塞的风险明显增高,应给予抗凝治疗。

4.心房颤动

应积极寻找心房颤动的原发疾病和诱发因素,进行相应处理。

治疗包括:①抗凝治疗;②转复并维持窦性心律;③控制心室率。

(八)房室交界区性心律失常治疗原则

1.房室交界区性期前收缩

通常无须治疗。

2.房室交界区性逸搏

一般无须治疗,必要时可起搏治疗。

3.非阵发性房室交界区性心动过速

主要针对病因治疗。洋地黄中毒引起者可停用洋地黄,可给予钾盐、利多卡因或β受体拮抗剂治疗。

4.与房室交界区相关的折返性心动过速

急性发作期应根据患者的基础心脏状况,既往发作的情况及对心动过速的耐受程度做出适当处理。

主要药物治疗如下述。

(1)腺苷与钙通道阻滞剂:为首选。起效迅速,不良反应为胸部压迫感、呼吸困难、面部潮红、窦性心动过缓、房室传导阻滞等。

(2)洋地黄与β受体拮抗剂:静脉注射洋地黄可终止发作,对伴有心功能不全患者仍作为首选。β受体拮抗剂也能有效终止心动过速,选用短效β受体拮抗剂如艾司洛尔较合适。

(3)普罗帕酮1~2 mg/kg 静脉注射。

(4)其他:食管心房调搏术、直流电复律等。

预防复发：是否需要给予患者长期药物预防，取决于发作的频繁程度及发作的严重性。药物的选择可依据临床经验或心内电生理试验结果。

5.预激综合征

对于无心动过速发作或偶有发作但症状轻微的预激综合征患者的治疗，目前仍存有争议。如心动过速发作频繁伴有明显症状，应给予治疗。治疗方法包括药物和导管消融。

（九）室性心律失常治疗原则

1.室性期前收缩

首先应对患者室性期前收缩的类型、症状及其原有心脏病变做全面的了解；然后，根据不同的临床状况决定是否给予治疗，采取何种方法治疗及确定治疗的终点。

2.室性心动过速

一般遵循的原则：有器质性心脏病或有明确诱因应首先给予针对性治疗；无器质性心脏病患者发生非持续性短暂室速，如无症状或无血流动力学影响，处理的原则与室性期前收缩相同；持续性室性发作，无论有无器质性心脏病，应给予治疗。

3.心室扑动与颤动

快速识别心搏骤停、高声呼救、进行心肺复苏，包括：胸外按压、开放气道、人工呼吸、除颤、气管插管、吸氧、药物治疗等。

（十）心脏传导阻滞治疗原则

1.房室传导阻滞

应针对不同病因进行治疗。一度与二度Ⅰ型房室阻滞心室率不太慢者，无须特殊治疗。二度Ⅱ型与三度房室阻滞如心室率显著缓慢，伴有明显症状或血流动力学障碍，甚至 Adams-Stokes 综合征（阿-斯综合征）发作者，应给予起搏治疗。

2.室内传导阻滞

慢性单侧束支阻滞的患者如无症状，无须接受治疗。双分支与不完全性三分支阻滞有可能进展为完全性房室传导阻滞，但是否一定发生及何时发生均难以预料，不必常规预防性起搏器治疗。急性前壁心肌梗死发生双分支、三分支阻滞或慢性双分支、三分支阻滞，伴有晕厥或阿斯综合征发作者，则应及早考虑心脏起搏器治疗。

二、护理评估

（一）一般评估

心律失常患者的生命体征，发作间歇期无异常表现。发作期则出现心悸、气短、不敢活动，心电图显示心率过快、过慢、不规则或暂时消失而形成窦性停搏。

（二）身体评估

发作时体格检查应着重于判断心律失常的性质及心律失常对血流动力学状态的影响。听诊心音了解心室搏动率的快、慢和规则与否，结合颈静脉搏动所反映的心房活动情况，有助于做出心律失常的初步鉴别诊断。缓慢（<60 次/分）而规则的心率为窦性心动过缓，快速（>100 次/分）而规则的心率常为窦性心动过速。窦性心动过速较少超过 160 次/分，心房扑动伴 2∶1 房室传导时心室率常固定在 150 次/分左右。不规则的心律中以期前收缩为最常见，快而不规则者以心房颤动或心房扑动、房速伴不规则房室传导阻滞为多。心律规则而第一心音强弱不等（大炮音），尤其是伴颈静脉搏动间断不规则增强（大炮波），提示房室分离，多见于完全性或室速。

（三）心理-社会评估

心律失常患者常有焦虑、恐惧等负性情绪，护理人员应做好以下几点：①帮助患者认识到自己的情绪反应，承认自己的感觉，指导患者使用放松术。②安慰患者，告诉患者较轻的心律失常通常不会威胁生命。有条件时安排单人房间，避免与其他焦虑患者接触。③经常巡视病房，了解患者的需要，帮助其解决问题，如主动给患者介绍环境，耐心解答有关疾病的问题等。

（四）辅助检查结果的评估

1.心电图（ECG）检查

心律失常发作时的心电图记录是确诊心律失常的重要依据。应记录 12 导联心电图，包括较长的 Ⅱ 或 V_1 导联记录。注意 P 和 QRS 波形态、P-QRS 关系、P-P、P-R 与 R-R 间期，判断基本心律是窦性还是异位。通过逐个分析提早或延迟心搏的性质和来源，最后判断心律失常的性质。

2.动态心电图

对心律失常的检出率明显高于常规心电图，尤其是对易引起猝死的恶性心律失常的检出尤为有意义。对心律失常的诊断优于普通心电图。

3.运动试验

运动试验可增加心律失常的诊断率和敏感性，是对 ECG 很好的补充，但运动试验有一定的危险性，需严格掌握禁忌证。

4.食管心电图

食管心电图是食管心房调搏最佳起搏点判定的可靠依据，更能在心律失常的诊断与鉴别诊断方面起到特殊而独到的作用。食管心电图与心内电生理检查具有高度的一致性，为导管射频消融术根治阵发性室上性心动过速（PSVT）提供可靠的分型及定位诊断。亦有助于不典型的预激综合征患者确立诊断。

5.心腔内电生理检查

心腔内电生理检查为有创性电生理检查，除能确诊缓慢性和快速性心律失常的性质外，还能在心律失常发作间隙应用程序电刺激方法判断窦房结和房室传导系统功能，诱发室上性和室性快速性心律失常，确定心律失常起源部位，评价药物与非药物治疗效果，以及为手术、起搏或消融治疗提供必要的信息。

（五）常用药物治疗效果的评估

（1）治疗缓慢性心律失常：一般选用增强心肌自律性和/或加速传导的药物，如拟交感神经药、迷走神经抑制药或碱化剂（摩尔乳酸钠或碳酸氢钠）。护理评估：①服药后心悸、乏力、头晕、胸闷等临床症状有无改善；②有无不良反应发生。

（2）治疗快速性心律失常：选用减慢传导和延长不应期的药物，如迷走神经兴奋剂，拟交感神经药间接兴奋迷走神经或抗心律失常药物。护理评估：①用药后的疗效，有无严重不良反应发生；②药物疗效不佳时，考虑电转复或射频消融术治疗，并做好术前准备。

（3）临床上抗心律失常药物繁多，药物的分类主要基于其对心肌的电生理学作用。治疗缓慢性心律失常的药物，主要提高心脏起搏和传导功能，如肾上腺素类药物（肾上腺素、异丙肾上腺素），拟交感神经药如阿托品、山莨菪碱，β受体兴奋剂如多巴胺类、沙丁胺醇等。

（4）及时就诊的指标：①心动过速发作频繁伴有明显症状如低血压、休克、心绞痛、心力衰竭或晕厥等；②出现洋地黄中毒症状。

三、主要护理诊断(问题)

(一)活动无耐力
与心律失常导致心悸或心排血量减少有关。

(二)焦虑
与心律失常反复发作,对治疗缺乏信心有关。

(三)有受伤的危险
与心律失常引起的头晕、晕厥有关。

(四)潜在并发症
心力衰竭、脑栓塞、猝死。

四、护理措施

(一)体位与休息
当心律失常发作导致胸闷、心悸、头晕等不适时采取高枕卧位、半卧位或其他舒适体位,尽量避免左侧卧位,以防左侧卧位时感觉到心脏搏动而加重不适。有头晕、晕厥发作或曾有跌倒病史者应卧床休息。保证患者充分的休息与睡眠,必要时遵医嘱给予镇静剂。

(二)给氧
伴呼吸困难、发绀等缺氧表现时,给予氧气吸入,2~4 L/min。

(三)饮食
控制膳食总热量,以维持正常体重为度,40 岁以上者尤应预防发胖。一般以体重指数(BMI)20~24 为正常体重。或以腰围为标准,一般以女性≥80 cm,男性≥85 cm 为超标。超重或肥胖者应减少每天进食的总热量,以低脂(30%/d)、低胆固醇(200 mg/d)膳食,并限制酒及糖类食物的摄入。严禁暴饮暴食,以免诱发心绞痛或心肌梗死。合并高血压或心力衰竭者,应同时限制钠盐。避免摄入刺激性食物如咖啡、浓茶等,保持大便通畅。

(四)病情观察
严密进行心电监测,出现异常心律变化,如 3~5 次/分的室性期前收缩或阵发性室性心动过速,窦性停搏、二度Ⅱ型或三度房室传导阻滞等,立即通知医师。应将急救药物备好,需争分夺秒地迅速给药。有无心悸、胸闷、胸痛、头晕、晕厥等。检测电解质尤其是血钾的变化。

(五)用药指导
接受各种抗心律失常药物治疗的患者,应在心电监测下用药,以便掌握心律的变化情况和观察药物疗效。密切观察用药反应,严密观察穿刺局部情况,谨防药物外渗。皮下注射给予抗凝溶栓及抗血小板药时,注意更换注射部位,避免按摩,应持续按压 2~3 分钟。严格按医嘱给药,避免食用影响药物疗效的食物。用药前、中、后注意心率、心律、P-R 间期、Q-T 间期等的变化,以判断疗效和有无不良反应。

(六)除颤的护理
持续性室性心动过速患者,应用药物效果不明显时,护士应密切配合医师将除颤器电源接好,检查仪器性能是否完好,备好电极板,以便及时顺利除颤。对于缓慢型心律失常患者,应用药物治疗后仍不能增加心率,且病情有所发展或反复发作阿斯综合征时,应随时做好安装人工心脏起搏器的准备。

（七）心理护理

向患者说明心律失常的治疗原则,介绍介入治疗如心导管射频消融术或心脏起搏器安置术的目的及方法,以消除患者的紧张心理,使患者主动配合治疗。

（八）健康教育

1.疾病知识指导

向患者及家属讲解心律失常的病因、诱因及防治知识。

2.生活指导

指导患者劳逸结合,生活规律,保证充足的休息与睡眠。无器质性心脏病者应积极参加体育锻炼。保持情绪稳定,避免精神紧张、激动。改变不良饮食习惯,戒烟、酒,避免浓茶、咖啡、可乐等刺激性食物。保持大便通畅,避免排便用力而加重心律失常。

3.用药指导

嘱患者严格按医嘱按时按量服药,说明所用药物的名称、剂量、用法、作用及不良反应,不可随意增减药物的剂量或种类。

4.制订活动计划

评估患者心律失常的类型及临床表现,与患者及家属共同制订活动计划。对无器质性心脏病的良性心律失常患者,鼓励其正常工作和生活,保持心情舒畅,避免过度劳累。窦性停搏、二度Ⅱ型或三度房室传导阻滞、持续性室速等严重心律失常患者或快速心室率引起血压下降者,应卧床休息,以减少心肌耗氧量。卧床期间加强生活护理。

5.自我监测指导

教会患者及家属测量脉搏的方法,心律失常发作时的应对措施及心肺复苏术,以便于自我检测病情和自救。对安置心脏起搏器的患者,讲解自我监测与家庭护理方法。

6.及时就诊的指标

（1）当出现头晕、气促、胸闷、胸痛等不适症状。

（2）复查心电图发现异常时。

五、护理效果评估

（1）患者及家属掌握自我监测脉搏的方法,能复述疾病发作时的应对措施及心肺复苏术。

（2）患者掌握发生疾病的诱因,能采取相应措施尽可能避免诱因的发生。

（3）患者心理状态稳定,养成正确的生活方式。

（4）患者未发生猝死或发生致命性心律失常时能得到及时发现和处理。

（王海英）

第二节　原发性高血压的护理

原发性高血压是以血压升高为主要临床表现但原因不明的综合征,通常简称高血压。高血压是导致充血性心力衰竭、卒中、冠心病、肾衰竭、夹层动脉瘤的发病率和病死率升高的主要危险性因素之一,严重影响人们的健康和生活质量,是最常见的疾病,防治高血压非常必要。

一、血压分类和定义

目前,我国采用国际上统一的血压分类和标准,将 18 岁以上成人的血压按不同水平分类(表 2-1),高血压定义为收缩压≥18.7 kPa(140 mmHg)和/或舒张压≥12.0 kPa(90 mmHg),根据血压升高水平,又进一步将高血压分为 1、2、3 级。

表 2-1　血压的定义和分类(WHO/ISH,1999 年)

类别	收缩压(mmHg)		舒张压(mmHg)
理想血压	<120	和	<80
正常血压	<130	和	<85
正常高值	130~139	或	85~89
高血压			
1 级(轻度)	140~159	或	90~99
亚组:临界高血压	140~149	或	90~94
2 级(中毒)	160~179	或	100~109
3 级(重度)	≥180	或	≥110
单纯收缩期高血压	≥140	和	<90
亚组:临界收缩期高血压	140~149	和	<90

注:当患者的收缩压和舒张压分属不同分类时,应当用较高的分类

二、病因

(一)遗传

高血压具有明显的家族性,父母均为高血压者其子女患高血压的概率明显高于父母均无高血压者的概率。约 60% 高血压患者可询问到有高血压家族史。

(二)饮食

膳食中钠盐摄入量与人群血压水平和高血压病患病率呈正相关。摄盐越多,血压水平和患病率越高,钾摄入量与血压呈负相关,限制钠补充钾可使高血压患者血压降低。钾的降压作用可能是通过促进排钠而减少细胞外液容量。有研究表明膳食中钙不足可使血压升高。大量研究显示高蛋白质摄入、饮食中饱和脂肪酸或饱和脂肪酸/不饱和脂肪酸比值较高、饮酒量过多都属于升压因素。

(三)精神

城市脑力劳动者高血压患病率超过体力劳动者,从事精神紧张度高的职业者发生高血压的可能性较大,长期生活在噪声环境中听力敏感性减退者患高血压也较多。高血压患者经休息后往往症状和血压可获得一定改善。

(四)肥胖

超重或肥胖是血压升高的重要危险因素。一般采用体重指数(BMI),即体重(kg)/身高^2(m^2)(以 20~24 为正常范围)。血压与 BMI 呈显著正相关。肥胖的类型与高血压发生关系密切,向

心性肥胖者容易发生高血压,表现为腰围往往大于臀围。

（五）其他

服避孕药妇女容易出现血压升高。一般在终止服用避孕药后 3～6 个月血压常恢复正常。阻塞性睡眠呼吸暂停综合征（OSAS）是指睡眠期间反复发作性呼吸暂停。OSAS 常伴有重度打鼾,患此病的患者常有高血压。

三、发病机制

原发性高血压的发病机制至今还没有一个完整统一的认识。目前认为高血压的发病机制集中在以下几个方面。

（一）交感神经系统活性亢进

已知反复的精神刺激与过度紧张可以引起高血压。长期处于应激状态如从事驾驶员、飞行员、等职业者高血压患病率明显增高。当大脑皮质兴奋与抑制过程失调时,交感神经和副交感神经之间的平衡失调,交感神经兴奋性增加,其末梢释放去甲肾上腺素、肾上腺素、多巴胺、血管升压素等儿茶酚胺类物质增多,从而引起阻力小动脉收缩增强使血压升高。

（二）肾素-血管紧张素-醛固酮系统（RAAS）激活经典的 RAAS

肾小球旁细胞分泌的肾素,激活从肝脏产生的血管紧张素原转化为血管紧张素Ⅰ,然后再经肺循环中的血管紧张素转换酶（ACE）的作用转化为血管紧张素Ⅱ。血管紧张素Ⅱ作用于血管紧张素Ⅱ受体,有如下作用:①直接使小动脉平滑肌收缩,外周阻力增加;②刺激肾上腺皮质球状带,使醛固酮分泌增加,致使肾小管远端集合管的钠重吸收加强,导致水、钠潴留;③交感神经冲动发放增加使去甲肾上腺素分泌增加。以上作用均可使血压升高。近年来发现血管壁、心脏、脑、肾脏及肾上腺中也有 RAAS 的各种组成成分。局部 RAAS 各成分对心脏、血管平滑肌的作用,可能在高血压发生和发展中有更大影响,占有十分重要的地位。

（三）其他

细胞膜离子转运异常可使血管收缩反应性增强和平滑肌细胞增生与肥大,血管阻力增高;肾脏潴留过量摄入的钠盐,使体液容量增大,机体为避免心排血量增高使组织过度灌注,全身阻力小动脉收缩增强,导致外周血管阻力增高;胰岛素抵抗所致的高胰岛素血症可使电解质代谢发生障碍,还使血管对体内升压物质反应性增强,血液中儿茶酚胺水平增加,血管张力增高,从而使血压升高。

四、病理生理和病理解剖

高血压病的早期表现为全身细小动脉的间歇性痉挛,仅有主动脉壁轻度增厚,全身细小动脉和脏器无明显的器质性改变,患者多无明显症状。如病变持续,可导致许多脏器受累,最重要的是心、脑、肾组织的病变。

（一）心脏

心脏主要表现为左心室肥厚和扩大,病变晚期可导致心力衰竭。这种由高血压引起的心脏病称为高血压性心脏病。长期高血压还可引起冠状动脉粥样硬化。

（二）脑

由于脑细小动脉的长期硬化和痉挛,使动脉壁缺血、缺氧而通透性增高,容易形成微小动脉瘤,当血压突然升高时,微小动脉瘤破裂,从而发生脑出血。高血压可促使脑动脉发生粥样硬化,导致脑血栓形成。

(三)肾脏

细小动脉硬化引起的缺血使肾小球缺血、变性、坏死,继而纤维化及玻璃样变,并累及相应的肾小管,使之萎缩、消失,间质出现纤维化。因残存的肾单位越来越少,最终导致肾衰竭。

五、临床表现

(一)症状

大多数患者早期症状不明显,常见症状有头痛、头晕、耳鸣、眼花、乏力、心悸,还有的表现为失眠、健忘、注意力不集中、情绪易波动或发怒等。经常在体检或因其他疾病就医检查时发现血压升高。血压升高常与情绪激动、精神紧张、体力活动有关,休息或去除诱因血压可下降。

(二)体征

血压受昼夜、气候、情绪、环境等因素影响波动较大。一般清晨起床活动后血压迅速升高,夜间血压较低;冬季血压较高,夏季血压较低;情绪不稳定时血压高;在医院或诊所血压明显增高,在家或医院外的环境中血压低。体检时可听到主动脉瓣区第二心音亢进、收缩期杂音,长期高血压时有心尖冲动明显增强,搏动范围扩大以及心尖冲动左移体征,提示左心室增大。

(三)恶性或急进性高血压

表现为患者发病急骤,舒张压多持续在 17.3～18.7 kPa(130～140 mmHg)或更高。常有头痛、视力模糊或失明,视网膜可发生出血、渗出及视盘水肿,肾脏损害突出,持续蛋白尿、血尿及管型尿,病情进展迅速,如不及时治疗,易出现严重的脑、心、肾损害,发生脑血管意外、心力衰竭和尿毒症,最后多因尿毒症而死亡,但也可死于脑血管意外或心力衰竭。

六、并发症

(一)高血压危象

在情绪激动、精神紧张、过度劳累、寒冷等诱因作用下,小动脉发生强烈痉挛,血压突然急剧升高,收缩压可达 34.7 kPa(260 mmHg)、舒张压可达 16.0 kPa(120 mmHg)以上,影响重要脏器血液供应而出现危急症状。在高血压的早、中、晚期均可发生。患者出现头痛、恶心、呕吐、烦躁、心悸、出汗、视力模糊等征象,伴有椎-基底动脉、视网膜动脉、冠状动脉等累及的缺血表现。

(二)高血压脑病

高血压脑病发生于重症高血压患者,是指血压突然或短期内明显升高,由于过高的血压干扰了脑血管的自身调节机制,脑组织血流灌注过多造成脑水肿。出现中枢神经功能障碍征象。临床表现为弥漫性严重头痛、呕吐、烦躁、意识模糊、精神错乱、局灶性或全身抽搐,甚至昏迷。

(三)主动脉夹层

主动脉夹层指主动脉腔内的血液通过内膜的破口进入主动脉壁中层而形成的血肿,夹层分离突然发生时多数患者突感胸部疼痛,向胸前及背部放射,随夹层涉及范围而可以延至腹部、下肢及颈部。疼痛剧烈难以忍受,起病后即达高峰,呈刀割或撕裂样。突发剧烈的胸痛常误诊为急性心肌梗死。

(四)其他

其他并发症可并发急性左心衰竭、急性冠脉综合征、脑出血、脑血栓形成、腔隙性脑梗死、慢性肾衰竭等。

七、辅助检查

(一)测量血压

定期测量血压是早期诊断高血压和评估严重程度的主要方法,采用经验证合格的水银柱或电子血压计,测量安静休息坐位时上臂肱动脉处血压,必要时还应测量平卧位和站立位血压。但须在未服用降压药物情况下的不同时间测量 3 次血压,才能确诊。对偶有血压超出正常值者,需定期重复测量后确诊。通常在医疗单位或家中随机测血压的方式不能可靠地反映血压的波动和在休息、日常活动状态下的情况。近年来,24 小时动态血压监测已逐渐应用于临床及高血压的防治工作上。一般监测的时间为 24 小时,测压时间间隔为 15～30 分钟,可较为客观和敏感地反映患者的实际血压水平,可了解血压的昼夜变化节律性和变异性,估计靶器官损害与预后,比随机测血压更为准确。动态血压监测的参考标准正常值为:24 小时低于 17.3/10.7 kPa(130/80 mmHg),白天低于18.0/11.3 kPa(135/85 mmHg),夜间低于 16.7/10.0 kPa(125/75 mmHg)。正常血压波动夜间 2～3 时处于血压最低,清晨迅速上升,上午 6～10 时和下午 4～8 时出现两个高峰,尔后缓慢下降。高血压患者的动态血压曲线也类似,但波动幅度较正常血压时大。

(二)体格检查

除常规检查外还有身高,体重,双上肢血压,颈动脉及上下肢动脉搏动情况,颈、腹部血管有无杂音,腹主动脉搏动,肾增大,眼底等的情况。

(三)尿液检查

通过肉眼观察尿的颜色、透明度、有无血尿;测比重、pH、糖和蛋白含量,并作镜下检验。尿比重降低(<1.010)提示肾小管浓缩功能障碍。正常尿液 pH 为 5～7,原发性醛固酮增多症尿呈酸性。

(四)血生化检查

空腹血糖、血钾、肌酐、尿素氮、尿酸、胆固醇、甘油三酯、低密度脂蛋白、高密度脂蛋白等。

(五)超声心动图

超声心动图能更为可靠地诊断左心室肥厚,测定计算所得的左心室重量指数(LVMI),是一项反映左心室肥厚及其程度的较为准确的指标,与病理解剖的相关性和符合率好。超声心动图还可评价高血压患者的心功能,包括左心室射血分数、收缩功能、舒张功能。

(六)眼底检查

眼底检查可见血管迂曲,颜色苍白,反光增强,动脉变细,视网膜渗出、出血、视盘水肿等。眼底改变可反映高血压的严重程度,分为 4 级:Ⅰ级,动脉出现轻度硬化、狭窄、痉挛、变细;Ⅱ级,视网膜动脉中度硬化、狭窄,出现动脉交叉压迫,静脉阻塞;Ⅲ级,动脉中度以上狭窄伴局部收缩,视网膜有棉絮状渗出、出血和水肿;Ⅳ级,出血或渗出物伴视盘水肿。高血压眼底改变与病情的严重程度和预后密切相关。

(七)胸透或胸片、心电图

胸透或胸片、心电图对诊断高血压及评估预后都有帮助。

八、治疗

(一)目的

治疗目的是通过降压治疗使高血压患者的血压达标,以期最大限度地降低心脑血管发病和死亡的总危险。

(二)降压目标值

一般高血压人群降压目标值<18.7/12.0 kPa(140/90 mmHg);高血压高危患者(糖尿病及肾病)降压目标值<17.3/10.7 kPa(130/80 mmHg);老年收缩期性高血压的降压目标值:收缩压18.7~20.0 kPa(140~150 mmHg),舒张压<12.0 kPa(90 mmHg)但不低于8.7~9.3 kPa(65~70 mmHg),舒张压降得过低可能抵消收缩压下降得到的好处。

(三)非药物治疗

非药物治疗主要是改善生活方式。改善生活方式对降低血压和心脑血管危险的作用已得到广泛认可,所有患者都应采用,这些措施包括以下几点。

1.戒烟

吸烟所致的危害是使高血压并发症如心肌梗死、脑卒中和猝死的危险性显著增加,加重脂质代谢紊乱,降低胰岛素敏感性,降低内皮细胞依赖性血管扩张效应,并降低或抵消降压治疗的疗效。戒烟对心脑血管的良好益处,任何年龄组均可显示。

2.减轻体重

超重10%以上的高血压患者体重减少5 kg,血压便有明显降低,体重减轻亦可增加降压药物疗效,对改善糖尿病、胰岛素抵抗、高脂血症和左心室肥厚等均有益。

3.减少过多的乙醇摄入

戒酒和减少饮酒可使血压显著降低,适量饮酒仍有明显加压反应者应戒酒。

4.适当运动

适当运动有利于改善胰岛素抵抗和减轻体重,提高心血管调节能力,稳定血压水平。较好的运动方式是低或中等强度的运动,可根据年龄及身体状况选择,中老年高血压患者可选择步行、慢跑、上楼梯、骑车等,一般每周3~5次,每次30~60分钟。运动强度可采用心率监测法,运动时心率不应超过最大心率(180或170次/分)的60%~85%。

5.减少钠盐的摄入量、补充钙和钾盐

膳食中约大部分钠盐来自烹调用盐和各种腌制品,所以应减少烹调用盐及腌制品的食用,每人每天食盐量摄入应少于6 g(相当于氯化钠2.4 g)。通过食用含钾丰富的水果(如香蕉、橘子)和蔬菜(如油菜、香菇、大枣等),增加钾的摄入。喝牛奶补充钙的摄入。

6.多食含维生素丰富的食物

多吃水果和蔬菜,减少食物中饱和脂肪酸的含量和脂肪总量。

7.减轻精神压力,保持心理平衡

长期精神压力和情绪忧郁是降压治疗效果欠佳的重要原因,亦可导致高血压。应对患者作耐心的劝导和心理疏导,鼓励其参加社交活动、户外活动等。

(四)降压药物治疗对象

高血压2级或以上患者[≥21.3/13.3 kPa(160/100 mmHg)];高血压合并糖尿病、心脑肾靶器官损害患者;血压持续升高6个月以上,改善生活方式后血压仍未获得有效控制者。从心血管危险分层的角度,高危和极高危患者应立即开始使用降压药物强化治疗。中危和低危患者则先继续监测血压和其他危险因素,之后再根据血压状况决定是否开始药物治疗。

(五)降压药物治疗

1.降压药物分类

现有的降压药种类很多,目前常用降压药物可归纳为以下几大类(表2-2):利尿剂、β受体阻滞剂、钙离子拮抗剂、血管紧张素转换酶抑制剂和血管紧张素Ⅱ受体阻滞剂、α受体阻滞剂。

表 2-2 常用降压药物名称、剂量及用法

药物种类	药名	剂量	用法（每天）
利尿剂	氢氯噻嗪	12.5～25 mg	1～3 次
	呋塞米	20 mg	1～2 次
	螺内酯	20 mg	1～3 次
β受体阻滞剂	美托洛尔	12.5～50 mg	2 次
	阿替洛尔	12.5～25 mg	1～2 次
钙离子拮抗剂	硝苯地平控释片	30 mg	1 次
	地尔硫草缓释片	90～180 mg	1 次
血管紧张素转换酶抑制剂	卡托普利	25～50 mg	2～3 次
	依那普利	5～10 mg	1～2 次
血管紧张素Ⅱ受体阻滞剂	缬沙坦	80～160 mg	1 次
	伊贝沙坦	150 mg	1 次
α受体阻滞剂	哌唑嗪	0.5～3 mg	2～3 次
	特拉唑嗪	1～8 mg	1 次

2.联合用药

临床实际使用降压药时,由于患者心血管危险因素状况、并发症、靶器官损害、降压疗效、药物费用以及不良反应等,都可能影响降压药的具体选择。任何药物在长期治疗中均难以完全避免其不良反应,联合用药可使不同的药物互相取长补短,有可能减轻或抵消某些不良反应。联合用药可减少单一药物剂量,提高患者的耐受性和依从性。现在认为,2级高血压[≥21.3/13.3 kPa(160/100 mmHg)]患者在开始时就可以采用两种降压药物联合治疗,有利于血压在相对较短的时间内达到目标值。比较合理的两种降压药联合治疗方案是利尿药与β受体阻滞剂;利尿药与 ACEI 或血管紧张素受体拮抗剂(ARB);二氢吡啶类钙通道阻滞剂与β受体阻滞剂;钙通道阻滞剂与 ACEI 或 ARB,α阻滞剂和β阻滞剂。必要时也可用其他组合,包括中枢作用药如 α_2 受体激动剂、咪哒唑啉受体调节剂,以及 ACEI 与 ARB;国内研制了多种复方制剂,如复方降压片、降压0号等,以当时常用的利舍平、双肼屈嗪、氢氯噻嗪为主要成分,因其有一定降压效果、服药方便且价格低廉而广泛使用。

（六）高血压急症的治疗

高血压急症是指短时期内血压重度升高,收缩压＞26.7 kPa(200 mmHg)和/或舒张压＞17.3 kPa(130 mmHg),伴有重要器官组织如大动脉、心脏、脑、肾脏、眼底的严重功能障碍或不可逆性损害。需要做紧急处理。

1.迅速降压

(1)硝普钠:同时直接扩张动脉和静脉,降低前、后负荷。开始时以 50 mg/500 mL 浓度每分钟10～25 μg 速率静脉滴注,即刻发挥降压作用。使用硝普钠必须密切观察血压,避光静脉滴注,根据血压水平仔细调节滴注速度,硝普钠可用于各种高血压急症。一般使用不超过 7 天,长期或大剂量使用应注意可能发生氰化物中毒。

(2)硝酸甘油:选择性扩张冠状动脉与大动脉和扩张静脉。开始时以每分钟 5～10 μg 速度

静脉点滴,然后根据血压情况增加滴注速度至每分钟 20～50 μg。降压起效快,停药后作用消失亦快。硝酸甘油主要用于急性冠脉综合征或急性心力衰竭时的高血压急症。不良反应有头痛、心动过速、面部潮红等。

(3)地尔硫䓬:非二氢吡啶类钙离子拮抗剂,降压同时具有控制快速性室上性心律失常和改善冠状动脉血流量作用。配制成 50～60 mg/500 mL 浓度,以每小时 5～15 mg 速度静脉点滴,根据血压变化调整静脉输液速度。地尔硫䓬主要用于急性冠脉综合征、高血压危象。不良作用有面部潮红、头痛等。

(4)酚妥拉明:配制成 10～30 mg/500 mL 浓度缓慢静脉滴注,主要用于嗜铬细胞瘤高血压危象。

(5)其他药物:对血压显著增高,但症状不严重者,可舌下含用硝苯地平 10 mg,或口服卡托普利 12.5～25.0 mg、哌唑嗪 1～2 mg 等。降压不宜过快过低。血压控制后,需口服降压药物,或继续注射降压药物以维持疗效。

2.制止抽搐

可用地西泮 10～20 mg 静脉注射,苯巴比妥 0.1～0.2 g 肌内注射。亦可予 25%硫酸镁溶液 10 mL 深部肌内注射,或以 5%葡萄糖溶液 20 mL 稀释后缓慢静脉注射。

3.脱水、排钠、降低颅内压

(1)呋塞米 20～40 mg 或依他尼酸钠 25～50 mg,加入 50%葡萄糖溶液 20～40 mL 中,静脉注射。

(2)20%甘露醇或 25%山梨醇静脉快速滴注,半小时内滴完。

4.其他并发症的治疗

对主动脉夹层分离,应采取积极的降压治疗,诊断确定后,宜施行外科手术治疗。

九、护理

(一)一般护理

1.休息

早期高血压患者可参加工作,但不要过度疲劳,坚持适当的锻炼,如骑自行车、跑步、做体操及打太极拳等。要有充足的睡眠,保持心情舒畅,避免精神紧张和情绪激动,消除恐惧、焦虑、悲观等不良情绪。晚期血压持续增高,伴有心、肾、脑病时应卧床休息。关心体贴患者,使其精神愉快,鼓励患者树立战胜疾病的信心。

2.饮食

饮食方面应给低盐、低脂肪、低热量饮食,以减轻体重。因为摄入总热量太大超过消耗量,多余的热量转化为脂肪,身体就会发胖,体重增加,提高血液循环的要求,必定提高血压。鼓励患者多食水果、蔬菜,戒烟,控制饮酒、咖啡、浓茶等刺激性饮料。少吃胆固醇含量多的食物,对服用排钾利尿剂的患者应注意补充含钾高的食物如蘑菇、香蕉、橘子等。肥胖者应限制热能摄入,控制体重在理想范围之内。

3.病房环境

病房环境应整洁、安静、舒适、安全。

(二)对症护理及病情观察护理

1.剧烈头痛

当出现剧烈头痛伴恶心、呕吐,常系血压突然升高、高血压脑病,应立即让患者卧床休息,并测量血压及脉搏、心率、心律,积极协助医师采取降压措施。

2.呼吸困难、发绀

呼吸困难、发绀是高血压引起的左心衰竭所致,应立即给予舒适的半卧位,及时给予氧气吸入。按医嘱应用洋地黄治疗。

3.心悸

严密观察脉搏、心率、心律变化并做记录。安静休息,严禁下床,并安慰患者消除紧张情绪。

4.水肿

晚期高血压伴心肾衰竭时可出现水肿。护理中注意严格记录出入量,限制钠盐和水分摄入。严格卧床休息,注意皮肤护理,严防压疮发生。

5.昏迷、瘫痪

昏迷、瘫痪是晚期高血压引起脑血管意外所引起。应注意安全护理,防止患者坠床、窒息、肢体烫伤等。

6.病情观察护理

对血压持续增高的患者,应每天测量血压2～3次,并做好记录,必要时测立、坐、卧位血压,掌握血压变化规律。如血压波动过大,要警惕脑出血的发生。如在血压急剧增高的同时,出现头痛、视物模糊、恶心、呕吐、抽搐等症状,应考虑高血压脑病的发生。如出现端坐呼吸、喘憋、发绀、咳粉红色泡沫痰等,应考虑急性左心衰竭的发生。出现上述各种表现时均应立即送医院进行紧急救治。另外,在变换体位时也应动作缓慢,以免发生意外。有些降压药可引起水、钠潴留。因此,需每天测体重,准确记录出入量,观察水肿情况,注意保持出入量的平衡。

(三)用药观察与护理

1.用药原则

终身用药,缓慢降压,从小剂量开始逐步增加剂量,即使血压降至理想水平后,也应服用维持量,老年患者服药期间改变体位要缓慢,以免发生意外,合理联合用药。

2.药物不良反应观察

使用噻嗪类和袢利尿剂时应注意血钾、血钠的变化;用β受体阻滞剂应注意其抑制心肌收缩力、心动过缓、房室传导时间延长、支气管痉挛、低血糖、血脂升高的不良反应;钙离子拮抗剂硝苯地平的不良反应有头痛、面红、下肢水肿、心动过速;血管紧张素转换酶抑制剂可有头晕、乏力、咳嗽、肾功能损害等不良反应。

(四)心理护理

患者多表现有易激动、焦虑及抑郁等心理特点,而精神紧张、情绪激动、不良刺激等因素均与高血压密切相关。因此,对待患者应耐心、亲切、和蔼、周到。根据患者特点,有针对性地进行心理疏导。同时,让患者了解控制血压的重要性,帮助患者训练自我控制的能力,参与自身治疗护理方案的制定和实施,指导患者坚持长期的饮食、药物、运动治疗,将血压控制在接近正常的水平,以减少对靶器官的进一步损害,定期复查。

十、出院指导

(一)饮食调节指导

强调高血压患者要以低盐、低脂肪、低热量、低胆固醇饮食为宜;少吃或不吃含饱和脂肪的动物脂肪,多食含维生素的食物,多摄入富含钾、钙的食物,食盐量应控制在 3～5 g/d,严重高血压病患者的食盐量控制在 1～2 g/d。饮食要定量、均衡、不暴饮暴食;同时适当地减轻体重,有利于降压。戒烟和控制酒量。

(二)休息和锻炼指导

高血压患者的休息和活动应根据患者的体质、病情适当调节,病重体弱者,应以休息为主。随着病情好转,血压稳定,每天适当从事一些工作、学习、劳动将有益身心健康;还可以增加一些适宜的体能锻炼,如散步、慢跑、打太极拳、体操等有氧活动。患者应在运动前了解自己的身体状况,以此来决定自己的运动种类、强度、频度和持续时间。注意规律生活,保证充足的休息和睡眠,对于睡眠差、易醒、早醒者,可在睡前饮热牛奶 200 mL,或用 40～50 ℃温水泡足 30 分钟,或选择自己喜爱的放松精神情绪的音乐协助入睡。总之,要注意劳逸结合,养成良好的生活习惯。

(三)心理健康指导

高血压病的发病机制是除躯体因素外,心理因素占主导地位,强烈的焦虑、紧张、愤怒以及压抑常为高血压病的诱发因素,因此教会患者自我调节和自我控制能力是关键。护士要鼓励患者保持豁达、开朗愉快的心境和稳定的情绪,培养广泛的爱好和兴趣。同时指导家属为患者创造良好的生活氛围,避免引起患者情绪紧张、激动和悲哀等不良刺激。

(四)血压监测指导

建议患者自行购买血压计,随时监测血压。指导患者和家属正确测量血压的方法,监测血压、做好记录,复诊时对医师加减药物剂量会有很好的参考价值。

(五)用药指导

由于高血压是一种慢性病,需要长期的、终身的服药治疗,而这种治疗要患者自己或家属配合进行,所以患者及家属要了解服用的药物种类及用药剂量、用药方法、药物的不良反应、服用药物的最佳时间,以便发挥药物的最佳效果和减少不良反应。出现不良反应,要及时报告主诊医师,以便调整药物及采取必要的处理措施。切不可血压降下来就停药,血压上升又服药,血压反复波动,对健康极为不利。由于这类患者大多是年纪较大,容易遗忘服药,可建议患者在家中醒目之处做标记,以起到提示作用。对血压显著增高多年的患者,血压不宜下降过快,因为患者往往不能适应,并可导致心、脑、肾血液的供应不足而引起脑血管意外,如使用可引起明显直立性低血压药物时,应向患者说明平卧起立或坐位起立时,动作要缓慢,以免血压突然下降,出现晕厥而发生意外。

(六)按时就医

服完药出现血压升高或过低,血压波动大,出现眼花、头晕、恶心呕吐、视物不清、偏瘫、失语、意识障碍、呼吸困难、肢体乏力等情况时立即到医院就医。如病情危重,可求助 120 急救中心。

（王海英）

第三节 心绞痛的护理

一、稳定型心绞痛

(一)概念和特点

稳定型心绞痛也称劳力性心绞痛,是在冠状动脉固定性严重狭窄基础上,由于心肌负荷增加引起心肌急剧的、暂时的缺血缺氧的临床综合征。其特点为阵发性的前胸压榨性疼痛或憋闷感觉,主要位于胸骨后部,可放射至心前区和左上肢尺侧,常发生于劳力负荷增加时,持续数分钟,休息或用硝酸酯制剂后疼痛消失。疼痛发作的程度、频度、性质及诱发因素在数周至数月内无明显变化。

(二)相关病理生理

患者在心绞痛发作之前,常有血压增高、心律增快、肺动脉压和肺毛细血管压增高的变化,反映心脏和肺的顺应性减低。发作时可有左心室收缩力和收缩速度降低、射血速度减慢、左心室收缩压下降、心搏量和心排血量降低、左心室舒张末期压和血容量增加等左心室收缩和舒张功能障碍的病理生理变化。左心室壁可呈收缩不协调或部分心室壁有收缩减弱的现象。

(三)主要病因及诱因

本病的基本病因是冠脉粥样硬化。正常情况下,冠脉循环血流量具有很大的储备力量,其血流量可随身体的生理情况有显著的变化;休息时无症状,当劳累、激动、心力衰竭等使心脏负荷增加,心肌耗氧量增加时,对血液的需求增加,而冠脉的供血已不能相应增加,即可引起心绞痛。

(四)临床表现

1.症状

心绞痛以发作性胸痛为主要临床表现,典型疼痛的特点如下。

(1)部位:主要在胸骨体中、上段之后,可波及心前区,界限不很清楚。常放射至左肩、左臂尺侧达无名指和小指,偶有至颈、咽或下颌部。

(2)性质:胸痛常有压迫、憋闷或紧缩感,也可有烧灼感,偶尔伴有濒死感。

(3)持续时间:疼痛出现后常逐步加重,持续3~5分钟,休息或含服硝酸甘油可迅速缓解,很少超过半小时。可数天或数周发作1次,亦可1天内发作数次。

2.体征

心绞痛发作时,患者面色苍白、出冷汗、心率增快、血压升高、表情焦虑。心尖部听诊有时出现"奔马律",可有暂时性心尖部收缩期杂音,是乳头肌缺血以致功能失调引起二尖瓣关闭不全所致。

3.诱因

发作常由体力劳动、情绪激动、饱餐、寒冷、吸烟、心动过速、休克等所致。

(五)辅助检查

1.心电图

(1)静息时心电图:约有半数患者在正常范围,也可有陈旧性心肌梗死的改变或非特异性ST

段和T波异常。有时出现心律失常。

(2)心绞痛发作时心电图:绝大多数患者可出现暂时性心肌缺血引起的ST段压低(≥0.1 mV),有时出现T波倒置,在平时有T波持续倒置的患者,发作时可变为直立(假性正常化)。

(3)心电图负荷试验:运动负荷试验及24小时动态心电图,可显著提高缺血性心电图的检出率。

2.X线检查

心脏检查可无异常,若已伴发缺血性心肌病可见心影增大、肺充血等。

3.放射性核素

利用放射性铊心肌显像所示灌注缺损,提示心肌供血不足或血供消失,对心肌缺血诊断较有价值。

4.超声心动图

多数稳定型心绞痛患者静息时超声心动图检查无异常,有陈旧性心肌梗死者或严重心肌缺血者二维超声心动图可探测到坏死区或缺血区心室壁的运动异常,运动或药物负荷超声心动图检查可以评价心肌灌注和存活性。

5.冠状动脉造影

选择性冠状动脉造影可使左、右冠状动脉及主要分支得到清楚的显影,具有确诊价值。

(六)治疗原则

治疗原则是改善冠脉血供和降低心肌耗氧量以改善患者症状,提高生活质量,同时治疗冠脉粥样硬化,预防心肌梗死和死亡,以延长生存期。

1.发作时的治疗

(1)休息:发作时立即休息,一般患者停止活动后症状即可消失。

(2)药物治疗:宜选用作用快的硝酸酯制剂,这类药物除可扩张冠脉增加冠脉血流量外,还可扩张外周血管,减轻心脏负荷,从而缓解心绞痛。如硝酸甘油0.3～0.6 mg或硝酸异山梨酯3～10 mg舌下含化。

2.缓解期的治疗

缓解期一般不需卧床休息,应避免各种已知的诱因。

(1)药物治疗:以改善预后的药物和减轻症状、改善缺血的药物为主,如阿司匹林、氯吡格雷、β受体阻滞剂、他汀类药物、血管紧张素转换酶抑制剂、硝酸酯制剂,其他如代谢性药物、中医中药。

(2)非药物治疗:包括运动锻炼疗法、血管重建治疗、增强型体外反搏等。

二、不稳定型心绞痛

(一)概念和特点

目前已趋向将典型的稳定型劳力性心绞痛以外的缺血性胸痛统称为不稳定型心绞痛。不稳定型心绞痛根据临床表现可分为静息型心绞痛、初发型心绞痛、恶化型心绞痛3种类型。

(二)相关病理生理

与稳定型心绞痛的差别主要在于冠脉内不稳定的粥样斑块继发的病理改变,使局部的心肌血流量明显下降,如斑块内出血、斑块纤维帽出现裂隙、表面有血小板聚集和/或刺激冠脉痉挛,导致缺血性心绞痛,虽然也可因劳力负荷诱发,但劳力负荷终止后胸痛并不能缓解。

(三)主要病因及诱因

少部分不稳定型心绞痛患者心绞痛发作有明显的诱因。

1.心肌氧耗增加

感染、甲状腺功能亢进症或心律失常。

2.冠脉血流减少

低血压。

3.血液携氧能力下降

贫血和低氧血症。

(四)临床表现

1.症状

不稳定型心绞痛患者胸部不适的性质与典型的稳定型心绞痛相似,通常程度更重,持续时间更长,可达数十分钟,胸痛在休息时也可发生。

2.体征

体检可发现一过性第三心音或第四心音,以及由于二尖瓣反流引起的一过性收缩期杂音,这些非特异性体征也可出现在稳定型心绞痛和心肌梗死患者,但详细的体格检查可发现潜在的加重心肌缺血的因素,并成为判断预后非常重要的依据。

(五)辅助检查

1.心电图

(1)大多数患者胸痛发作时有一过性 ST 段(抬高或压低)和 T 波(低平或倒置)改变,其中 ST 段的动态改变($\geqslant 0.1$ mV 的抬高或压低)是严重冠脉疾病的表现,可能会发生急性心肌梗死或猝死。

(2)连续心电监护:连续 24 小时心电监测发现,85%～90%的心肌缺血,可不伴有心绞痛症状。

2.冠脉造影剂其他侵入性检查

在长期稳定型心绞痛基础上出现的不稳定型心绞痛患者,常有多支冠脉病变,而新发作静息心绞痛患者,可能只有单支冠脉病变。在所有的不稳定型心绞痛患者中,3 支血管病变占 40%,2 支血管病变占 20%,左冠脉主干病变约占 20%,单支血管病变约占 10%,没有明显血管狭窄者占 10%。

3.心脏标志物检查

心脏肌钙蛋白(cTn)T 及心肌蛋白 I 较传统的肌酸激酶(CK)和肌酸激酶同工酶(CK-MB)更为敏感、更可靠。

4.其他

胸部 X 线、心脏超声和放射性核素检查的结果与稳定型心绞痛患者的结果相似,但阳性发现率会更高。

(六)治疗原则

不稳定型心绞痛是严重、具有潜在危险的疾病,病情发展难以预料,应使患者处于监控之下,疼痛发作频繁或持续不缓解及高危组的患者应立即住院。其治疗包括抗缺血治疗、抗血栓治疗和根据危险度分层进行有创治疗。

1.一般治疗

发作时立即卧床休息,床边24小时心电监护,严密观察血压、脉搏、呼吸、心率、心律变化,有呼吸困难、发绀者应给氧吸入,维持血氧饱和度达到95%以上。如有必要,重测心肌坏死标志物。

2.止痛

烦躁不安、疼痛剧烈者,可考虑应用镇静剂如吗啡5～10 mg皮下注射;硝酸甘油或硝酸异山梨酯持续静脉点滴或微量泵输注,以10 μg/min开始,每3～5分钟增加10 μg/min,直至症状缓解或出现血压下降。

3.抗凝(栓)

抗血小板和抗凝治疗是不稳定型心绞痛治疗至关重要的措施,应尽早应用阿司匹林、氯吡格雷和肝素或低分子肝素,以有效防止血栓形成,阻止病情进展为心肌梗死。

4.其他

对于个别病情极严重患者,保守治疗效果不佳,心绞痛发作时ST段≥0.1 mV,持续时间>20分钟,或血肌钙蛋白升高者,在有条件的医院可行急诊冠脉造影,考虑经皮冠脉成形术。

三、护理评估

(一)一般评估

(1)患者有无面色苍白、出冷汗、心率加快、血压升高。

(2)患者主诉有无心绞痛发作症状。

(二)身体评估

(1)有无表情焦虑、皮肤湿冷、出冷汗。

(2)有无心律增快、血压升高。

(3)心尖区听诊是否闻及收缩期杂音,或听到第三心音或第四心音。

(三)心理-社会评估

患者能否控制情绪,避免激动或愤怒,以减少心悸耗氧量;家属能否做到给予患者安慰及细心的照顾,并督促定期复查。

(四)辅助检查结果的评估

(1)心电图有无ST段及T波异常改变。

(2)24小时连续心电监测有无心肌缺血的改变。

(3)冠脉造影检查结果有无显示单支或多支病变。

(4)心脏标志物肌钙蛋白(cTn)T的峰值是否超过正常对照值的百分位数。

(五)常用药物治疗效果的评估

1.硝酸酯类药物

心绞痛发作时,能及时舌下含化,迅速缓解疼痛。

2.他汀类药物

长期服用可以维持LDL-C的目标值<70 mg/dL,且不出现肝酶和肌酶升高等不良反应。

四、主要护理诊断(问题)

(一)胸痛

与心肌缺血、缺氧有关。

（二）活动无耐力

与心肌氧的供需失调有关。

（三）知识缺乏

缺乏控制诱发因素及预防心绞痛发作的知识。

（四）潜在并发症

心肌梗死。

五、护理措施

（一）休息与活动

1.适量运动

应以有氧运动为主，运动的强度和时间因病情和个体差异而不同，必要时在监测下进行。

2.心绞痛发作时

立即停止活动，就地休息。不稳定型心绞痛患者，应卧床休息，并密切观察。

（二）用药的指导

1.心绞痛发作时

立即舌下含化硝酸甘油，用药后注意观察患者胸痛变化情况，如 3～5 分钟后仍不缓解，隔5 分钟后可重复使用。对于心绞痛发作频繁者，静脉滴注硝酸甘油时，患者及家属不要擅自调整滴速，以防低血压发生。部分患者用药后出现面部潮红、头部胀痛、头晕、心动过速、心悸等不适，应告知患者是药物的扩血管作用所致，不必有顾虑。

2.应用他汀类药物时

应严密监测转氨酶及肌酸激酶等生化指标，及时发现药物可能引起的肝脏损害和肌病。采用强化降脂治疗时，应注意监测药物的安全性。

（三）心理护理

安慰患者，消除紧张、不安情绪，改变急躁易怒性格，保持心理平衡。告知患者及家属过劳、情绪激动、饱餐、用力排便、寒冷刺激等都是心绞痛发作的诱因，应注意避免。

（四）健康教育

1.疾病知识指导

（1）合理膳食：宜摄入低热量、低脂、低胆固醇、低盐饮食，多食蔬菜、水果和粗纤维食物如芹菜、糙米等，避免暴饮暴食，应少食多餐。

（2）戒烟、限酒。

（3）适量运动：应以有氧运动为主，运动的强度和时间因病情和个体差异而不同，必要时在监测下进行。

（4）心理调适：保持心理平衡，可采取放松技术或与他人交流的方式缓解压力，避免心绞痛发作的诱因。

2.用药指导

指导患者出院后遵医嘱用药，不擅自增减药量，自我检测药物的不良反应。外出时随身携带硝酸甘油以备急用。硝酸甘油遇光易分解，应放在棕色瓶内存放于干燥处，以免潮解失效。药瓶开封后每 6 个月更换 1 次，以确保疗效。

3.病情检测指导

教会患者及家属心绞痛发作时的缓解方法,胸痛发作时应立即停止活动或舌下含服硝酸甘油。如连续含服 3 次仍不缓解,或心绞痛发作比以往频繁、程度加重、疼痛时间延长,应及时就医,警惕心肌梗死的发生。不典型心绞痛发作时,可能表现为牙痛、肩周炎、上腹痛等,为防治误诊,应尽快到医院做相关检查。

4.及时就诊的指标

(1)心绞痛发作时,舌下含化硝酸酯类药物无效或重复用药仍未缓解。

(2)心绞痛发作比以往频繁、程度加重、疼痛时间延长。

六、护理效果评估

(1)患者能坚持长期遵医嘱用药物治疗。

(2)心绞痛发作时,能立即停止活动,并舌下含服硝酸甘油。

(3)能预防和控制缺血症状,减低心肌梗死的发生。

(4)能戒烟、控制饮食和糖尿病治疗。

(5)能坚持定期门诊复查。

(师　华)

第四节　急性心肌梗死的护理

急性心肌梗死(acute myocardial infarction,AMI)是指急性心肌缺血性坏死,是在冠状动脉病变的基础上,发生冠状动脉血供急剧减少或中断,使相应的心肌严重而持久地急性缺血所致。通常是在冠状动脉粥样硬化病变的基础上继发血栓形成所致。非动脉粥样硬化所导致的心肌梗死可由感染性心内膜炎、血栓脱落、主动脉夹层形成、动脉炎等引起。

本病在欧美常见,20 世纪 50 年代美国本病死亡率＞300/10 万人口,70 年代以后降到＜200/10 万人口。美国 35～84 岁人群中年发病率男性为 71‰,女性为 22‰;每年约有 80 万人发生心肌梗死,45 万人再梗死。在我国本病远不如欧美多见,70 年代和 80 年代北京、河北、哈尔滨、黑龙江、上海、广州等省市年发病率仅 0.2‰～0.6‰,其中以华北地区最高。

一、病因和发病机制

急性心肌梗死绝大多数(90％以上)是冠状动脉粥样硬化所致。由于冠状动脉有弥漫而广泛的粥样硬化病变,使管腔有＞75％的狭窄,侧支循环尚未充分建立,在此基础上一旦由于管腔内血栓形成、劳力、情绪激动、休克、外科手术或血压剧升等诱因而导致血供进一步急剧减少或中断,使心肌严重而持久急性缺血达 1 小时以上,即可发生心肌梗死。

冠状动脉闭塞后约半小时,心肌开始坏死,1 小时后心肌凝固性坏死,心肌间质充血、水肿、炎性细胞浸润。以后坏死心肌逐渐溶解,形成肌溶灶,随后渐有肉芽组织形成,坏死组织有 1～2 周后开始吸收,逐渐纤维化,在 6～8 周形成瘢痕而愈合,即为陈旧性心肌梗死。坏死心肌波及心包可引起心包炎。心肌全层坏死,可产生心室壁破裂,游离壁破裂或室间隔穿孔,也可引起乳头肌断裂。若仅有心内膜下心肌坏死,在心室腔压力的冲击下,外膜下层向外膨出,形成室壁膨胀瘤,造成室壁运动障碍甚至矛盾运动,严重影响左心室射血功能。冠状动脉可有一支或几支闭塞而引起所供血区部位的梗死。

急性心肌梗死时,心脏收缩力减弱,顺应性减低,心肌收缩不协调,心排血量下降,严重时发生泵衰竭、心源性休克及各种心律失常,病死率高。

二、病理生理

主要出现左心室舒张和收缩功能障碍的一些血流动力学变化,其严重度和持续时间取决于梗死的部位、程度和范围。当心脏收缩力减弱、顺应性减低、心肌收缩不协调时,左心室压力曲线最大上升速度(dp/dt)减低,左心室舒张末期压增高、舒张和收缩末期容量增多。射血分数减低,心搏血量和心排血量下降,心率增快或有心律失常,血压下降,静脉血氧含量降低。心室重构出现心壁厚度改变、心脏扩大和心力衰竭(先左心衰竭然后全心衰竭),可发生心源性休克。右心室梗死在心肌梗死患者中少见,其主要病理生理改变是右心衰竭的血流动力学变化,右心房压力增高,高于左心室舒张末期压,心排血量减低,血压下降。

急性心肌梗死引起的心力衰竭称为泵衰竭,按 Killip 分级法可分为:Ⅰ级尚无明显心力衰竭;Ⅱ级有左心衰竭,肺部啰音<50%肺野;Ⅲ级有急性肺水肿,全肺闻及大、小、干、湿、啰音;Ⅳ级有心源性休克等不同程度或阶段的血流动力学变化。心源性休克是泵衰竭的严重阶段。但如兼有肺水肿和心源性休克则情况最严重。

三、临床表现

(一)病史

发病前常有明显诱因,如精神紧张、情绪激动、过度体力活动、饱餐、高脂饮食、糖尿病未控制、感染、手术、大出血、休克等。少数在睡眠中发病。有半数以上的患者过去有高血压及心绞痛史。部分患者则无明确病史及先兆表现,首次发展即是急性心肌梗死。

(二)症状

1.先兆症状

急性心肌梗死多突然发病,少数患者起病症状轻微。1/2～2/3 的患者起病前 1～2 天至 1～2 周或更长时间有先兆症状。其中最常见的是稳定型心绞痛转变为不稳定型;或既往无心绞痛,突然出现心绞痛,且发作频繁,程度较重,用硝酸甘油难以缓解,持续时间较长。伴恶心、呕吐、血压剧烈波动。心电图显示 ST 段一时性明显上升或降低,T 波倒置或增高。这些先兆症状如诊断及时,治疗得当,约半数以上患者可免于发生心肌梗死;即使发生,症状也较轻,预后较好。

2.胸痛

胸痛为最早出现而突出的症状。其性质和部位多与心绞痛相似,但常发生于安静或睡眠时,程度更为剧烈,呈难以忍受的压榨、窒息,甚至"濒死感",伴有大汗淋漓及烦躁不安。持续时间可长达 1～2 小时甚至 10 小时以上,或时重时轻达数天之久。用硝酸甘油无效,需用麻醉性镇痛药才能减轻。疼痛部位多在胸骨后,但范围较为广泛,常波及整个心前区,约 10%的病例波及剑突下及上腹部或颈、背部,偶尔到下颌、咽部及牙齿处。约 25%病例无明显的疼痛,多见于老年、糖尿病(由于感觉迟钝)或神志不清患者,或有急性循环衰竭者,疼痛被其他严重症状所掩盖。15%～20%病例在急性期无症状。

3.心律失常

见于 75%～95% 的患者,多发生于起病后 1～2 天内,而以 24 小时内最多见。经心电图观察可见各种心律失常,可伴乏力、头晕、晕厥等症状,且为急性期引起死亡的主要原因之一。其中最严重的心律失常是室性异位心律(包括频发性期前收缩、阵发性心动过速和颤动)。频发(>5 次/分),多源,成对出现,或 R 波落在 T 波上的室性早搏可能为心室颤动的先兆。房室传导阻滞和束支传导阻滞也较多见,严重者可出现完全性房室传导阻滞。室上性心律失常则较少见,多发生于心力衰竭患者。前壁心肌梗死易发生室性心律失常,下壁(膈面)梗死易发生房室传导阻滞。

4.心力衰竭

主要是急性左心衰竭,发生率为 32%～48%,为心肌梗死后收缩力减弱或不协调所致,可出现呼吸困难、咳嗽、烦躁及发绀等症状。严重时两肺满布湿啰音,形成肺水肿,进一步则导致右心衰竭。右心室心肌梗死者可一开始就出现右心衰竭,并伴血压下降。

5.低血压和休克

仅于疼痛剧烈时血压下降,未必是休克;但如疼痛缓解而收缩压仍低于 10.7 kPa(80 mmHg),伴有烦躁不安、大汗淋漓、脉搏细快、尿量减少(<20 mL/h)、神志恍惚甚至晕厥时,则为休克。主要为心源性,由于心肌广泛坏死、心排血量急剧下降所致,而神经反射引起的血管扩张尚属次要,有些患者还有血容量不足的因素参与。

6.胃肠道症状

疼痛剧烈时,伴有频繁的恶心呕吐、上腹胀痛、肠胀气等,与迷走神经张力增高有关。

7.全身症状

主要是发热,一般在发病后 1～3 天出现,体温 38 ℃左右,持续约 1 周。

(三)体征

体征包括:①约半数患者心浊音界轻度至中度增大,有心力衰竭时较显著;②心率多增快,少数可减慢;③心尖区第一心音减弱,有时伴有第三或第四心音奔马律;④10%～20% 的患者在病后 2～3 天出现心包摩擦音,多数在几天内又消失,是坏死波及心包面引起的反应性纤维蛋白性心包炎所致;⑤心尖区可出现粗糙的收缩期杂音或收缩中晚期喀喇音,为二尖瓣乳头肌功能失调或断裂所致;⑥可听到各种心律失常的心音改变;⑦常见到血压下降到正常以下(病前高血压者血压可降至正常),且可能不再恢复到起病前水平;⑧还可伴有休克、心力衰竭的相应体征。

(四)并发症

心肌梗死除可并发心力衰竭及心律失常外,还可有下列并发症。

1.动脉栓塞

主要为左心室壁血栓脱落所引起。根据栓塞的部位,可能产生脑部或其他部位的相应症状,常在起病后 1～2 周发生。

2.心室壁瘤

梗死部位在心脏内压的作用下,显著膨出。心电图常示持久的 ST 段持续抬高。

3.心肌破裂

少见。常在发病 1 周内出现,患者常突然心力衰竭甚至休克造成死亡。

4.乳头肌功能不全

乳头肌功能不全的病变可分为坏死性与纤维性二种,在发生心肌梗死后,心尖区突然出现响亮的全收缩期杂音,第一心音减低。

5.心肌梗死后综合征

发生率约 10%,于心肌梗死后数周至数月内出现,可反复发生,表现为发热、胸痛、心包炎、胸膜炎或肺炎等症状、体征,可能为机体对坏死物质的变态反应。

四、诊断要点

(一)诊断标准

诊断 AMI 必须至少具备以下标准中的两条。

(1)缺血性胸痛的临床病史,疼痛常持续 30 分钟以上。

(2)心电图的特征性改变和动态演变。

(3)心肌坏死的血清心肌标记物浓度升高和动态变化。

(二)诊断步骤

对疑为 AMI 的患者,应争取在 10 分钟内完成。

(1)临床检查(问清缺血性胸痛病史,如疼痛性质、部位、持续时间、缓解方式、伴随症状;查明心、肺、血管等的体征)。

(2)描记 18 导联心电图(常规 12 导联加 $V_7 \sim V_9$,$V_{3R} \sim V_{5R}$),并立即进行分析、判断。

(3)迅速进行简明的临床鉴别诊断后做出初步诊断(老年人突发原因不明的休克、心力衰竭、上腹部疼痛伴胃肠道症状、严重心律失常或较重而持续性的胸痛或胸闷,应慎重考虑有无本病的可能)。

(4)对病情做出基本评价并确定即刻处理方案。

(5)继之尽快进行相关的诊断性检查和监测,如血清心肌标记物浓度的检测,结合缺血性胸痛的临床病史、心电图的特征性改变,做出 AMI 的最终诊断。此外,尚应进行血常规、血脂、血糖、凝血时间、电解质等检测,二维超声心动图检查,床旁心电监护等。

(三)危险性评估

(1)伴下列任一项者,如高龄(>70 岁)、既往有心肌梗死史、心房颤动、前壁心肌梗死、心源性休克、急性肺水肿或持续低血压等可确定为高危患者。

(2)病死率随心电图 ST 段抬高的导联数的增加而增加。

(3)血清心肌标记物浓度与心肌损害范围呈正相关,可助估计梗死面积和患者预后。

五、鉴别诊断

(一)不稳定型心绞痛

疼痛的性质、部位与心肌梗死相似,但发作持续时间短、次数频繁、含服硝酸甘油有效。心电图的改变及酶学检查是与心肌梗死鉴别的主要依据。

(二)急性肺动脉栓塞

大块的栓塞可引起胸痛、呼吸困难、咯血、休克,但多出现右心负荷急剧增加的表现,如有心室增大,P_2 亢进、分裂和有心力衰竭体征。无心肌梗死时的典型心电图改变和血清心肌酶的变化。

(三)主动脉夹层

该病也具有剧烈的胸痛,有时出现休克,其疼痛常为撕裂样,一开始即达高峰,多放射至背部、腹部、腰部及下肢。两上肢的血压和脉搏常不一致是本病的重要体征。可出现主动脉瓣关闭不全的体征,心电图和血清心肌酶学检查无 AMI 时的变化。X 线和超声检查可出现主动脉明显增宽。

(四)急腹症

急性胆囊炎、胆石症、急性坏死性胰腺炎、溃疡病穿孔等常出现上腹痛及休克的表现,但应有相应的腹部体征,心电图及影像、酶学检查有助于鉴别。

(五)急性心包炎

尤其是非特异性急性心包炎,也可出现严重胸痛、心电图 ST 段抬高,但该病发病前常有上呼吸道感染,呼吸和咳嗽时疼痛加重,早期即有心包摩擦音。无心电图的演变及酶学异常。

六、处理

(一)治疗原则

改善冠状动脉血液供给,减少心肌耗氧,保护心脏功能,挽救因缺血而濒死的心肌,防止梗死面积扩大,缩小心肌缺血范围,及时发现、处理、防治严重心律失常、泵衰竭和各种并发症,防止猝死。

(二)院前急救

流行病学调查发现,50％的患者发病后 1 小时在院外猝死,死因主要是可救治的心律失常。因此,院前急救的重点是尽可能缩短患者就诊延误的时间和院前检查、处理、转运所用的时间;尽量帮助患者安全、迅速地转送到医院;尽可能及时给予相关急救措施,如嘱患者停止任何主动性活动和运动,舌下含化硝酸甘油,高流量吸氧,镇静止痛(吗啡或哌替啶),必要时静脉注射或滴注利多卡因,或给予除颤治疗和心肺复苏;缓慢性心律失常给予阿托品肌内注射或静脉注射;及时将患者情况通知急救中心或医院,在严密观察、治疗下迅速将患者送至医院。

(三)住院治疗

急诊室医师应力争在 10～20 分钟内完成病史、临床检数记录 18 导联心电图,尽快明确诊断。对 ST 段抬高者应在 30 分钟内收住冠心病监护病房(CCU)并开始溶栓,或在 90 分钟内开始行急诊 PTCA 治疗。

1.休息

患者应卧床休息,保持环境安静,减少探视,防止不良刺激。

2.监测

在冠心病监护室进行心电图、血压和呼吸的监测 5～7 天,必要时进行床旁血流动力学监测,以便于观察病情和指导治疗。

3.护理

第一周完全卧床,加强护理,对进食、漱洗、大小便、翻身等,都需要别人帮助。第二周可从床上坐起,第 3～4 周可逐步离床和室内缓步走动。但病重或有并发症者,卧床时间宜适当延长。食物以易消化的流质或半流质为主,病情稳定后逐渐改为软食。便秘 3 天者可服轻泻剂或用甘油栓等,必须防止用力大便造成病情突变。焦虑、不安患者可用地西泮等镇静剂。禁止吸烟。

4.吸氧

在急性心肌梗死早期,即便未合并有左侧心力衰竭或肺疾病,也常有不同程度的动脉低氧血症。其原因可能由于细支气管周围水肿,使小气道狭窄,增加小气道阻力,气流量降低,局部换气量减少,特别是两肺底部最为明显。有些患者虽未测出动脉低氧血症,由于增加肺间质液体,肺顺应性一过性降低,而有气短症状。因此,应给予吸氧,通常在发病早期用鼻塞给氧 24～48 小时,3～5 L/min。有利于氧气运送到心肌,可能减轻气短、疼痛或焦虑症状。在严重左侧心力衰竭、肺水肿和并有机械并发症的患者,多伴有严重低氧血症,需面罩加压给氧或气管插管并机械通气。

5.补充血容量

心肌梗死患者,由于发病后出汗,呕吐或进食少,以及应用利尿药等因素,引起血容量不足和血液浓缩,从而加重缺血和血栓形成,有导致心肌梗死面积扩大的危险。因此,如每天摄入量不足,应适当补液,以保持出入量的平衡。

6.缓解疼痛

AMI 时,剧烈胸痛使患者交感神经过度兴奋,产生心动过速、血压升高和心肌收缩力增强,从而增加心肌耗氧量。并易诱发快速性室性心律失常,应迅速给予有效镇痛药。本病早期疼痛是难以区分坏死心肌疼痛和可逆性心肌缺血疼痛,二者常混杂在一起。先予含服硝酸甘油,随后静脉点滴硝酸甘油,如疼痛不能迅速缓解,应即用强的镇痛药,吗啡和派替啶最为常用。吗啡是解除急性心肌梗死后疼痛最有效的药物。其作用于中枢阿片受体而发挥镇痛作用,并阻滞中枢交感神经冲动的传出,导致外周动、静脉扩张,从而降低心脏前后负荷及心肌耗氧量。通过镇痛,减轻疼痛引起的应激反应,使心率减慢。1 次给药后10～20 分钟发挥镇痛作用,1～2 小时作用最强,持续 4～6 小时。通常静脉注射吗啡 5～10 mg,必要时每1～2 小时重复1 次,总量不宜超过 15 mg。吗啡治疗剂量时即可发生不良反应,随剂量增加,发生率增加。不良反应有恶心、呕吐、低血压和呼吸抑制。其他不良反应有眩晕,嗜睡,表情淡漠,注意力分散等。一旦出现呼吸抑制,可每隔3 分钟静脉注射纳洛酮有拮抗吗啡的作用,剂量为 0.4 mg,总量不超过 1.2 mg。一般用药后呼吸抑制症状可很快消除,必要时采用人工辅助呼吸。派替啶有消除迷走神经作用和镇痛作用,其血流动力学作用与吗啡相似,75 mg 派替啶相当于 10 mg 吗啡,不良反应有致心动过速和呕吐作用,但较吗啡轻。可用阿托品 0.5 mg 对抗之。临床上可肌内注射 25～75 mg,必要时 2～3 小时重复,过量出现麻醉作用和呼吸抑制,当引起呼吸抑制时,也可应用纳洛酮治疗。对重度烦躁者可应用冬眠疗法,经肌内注射派替啶25 mg异丙嗪(非那根)12.5 mg,必要时 4～6 小时重复 1 次。

中药可用复方丹参滴丸,麝香保心丸口服,或复方丹参注射液 16 mL 加入 5%葡萄糖液250～500 mL中静脉滴注。

(四)再灌注心肌

起病3～6 小时内,使闭塞的冠状动脉再通,心肌得到再灌注,濒临坏死的心肌可能得以存活或使坏死范围缩小,预后改善,是一种积极的治疗措施。

1.急诊溶栓治疗

溶栓治疗治疗原理是针对急性心肌梗死发病的基础,即大部分穿壁性心肌梗死是由于冠状动脉血栓性闭塞引起的。血栓是由于凝血酶原在异常刺激下被激活,形成凝血酶,使纤维蛋白原转化为纤维蛋白,然后与其他有形成分如红细胞、血小板一起形成的。机体内存在一个纤维蛋白溶解系统,它是由纤维蛋白溶解原和内源性或外源性激活物组成的。在激活物的作用下,纤维蛋白溶酶原被激活,形成纤维蛋白溶酶,它可以溶解稳定的纤维蛋白血栓,还可以降解纤维蛋白原,促使纤维蛋白裂解、血栓溶解。但是纤维蛋白溶酶的半衰期很短,要想获得持续的溶栓效果,只有依靠连续输入外源性补给激活物的办法。现在临床常用的纤溶激活物有两大类。一类为非选择性纤溶剂,如链激酶、尿激酶。它们除了激活与血栓相关的纤维蛋白溶酶原外,还激活循环中的纤溶酶原,导致全身的纤溶状态,因此可以引起出血合并症。另一类为选择性纤溶剂,有重组组织型纤溶酶原激活剂(αt-Pa),单链尿激酶型纤溶酶原激活剂(SCUPA)及乙酰纤溶酶原-链激酶激活剂复合物(APSAC)。它们选择性地激活与血栓有关的纤溶酶原,而对循环中的纤溶酶原仅有中等度的作用。这样可以避免或减少出血合并症的发生。

(1)溶栓疗法的适应证:①持续性胸痛超过半小时,含服硝酸甘油片后症状不能缓解;②相邻两个或更多导联 ST 段抬高>0.2 mV;③发病 12 小时内,或虽超过 6 小时,患者仍有严重胸痛,并且 ST 段抬高的导联有 R 波者,也可考虑溶栓治疗。

(2)溶栓治疗的禁忌证:①近 10 天内施行过外科手术者,包括活检、胸腔或腹腔穿刺和心脏体外按压术等;②10 天内进行过动脉穿刺术者;③颅内病变,包括出血、梗死或肿瘤等;④有明显出血或潜在的出血性病变,如溃疡性结肠炎、胃十二指肠溃疡或有空洞形成的肺部病变;⑤有出血性倾向的疾病,如各种出血性疾病、肝肾疾病、心房纤颤、感染性心内膜炎、收缩压>24.0 kPa(180 mmHg),舒张压>14.7 kPa(110 mmHg)等;⑥妊娠期或分娩后前 10 天;⑦在半年至 1 年内进行过链激酶治疗者;⑧年龄>65 岁,因为高龄患者溶栓疗法引起颅内出血者多,而且冠脉再通率低于中年。

(3)溶栓治疗常用药物:①链激酶(Streptokinase SK)是 C 类乙型链球菌产生的酶,在体内将前活化素转变为活化素,后者将纤溶酶原转变为纤溶酶。有抗原性,用前需做皮肤过敏试验。静脉滴注常用量为(5~15)×10^5 U 加入 5%葡萄糖注射液 100 mL 内,在 60 分钟内滴完,后给予 10×10^4 U/h,滴注 24 小时。治疗前半小时肌内注射异丙嗪 25 mg,加少量(2.5~5 mg)地塞米松同时滴注可减少变态反应的发生。用药前后进行凝血方面的化验检查,用量大时尤应注意出血倾向。冠脉内注射时先做冠脉造影,经导管向闭塞的冠状动脉内注入硝酸甘油 0.2~0.5 mg,后注入 SK 2×10^4万 U,继之(2~4)×10^3 U/min,共 30~90 分钟至再通后继用 2×10^3 U/min 30~60 分钟。患者胸痛突然消失、ST 段恢复正常、心肌酶峰值提前出现为再通征象,可每分钟注入1 次造影剂观察是否再通。②尿激酶(Urokinase UK)作用于纤溶酶原使之转变为纤溶酶。本品无抗原性,作用较 SK 弱。(15~20)×10^5 U 静脉滴注 30 分钟滴完。冠状动脉内应用时 6×10^3 U/min持续 1 小时以上至溶栓后再维持 0.5~1 小时。③组织型重组纤维蛋白溶酶原激活剂(rt-PA)对血凝块有选择性,故疗效高于 SK。冠脉内滴注 0.375 mg/kg,持续45 分钟。静脉滴注用量为 0.75 mg/kg,持续 90 分钟。④其他制剂还有单链尿激酶型纤维蛋白溶酶原激活剂(SCUPA),异化纤维蛋白溶酶原链激酶激活剂复合物(APSAC)等。

以上溶栓剂的选择:文献资料显示,用药 2~3 小时的开通率 rt-PA 为 65%~80%,SK 为 65%~75%,UK 为 50%~68%,APSAC 为 68%~70%。究竟选用哪一种溶栓剂,不能根据以上的数据武断的选择,而应根据患者的病变范围、部位、年龄、起病时间的长短以及经济情况等因素选择。比较而言,如患者年轻(年龄小于 45 岁)、大面积前壁 AMI、到达医院时间较早(2 小时内)、无高血压,应首选rt-PA。如果年龄较大(大于 70 岁)、下壁 AMI、有高血压,应选 SK 或 UK。由于 APSAC 的半衰期最长(70~120 分钟),因此它可在患者家中或救护车上一次性快速静脉注射;rt-PA 的半衰期最短(3~4 分钟),需静脉持续滴注 90~180 分钟;SK 的半衰期为 18 分钟,给药持续时间为 60 分钟;UK 半衰期为 40 分钟,给药时间为 30 分钟。SK 与 APSAC 可引起低血压和变态反应,UK 与 rt-PA 无这些不良反应。rt-PA 需要联合使用肝素,SK、UK、

APSAC除具有纤溶作用外,还有明显的抗凝作用,不需要积极使用静脉肝素。另外,rt-PA 价格较贵,SK、UK 较低廉。以上这些因素在临床选用溶栓剂时应予以考虑。

(4)溶栓治疗的并发症。①出血。轻度出血:皮肤、黏膜、肉眼及显微镜下血尿、或小量咯血、呕血等(穿刺或注射部位少量瘀斑不作为并发症)。重度出血:大量咯血或消化道大出血,腹膜后出血等引起失血性休克或低血压,需要输血者。危及生命部位的出血:颅内、蛛网膜下腔、纵隔内或心包出血。②再灌注心律失常:注意其对血流动力学的影响。③一过性低血压及其他的变态反应。

2.经皮腔内冠状动脉成形术(PTCA)

(1)直接 PTCA(direct PTCA):急性心肌梗死发病后直接做 PTCA。指征:静脉溶栓治疗有禁忌证者;合并心源性休克者(急诊 PTCA 挽救生命是作为首选治疗);诊断不明患者,如急性心肌梗死病史不典型或左束支传导阻滞(LBBB)者,可从直接冠状动脉造影和 PTCA 中受益;有条件在发病后数小时内行 PTCA 者。

(2)补救性 PTCA(rescue PTCA):在发病 24 小时内,静脉溶栓治疗失败,患者胸痛症状不缓解时,行急诊 PTCA,以挽救存活的心肌,限制梗死面积进一步扩大。

(3)半择期 PTCA(semi-elective PTCA):溶栓成功患者在梗死后 7～10 天内,有心肌缺血指征或冠脉再闭塞者。

(4)择期 PTCA(elective PTCA):在急性心肌梗死后 4～6 周,用于再发心绞痛或有心肌缺血客观指征,如运动试验、动态心电图、^{201}Tl 运动心肌断层显像等证实有心肌缺血。

(5)冠状动脉旁路移植术(CABG):适用于溶栓疗法及 PTCA 无效,而仍有持续性心肌缺血;急性心肌梗死合并有左心房室瓣关闭不全或室间隔穿孔等机械性障碍需要手术矫正和修补,同时进行 CABG;多支冠状动脉狭窄或左冠状动脉主干狭窄。

(五)缩小梗死面积

AMI 是心肌氧供/氧需的严重失衡,纠正这种失衡,就能挽救濒死的心肌,限制梗死的扩大,有效地减少并发症和改善患者的预后。控制心律失常、适当补充血容量和治疗心力衰竭,均有利于减少梗死区。目前多主张采用以下几种。

1.扩血管药物

扩血管药物必须应用于梗死初期的发展阶段,即起病后 4～6 小时之内。一般首选硝酸甘油静脉滴注或异山梨酯舌下含化,也可在皮肤上用硝酸甘油贴片或软膏。使用时应注意:静脉给药时,最好有血流动力学监测,当肺动脉楔嵌压小于 2.0 kPa,动脉压正常或增高时,其疗效较好,反之,则可使病情恶化;应从小剂量开始,在应用过程中保持肺动脉楔嵌压不低于 2.0 kPa,且动脉压不低于正常低限,以保证必需的冠状动脉灌注。

2.β受体阻滞剂

大量临床资料表明,在 AMI 发生后的 4～12 小时内,给普萘洛尔或阿普洛尔、阿替洛尔、美托洛尔等药治疗(最好是早期静脉内给药),常能达到明显降低患者的最高血清酶(CPK,CK-MB等)水平,提示有限制梗死范围扩大的作用。但因这些药的负性肌力、负性频率作用,临床应用时,当心率低于每分钟 60 次,收缩压≤14.6 kPa,有心力衰竭及下壁心梗者应慎用。

3.右旋糖酐-40 及复方丹参等活血化瘀药物

一般可选用右旋糖酐-40 每天静脉滴注 250～500 mL,7～14 天为 1 个疗程。在右旋糖酐-40内加入活血化瘀药物,如血栓通 4～6 mL、川芎嗪 80～160 mg 或复方丹参注射液 12～

30 mL,疗效更佳。心功能不全者慎用右旋糖酐-40。

4.极化液(GIK)

可减少心肌坏死,加速缺血心肌的恢复。但近年因其效果不显著,已趋向不用,仅用于 AMI 伴有低血容量者。其他改善心肌代谢的药物有维生素 C(3～4 g)、辅酶 A(50～100 U)、肌苷(0.2～0.6 g)、维生素 B_6(50～100 mg),每天 1 次静脉滴注。

5.其他

有人提出用大量激素(氢化可的松 150 mg/kg)或透明质酸酶(每次 500 U/kg,每 6 小时 1 次,日 4 次),或用钙通道阻滞剂(硝苯地平 20 mg,每 4 小时 1 次)治疗 AMI,但对此分歧较大,尚无统一结论。

(六)严密观察,及时处理并发症

1.左心功能不全

AMI 时左心功能不全因病理生理改变的程度不同,可表现轻度肺淤血、急性左心衰竭(肺水肿)、心源性休克。

(1)急性左心衰竭(肺水肿)的治疗:可选用吗啡、利尿剂(呋塞米等)、硝酸甘油(静脉滴注),尽早口服 ACEI 制剂(以短效制剂为宜)。肺水肿合并严重高血压时应静脉滴注硝普钠,由小剂量(10 μg/min)开始,据血压调整剂量。伴严重低氧血症者可行人工机械通气治疗。洋地黄制剂在 AMI 发病 24 小时内不主张使用。

(2)心源性休克:在严重低血压时应静脉滴注多巴胺 5～15 μg/(kg·min),一旦血压升至 12.0 kPa(90 mmHg)以上,则可同时静脉滴注多巴酚丁胺 3～10 μg/(kg·min),以减少多巴胺用量。如血压不升应使用大剂量多巴胺[≥15 μg/(kg·min)]。大剂量多巴胺无效时,可静脉滴注去甲肾上腺素 2～8 μg/min。轻度低血压时,可用多巴胺或与多巴酚丁胺合用。药物治疗无效者,应使用主动脉内球囊反搏(IABP)。AMI 合并心源性休克提倡 PTCA 再灌注治疗。中药可酌情选用独参汤、参附汤、生脉散等。

2.抗心律失常

急性心肌梗死有 90% 以上出现心律失常,绝大多数发生在心肌梗死后 72 小时内,不论是快速性或缓慢性心律失常,对急性心肌梗死患者均可引起严重后果。因此,应及早发现心律失常,特别是严重的心律失常前驱症状,并给予积极的治疗。

(1)对出现室性早搏的急性心肌梗死患者,均应严密心电监护及处理。频发的室性早搏或室速,应以利多卡因 50～100 mg 静脉注射,无效时 5～10 分钟可重复,控制后以每分钟 1～3 mg 静脉滴注维持,情况稳定后可改为药物口服;美西律 150～200 mg,普鲁卡因胺 250～500 mg,溴苄胺 100～200 mg 等,6 小时 1 次维持。

(2)对已发生室颤者应立即行心肺复苏术,在进行心脏按压和人工呼吸的同时争取尽快实行电除颤,一般首次即采取较大能量(200～300 J)争取 1 次成功。

(3)对窦性心动过缓如心率小于每分钟 50 次,或心率在每分钟 50～60 次但合并低血压或室性心律失常,可以阿托品每次 0.3～0.5 mg 静脉注射,无效时 5～10 分钟重复,但总量不超过 2 mg。也可以氨茶碱 0.25 g 或异丙基肾上腺素 1 mg 分别加入 300～500 mL 液体中静脉滴注,但这些药物有可能增加心肌氧耗或诱发室性心律失常,故均应慎用。以上治疗无效症状严重时可采用临时起搏措施。

(4)对房室传导阻滞一度和二度Ⅰ型者,可应用肾上腺皮质激素、阿托品、异丙肾上腺素治疗,但应注意其不良反应。对三度及二度Ⅱ型者宜行临时心脏起搏。

（5）对室上性快速心律失常可选用β阻滞剂、洋地黄类（24小时内尽量不用）、维拉帕米、胺碘酮、奎尼丁、普鲁卡因胺等治疗,对阵发性室上性、房颤及房扑药物治疗无效可考虑直流同步电转复或人工心脏起搏器复律。

3.机械性并发症的处理

（1）心室游离壁破裂:可引起急性心包压塞致突然死亡,临床表现为电-机械分离或心脏停搏,常因难以即时救治而死亡。亚急性心脏破裂应积极争取冠状动脉造影后行手术修补及血管重建术。

（2）室间隔穿孔:伴血流动力学失代偿者,提倡在血管扩张剂和利尿剂治疗及IABP支持下,早期或急诊手术治疗。如穿孔较小,无充血性心力衰竭,血流动力学稳定,可保守治疗,6周后择期手术。

（3）急性二尖瓣关闭不全:急性乳头肌断裂时突发左心衰竭和/或低血压,主张用血管扩张剂、利尿剂及IABP治疗,在血流动力学稳定的情况下急诊手术。因左心室扩大或乳头肌功能不全者,应积极应用药物治疗心力衰竭,改善心肌缺血并行血管重建术。

（七）恢复期处理

住院3～4周后,如病情稳定,体力增进,可考虑出院。近年主张出院前作症状限制性运动负荷心电图、放射性核素和/或超声显像检查,如显示心肌缺血或心功能较差,宜行冠状动脉造影检查考虑进一步处理。心室晚电位检查有助于预测发生严重室性心律失常的可能性。

七、护理

（一）护理评估

1.病史

发病前常有明显诱因,如精神紧张、情绪激动、过度体力活动、饱餐、高脂饮食、糖尿病未控制、感染、手术、大出血、休克等。少数在睡眠中发病。约有半数以上的患者过去有高血压及心绞痛史。部分患者则无明确病史及先兆表现,首次发展即是急性心肌梗死。

2.身体状况

（1）先兆:约半数以上患者在梗死前数天至数周,有乏力、胸部不适、活动时心悸、气急、心绞痛等,最突出为心绞痛发作频繁,持续时间较长,疼痛较剧烈,甚至伴恶心、呕吐、大汗、心动过缓,硝酸甘油疗效差等,特称为梗前先兆。应警惕近期内发生心肌梗死的可能,要及时住院治疗。

（2）症状:急性心肌梗死的临床表现与梗死的大小、部位、发展速度及原来心脏的功能情况等有关。

疼痛:是最常见的起始症状。典型的疼痛部位和性质与心绞痛相似,但疼痛更剧烈,诱因多不明显,持续时间较长,多在30分钟以上,也可达数小时或数天,休息和含服硝酸甘油多不能缓解。患者常烦躁不安、出汗、恐惧,或有濒死感。老年人、糖尿病患者以及脱水、休克患者常无疼痛。少数患者以休克、急性心力衰竭、突然晕厥为始发症状。部分患者疼痛位于上腹部,或者疼痛放射至下颌、颈部、背部上方,易被误诊,应与相关疾病鉴别。

全身症状:有发热和心动过速等。发热由坏死物质吸收所引起,一般在疼痛后24～48小时出现,体温一般在38℃左右,持续约1周。

胃肠道症状:频繁常伴有早期恶心、呕吐、肠胀气和消化不良,特别是下后壁梗死者。重症者可发生呃逆。

心律失常：见于 75%～95% 的患者，以发病 24 小时内最多见，可伴心悸、乏力、头晕、晕厥等症状。其中以室性心律失常居多，可出现室性期前收缩、室性心动过速、心室颤动或加速性心室自主心律。如出现频发的、成对的、多源的和 R 落在 T 的室性期前收缩，或室性心动过速，常为心室颤动的先兆。室颤是急性心肌梗死早期主要的死因。室上性心律失常则较少，多发生在心力衰竭者中。缓慢型心律失常中以房室传导阻滞最为常见，束支传导阻滞和窦性心动过缓也较多见。

低血压和休克：见于 20%～30% 的患者。疼痛期的血压下降未必是休克。如疼痛缓解后收缩压仍低于 10.7 kPa(80 mmHg)，伴有烦躁不安、面色苍白、皮肤湿冷、大汗淋漓、脉细而快、少尿、精神迟钝、甚或昏迷者，则为休克表现。休克多在起病后数小时至 1 周内发生，主要是心源性，为心肌收缩力减弱、心排血量急剧下降所致，尚有血容量不足、严重心律失常、周围血管舒缩功能障碍和酸中毒等因素参与。

心力衰竭：主要为急性左心衰竭。可在发病最初的几天内发生，或在疼痛、休克好转阶段出现。是因为心肌梗死后心脏收缩力显著减弱或不协调所致。患者可突然出现呼吸困难、咳泡沫痰、发绀等，严重时可发生急性肺水肿，也可继而出现全心衰竭，并伴血压下降。

(3)体征，包括全身和特殊器官表现体征。

一般情况：患者常呈焦虑不安或恐惧，手抚胸部，面色苍白，皮肤潮湿，呼吸增快；如左心功能不全时呼吸困难，常采半卧位或咯粉红色泡沫痰；发生休克时四肢厥冷，皮肤有蓝色斑纹。多数患者于发病第 2 天体温升高，一般在 38 ℃左右，不超过 39 ℃，1 周内退至正常。

心脏：心脏浊音界可轻至中度增大；心率增快或减慢，可有各种心律失常；心尖部第一心音常减弱，可出现第三或第四音奔马律；一般听不到心脏杂音，二尖瓣乳头肌功能不全或腱索断裂时心尖部可听到明显的收缩期杂音；室间隔穿孔时，胸骨左缘可闻及响亮的全收缩期杂音；发生严重的左心衰竭时，心尖部也可闻及收缩期杂音；1%～20% 的患者可在发病 1～3 天内出现心包摩擦音，持续数天，少数可持续 1 周以上。

肺部：发病早期肺底可闻及少数湿啰音，常在 1～2 天内消失，啰音持续存在或增多常提示左心衰竭。

3.实验室及其他检查

(1)心电图：可起到定性、定位、定期的作用。透壁性心肌梗死典型改变是：出现异常、持久宽而深的Q波或QS波。损伤型ST段的抬高，弓背向上与 T 波融合形成单向曲线，起病数小时之后出现，数天至数周回到基线。T 波改变：起病数小时内异常增高，数天至 2 周变为平坦，继而倒置。但有5%～15%病例心电图表现不典型，其原因：小灶梗死，多处或对应性梗死，再发梗死，心内膜下梗死以及伴室内传导阻滞，心室肥厚或预激综合征等。以上情况可不出现坏死性Q波，只表现为 QRS 波群高度、ST 段、T 波的动态改变。另外，右心梗死，真后壁和局限性高侧壁心肌梗死，常规导联中不显示梗死图形，应加做特殊导联以明确诊断。

(2)心向量图：当心电图不能肯定诊断为心肌梗死时，往往可通过心向量图得到证实。

(3)超声心动图：超声心动图并不用来诊断急性心肌梗死，但对探查心肌梗死的各种并发症极有价值，尤其是室间隔穿孔破裂，乳头肌或腱索断裂或功能不全造成的二尖瓣关闭不全、脱垂、室壁瘤和心包积液。

(4)放射性核素检查：放射性核素心肌显影及心室造影 ^{99m}Tc 及 ^{131}I 等形成热点成像或 ^{201}Tl、

^{42}K等冷点先是ST段普通压低,继而T波倒置。成像可判断梗死的部位和范围。用门电路控制γ闪烁照相法进行放射性核素血池显像,可观察壁动作及测定心室功能。

(5)心室晚电位(LPs):心肌梗死时LPs阳性率28%～58%,其出现不似陈旧性心梗稳定,但与室速与室颤有关,阳性者应进行心电监护及予以有效治疗。

(6)磁共振成像(MRI技术):易获得清晰的空间隔像,故对发现间隔段运动障碍、间隔心肌梗死并发症较其他方法优越。

(7)实验室检查,包括血常规、血清酶学检查等。

血常规:白细胞计数上升,达(10～20)×10^9/L,中性粒细胞增至75%～90%。

红细胞沉降率增快;C反应蛋白(CRP)增高可持续1～3周。

血清酶学检查:心肌细胞内含有大量的酶,受损时这些酶进入血液,测定血中心肌酶谱对诊断及估计心肌损害程度有十分重要的价值。常用的有以下2种。①血清肌酸磷酸激酶(CPK):发病4～6小时在血中出现,24小时达峰值,后很快下降,2～3天消失;②乳酸脱氢酶(LDH)在起病8～10小时后升高,达到高峰时间在2～3天,持续1～2周恢复正常。其中CPK的同工酶CPK-MB和LDH的同工酶CDH,诊断的特异性最高,其增高程度还能更准确地反映梗死的范围。

肌红蛋白测定:血清肌红蛋白升高出现时间比CPK略早,在2小时左右,多数24小时即恢复正常;尿肌红蛋白在发病后5～40小时开始排泄,持续时间平均达83小时。

(二)护理目标

(1)患者疼痛减轻。

(2)患者能遵医嘱服药,说出治疗的重要性。

(3)患者的活动量增加、心率正常。

(4)生命体征维持在正常范围。

(5)患者看起来放松。

(三)护理措施

1.一般护理

(1)安置患者于冠心病监护病房(CCU),连续监测心电图、血压、呼吸5～7天,对行漂浮导管检查者做好相应护理,询问患者有无心悸、胸闷、胸痛、气短、乏力、头晕等不适。

(2)病室保持安静、舒适,限制探视,有计划地护理患者,减少对患者的干扰,保证患者充足的休息和睡眠时间,防止任何不良刺激。据病情安置患者于半卧位或平卧位。如无并发症,24小时内可在床上活动肢体,无合并症者可在床上坐起,逐渐过渡到坐在床边或椅子上,每次20分钟,每天3～5次,鼓励患者深呼吸;第1～2周后开始在室内走动,逐步过渡到室外行走;第3～4周可试着上下楼梯或出院。病情严重或有并发症者应适当延长卧床时间。

(3)介绍本病知识和监护室的环境。关心、尊重、鼓励、安慰患者,以和善的态度回答患者提出的问题,帮助其树立战胜疾病的信心。

(4)给予低钠、低脂、低胆固醇、无刺激、易消化的饮食,少量多餐,避免进食过饱。

(5)心肌梗死患者由于卧床休息、消化功能减退、哌替啶或吗啡等止痛药物的应用,使胃肠功能和膀胱收缩无力抑制,易发生便秘和尿潴留。应予以足够的重视,酌情给予轻泻剂,嘱患者排便时勿屏气,避免增加心脏负担和导致附壁血栓脱落。排便不畅时宜加用开塞露,对5天无大便者可保留灌肠或给低压盐水灌肠。对排尿不畅者,可采用物理或诱导法,协助排尿,必要时行导尿。

(6)吸氧:氧治疗可提高改善低氧血症,有利于心肌梗死的康复。急性期给患者高流量吸氧,持续48小时。氧流量在每分钟3～5 L,病情变化可延长吸氧时间。待疼痛减轻,休克解除,可减低氧流量。注意鼻导管的通畅,24小时更换1次。如果合并急性左心衰竭,出现重度低氧血症时死亡率较高。可采用加压吸氧或乙醇除泡沫吸氧。

(7)防止血栓性静脉炎或深部静脉血栓形成:血栓性静脉炎表现为受累静脉局部红、肿、痛,可延伸呈条索状,多因反复静脉穿刺输液和多种药物输注所致。所以行静脉穿刺时应严格无菌操作,患者感觉输液局部皮肤疼痛或红肿,应及时更换穿刺部位,并予以热敷或理疗。下肢静脉血栓形成一般在血栓较大引起阻塞时才出现患肢肤色改变,皮肤温度升高和可凹性水肿。应注意每天协助患者做被动下肢活动2～3次,注意下肢皮肤温度和颜色的变化,避免选用下肢静脉输液。

2.病情观察与护理

急性心肌梗死系危重疾病、应早期发现危及患者生命的先兆表现,如能得到及时处理,可使病情转危为安。故需严密观察以下情况:

(1)血压:始发病时应0.5～1小时测量一次血压,随血压恢复情况逐步减少测量次数为每天4～6次,基本稳定后每天1～2次。若收缩压在12.0 kPa(90 mmHg)以下,脉压减小,且音调低落,要注意患者的神志状态、脉搏、面色、皮肤色泽及尿量等,是否有心源性休克的发生。此时,在通知医师的同时,对休克者采取抗休克措施,如补充血容量,应用升压药、血管扩张剂以及纠正酸中毒,避免脑缺氧,保护肾功能等。有条件者应准备好中心静脉压测定装置或漂浮导管测定肺微血管楔嵌压设备,以正确应用输液量及调节液体滴速。

(2)心率、心律:在冠心病监护病房(CCU)进行连续的心电、呼吸监测,在心电监测示波屏上,应注意观察心率及心律变化。及时检出可能作为恶性心动过速先兆的任何室性期前收缩,以及室颤或完全性房室传导阻滞,严重的窦性心动过缓,房性心律失常等。如发现室性期前收缩为:①每分钟5次以上;②呈二、三联律;③多源性期前收缩;④室性早搏的R波落在前一次主搏的T波之上,均为转变阵发性室性心动过速及心室颤动的先兆,易造成心搏骤停。遇有上述情况,在立即通知医师的同时,需应用相应的抗心律失常药物,并准备好除颤器和人工心脏起搏器,协同医师抢救处理。

(3)胸痛:急性心肌梗死患者常伴有持续剧烈的胸痛,因此,应注意观察患者的胸痛程度,因剧烈胸痛可导致低血压,加重心肌缺氧,扩大梗死面积,引起心力衰竭、休克及心律失常。常用的止痛剂有罂粟碱肌内注射或静脉滴注,硝酸甘油0.6 mg含服,疼痛较重者可用哌替啶或吗啡。在护理中应注意可能出现的药物不良反应,同时注意观察血压、尿量、呼吸及一般状态,确保用药的安全。

(4)呼吸急促:注意观察患者的呼吸状态,对有呼吸急促的患者应注意观察血压、皮肤黏膜的血循环情况、肺部体征的变化以及血流动力学和尿量的变化。发现患者有呼吸急促、不能平卧、烦躁不安、咳嗽、咯泡沫样血痰时,立即取半坐位,给予吸氧,准备好快速强心、利尿剂,配合医师按急性心力衰竭处理。

(5)体温:急性心肌梗死患者可有低热,体温在37～38.5 ℃,多持续3天左右。如体温持续升高,1周后仍不下降,应疑有继发肺部或其他部位感染,及时向医师报告。

(6)意识变化:如发现患者意识恍惚,烦躁不安,应注意观察血流动力学及尿量的变化。警惕心源性休克的发生。

（7）器官栓塞：在急性心肌梗死第1、2周内，注意观察组织或脏器有无发生栓塞现象。因左心室内附壁血栓可脱落，而引起脑、肾、四肢、肠系膜等动脉栓塞，应及时向医师报告。

（8）心室膨胀瘤：在心肌梗死恢复过程中，心电图表现虽有好转，但患者仍有顽固性心力衰竭或心绞痛发作，应疑有心室膨胀瘤的发生。这是由于在心肌梗死区愈合过程中，心肌被结缔组织所替代，成为无收缩力的薄弱纤维瘢痕区。该区内受心腔内的压力而向外呈囊状膨出，造成心室膨胀瘤。应配合医师进行 X 线检查以确诊。

（9）心肌梗死后综合征：需注意在急性心肌梗死后2周、数月甚至2年内，可并发心肌梗死后综合征。表现为肺炎、胸膜炎和心包炎征象，同时也有发热、胸痛、血沉和白细胞升高现象，酷似急性心肌梗死的再发。这是由于坏死心肌引起机体自身免疫变态反应所致。如心肌梗死的特征性心电图变化有好转现象又有上述表现时，应做好 X 线检查的准备，配合医师做出鉴别诊断。因本病应用激素治疗效果良好，若因误诊而用抗凝药物，可导致心腔内出血而发生急性心包压塞。故应严密观察病情，在确诊为本病后，应向患者及家属做好解释工作，解除顾虑，必要时给患者应用镇痛及镇静剂；做好休息、饮食等生活护理。

（四）健康教育

（1）注意劳逸结合，根据心功能进行适当的康复锻炼。

（2）避免紧张、劳累、情绪激动、饱餐、便秘等诱发因素。

（3）节制饮食，禁忌烟酒、咖啡、酸辣刺激性食物，多吃蔬菜、蛋白质类食物，少食动物脂肪、胆固醇含量较高的食物。

（4）按医嘱服药，随身常备硝酸甘油等扩张冠状动脉药物，定期复查。

（5）指导患者及家属，病情突变时，采取简易应急措施。

（师　华）

第五节　心力衰竭的护理

心力衰竭是由于心脏收缩机能和/或舒张功能障碍，不能将静脉回心血量充分排出心脏，造成静脉系统淤血及动脉系统血液灌注不足而出现的综合征。

一、病因

（一）基本病因

1.心肌损伤

任何大面积（大于心室面积的40%）的心肌损伤都会导致心脏收缩和/或舒张功能的障碍。

2.心脏负荷过重

压力负荷（后负荷）过重，心脏排血阻力增大，心排血量降低，心室收缩期负荷过度，引起心室肥厚性心力衰竭；容量负荷（前负荷）过重，心脏舒张期容量增大，心排血量减低，引起心室扩张性心力衰竭。

3.机械障碍

腱索或乳头肌断裂,心室间隔穿孔,心脏瓣膜严重狭窄或关闭不全等引起的心脏机械功能衰退,导致心力衰竭。

4.心脏负荷不足

如缩窄性心包炎、大量心包积液、限制性心肌病等,使静脉血液回心受限,因而心室、心房充盈不足,腔静脉及门脉系统淤血,心排血量减低。

5.血液循环容量过多

如静脉过多、过快输液,尤其在无尿少尿时超量输液,急性或慢性肾炎引起高度水、钠潴留,高度水肿等均引起血液循环容量急剧膨胀而致心力衰竭。

(二)诱发因素

1.感染

感染可增加基础代谢,增加机体耗氧,增加心脏排血量而诱发心力衰竭,尤其呼吸道感染较多见。

2.体力过劳

正常心脏在体力活动时,随身体代谢增高心脏排血量也随之增加。而有器质性心脏病患者体力活动时,心率增快,心肌耗氧量增加,心排血量减少,冠状动脉血液灌注不足,导致心肌缺血,心慌气急,诱发心力衰竭。

3.情绪激动

情绪激动促使儿茶酚胺释放,心率增快,心肌耗氧增加,动脉与静脉血管痉挛,增加心脏前后负荷诱发心力衰竭。

4.妊娠与分娩

风湿性心脏病或先天性心脏病患者,心功能低下,在妊娠 32~34 周,分娩期及产褥期最初 3 天内心脏负荷最重,易诱发心力衰竭。

5.动脉栓塞

心脏病患者长期卧床,静脉系统长期处于淤血状态,容易形成血栓,一旦血栓脱落导致肺栓塞,加重肺循环阻力诱发心力衰竭。

6.水、钠摄入量过多

心功能减退时,肾脏排水排钠机能减弱,如果水、钠摄入量过多可引起水、钠潴留,血容量膨胀。

7.心律失常

心动过速可使心脏无效收缩次数增加而加重心脏负荷;心脏舒张期缩短使心室充盈受限进而降低心排血量,同时心脏氧渗透期缩短不利于心肌代谢。

8.冠脉痉挛

冠状动脉粥样硬化易发生冠脉痉挛,心肌缺血导致心脏收缩或舒张功能障碍。

9.药物反应

因用药或停药不当导致的心力衰竭或心力衰竭恶化不在少数。慢性心力衰竭不该停用强心剂而停用,服用过量洋地黄、利尿药或抗心律失常药,都可导致心力衰竭恶化。

二、病理生理

（一）心脏的代偿机制

正常心脏有比较充足的储备能力，以适应一般生活需要所增加的心脏负担。当心脏功能减退，心排血量降低不足以供应机体需要时，机体将同时通过神经、体液等机制进行调整，力争恢复心排血量。

（1）反射性交感神经兴奋，迷走神经抑制，代偿性心率加快及心肌收缩力加强，以维持心排血量。由于交感神经兴奋，周围血管收缩，小动脉收缩可使血压维持正常而不随心排血量降低而下降；小静脉收缩可使静脉回心血量增加，从而使心搏血量增加。

（2）心肌肥厚：心室扩张、长期的负荷加重，使心肌肥厚和心室扩张，维持心排血量。然而，扩大和肥厚的心脏虽然完成较多的工作，但它耗氧量也随之增加，可是心肌内毛细血管数量并没有相应的增加，所以，扩大肥厚的心肌细胞相对的供血不足。

（3）心率增快：心率加快在一定范围内使心排血量增加，但如果心率太快则心脏舒张期显著缩短，使心室充盈不足，导致心排血量降低及静脉淤血加重。

（二）心脏的失代偿机制

当心脏储备力耗损至不能适应机体代谢的需要时，心功能便由代偿转为失代偿阶段，即心力衰竭。

心力衰竭时，心排血量相对或绝对的降低，一方面供给各器官的血流不足，引起各器官组织的功能改变，血液重新分配，首先为保证心、脑、肾血液供应，皮肤、内脏、肌肉的供血相应有较大的减少。肾血流量减少时，可使肾小球滤过率降低和肾素分泌增加，进而促使肾上腺皮质的醛固酮分泌增加，引起水、钠潴留，血容量增加，静脉和毛细血管充血和压力增加。另一方面，心脏收缩力减弱，不能完全排出静脉回流的血液，心室收缩末期残留血量增多，心室舒张末期压力升高，遂使静脉回流受阻，引起静脉淤血和静脉压力升高，从而引起外周毛细血管的漏出增加，水分渗入组织间隙引起各脏器淤血水肿；肝脏淤血时对醛固酮的灭活减少；以及抗利尿激素分泌增加，肾排水量进一步减少，水、钠潴留进一步加重，水肿发生和加重。

根据心脏代偿功能发挥的情况及失代偿的程度，可将心力衰竭分为三度，或心功能Ⅳ级。

Ⅰ级：有心脏病的客观证据，而无呼吸困难、心悸、水肿等症状。（心功能代偿期）

Ⅱ级：日常劳动并无异常感觉，但稍重劳动即有心悸、气急等症状。（心力衰竭一度）

Ⅲ级：普通劳动亦有症状，但休息时消失。（心力衰竭二度）

Ⅳ级：休息时也有明显症状，甚至卧床仍有症状。（心力衰竭三度）

三、临床表现

心力衰竭在早期可仅有一侧衰竭，临床上以左心衰竭为多见，但左心衰竭后，右心也相继发生功能损害，最后导致全心衰竭。临床表现的轻重，常依病情发展的快慢和患者的耐受能力而不同。

（一）左心衰竭

1.呼吸困难

轻症患者自觉呼吸困难，重者同时有呼吸困难和短促的征象。早期仅发生于劳动或运动时，休息后很快消失。这是由于劳动促使回心血量增加，肺淤血加重的缘故。随着病情加重，轻度劳动即感到呼吸困难,严重者休息时亦感呼吸困难,以致被迫采取半卧位或坐位,为端坐呼吸。

2.阵发性呼吸困难

多阵发性呼吸困难发生于夜间,故又称为阵发性夜间性呼吸困难。患者常在熟睡中惊醒,出现严重呼吸困难及窒息感,被迫坐起,咳嗽频繁,咯粉红色泡沫样痰液。轻者数分钟,重者经1～2小时逐渐停止。阵发性呼吸困难的发生原因,可能为:①睡眠时平卧位,回心血量增加,超过左心负荷的限度,加重了肺淤血;②睡眠时,膈肌上升,肺活量减少;③夜间迷走神经兴奋性增高,使冠状动脉和支气管收缩,影响了心肌的血液供应,发生支气管痉挛,降低心肌收缩性能和肺通气量,肺淤血加重;④熟睡时中枢神经敏感度降低。因此,肺淤血必须达到一定程度后方能使患者因气喘惊醒。

3.急性肺水肿

急性肺水肿是左心衰竭的重症表现,是阵发性呼吸困难的进一步发展。常突然发生,呈端坐呼吸,表情焦虑不安,频频咳嗽,咯大量泡沫状或血性泡沫性痰液,严重时可有大量泡沫样液体由鼻涌出,面色苍白,口唇青紫,皮肤湿冷,两肺布满湿啰音及哮鸣音,血压可下降,甚至休克。

4.咳嗽和咯血

咳嗽和咯血为肺泡和支气管黏膜淤血所致,多与呼吸困难并存,咯白色泡沫样黏痰或血性痰。

5.其他症状

可有疲乏无力、失眠、心悸、发绀等。严重患者脑缺氧缺血时可出现陈-施氏呼吸、嗜睡、眩晕、意识丧失、抽搐等。

6.体征

除原有心脏病体征外,可有舒张期奔马律、交替脉、肺动脉瓣音区第2音亢进。轻症肺底部可听到散在湿性啰音,重症则湿啰音满布全肺。有时可伴哮鸣音。

7.X线及其他检查

X线检查可见左心扩大及肺淤血,肺纹增粗。急性肺水肿时可见由肺门伸向肺野呈蝶形的云雾状阴影。心电图检查可出现心率快及左心室肥厚图形。臂舌循环时间延长(正常10～15秒),臂肺时间正常(4～8秒)。

(二)右心衰竭

1.水肿

皮下水肿是右心衰竭的典型症状。在水肿出现前,由于体内已有水、钠潴留,体液潴留达5 kg以上才出现水肿,故多只有体重增加。水肿多先见于下肢,卧床病员则在腰、背及骶部等低重部位明显,呈凹陷性水肿。重症则波及全身。水肿多于傍晚发生或加重,休息一夜后消失或减轻,伴有夜间尿量增加。这是由于夜间休息时,回心血量比白天活动时增多,心脏能将静脉回流血量排出,心室收缩末期残留血量减少,静脉和毛细血管压力有所减轻,因而水肿减轻或消退。

少数患者可出现胸腔积液和腹水。胸腔积液可同时见于左、右两侧胸腔,但以右侧较多,其原因不甚明了。由于壁层胸膜静脉回流体静脉,而脏层胸膜静脉血流入肺静脉,因而胸腔积液多见于左右心力衰竭并存时。腹水多由心源性肝硬化引起。

2.颈静脉怒张和内脏淤血

坐位或半卧位时可见颈静脉怒张,其出现常较皮下水肿或肝肿出现为早,同时可见舌下、手臂等浅表静脉异常充盈。肝大并压痛可先于皮下水肿出现。长期肝淤血、缺氧可引起肝细胞变性、坏死,并发展为心源性肝硬化,肝功能检查不正常或出现黄疸。若有三尖瓣关闭不全并存,肝脏扣诊呈扩张性搏动。胃肠道淤血常引起消化不良、食欲减退、腹胀、恶心和呕吐等症状。肾淤血致尿量减少,尿中可有少量蛋白和细胞。

3.发绀

右心衰竭者多有不同程度发绀,首先见于指端、口唇和耳郭,较单纯左心功能不全者为显著,其原因除血红蛋白在肺部氧合不全外,与血流缓慢,组织自毛细血管中吸取较多的氧而使还原血红蛋白增加有关。严重贫血者则不出现发绀。

4.神经系统症状

可有神经过敏、失眠、嗜睡等症状。重者可发生精神错乱,可能是脑出血、缺氧或电解质紊乱等原因引起。

5.心脏及其他检查

主要为原有心脏病体征,由于右心衰竭常继发于左心衰竭的基础上,因而左、右心均可扩大。右心扩大引起了三尖瓣关闭不全时,在三尖瓣音区可听到收缩期吹风样杂音,静脉压增高。臂肺循环时间延长,因而臂舌循环时间也延长。

(三)全心衰竭

左、右心功能不全的临床表现同时存在,但患者或以左心衰竭的表现为主,或以右心衰竭的表现为主,左心衰竭肺充血的临床表现可因右心衰竭的发生而减轻。

四、护理

(一)护理要点

(1)减轻心脏负担,预防心力衰竭的发生。

(2)合理使用强心、利尿、扩血管药物,改善心功能。

(3)密切观察病情变化,及时救治急性心力衰竭。

(4)健康教育。

(二)减轻心脏负担,预防心力衰竭

休息可减少全身肌肉活动,减少氧的消耗,减少静脉回心血量及减慢心率,从而减轻心脏负担。根据患者病情适当安排其生活和劳动,可以尽量减轻心脏负荷。对于轻度心力衰竭患者,可仅限制其体力活动,并规定充分的午睡时间或较正常人多一些的夜间睡眠时间。较重的心力衰竭患者均应卧床休息,并尽可能使卧床休息患者的体位舒适。当心力衰竭表现有明显改善时,应尽快允许和鼓励患者逐渐恢复体力活动,恢复体力活动的速度和程度视患者心力衰竭的严重程度和发作时间的长短及患者对治疗的反应等而定。如心脏功能已完全恢复正常或接近正常,则每天可做轻度的体力活动。

饮食应少量多餐,给予低热量、多维生素、易消化食物,避免过饱加重心脏负担。目前由于利尿剂应用方便,对钠盐限制不必过于严格,一般轻度心力衰竭患者每天摄入食盐 5 g 左右(正常人每天摄入食盐 10 g 左右),中度心力衰竭患者给予低盐饮食(含钠 2~4 g),重度心力衰竭患者给予无钠饮食。如果经一般限盐、利尿,病情未能很好控制者,则应进一步严格限盐,摄入量不超过 1 g。饮水量一般不加限制,仅对并发稀释性低钠血症者,限制每天入水量 500 mL 左右。

(三)合理使用强心药物并观察毒性反应

洋地黄类强心苷是目前治疗心力衰竭的主要药物,能直接加强心肌收缩力,增加心排血量,从而使心脏收缩末期残余血量减少,舒张末期压力下降,有利于缓解各器官的淤血,增加尿量,减慢心率。常用的给药方法:负荷量加维持量,在短期内,1～3天给予一定的负荷量,以后每天用维持量,适用于急性心力衰竭、较重的心力衰竭或需尽快控制病情的患者;单用维持量,近年来证实,洋地黄类药物治疗剂量的大小与其增强心肌收缩力作用呈线性关系,故对较轻的心力衰竭和易发生中毒的患者可用较小的剂量,而不采用惯用的洋地黄负荷量法,尤其对慢性心力衰竭更适用。

洋地黄用量的个体差异大,且治疗剂量与中毒剂量较接近,故用药期间需要密切观察洋地黄的毒性反应。洋地黄毒性反应如下。①消化道反应:食欲缺乏、恶心、呕吐、腹泻等;②神经系统反应:头痛、头晕、眩晕、视觉改变(黄视或绿视);③心脏反应:可发生各种心律失常,常见的心律失常类型为室性期前收缩,尤其是呈二联、三联或呈多源性者。其他有房性心动过速伴有房室传导阻滞,交界性心动过速,各种不同程度的房室传导阻滞,室性心动过速,心房纤维颤动等;④血清洋地黄含量:放射性核素免疫法测定血清地高辛含量$<2.0 \mu g/mL$,或洋地黄毒苷$<20 \mu g/mL$为安全剂量。中毒者多数大于以上浓度。

使用洋地黄类药物时注意事项:①服药前要先了解病史,如询问已用洋地黄情况,利尿及电解质浓度如何,如果存在低钾、低镁易诱发洋地黄中毒。②心力衰竭反复发作,严重缺氧,心脏明显扩大的患者对洋地黄药物耐受性差,宜小剂量使用。③询问有无合并使用增加或降低洋地黄敏感性的药物,如普萘洛尔、利血平、利尿剂、抗甲状腺药物、维拉帕米、胺碘酮、肾上腺素等可增加洋地黄敏感性;而考来烯胺、抗酸药物、降胆固醇药及巴比妥类药则可降低洋地黄敏感性。④了解肝脏、肾脏功能,地高辛主要自肾脏排泄,肾功能不全的宜减少用量;洋地黄毒苷经肝脏代谢,胆管排泄,部分转化为地高辛。⑤密切观察洋地黄毒性反应。⑥静脉给药时应用$5\%～20\%$的GS溶液稀释,混匀后缓慢静推,一般不少于10～15分钟,用药时注意听诊心率及节律的变化。

(四)观察应用利尿剂后的反应

慢性心力衰竭者首选噻嗪类药,采用间歇用药,即每周固定服药2～3天,停用4～5天。若无效可加服氨苯蝶啶或螺内酯。如果上两药联用效果仍不理想可以呋塞米代替噻嗪类药物。急性心力衰竭或肺水肿者,首选呋塞米、依他尼酸钠或汞撒利等快速利尿药。在应用利尿剂1小时后,静脉缓慢注射氨茶碱0.25 g,可增加利尿效果。应用利尿剂后要密切观察尿量,每天测体重,准确记录24小时液体出入量,大量利尿者应测血压、脉搏和抽血查电解质,观察有无利尿过度引起的脱水、低血容量和电解质紊乱的表现,尤其是应用排钾利尿剂后有无乏力、恶心、呕吐、腹胀等低钾表现。对于利尿反应差者,应找出利尿不佳的原因,如了解肾脏功能情况,是否存在低血压、低血钾、低血镁或稀释性低钠血症,以及用药是否合理等。

(五)合理使用扩血管药物并观察用药反应

血管扩张剂可以扩张周围小动脉,减轻心脏排血时的阻力,而减轻心脏后负荷,又可以扩张周围静脉,减少回心血量,减轻心脏前负荷,进而改善心功能。常用的扩张静脉为主的药物有硝酸甘油、硝酸酯类及吗啡类药物;扩张动脉为主的药物有平胺唑啉、肼苯达嗪、硝苯地平;兼有扩张动脉和静脉的药物有硝普钠、哌唑嗪及卡托普利等。在开始使用血管扩张剂时,要密切观察病情和用药前后血压,心率的变化,慎防血管扩张过度、心脏充盈不足、血压下降、心率加快等不良反应。用血管扩张药注意应从小剂量开始,用药前后对比心率,血压变化情况或床边监测血流动力学。根据具体情况,每5~10分钟测量1次,若用药后血压较用药前降低1.3~2.7 kPa应谨慎调整药物浓度或停用。

(六)急性肺水肿的救治及护理

急性肺水肿为急性左心功能不全或急性左心衰竭的主要表现。多因突发严重的左心室排血不足或左心房排血受阻引起肺静脉及肺毛细血管压力急剧升高所致。当肺毛细血管压升高超过血浆胶体渗透压时,液体即从毛细血管漏到肺间质、肺泡甚至气道内,引起肺水肿。典型发作表现为突然严重气急,每分钟呼吸可达30~40次,端坐呼吸,阵阵咳嗽,面色苍白,大汗,常咯出泡沫样痰,严重者可从口腔和鼻腔内涌出大量粉红色泡沫液。发作时心率、脉搏增快,血压在起始时可升高,以后降至正常或低于正常。两肺内可闻及广泛的水泡音和哮鸣音。心尖部可听到奔马律。

1.治疗原则

(1)减少肺循环血量和静脉回心血量。

(2)增加心搏量,包括增强心肌收缩力和降低周围血管阻力。

(3)减少血容量。

(4)减少肺泡内液体漏出,保证气体交换。

2.护理措施

(1)使患者取坐位或半卧位,两腿下垂,减少下肢静脉回流,减少回心血量。

(2)立即皮下注射吗啡10 mg或哌替啶50~100 mg使患者安静及减轻呼吸困难。但对昏迷、严重休克、呼吸道疾病或痰液极多者忌用,年老、体衰、瘦小者应减量。

(3)改善通气-换气功能,轻度肺水肿早期高流量氧气吸入,开始是2~3 L/min,以后逐渐增至4~6 L/min,氧气湿化瓶内加75％乙醇或选用有机硅消泡沫剂,以降低肺泡内泡沫的表面张力,使泡沫破裂,改善通气功能。肺水肿明显出现即应做气管插管进行加压辅助呼吸,改善通气与氧的弥散,减少肺内分流,提高血氧分压。肺水肿基本控制后,可采用呼吸机间歇正压呼吸,如果动脉血氧分压<9.31 kPa时,可改为持续正压呼吸。

(4)速给毛花苷C 0.4 mg或毒毛旋花子甙K 0.25 mg,加入葡萄糖溶液中缓慢静推。

(5)快速利尿,如呋塞米20~40 mg或依他尼酸钠25 mg静脉注射。

(6)静脉注射氨茶碱0.25 g用50％葡萄糖液20~40 mL稀释后缓慢注入,减轻支气管痉挛,增加心肌收缩力和尿排出。

(7)氢化可的松100~200 mg或地塞米松10 mg溶于葡萄糖中静脉注射。

(七)健康教育

随着人们生活水平的不断提高,对生活质量的要求越来越高。心力衰竭的转归及治愈程度将直接影响患者的生活质量,预防心力衰竭发生以保证患者的生活质量就显得更为重要。首先要避免诱发因素,如气候转换时要预防感冒,及时添加衣服;以乐观的态度对待生活,情绪平稳不要大起大落过于激动;体力劳动不要过重;适当掌握有关的医学知识以便自我保健等。其次,对已明确心功能Ⅱ级、Ⅲ级的患者要按一般治疗标准,合理正确按医嘱服用强心利尿扩血管药物,注意休息和营养,并定期门诊随访。

(师　华)

第六节　慢性肺源性心脏病的护理

一、概述

(一)概念

慢性肺源性心脏病,简称慢性肺心病,是由肺组织、肺血管或胸廓的慢性病变引起肺组织结构和/或功能异常,产生肺血管阻力增加,肺动脉压力增高,使右心室扩张和/或肥厚,伴或不伴右心衰竭的心脏病,并排除先天性心脏病和左心病变引起者。

(二)相关病理生理

由于肺功能和结构的不可逆性改变,发生反复的气道感染和低氧血症,导致一系列体液因子和肺血管的变化,使肺血管阻力增加,肺动脉血管的结构重塑,产生肺动脉高压。肺血管阻力增加的功能性因素:缺氧、高碳酸血症和呼吸性酸中毒使肺血管收缩、痉挛,其中缺氧是肺动脉高压形成最重要的因素。

肺循环阻力增加时,右心发挥其代偿功能,以克服肺动脉压升高的阻力而发生右心室肥厚。肺动脉高压早期,右心室尚能代偿,舒张末期压仍正常。随着病情的进展,特别是急性加重期,肺动脉压持续升高,超过右心室的代偿能力,右心失代偿,右心排血量下降,右心室收缩末期残留血量增加,舒张末压增高,促使右心室扩大和右心室功能衰竭。

慢性肺心病除发现右心室改变外,也有少数可见左心室肥厚。由于缺氧、高碳酸血症、酸中毒、相对血流量增多等因素,使左心负荷加重。如病情进展,则可发生左心室肥厚,甚至导致左心衰竭。

(三)慢性肺源性心脏病的病因与诱因

1.病因

(1)支气管、肺疾病:以慢性阻塞性肺疾病(COPD)最为多见,占 $80\%\sim90\%$,其次为支气管哮喘、支气管扩张、重症肺结核、肺尘埃沉着症、结节病、间质性肺炎、过敏性肺泡炎、嗜酸性肉芽肿、药物相关性肺疾病等。

(2)胸廓运动障碍性疾病:较少见,严重的脊椎后凸、侧凸、脊椎结核、类风湿关节炎、胸膜广泛粘连及胸廓成形术后造成的严重胸廓或脊椎畸形,以及神经肌肉疾病如脊髓灰质炎,均可引起胸廓活动受限、肺受压、支气管扭曲或变形,导致肺功能受损。气道引流不畅,肺部反复感染,并发肺气肿或纤维化。

(3)肺血管疾病:慢性血栓栓塞性肺动脉高压、肺小动脉炎、累及肺动脉的过敏性肉芽肿病,以及原因不明的原发性肺动脉高压,均可引起肺血管阻力增加、肺动脉高压和右心室负荷加重,发展成慢性肺心病。

(4)其他:原发性肺泡通气不足及先天性口咽畸形、睡眠呼吸暂停低通气综合征等均可产生低氧血症,引起肺血管收缩,导致肺动脉高压,发展成慢性肺心病。

2.诱因

呼吸道感染,各种变应原、有害气体、粉尘吸入等。

（四）临床表现

本病发展缓慢,临床上除原有肺、胸疾病的各种症状和体征外,主要是逐步出现肺、心力衰竭及其他器官损害的征象。按其功能的代偿期与失代偿期进行分述。

1.肺、心功能代偿期

（1）症状:咳嗽、咳痰、气促,活动后可有心悸、呼吸困难、乏力和劳动耐力下降。急性感染可使上述症状加重。少有胸痛或咯血。

（2）体征:可有不同程度的发绀和肺气肿体征。偶有干、湿啰音,心音遥远,P2＞A2,三尖瓣区可出现收缩期杂音或剑突下心脏搏动增强,提示有右心室肥厚。部分患者因肺气肿使胸膜腔内压升高,阻碍腔静脉回流,可有颈静脉充盈。此期肝界下移是膈下降所致。

2.肺、心功能失代偿期

（1）呼吸衰竭:①症状有呼吸困难加重,夜间为甚,常有头痛、失眠、食欲下降,但白天嗜睡,甚至出现表情淡漠、神志恍惚、谵妄等肺性脑病的表现;②体征有明显发绀、球结膜充血、水肿,严重时可有视网膜血管扩张、视盘水肿等颅内压升高的表现。腱反射减弱或消失,出现病理反射。因高碳酸血症可出现周围血管扩张的表现,如皮肤潮红、多汗。

（2）右心衰竭:①症状有气促更明显,心悸、食欲缺乏、腹胀、恶心等;②体征有发绀更明显,颈静脉怒张,心率增快,可出现心律失常,剑突下可闻及收缩期杂音,甚至出现舒张期杂音。肝大且有压痛,肝颈静脉回流征阳性,下肢水肿,重者可有腹水。少数患者可出现肺水肿及全心衰竭的体征。

3.并发症

（1）肺性脑病。

（2）酸碱失衡及电解质紊乱:可发生各种不同类型的酸碱失衡及电解质紊乱。

（3）心律失常:多表现为房性期前收缩及阵发性室上性心动过速,其中以紊乱性房性心动过速最具特征性。

（4）休克:慢性肺心病休克并不多见,一旦发生,预后不良。发生原因有严重感染、失血（多由上消化道出血所致）和严重心力衰竭或心律失常。

（5）弥散性血管内凝血（DIC）。

（五）辅助检查

1.X线检查

除肺、胸基础疾病及急性肺部感染的特征外,尚有肺动脉高压症,右心室增大征皆为诊断慢性肺心病的主要依据。个别患者心力衰竭控制后可见心影有所缩小。

2.心电图检查

主要表现有右心室肥大改变。

3.超声心动图检查

通过测定右心室流出道、右心室内径、右心室前壁的厚度、右心室内径比值、右肺动脉内径或肺动脉干及右心房增大等指标,可诊断慢性肺心病。

4.血气分析

慢性肺心病肺功能失代偿期可出现低氧血症或合并高碳酸症,当 $PaO_2 < 8.0$ kPa（60 mmHg）、$PaCO_2 > 6.7$ kPa（50 mmHg）时,表示有呼吸衰竭。

5.血液检查

红细胞及血红蛋白可升高。全血黏度及血浆黏度可增加,红细胞电泳时间常延长;合并感染时白细胞总数增高,中性粒细胞增加。部分患者血清学检查可有肾功能或肝功能改变;血清钾、钠、氯、钙、镁均可有变化。

6.其他

肺功能检查对早期或缓解期慢性肺心病患者有意义。痰细菌学检查对急性加重期慢性肺心病可以指导抗生素的选用。

(六)主要治疗原则

积极控制感染;通畅呼吸道,改善呼吸功能;纠正缺氧和二氧化碳潴留;控制呼吸和心力衰竭;以治肺为主,治心为辅;积极处理并发症。

(七)急性加重期的药物治疗

1.控制感染

参考痰菌培养及药敏试验选择抗生素。在还没有培养结果前,根据感染的环境及痰涂片革兰染色选用抗生素。社区获得性感染以革兰阳性菌占多数,医院感染则以革兰阴性菌为主,或选用二者兼顾的抗生素。常用的有青霉素类、氨基糖苷类、喹诺酮类及头孢菌素类抗感染药物,必须注意可能继发真菌感染。

2.控制心力衰竭

慢性肺心病心力衰竭的治疗与其他心脏病心力衰竭的治疗有其不同之处,因为慢性肺心病患者一般在积极控制感染、改善呼吸功能后心力衰竭便能得到改善,患者尿量增多,水肿消退,不需加用利尿药。但对治疗无效的重症患者,可适当选用利尿药、正性肌力药或扩血管药物。

(1)利尿药:原则上宜选用作用轻的利尿药,小剂量使用。利尿药应用后可出现低钾、低氯性碱中毒,痰液黏稠不易排痰和血液浓缩,应注意预防。

(2)正性肌力药:慢性肺心病患者由于慢性缺氧及感染,对洋地黄类药物的耐受性很低,疗效较差,且易发生心律失常。正性肌力药的剂量宜小,一般约为常规剂量的 1/2 或 2/3,同时选用作用快、排泄快的洋地黄类药物,用药前应注意纠正缺氧,防治低钾血症,以免发生药物毒性反应。

(3)血管扩张药:钙通道阻滞剂、一氧化氮(NO)、川芎嗪等有一定的降低肺动脉压效果。

3.控制心律失常

一般经过治疗慢性肺心病的感染、缺氧后,心律失常可自行消失。如果持续存在可根据心律失常的类型选用药物。

4.抗凝治疗

应用普通肝素或低分子肝素防止肺微小动脉原位血栓形成。

二、护理评估

(一)一般评估

(1)生命体征(T、P、R、BP):急性加重期合并肺部感染患者体温可升高;心率加快或有心律不齐;呼吸频率常达每分钟 30~40 次;脉压增大或持续低血压提示患者可能并发休克、消化道出血或 DIC。

(2)评估患者神志,有无白天嗜睡,其至出现表情淡漠、神志恍惚、谵妄等肺性脑病的表现。

(3)评估咳嗽、咳痰、呼吸困难、发绀等,观察痰的量及性状。

(4)评估患者的营养状况,皮肤和黏膜,查看水肿部位及程度。

（二）身体评估

1.视诊

面部颜色、口唇有无发绀、有无球结膜充血、水肿、皮肤潮红、多汗（二氧化碳潴留、高碳酸血症的体征）；颈静脉充盈情况：有无颈静脉怒张（右心衰竭的主要体征）。

2.触诊

（1）测量腹围：观察有无腹水征象；观察平卧时背部有无水肿出现（心源性水肿的特点是先出现在身体下垂部位）。

（2）肝脏肿大并有压痛，肝颈静脉回流征阳性。

（3）下肢有无凹陷性水肿情况（从踝内侧开始检查，逐渐向上），根据每天下肢水肿的部位记录情况与患者尿量情况做动态的综合分析，判断水肿是否减轻，心力衰竭治疗是否有效。

3.叩诊

心界有无扩大。

4.听诊

肺部常可闻及湿啰音和哮鸣音；心尖部第一心音减弱，肺动脉瓣第二心音亢进；剑突下可闻及收缩期杂音，甚至出现舒张期杂音（结合病例综合考虑）。

（三）心理-社会评估

患者在疾病治疗过程中的心理反应与需求，家庭及社会支持情况，引导患者正确配合疾病的治疗与护理。

（四）辅助检查结果评估

1.血气分析

$PaO_2 < 8.0$ kPa（60 mmHg），$PaCO_2 > 6.7$ kPa（50 mmHg）时，提示有呼吸衰竭。根据血 pH 情况，有无酸碱失衡，判断是哪一类型的酸碱失衡。

2.血常规检查

红细胞及血红蛋白可升高，提示全血黏度及血浆黏度可增加；白细胞总数增高，中性粒细胞增加提示合并感染。

3.电解质

肺心病急性加重期由于呼吸衰竭、心力衰竭可引起各种电解质紊乱。应用利尿剂后，其中低血钾和失盐性低钠综合征最为多见，所以需要结合出入量与生化检查结果综合做动态的分析。

4.痰细菌学检查

痰细菌学检查可指导抗生素的选用。

（五）肺心病治疗常用药效果的评估

1.应用强心剂评估要点

用药前后要评估患者血氧分压情况、电解质情况。注意纠正缺氧，防治低钾血症，以免发生药物毒性反应。

2.应用利尿剂评估要点

（1）准确记录患者出入量（尤其是尿量/24 小时）：过度脱水引起血液浓缩、痰液黏稠不易排出等不良反应。

（2）血生化检查的结果：长期使用噻嗪类利尿剂有可能导致水、电解质紊乱，产生低钠、低氯和低钾血症。

三、主要护理诊断(问题)

(一)气体交换受损

与肺血管阻力增高引起肺淤血、肺血管收缩导致肺血流量减少有关。

(二)清理呼吸道无效

与呼吸道感染、痰多黏稠有关。

(三)活动无耐力

与心肺功能减退有关。

(四)体液过多

与心排血量减少、肾血流灌注量减少有关。

(五)潜在并发症

肺性脑病。

四、护理措施

(一)急性期卧床休息

心肺衰竭时应绝对卧床休息,呼吸困难时取半坐卧位或高枕卧位,下肢水肿者应抬高下肢;恢复期适度活动,以能耐受为度。

(二)饮食

进食高热量、高蛋白、丰富维生素、易消化、无刺激的饮食,重者给予半流质或鼻饲饮食,水肿者,宜限制水和钠盐的摄入。

(三)给氧

持续低流量摄氧,使用呼吸机的患者按机械通气护理常规护理。

(四)保持呼吸道通畅

医护人员需指导和鼓励患者进行有效的咳嗽和排痰。

(五)严密观察生命体征、神志等病情变化

患者烦躁不安时,警惕呼吸衰竭、电解质紊乱,未建立人工气道者慎用镇静剂,以免诱发和加重肺性脑病。给予床栏,防坠床。

(六)水肿患者的护理

做好皮肤护理,预防皮肤完整性受损。

(七)心血管并发症护理

心力衰竭、呼吸衰竭、消化道出血者分别按其相应护理常规护理。

(八)给予心理疏导和支持

帮助患者克服多疑,敏感,依赖等心理。

(九)健康教育

1.疾病预防指导

由于慢性肺心病是各种原发肺胸疾病晚期的并发症,应对高危人群宣传教育,劝导戒烟,积极防治慢性阻塞性肺疾病等慢性支气管肺疾病,以降低发病率。指导腹式和缩唇式呼吸训练,改善通气。

2.疾病知识指导

使患者和家属了解疾病发生、发展过程,减少反复发作的次数。积极防治原发病,避免和防治可能导致病情急性加重的诱因,坚持家庭氧疗等。加强饮食营养,以保证机体康复的需要。病情缓解期应根据肺、心功能及体力情况进行适当的体育锻炼,如散步、气功、太极拳、腹式呼吸、缩唇呼吸等,改善呼吸功能,提高机体免疫功能。

3.就诊指标

(1)体温升高。

(2)呼吸困难加重。

(3)咳嗽剧烈、咳痰不畅。

(4)尿量减少、水肿明显。

(5)患者神志淡漠、嗜睡、躁动、口唇发绀加重等。

五、护理效果评估

(1)患者神志清楚、情绪稳定。

(2)患者自觉症状好转(咳嗽、咳痰、呼吸困难减轻,发绀好转)。

(3)患者体温正常、心率由快变慢,血压平稳。

(4)患者尿量增加、体重减轻、水肿减轻。

(5)患者血气分析、血常规检查、电解质检查均恢复至缓解期水平。

（师 华）

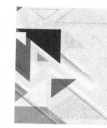

第三章 内分泌科护理

第一节 痛风的护理

痛风是由于单钠尿酸盐沉积在骨关节、肾脏和皮下等部位,引发的急、慢性炎症与组织损伤,与嘌呤代谢紊乱和/或尿酸排泄减少所导致的高尿酸血症直接相关。其临床特点为高尿酸血症、反复发作的痛风性急性关节炎、间质性肾炎和痛风石形成,严重者可导致关节畸形及功能障碍,常伴有尿酸性尿路结石。根据病因可分为原发性及继发性两大类,其中原发性痛风占绝大多数。

一、病因和发病机制

由于地域、民族、饮食习惯的不同,高尿酸血症的发病率也明显不同。其中原发性痛风属遗传性疾病,由先天性嘌呤代谢障碍所致,多数有阳性家族史。继发性痛风可由肾病、血液病、药物及高嘌呤食物等多种原因引起。

(一)高尿酸血症的形成

痛风的生化标志是高尿酸血症。尿酸是嘌呤代谢的终产物,血尿酸的平衡取决于嘌呤的生成和排泄。高尿酸血症的形成原因如下。①尿酸生成过多:当嘌呤核苷酸代谢酶缺陷和/或功能异常时,嘌呤合成增加,尿酸升高,这类患者在原发性痛风中不足20%。②肾对尿酸排泄减少:这是引起高尿酸血症的重要因素,在原发性痛风中80%~90%的个体有尿酸排泄障碍。事实上尿酸的排泄减少和生成增加常是伴发的。

(二)痛风的发生

高尿酸血症只有5%~15%发生痛风,部分患者的高尿酸血症可持续终生但却无痛风性关节炎发作。当血尿酸浓度过高或在酸性环境下,尿酸可析出结晶,沉积在骨关节、肾脏及皮下组织等,引起痛风性关节炎、痛风肾及痛风石等。

二、临床表现

痛风多见于40岁以上的男性,女性多在绝经期后发病,近年发病有年轻化趋势,常有家族遗传史。

(一)无症状期

本期突出的特点为仅有血尿酸持续性或波动性升高,无任何临床表现。一般从无症状的高尿酸血症发展至临床痛风需要数年,有些甚至可以终生不出现症状。

(二)急性关节炎期

急性关节炎期常于夜间突然起病,并可因疼痛而惊醒。初次发病往往为单一关节受累,继而累及多个关节。以第一跖趾关节为好发部位,其次为足、踝、跟、膝、腕、指和肘。症状一般在数小时内进展至高峰,受累关节及周围软组织呈暗红色,明显肿胀,局部发热,疼痛剧烈,常有关节活动受限,大关节受累时伴有关节腔积液。可伴有体温升高、头痛等症状。

(三)痛风石及慢性关节炎期

痛风石是痛风的特征性临床表现,典型部位在耳郭,也可见于反复发作的关节周围。外观为大小不一、隆起的黄白色赘生物,表面菲薄,破溃后排出白色豆渣样尿酸盐结晶,很少引起继发感染。关节内大量沉积的痛风石可导致骨质破坏、关节周围组织纤维化及继发退行性改变等,临床表现为持续的关节肿痛、畸形、关节功能障碍等。

(四)肾脏改变

肾脏改变主要表现在两个方面。①痛风性肾病:早期表现为尿浓缩功能下降,可出现夜尿增多、低分子蛋白尿和镜下血尿等。晚期发展为慢性肾功能不全、高血压、水肿、贫血等。少数患者表现为急性肾衰竭,出现少尿甚至无尿,尿中可见大量尿酸晶体。②尿酸性肾石病:有 $10\%\sim25\%$ 的痛风患者出现肾尿酸结石。较小者呈细小泥沙样结石并可随尿液排出,较大的结石常引起肾绞痛、血尿、排尿困难及肾盂肾炎等。

三、辅助检查

(一)尿尿酸测定

经过 5 天限制嘌呤饮食后,24 小时尿尿酸排泄量超过 3.57 mmol(600 mg),即可认为尿酸生成增多。

(二)血尿酸测定

男性血尿酸正常值为 $208\sim416\ \mu mol/L$;女性为 $149\sim358\ \mu mol/L$,绝经后接近男性。男性及绝经期后女性血尿酸>420 $\mu mol/L$,绝经前女性>350 $\mu mol/L$,可诊断为高尿酸血症。

(三)滑囊液或痛风石内容物检查

偏振光显微镜下可见双折光的针形尿酸盐结晶。

(四)X 线检查

急性关节炎期可见非特异性软组织肿胀;慢性关节炎期可见软骨缘破坏,关节面不规则,特征性变化为穿凿样、虫蚀样圆形或弧形的骨质透亮缺损。

(五)CT 与 MRI

CT 扫描受损部位可见不均匀的斑点状高密度痛风石影像;MRI 的 T_1 和 T_2 加权图像呈斑点状低信号。

四、治疗要点

痛风防治原则:控制高尿酸血症,预防尿酸盐沉积;控制急性关节炎发作;预防尿酸结石形成和肾功能损害。

(一)无症状期的处理

一般无需药物治疗,积极寻找病因及相关因素。如一些利尿药、体重增加、饮酒、高血压、血脂异常等。适当调整生活方式,以减低血尿酸水平。此期的患者需定期监测血尿酸水平。

(二)急性关节炎期的治疗

此期治疗目的是迅速终止关节炎发作。①非甾体抗炎药:为急性痛风关节炎的一线药物,代表药物有吲哚美辛、双氯芬酸、依托考昔。②秋水仙碱:为痛风急性关节炎期治疗的传统药物,其机制是抑制致炎因子释放,对控制痛风急性发作具有非常显著的疗效,但不良反应较大。③糖皮质激素:上述两类药无效或禁忌时用,一般尽量不用。

(三)间歇期及慢性关节炎期的治疗

主要治疗目的是降低血尿酸水平。抑制尿酸合成的药物有别嘌醇;促进尿酸排泄的药物有丙磺舒、磺吡酮、苯溴马隆等;碱性药物有碳酸氢钠,目的是碱化尿液。

(四)继发性痛风的治疗

除治疗原发病外,对于痛风的治疗原则同前面阐述。

五、护理措施

(一)一般护理

改变生活方式,饮食应以低嘌呤食物为主,鼓励多饮水,每天饮水量至少在 1 500 mL,最好 >2 000 mL。限制烟酒,坚持运动和控制体重等。

(二)病情观察

观察关节疼痛的部位、性质、间隔时间等。观察受累关节红肿热痛的变化和功能障碍。观察有无过度疲劳、受凉、潮湿、饮酒、饱餐、精神紧张、关节扭伤等诱发因素。有无痛风石体征,结石的部位,有无溃破,有无症状。观察药物疗效及不良反应,及时反馈给医师,调整用药。卧床患者做好口腔、皮肤护理,预防压疮发生。观察患者体温的变化,有无发热。监测血尿酸、尿尿酸、肾功能的变化。

(三)关节疼痛的护理

急性发作时应卧床休息,抬高患肢,避免受累关节负重。也可在病床上安放支架支托盖被,减少患部受压。也可给予 25% 硫酸镁于受累关节处湿敷,消除关节的肿胀和疼痛。如痛风石溃破,则要注意保持受损部位的清洁,避免发生感染。

(四)用药护理

指导患者正确用药,观察药物的疗效,及时发现不良反应并反馈给医师,给予处理。

1.秋水仙碱

口服给药常有胃肠道反应,若患者一开始口服即出现恶心、呕吐、水样腹泻等严重的消化道反应,可静脉给药。但是静脉给药可能发生严重的不良反应,如肝损害、骨髓抑制、弥散性血管内凝血(DIC)、脱发、肾衰竭、癫痫样发作甚至死亡。应用时要密切观察患者状态,一旦出现不良反应立即停药。此外静脉给药时要特别注意切勿外漏,以免引起组织坏死。

2.非甾体抗炎药

要注意有无活动性消化道溃疡或消化道出血的发生。

3.别嘌醇

除有可能出现皮疹、发热、胃肠道反应外,还可能出现肝损害、骨髓抑制等,要密切关注。对于肾功能不全者,使用别嘌醇宜减量。

4.丙磺舒、磺吡酮、苯溴马隆

可能出现皮疹、发热、胃肠道反应等。

5.糖皮质激素

要观察其疗效,是否出现"反跳"现象。

(五)健康指导

给予患者健康指导及心理指导,讲解疾病相关知识,提高患者防病治病的意识,提高治疗依从性。

(1)培养良好的生活习惯,肥胖的患者要减轻体重,避免劳累、受凉、感染、外伤等诱发因素。

(2)限制进食高嘌呤食物,多饮水,尤其是碱性水,多食碱性食物,有助于尿酸的排出。

(3)适度活动与保护关节:急性期避免运动。运动后疼痛超过 1 小时,则暂时停止此项运动。不要长时间持续进行重体力劳动或工作,可选择交替完成轻、重不同的工作。不时改变姿势,使受累关节保持舒适,若局部红肿,应尽可能避免活动。

(4)促进局部血液循环,可通过局部按摩、泡热水澡等促进局部血液循环,避免尿酸盐结晶形成。

(5)自我观察病情,如经常用手触摸耳郭及手足关节,检查是否有痛风石形成。

(6)定期复查血尿酸及门诊随访。

(王海英)

第二节　糖尿病的护理

糖尿病(diabetes mellitus,DM)是一组由多病因引起的以慢性高血糖为特征的代谢性疾病,是由胰岛素分泌和/或作用缺陷所引起。糖尿病是常见病、多发病。据国际糖尿病联盟统计,2011 年全球有糖尿病患者 3.66 亿,比 2010 年的 2.85 亿增加近 30%。我国成年人糖尿病患病率达 9.7%,而糖尿病前期的比例更高达 15.5%。因此,糖尿病是严重威胁人类健康的世界性公共卫生问题。

一、分型

(一)1 型糖尿病

1 型糖尿病:胰岛 β 细胞破坏,常导致胰岛素绝对缺乏。

(二)2 型糖尿病

2 型糖尿病:从以胰岛素抵抗为主伴胰岛素分泌不足到以胰岛素分泌不足为主伴胰岛素抵抗。

(三)其他特殊类型糖尿病

其他特殊类型糖尿病指病因相对比较明确,如胰腺炎、库欣综合征等引起的一些高血糖状态。

(四)妊娠期糖尿病

妊娠期糖尿病指妊娠期间发生的不同程度的糖代谢异常。

二、病因和发病机制

糖尿病的病因和发病机制至今未完全阐明。总的来说,遗传因素及环境因素共同参与其发病过程。胰岛素由胰岛 β 细胞合成和分泌,经血液循环到达体内各组织器官的靶细胞,与特异受体结合并引发细胞内物质代谢效应。该过程中任何一个环节发生异常,均可导致糖尿病。

(一)1 型糖尿病

1.遗传因素

遗传因素在 1 型糖尿病发病中起重要作用。

2.环境因素

糖尿病可能与病毒感染、化学毒物和饮食因素有关。

3.自身免疫

有证据支持 1 型糖尿病为自身免疫性疾病。

4.1 型糖尿病的自然史

1 型糖尿病的发生发展经历以下阶段。

(1)个体具有遗传易感性,临床无任何异常。

(2)某些触发事件,如病毒感染引起少量 β 细胞破坏并启动自身免疫过程。

(3)出现免疫异常,可检测出各种胰岛细胞抗体。

(4)β 细胞数目开始减少,仍能维持糖耐量正常。

(5)β 细胞持续损伤达到一定程度时(通常只残存 10%～20% 的 β 细胞),胰岛素分泌不足,出现糖耐量降低或临床糖尿病,需用外源胰岛素治疗。

(6)β 细胞几乎完全消失,需依赖外源胰岛素维持生命。

(二)2 型糖尿病

1.遗传因素与环境因素

有资料显示遗传因素主要影响 β 细胞功能。环境因素包括年龄增加、现代生活方式改变、营养过剩、体力活动不足、子宫内环境以及应激、化学毒物等。

2.胰岛素抵抗和 β 细胞功能缺陷

胰岛素抵抗是指胰岛素作用的靶器官对胰岛素作用的敏感性降低。β 细胞功能缺陷主要表现为胰岛素分泌异常。

3.糖耐量减低和空腹血糖调节受损

糖耐量减低是葡萄糖不耐受的一种类型。空腹血糖调节受损是指一类非糖尿病性空腹血糖异常,其血糖浓度高于正常,但低于糖尿病的诊断值。目前认为两者均为糖尿病的危险因素,是发生心血管病的危险标志。

4.临床糖尿病

达到糖尿病的诊断标准(表 3-1)。

表 3-1　糖尿病诊断标准(WHO,1999)

诊断标准	静脉血浆葡萄糖水平
(1)糖尿病症状＋随机血糖或	≥11.1 mmol/L
(2)空腹血浆血糖(FPG)或	≥7.0 mmol/L
(3)葡萄糖负荷后两小时血糖(2 小时 PG)	≥11.1 mmol/L
无糖尿病症状者,需改天重复检查,但不做第 3 次 OGTT	

注:空腹的定义是至少 8 小时没有热量的摄入;随机是指一天当中的任意时间而不管上次进餐的时间及食物摄入量

三、临床表现

(一)代谢紊乱综合征

1."三多一少"

多饮、多食、多尿和体重减轻。

2.皮肤瘙痒

患者常有皮肤瘙痒,女性患者可出现外阴瘙痒。

3.其他症状

四肢酸痛、麻木、腰痛、性欲减退、月经失调、便秘和视物模糊等。

(二)并发症

1.糖尿病急性并发症

(1)糖尿病酮症酸中毒(diabetic ketoacidosis,DKA):为最常见的糖尿病急症,以高血糖、酮症和酸中毒为主要表现。DKA 最常见的诱因是感染,其他诱因:胰岛素治疗中断或不适当减量、饮食不当、各种应激及酗酒等。临床表现为早期三多一少,症状加重;随后出现食欲缺乏、恶心、呕吐,多尿、口干、头痛、嗜睡,呼吸深快,呼气中有烂苹果味(丙酮);后期严重失水、尿量减少、眼球下陷、皮肤黏膜干燥,血压下降、心率加快,四肢厥冷;晚期出现不同程度意识障碍。

(2)高渗高血糖综合征:是糖尿病急性代谢紊乱的另一临床类型,以严重高血糖、高血浆渗透压、脱水为特点,无明显酮症酸中毒,患者常有不同程度的意识障碍或昏迷。本病起病缓慢,最初表现为多尿、多饮,但多食不明显或反而食欲缺乏;随病情进展出现严重脱水和神经精神症状,患者反应迟钝、烦躁或淡漠、嗜睡,逐渐陷入昏迷、出现抽搐,晚期尿少甚至尿闭,但无酸中毒样深大呼吸。与 DKA 相比,失水更为严重、神经精神症状更为突出。

(3)感染性疾病:糖尿病容易并发各种感染,血糖控制差者更易发生,病情也更严重。

(4)低血糖:一般将血糖≤2.8 mmol/L 作为低血糖的诊断标准,而糖尿病患者血糖值≤3.9 mmol/L就属于低血糖范畴。低血糖有两种临床类型,即空腹低血糖和餐后(反应性)低血糖。低血糖的临床表现呈发作性,具体分为两类:①自主(交感)神经过度兴奋表现为多有出汗、颤抖、心悸、紧张、焦虑、饥饿、流涎、软弱无力、面色苍白、心率加快、四肢冰凉和收缩压轻度升高等。②脑功能障碍表现为初期表现为精神不集中、思维和语言迟钝、头晕、嗜睡、视物不清、步态不稳,后可有幻觉、躁动、易怒、性格改变、认知障碍,严重时发生抽搐和昏迷。

2.糖尿病慢性并发症

(1)微血管病变:这是糖尿病的特异性并发症。微血管病变主要发生在视网膜、肾、神经和心肌组织,尤其以肾脏和视网膜病变最为显著。

（2）大血管病变：这是糖尿病最严重、突出的并发症，主要表现为动脉粥样硬化。动脉粥样硬化主要侵犯主动脉、冠状动脉、脑动脉、肾动脉和肢体外周动脉等。

（3）神经系统并发症：以周围神经病变最常见，通常为对称性，下肢较上肢严重，病情进展缓慢。患者常先出现肢端感觉异常，如呈袜子或手套状分布，伴麻木、烧灼、针刺感或如踏棉垫感，可伴痛觉过敏、疼痛，后期可有运动神经受累，出现肌力减弱甚至肌萎缩和瘫痪。

（4）糖尿病足：指与下肢远端神经异常和不同程度周围血管病变相关的足部溃疡、感染和/或深层组织破坏，主要表现为足部溃疡、坏疽。糖尿病足是糖尿病最严重且需治疗费用最多的慢性并发症之一，是糖尿病非外伤性截肢的最主要原因。

（5）其他：糖尿病还可引起黄斑病、白内障、青光眼、屈光改变和虹膜睫状体病变等。牙周病是最常见的糖尿病口腔并发症。

在我国，糖尿病是导致成人失明、非创伤性截肢的主要原因，心血管疾病是使糖尿病患者致残、致死的主要原因。

四、辅助检查

（一）尿糖测定

尿糖受肾糖阈的影响。尿糖呈阳性只提示血糖值超过肾糖阈（大约 10 mmol/L），尿糖呈阴性不能排除糖尿病可能。

（二）血糖测定

血糖测定的方法有静脉血葡萄糖测定、毛细血管血葡萄糖测定和 24 小时动态血糖测定 3 种。前者用于诊断糖尿病，后两种仅用于糖尿病的监测。

（三）口服葡萄糖耐量试验

当血糖高于正常范围而又未达到诊断糖尿病标准时，须进行口服葡萄糖耐量试验（OGTT）。OGTT 应在无摄入任何热量 8 小时后，清晨空腹进行，75 g 无水葡萄糖溶于 250～300 mL 水中，5～10 分钟内饮完，空腹及开始饮葡萄糖水后 2 小时测静脉血浆葡萄糖。儿童服糖量按 1.75 g/kg 计算，总量不超过 75 g。

（四）糖化血红蛋白 A_1 测定

糖化血红蛋白 A_1 测定：其测定值反映取血前 8～12 周血糖的总水平，是糖尿病病情控制的监测指标之一，正常值是 3%～6%。

（五）血浆胰岛素和 C 肽测定

主要用于胰岛 β 细胞功能的评价。

（六）其他

根据病情需要选用血脂、肝肾功能等常规检查，急性严重代谢紊乱时的酮体、电解质、酸碱平衡检查，心、肝、肾、脑、眼科以及神经系统的各项辅助检查等。

五、治疗要点

糖尿病管理须遵循早期和长期、积极而理性、综合治疗和全面达标、治疗措施个体化等原则。国际糖尿病联盟（IDF）提出糖尿病综合管理 5 个要点（有"五驾马车"之称）：糖尿病健康教育、医学营养治疗、运动治疗、血糖监测和药物治疗。

（一）健康教育

健康教育是重要的基础管理措施，是决定糖尿病管理成败的关键。每位糖尿病患者均应接受全面的糖尿病教育，充分认识糖尿病并掌握自我管理技能。

（二）医学营养治疗

医学营养治疗是糖尿病基础管理措施，是综合管理的重要组成部分。详见饮食护理。

（三）运动疗法

在糖尿病的管理中占重要地位，尤其对肥胖的 2 型糖尿病患者，运动可增加胰岛素敏感性，有助于控制血糖和体重。运动的原则是适量、经常性和个体化。

（四）药物治疗

1.口服药物治疗

（1）促胰岛素分泌剂。①磺脲类药物：其作用不依赖于血糖浓度。常用的有格列苯脲、格列吡嗪、格列齐特、格列喹酮和格列苯脲等。②非磺脲类药物：降血糖作用快而短，主要用于控制餐后高血糖。如瑞格列奈和那格列奈。

（2）增加胰岛素敏感性药物。①双胍类：常用的药物有二甲双胍。二甲双胍通常每天剂量 $500\sim1\ 500$ mg，分 $2\sim3$ 次口服，最大剂量不超过每天 2 g。②噻唑烷二酮类：也称格列酮类，有罗格列酮和吡格列酮两种制剂。

（3）α-葡萄糖苷酶抑制剂：作为 2 型糖尿病第一线药物，尤其适用于空腹血糖正常（或偏高）而餐后血糖明显升高者。常用药物有阿卡波糖和伏格列波糖。

2.胰岛素治疗

胰岛素治疗是控制高血糖的重要和有效手段。

（1）适应证：①1 型糖尿病；②合并各种严重的糖尿病急性或慢性并发症；③处于应激状态，如手术、妊娠和分娩等；④2 型糖尿病血糖控制不满意，β 细胞功能明显减退者；⑤某些特殊类型糖尿病。

（2）制剂类型：按作用快慢和维持作用时间长短，可分为速效、短效、中效、长效和预混胰岛素5 类。根据胰岛素的来源不同，可分为动物胰岛素、人胰岛素和胰岛素类似物。

（3）使用原则：①胰岛素治疗应在综合治疗基础上进行；②胰岛素治疗方案应力求模拟生理性胰岛素分泌模式；③从小剂量开始，根据血糖水平逐渐调整。

（五）人工胰

人工胰由血糖感受器、微型电子计算机和胰岛素泵组成。目前尚未广泛应用。

（六）胰腺和胰岛细胞移植

治疗对象主要为 1 型糖尿病患者，目前尚局限于伴终末期肾病的患者。

（七）手术治疗

部分国家已将减重手术（代谢手术）推荐为肥胖 2 型糖尿病患者的可选择的治疗方法之一，我国也已开展这方面的治疗。

（八）糖尿病急性并发症的治疗

1.糖尿病酮症酸中毒

对于早期酮症患者，仅需给予足量短效胰岛素和口服液体，严密观察病情，严密监测血糖、血酮变化，调节胰岛素剂量。对于出现昏迷的患者应立即抢救，具体方法如下。

（1）补液：是治疗的关键环节。基本原则是"先快后慢，先盐后糖"。在 $1\sim2$ 小时内输入

0.9%氯化钠溶液 1 000～2 000 mL,前 4 小时输入所计算失水量的 1/3。24 小时输液量应包括已失水量和部分继续失水量,一般为 4 000～6 000 mL,严重失水者可达 6 000～8 000 mL。

(2)小剂量胰岛素治疗:每小时 0.1 U/kg 的短效胰岛素加入生理盐水中持续静脉滴注或静脉泵入。根据血糖值调节胰岛素的泵入速度,血糖下降速度一般以每小时 3.9～6.1 mmol/L(70～110 mg/dL)为宜,每 1～2 小时复查血糖;病情稳定后过渡到胰岛素常规皮下注射。

(3)纠正电解质及酸碱平衡失调:①轻度酸中毒一般不必补碱。补碱指征为血 pH<7.1,HCO_3^-<5 mmol/L。应采用等渗碳酸氢钠(1.25%～1.4%)溶液。补碱不宜过多、过快,以避免诱发或加重脑水肿。②根据血钾和尿量补钾。

(4)防治诱因和处理并发症,如休克、严重感染、心力衰竭、心律失常、肾衰竭、脑水肿和急性胃扩张等。

2.高渗高血糖综合征

治疗原则同 DKA。严重失水时,24 小时补液量可达 6 000～10 000 mL。

3.低血糖

对轻至中度的低血糖,口服糖水或含糖饮料,进食面包、饼干、水果等即可缓解。重者和疑似低血糖昏迷的患者,应及时测定毛细血管血糖,甚至无须血糖结果,及时给予 50%葡萄糖注射液60～100 mL 静脉注射,继以 5%～10%葡萄糖液静脉滴注。另外,应积极寻找病因,对因治疗。

(九)糖尿病慢性并发症的治疗

1.糖尿病足

控制高血糖、血脂异常和高血压,改善全身营养状况和纠正水肿等;神经性足溃疡给予规范的伤口处理;给予扩血管和改善循环治疗;有感染出现时给予抗感染治疗;必要时行手术治疗。

2.糖尿病高血压

血脂紊乱和大血管病变,要控制糖尿病患者血压<17.3/10.7 kPa(130/80 mmHg);如尿蛋白排泄量达到 1 g/24 h,血压应控制低于 16.7/10.0 kPa(125/75 mmHg)。低密度脂蛋白胆固醇(LDL-C)的目标值为<2.6 mmol/L。

3.糖尿病肾病

早期筛查微量蛋白尿及评估 GFR。早期应用血管紧张素转化酶抑制剂或血管紧张素 Ⅱ 受体拮抗剂,除可降低血压外,还可减轻微量清蛋白尿和使 GFR 下降缓慢。

4.糖尿病视网膜病变

定期检查眼底,必要时尽早使用激光进行光凝治疗。

5.糖尿病周围神经病变

早期严格控制血糖并保持血糖稳定是糖尿病神经病变最重要和有效的防治方法。在综合治疗的基础上,采用多种维生素及对症治疗可改善症状。

六、护理措施

(一)一般护理

1.饮食护理

应帮助患者制订合理、个性化的饮食计划,并鼓励和督促患者坚持执行。

(1)计算总热量。①计算理想体重(简易公式法):理想体重(kg)=身高(cm)-105。②计算总热量:成年人休息状态下每天每千克理想体重给予热量 105～126 kJ,轻体力劳动 126～

147 kJ,中度体力劳动 147～167 kJ,重体力劳动＞167 kJ。儿童、孕妇、乳母、营养不良和消瘦以及伴有消耗性疾病者应酌情增加,肥胖者酌减,使体重逐渐恢复至理想体重的±5％左右。

(2)食物的组成和分配。①食物组成:总的原则是高碳水化合物、低脂肪、适量蛋白质和高纤维的膳食。碳水化合物所提供的热量占饮食总热量的50％～60％,蛋白质的摄入量占供能比的10％～15％,脂肪所提供的热量不超过总热量的30％,饱和脂肪酸不应超过总热量的7％,每天胆固醇摄入量宜<300 mg。②确定每天饮食总热量和碳水化合物、脂肪、蛋白质的组成后,按每克碳水化合物、蛋白质产热 16.7 kJ,每克脂肪产热 37.7 kJ,将热量换算为食品后制订食谱,可按每天三餐分配为 1/5、2/5、2/5 或 1/3、1/3、1/3。

(3)注意事项。①超重者,禁食油炸、油煎食物,炒菜宜用植物油,少食动物内脏、蟹黄、蛋黄、鱼子、虾子等含胆固醇高的食物。②每天食盐摄入量应<6 g,限制摄入含盐高的食物,如加工食品、调味酱等。③严格限制各种甜食,包括各种糖果、饼干、含糖饮料、水果等。为满足患者口味,可使用甜味剂。对于血糖控制较好者,可在两餐之间或睡前加水果,例如,苹果、梨、橙子等。④限制饮酒量,尽量不饮白酒,不宜空腹饮酒。每天饮酒量≤1 份标准量(1 份标准量为:啤酒350 mL 或红酒 150 mL 或低度白酒 45 mL,各约含乙醇 15 g)。

2.运动护理

(1)糖尿病患者运动锻炼的原则:有氧运动、持之以恒和量力而行。

(2)运动方式的选择:有氧运动为主,如散步、慢跑、快走、骑自行车、做广播体操、打太极拳和球类活动等。

(3)运动量的选择:合适的运动强度为活动时患者的心率达到个体 60％的最大氧耗量,简易计算方法为:心率＝170－年龄。

(4)运动时间的选择:最佳运动时间是餐后 1 小时(以进食开始计时)。每天安排一定量的运动,至少每周 3 次。每次运动时间 30～40 分钟,包括运动前作准备活动和运动结束时的整理运动时间。

(5)运动的注意事项:①不宜空腹时进行,运动过程应补充水分,携带糖果,出现低血糖症状时,立即食用。②运动过程中出现胸闷、胸痛、视物模糊等应立即停止运动,并及时处理。③血糖＞14 mmol/L,应减少活动,增加休息。④随身携带糖尿病卡以备急需。⑤运动时,穿宽松的衣服,棉质的袜子和舒适的鞋子,可以有效排汗和保护双脚。

(二)用药护理

1.口服用药的护理

指导患者正确服用口服降糖药,了解各类降糖药的作用、剂量、用法、不良反应和注意事项。

(1)口服磺脲类药物的护理:①协助患者于早餐前 30 分钟服用,每天多次服用的磺脲类药物应在餐前 30 分钟服用。②严密观察药物的不良反应。最主要的不良反应是低血糖,护士应教会患者正确识别低血糖的症状及如何及时应对和选择医疗支持。③注意药物之间的协同与拮抗。水杨酸类、磺胺类、保泰松、利血平、β 受体阻滞剂等药物与磺脲类药物合用时会产生协同作用,增强后者的降糖作用;噻嗪类利尿剂、呋塞米、依他尼酸、糖皮质激素等药物与磺脲类药物合用时会产生拮抗作用,降低后者的降糖作用。

(2)口服双胍类药物的护理:①指导患者餐中或餐后服药。②如出现轻微胃肠道反应,给予患者讲解和指导,以减轻患者的紧张或恐惧心理。③用药期间限制饮酒。

(3)口服 α-葡萄糖苷酶抑制剂类药物的护理:①应与第一口饭同时服用。②本药的不良反应有腹部胀气、排气增多或腹泻等症状,在继续使用或减量后消失。③服用该药时,如果饮食中淀粉类比例太低而单糖或啤酒过多,则疗效不佳。④出现低血糖时,应直接给予葡萄糖口服或静脉注射,进食淀粉类食物无效。

(4)口服噻唑烷二酮类药物的护理:①每天服用1次,可在餐前、餐中、餐后任何时间服用,但服药时间应尽可能固定;②密切观察有无水肿、体重增加等不良反应,缺血性心血管疾病的风险增加,一旦出现应立即停药;③如果发现食欲缺乏等情况,警惕肝功能损害。

2.使用胰岛素的护理

(1)胰岛素的保存:①未开封的胰岛素放于冰箱4～8℃冷藏保存,勿放在冰箱门上,以免震荡受损;②正在使用的胰岛素在常温下(≤28℃)可使用28天,无须放入冰箱;③运输过程尽量保持低温,避免过热、光照和剧烈晃动等,否则可因蛋白质凝固变性而失效。

(2)胰岛素的注射途径:静脉注射和皮下注射。注射工具有胰岛素专用注射器、胰岛素笔和胰岛素泵。

(3)胰岛素的注射部位:皮下注射胰岛素时,宜选择皮肤疏松部位,如上臂三角肌、臀大肌、大腿前侧、腹部等。进行运动锻炼时,不要选择大腿、臂部等要活动的部位注射。注射部位要经常更换,如在同一区域注射,必须与上次注射部位相距1cm以上,选择无硬结的部位。

(4)胰岛素不良反应的观察与处理:①低血糖反应。②变态反应,表现为注射部位瘙痒,继而出现荨麻疹样皮疹,全身性荨麻疹少见。处理措施包括更换高纯胰岛素,使用抗组胺药及脱敏疗法,严重反应者中断胰岛素治疗。③注射部位皮下脂肪萎缩或增生时,采用多点、多部位皮下注射和及时更换针头可预防其发生。若发生则停止注射该部位后可缓慢自然恢复。④胰岛素治疗初期可发生轻度水肿,以颜面和四肢多见,可自行缓解。⑤部分患者出现视物模糊,多为晶状体屈光改变,常于数周内自然恢复。⑥体重增加以老年2型糖尿病患者多见,多引起腹部肥胖。护士应指导患者配合饮食、运动治疗控制体重。

(5)使用胰岛素的注意事项:①准确执行医嘱,按时注射。对40 U/mL和100 U/mL两种规格的胰岛素,使用时应注意注射器与胰岛素浓度的匹配。②长、短效或中、短效胰岛素混合使用时,应先抽吸短效胰岛素,再抽吸长效胰岛素,然后混匀,禁忌反向操作。③注射胰岛素时应严格无菌操作,防止发生感染。④胰岛素治疗的患者,应每天监测血糖2～4次,出现血糖波动过大或过高,及时通知医师。⑤使用胰岛素笔时要注意笔与笔芯是否匹配,每次注射前确认笔内是否有足够的剂量,药液是否变质。每次注射前安置新针头,使用后丢弃。⑥用药期间定期检查血糖、尿常规、肝肾功能、视力、眼底视网膜血管、血压及心电图等,了解病情及糖尿病并发症的情况。⑦指导患者配合糖尿病饮食和运动治疗。

(三)并发症的护理

1.低血糖的护理

(1)加强预防:①指导患者应用胰岛素和胰岛素促分泌剂,从小剂量开始,逐渐增加剂量,谨慎调整剂量;②指导患者定时定量进餐,如果进餐量较少,应相应减少药物剂量;③指导患者运动量增加时,运动前应增加额外的碳水化合物的摄入;④乙醇能直接导致低血糖,应指导患者避免酗酒和空腹饮酒;⑤容易在后半夜及清晨发生低血糖的患者,晚餐适当增加主食或含蛋白质较高的食物。

(2)症状观察和血糖监测:观察患者有无低血糖的临床表现,尤其是服用胰岛素促分泌剂和注射胰岛素的患者。对老年患者的血糖不宜控制过严,一般空腹血糖≤7.8 mmol/L,餐后血糖

≤11.1 mmol/L 即可。

(3)急救护理:一旦确定患者发生低血糖,应尽快给予糖分补充,解除脑细胞缺糖状态,并帮助患者寻找诱因,给予健康指导,避免再次发生。

2.高渗高血糖综合征的护理

(1)预防措施:定期监测血糖,应激状况时每天监测血糖。合理用药,不要随意减量或停药。保证充足的水分摄入。

(2)病情监测:严密观察患者的生命体征、意识和瞳孔的变化,记录 24 小时出入液量等。遵医嘱定时监测血糖、血钠和渗透压的变化。

(3)急救配合与护理:①立即开放两条静脉通路,准确执行医嘱,输入胰岛素,按照正确的顺序和速度输入液体。②绝对卧床休息,注意保暖,给予患者持续低流量吸氧。③加强生活护理,尤其是口腔护理、皮肤护理。④昏迷者按昏迷常规护理。

3.糖尿病足的预防与护理

(1)足部观察与检查:①每天检查双足 1 次,视力不佳者,亲友可代为检查。②了解足部有无感觉减退、麻木、刺痛感;观察足部的皮肤温度、颜色及足背动脉搏动情况。③注意检查趾甲、趾间、足底皮肤有无红肿、破溃、坏死等损伤。④定期做足部保护性感觉的测试,常用尼龙单丝测试。

(2)日常保护措施:保持足部清洁,避免感染,每天清洗足部 1 次,10 分钟左右;水温适宜,不能烫脚;洗完后用柔软的浅色毛巾擦干,尤其是脚趾间;皮肤干燥者可涂护肤软膏,但不要太油,不能常用。

(3)预防外伤:①指导患者不能赤足走路,外出时不能穿拖鞋和凉鞋,不能光脚穿鞋,禁忌穿高跟鞋和尖头鞋,防止脚受伤。②应帮助视力不好的患者修剪趾甲,趾甲修剪与脚趾平齐,并锉圆边缘尖锐部分。③冬天不要使用热水袋、电热毯或烤灯保暖,防止烫伤,同时应注意预防冻伤。夏天注意避免蚊虫叮咬。④避免足部针灸、修脚等,防止意外感染。

(4)选择合适的鞋袜:①指导患者选择厚底、圆头、宽松、系鞋带的鞋子;鞋子的面料以软皮、帆布或布面等透气性好的面料为佳;购鞋时间最好是下午,需穿袜子试穿,新鞋第 1 次穿 20～30 分钟,之后再延长穿鞋时间。②袜子选择以浅色、弹性好、吸汗、透气及散热好的棉质袜子为佳,大小适中、无破洞和不粗糙。

(5)促进肢体血液循环:①指导患者步行和进行腿部运动(如提脚尖,即脚尖提起、放下,重复20 次。试着以单脚承受全身力量来做)。②避免盘腿坐或跷二郎腿。

(6)积极控制血糖,说服患者戒烟:足溃疡的教育应从早期指导患者控制和监测血糖开始。同时告知患者戒烟,因吸烟会导致局部血管收缩而促进足溃疡的发生。

(7)及时就诊:如果伤口出现感染或久治不愈,应及时就医,进行专业处理。

(四)心理护理

糖尿病患者常见的心理特征有:否定、怀疑、恐惧紧张、焦虑烦躁、悲观抑郁、轻视麻痹、愤怒拒绝和内疚混乱等。针对以上特征,护理人员应对患者进行有针对性的心理护理。糖尿病患者的心理护理因人而异,但对每一个患者,护士都要做到以和蔼可亲的态度进行耐心细致、科学专业的讲解。

(1)当患者拒绝承认患病事实时,护士应耐心主动地向患者讲解糖尿病相关的知识,使患者消除否定、怀疑、拒绝的心理,并积极主动地配合治疗。

（2）有轻视、麻痹心理的患者,应耐心地向患者讲解不重视治疗的后果及各种并发症的严重危害,使患者积极地配合治疗。

（3）指导患者学习糖尿病自我管理的知识,帮助患者树立战胜疾病的信心,使患者逐渐消除上述心理。

（4）寻求社会支持,动员糖尿病患者的亲友学习糖尿病相关知识,理解糖尿病患者的困境,全面支持患者。

（王海英）

第三节 肥胖症的护理

肥胖症指体内脂肪堆积过多和/或分布异常、体重增加,是包括遗传和环境因素在内的多种因素相互作用所引起的慢性代谢性疾病。肥胖症分单纯性肥胖症和继发性肥胖症两大类。临床上无明显内分泌及代谢性病因所致的肥胖症,称单纯性肥胖症。若作为某些疾病的临床表现之一,称为继发性肥胖症,约占肥胖症的1%。据估计,在西方国家成年人中,约有半数人超重和肥胖。我国肥胖症患病率也迅速上升,据《中国居民营养与健康现状（2004 年）》报道,我国成人超重率率为22.8%,肥胖率为7.1%。肥胖症已成为重要的世界性健康问题之一。

一、病因和发病机制

病因未明,被认为是包括遗传和环境因素在内的多种因素相互作用的结果。总的来说,脂肪的积聚是由于摄入的能量超过消耗的能量。

（一）遗传因素

肥胖症有家族聚集倾向,但遗传基础未明,也不能排除共同饮食、活动习惯的影响。

（二）中枢神经系统

体重受神经系统和内分泌系统双重调节,最终影响能量摄取和消耗的效应器官而发挥作用。

（三）内分泌系统

肥胖症患者均存在血中胰岛素升高,高胰岛素血症可引起多食和肥胖。

（四）环境因素

通过饮食习惯和生活方式的改变,如坐位生活方式、体育运动少、体力活动不足使能量消耗减少、进食多、喜甜食或油腻食物,使摄入能量增多。

（五）其他因素

1.与棕色脂肪组织（BAT）功能异常有关

可能由于棕色脂肪组织产热代谢功能低下,使能量消耗减少。

2.肥胖症与生长因素有关

幼年起病者多为增生型或增生肥大型,肥胖程度较重,且不易控制;成年起病者多为肥大型。

3.调定点说

肥胖者的调定点较高,具体机制仍未明了。

二、临床表现

肥胖症可见于任何年龄,女性较多见。多有进食过多和/或运动不足,肥胖家族史。引起肥胖症的病因不同,其临床表现也不相同。

(一)体型变化

脂肪堆积是肥胖的基本表现。脂肪组织分布存在性别差异,通常男性型主要分布在腰部以上,以颈项部、躯干部为主,称为苹果型。女性型主要分布在腰部以下,以下腹部、臀部、大腿部为主,称为梨型。

(二)心血管疾病

肥胖患者血容量、心排血量均较非肥胖者增加而加重心脏负担,引起左心室肥厚、扩大;心肌脂肪沉积导致心肌劳损,易发生心力衰竭。由于静脉回流障碍,患者易发生下肢静脉曲张、栓塞性静脉炎和静脉血栓形成。

(三)内分泌与代谢紊乱

常有高胰岛素血症、动脉粥样硬化、冠心病等,且糖尿病发生率明显高于非肥胖者。

(四)消化系统疾病

胆石症、胆囊炎发病率高,慢性消化不良、脂肪肝、轻至中度肝功能异常较常见。

(五)呼吸系统疾病

由于胸壁肥厚,腹部脂肪堆积,使腹内压增高、横膈升高而降低肺活量,引起呼吸困难。严重者导致缺氧、发绀、高碳酸血症,可发生肺动脉高压和心力衰竭。还可引起睡眠呼吸暂停综合征及睡眠窒息。

(六)其他

恶性肿瘤发生率升高,如女性子宫内膜癌、乳腺癌,男性结肠癌、直肠癌、前列腺癌发生率均升高。因长期负重易发生腰背及关节疼痛。皮肤皱褶易发生皮炎、擦烂,并发化脓性或真菌感染。

三、医学检查

肥胖症的评估包括测量身体肥胖程度、体脂总量和脂肪分布,其中后者对预测心血管疾病危险性更为准确。常用测量方法如下。

(一)体重指数(BMI)

测量身体肥胖程度,$BMI=$体重(kg)/身长$^2(m^2)$,是诊断肥胖症最重要的指标。我国成年人 BMI 值$\geqslant24$为超重,$\geqslant28$为肥胖。

(二)腰围(WC)

目前认为测定腰围更为简单可靠,是诊断腹部脂肪积聚最重要的临床指标。WHO 建议男性 WC>94 cm、女性 WC>80 cm 为肥胖。中国肥胖问题工作组建议,我国成年男性 WC$\geqslant85$ cm、女性 WC$\geqslant80$ cm 为腹部脂肪积蓄的诊断界限。

(三)腰臀比(WHR)

反映脂肪分布。腰围测量髂前上棘和第 12 肋下缘连线的中点水平,臀围测量环绕臀部的骨盆最突出点的周径。正常成人 WHR 男性<0.90,女性<0.85,超过此值为中央性(又称腹内型或内脏型)肥胖。

(四)CT 或 MRI

计算皮下脂肪厚度或内脏脂肪量。

(五)其他

身体密度测量法、生物电阻抗测定法、双能 X 线吸收法(DEXA)测定体脂总量等。

四、诊断要点

目前国内外尚未统一。根据病史、临床表现和判断指标即可诊断。在确定肥胖后,应鉴别单纯性或继发性肥胖症,并注意肥胖症并非单纯体重增加。

五、治疗

治疗要点:减少热量摄取、增加热量消耗。

(一)行为治疗

教育患者采取健康的生活方式,改变饮食和运动习惯,并自觉地长期坚持。

(二)营养治疗

控制总进食量,采用低热卡、低脂肪饮食。对肥胖患者应制订能为之接受、长期坚持下去的个体化饮食方案,使体重逐渐减轻到适当水平,再继续维持。

(三)体力活动和体育运动

体力活动和体育运动与医学营养治疗相结合,并长期坚持,尽量创造多活动的机会、减少静坐时间,鼓励多步行。运动方式和运动量应适合患者具体情况,注意循序渐进,有心血管并发症和肺功能不好的患者必须更为慎重。

(四)药物治疗

长期用药可能产生药物不良反应及耐药性,因而选择药物必须十分慎重,减重药物应根据患者个体情况在医师指导下应用。

(五)外科治疗

外科治疗仅用于重度肥胖、减重失败、又有能通过体重减轻而改善的严重并发症者。对伴有糖尿病、高血压和心肺功能疾病的患者应给予相应监测和处理。可选择使用吸脂术、切脂术和各种减少食物吸收的手术,如空肠回肠分流术、胃气囊术、小胃手术或垂直结扎胃成形术等。

(六)继发性肥胖

应针对病因进行治疗。

六、护理诊断(问题)

(一)营养失调

高于机体需要量与能量摄入和消耗失衡有关。

(二)身体形象紊乱

身体形象紊乱与肥胖对身体外形的影响有关。

(三)有感染的危险

与机体抵抗力下降有关。

七、护理措施

（一）安全与舒适管理

肥胖症患者的体育锻炼应长期坚持，并提倡进行有氧运动，包括散步、慢跑、游泳、跳舞、太极拳、球类活动等，运动方式根据年龄、性别、体力、病情及有无并发症等情况确定。

1.评估患者的运动能力和喜好

帮助患者制订每天活动计划并鼓励实施，避免运动过度和过猛。

2.指导患者固定每天运动的时间

每次运动 30～60 分钟，包括前后 10 分钟的热身及整理运动，持续运动 20 分钟左右。如出现头昏、眩晕、胸闷或胸痛、呼吸困难、恶心、丧失肌肉控制能力等应停止活动。

（二）饮食护理

1.评估

评估患者肥胖症的发病原因，仔细询问患者单位时间内体重增加的情况、饮食习惯，了解患者每天进餐量及次数、进食后感觉和消化吸收情况、排便习惯。有无气急、行动困难、腰痛、便秘、怕热、多汗、头晕、心悸等伴随症状及其程度。是否存在影响摄食行为的精神心理因素。

2.制订饮食计划和目标

与患者共同制订适宜的饮食计划和减轻体重的具体目标，饮食计划应为患者能接受并长期坚持的个体化方案，护士应监督和检查计划执行情况，使体重逐渐减轻（每周降低0.5～1 kg）直到理想水平并保持。

（1）热量的摄入：采用低热量、低脂肪饮食，控制每天总热量的摄入。

（2）采用混合的平衡饮食，合理分配营养比例，进食平衡饮食：饮食中蛋白质占总热量的15％～20％，碳水化合物占 50％～55％，脂肪占 30％以下。

（3）合理搭配饮食：饮食包含适量优质蛋白质、复合糖类（如谷类）、足量的新鲜蔬菜（400～500 g/d）和水果（100～200 g/d）、适量维生素及微量营养素。

（4）养成良好的饮食习惯：少食多餐、细嚼慢咽、蒸煮替代煎炸、粗细搭配、少脂肪多蔬菜、多饮水、停止夜食及饮酒、控制情绪化饮食。

（三）疾病监测

定期评估患者营养状况和体重的控制情况，观察生命体征、睡眠、皮肤状况，动态观察实验室有关检查的变化。注意热量摄入过低可引起衰弱、脱发、抑郁甚至心律失常，应严密观察并及时按医嘱处理。对于焦虑的患者，应观察焦虑感减轻的程度，有无焦虑的行为和语言表现；对于活动无耐力的患者，应观察活动耐力是否逐渐增加，能否耐受日常活动和一般性运动。

（四）用药护理

对使用药物辅助减肥者，应指导患者正确服用，并观察和处理药物的不良反应。①服用西布曲明患者可出现头痛、口干、畏食、失眠、便秘、心率加快，血压轻度升高等不良反应，故禁用于冠心病、充血性心力衰竭、心律失常和脑卒中的患者。②奥利司他主要不良反应为胃肠胀气、大便次数增多和脂肪便。由于粪便中含有脂肪多而呈烂便、脂肪泻、恶臭，肛门常有脂滴溢出而容易污染内裤，应指导患者及时更换，并注意肛周皮肤护理。

（五）心理护理

鼓励患者表达自己的感受；与患者讨论疾病的治疗及预后，增加战胜疾病的信心；鼓励患自身修饰;加强自身修养,提高自身的内在气质;及时发现患者情绪问题,及时疏导,严重者建议心理专科治疗。

八、健康指导

(一)预防疾病

加强患者的健康教育,特别是有肥胖家族史的儿童,妇女产后及绝经期,男性中年以上或病后恢复期尤应注意。说明肥胖对健康的危害,使其了解肥胖症与心血管疾病、高血压、糖尿病、血脂异常等密切相关。告知肥胖患者体重减轻 5%～10%,就能明显改善以上与肥胖相关的心血管病危险因素以及并发症。

(二)管理疾病

向患者宣讲饮食、运动对减轻体重及健康的重要性,指导患者坚持运动,并养成良好的进食习惯。

(三)康复指导

运动要循序渐进并持之以恒,避免运动过度或过猛,避免单独运动;患者运动期间,不要过于严格控制饮食;运动时注意安全,运动时有家属陪伴。

(王海英)

第四节 甲状腺功能亢进症的护理

甲状腺功能亢进症(简称甲亢)指由多种病因导致的甲状腺激素(TH)分泌过多,引起各系统兴奋性增高和代谢亢进为主要表现的一组临床综合征。其中以毒性弥漫性甲状腺肿(Graves病)最多见。

一、病因

(一)遗传因素

弥漫性毒性甲状腺肿是器官特异性自身免疫病之一,有显著的遗传倾向。

(二)免疫因素

弥漫性毒性甲状腺肿的体液免疫研究较为深入。最明显的体液免疫特征为血清中存在甲状腺细胞促甲状腺激素(TSH)受体抗体。即甲状腺细胞增生,TH 合成及分泌增加。

(三)环境因素

环境因素对本病的发生、发展有重要影响,如细菌感染、性激素、应激等,可能是该病发生和恶化的重要诱因。

二、临床表现

(一)一般临床表现

1.甲状腺激素分泌过多综合征

(1)高代谢综合征:多汗怕热、疲乏无力、体重锐减、低热和皮肤温暖潮湿。

（2）精神神经系统：焦躁易怒、神经过敏、紧张忧虑、多言好动、失眠不安、思想不集中和记忆力减退等。

（3）心血管系统：心悸、胸闷、气短，严重者可发生甲亢性心脏病。

（4）消化系统：常表现为食欲亢进，多食消瘦。重者可有肝功能异常，偶有黄疸。

（5）肌肉骨骼系统：部分患者有甲亢性肌病、肌无力和周期性瘫痪。

（6）生殖系统：女性月经常有减少或闭经。男性有勃起功能障碍，偶有乳腺发育。

（7）内分泌系统：早期血促肾上腺皮质激素（ACTH）及 24 小时尿 17-羟皮质类固醇升高，继而受过高 T_3、T_4 抑制而下降。

（8）造血系统：血淋巴细胞升高，白细胞计数偏低，血容量增大，可伴紫癜或贫血，血小板寿命缩短。

2.甲状腺肿

（1）弥漫性、对称性甲状腺肿大。

（2）质地不等、无压痛。

（3）肿大程度与甲亢轻重无明显关系。

（4）甲状腺上下可触及震颤，闻及血管杂音，为诊断本病的重要体征。

3.眼征

（1）单纯性突眼：眼球轻度突出，瞬目减少，眼裂增宽。

（2）浸润性突眼：眼球突出明显，眼睑肿胀，眼球活动受限，结膜充血水肿，严重者眼睑闭合不全、眼球固定、角膜外露而形成角膜溃疡、全眼炎，甚至失明。

（二）特殊临床表现

（1）甲亢危象：①高热（40 ℃以上）；②心率快（＞140 次/分）；③烦躁不安、呼吸急促、大汗、恶心、呕吐和腹泻等，严重者可出现心力衰竭、休克及昏迷。

（2）甲状腺毒症性心脏病主要表现为心排血量增加、心动过速、心房颤动和心力衰竭。

（3）淡漠型甲状腺功能亢进症：①多见于老年患者，起病隐袭；②明显消瘦、乏力、头晕、淡漠、昏厥等；③厌食、腹泻等消化系统症状。

（4）T_3 型甲状腺毒症多见于碘缺乏地区和老年人。实验室检查：血清总三碘甲腺原氨酸（TT_3）与游离三碘甲腺原氨酸（FT_3）均增高，而血清总甲状腺素（TT_4）、血清游离甲状腺素（FT_4）正常。

（5）亚临床型甲状腺功能亢进症血清 FT_3、FT_4 正常，促甲状腺激素（TSH）降低。

（6）妊娠期甲状腺功能亢进症：①妊娠期甲状腺激素结合球蛋白增高，引起 TT_4 和 TT_3 增高。②一过性甲状腺毒症。③新生儿甲状腺功能亢进症。④产后由于免疫抑制的解除，弥漫性毒性甲状腺肿易于发生，称为产后弥漫性毒性甲状腺肿。

（7）胫前黏液性水肿多发生在胫骨前下 1/3 部位，也见于足背、踝关节、肩部、手背或手术瘢痕处，偶见于面部，皮损大多为对称性。

（8）Graves 眼病（甲状腺相关性眼病）。

三、辅助检查

（一）实验室检查

检测血清游离甲状腺素（FT_4）、游离三碘甲腺原氨酸（FT_3）和促甲状腺激素（TSH）。

（二）影像学及其他检查

放射性核素扫描、CT 检查、B 超检查、MRI 检查等（有助于甲状腺、异位甲状腺肿和球后病变性质的诊断），可根据需要选用。

四、处理原则和治疗要点

（一）抗甲状腺药物

口服抗甲状腺药物是治疗甲亢的基础措施，也是手术和 ^{131}I 治疗前的准备阶段。常用的抗甲状腺药物包括硫脲类（丙硫氧嘧啶、甲硫氧嘧啶等）和咪唑类（甲巯咪唑、卡比马唑等）。

（二）^{131}I 治疗甲亢

目的是破坏甲状腺组织，减少甲状腺激素产生。该方法简单、经济，治愈率高，尚无致畸、致癌、不良反应增加的报道。

（三）手术治疗

通常采取甲状腺次全切术，两侧各留下 2～3 g 甲状腺组织。

五、护理评估

（一）病史

详细询问过去健康情况，有无甲亢家族史，有无病毒感染、应激因素、诱发因素，生活方式，饮食习惯，排便情况；查询上次住院的情况，药物使用情况，以及出院后病情控制情况；询问最近有无疲乏无力、怕热多汗、大量进食却容易饥饿、甲状腺肿大、眼部不适、高热的症状。

（二）身体状况

评估生命体征的变化，包括体温是否升高，脉搏是否加快，脉压是否增大等；情绪是否发生变化；有无体重下降，是否贫血。观察和测量突眼度；观察甲状腺肿大的程度，是否对称，有无血管杂音等。

（三）心理-社会评估

询问对甲状腺疾病知识的了解情况，患病后对日常生活的影响，是否有情绪上的变化，如急躁易怒，易与身边的人发生冲突或矛盾；了解所在社区的医疗保健服务情况。

六、护理措施

（一）饮食护理

（1）给予高蛋白、高维生素、矿物质丰富、高热量饮食。

（2）适量增加奶类、蛋类、瘦肉类等优质蛋白以纠正体内的负氮平衡，多摄取新鲜蔬菜和水果。

（3）多饮水，保证每天 2 000～3 000 mL，以补充腹泻、出汗等所丢失的水分。若患者并发心脏疾病应避免大量饮水，以预防水肿和心力衰竭的发生。

（4）为避免引起患者精神兴奋，不宜摄入刺激性的食物及饮料，如浓茶、咖啡等。

（5）为减少排便次数，不宜摄入过多的粗纤维食物。

（6）限制含碘丰富的食物，不宜食海带、紫菜等海产品，慎食卷心菜、甘蓝等易致甲状腺肿的食物。

(二)用药护理

(1)指导患者正确用药,不可自行减量或停药。

(2)观察药物不良反应:①粒细胞缺乏症多发生在用药后 2～3 个月内。定期复查血常规,如血白细胞计数低于 $3×10^9/L$ 或中性粒细胞计数低于 $1.5×10^9/L$,应考虑停药,并给予升白药物。②如伴咽痛、发热、皮疹等症状须立即停药。③药疹较常见,可用抗组胺药控制,不必停药,发生严重皮疹时应立即停药,以免发生剥脱性皮炎。④发生肝坏死、中毒性肝炎、精神病、狼疮样综合征、胆汁淤滞综合征、味觉丧失等应立即停药进行治疗。

(三)休息与活动

评估患者目前的活动情况,与患者共同制订日常活动计划。不宜剧烈活动,活动时以不感疲劳为好,适当休息,保证充足睡眠,防止病情加重。如有心力衰竭或严重感染者应严格卧床休息。

(四)环境

保持病室安静,避免嘈杂,限制探视时间,告知家属不宜提供兴奋、刺激的信息,以减少患者激动、易怒的精神症状。甲亢患者因怕热多汗,应安排通风良好的环境,夏天使用空调,保持室温凉爽而恒定。

(五)生活护理

协助患者完成日常的生活护理,如洗漱、进餐、如厕等。对大量出汗的患者,加强皮肤护理,应随时更换浸湿的衣服及床单,防止受凉。

(六)心理护理

耐心细致地解释病情,提高患者对疾病的认知水平,让患者及其家属了解其情绪、性格改变是暂时的,可因治疗而得到改善,鼓励患者表达内心感受,理解和同情患者,建立互信关系。与患者共同探讨控制情绪和减轻压力的方法,指导和帮助患者正确处理生活中的突发事件。

(七)病情观察

观察患者精神状态和手指震颤情况,注意有无焦虑、烦躁、心悸等甲亢加重的表现,必要时使用镇静剂。

(八)眼部护理

采取保护措施,预防眼睛受到刺激和伤害。外出戴深色眼镜,减少光线、灰尘和异物的侵害。经常用眼药水湿润眼睛,避免过度干燥;睡前涂抗生素眼膏,眼睑不能闭合者用无菌纱布或眼罩覆盖双眼。指导患者当眼睛有异物感、刺痛或流泪时,勿用手直接揉眼睛。睡眠或休息时,抬高头部,使眶内液回流减少,减轻球后水肿。

七、健康指导

(一)疾病知识指导

为患者讲解有关甲亢的疾病知识,指导患者注意加强自我保护,上衣领宜宽松,避免压迫甲状腺,严禁用手挤压甲状腺,以免 TH 分泌过多,加重病情。对有生育需要的女性患者,应告知其妊娠可加重甲亢,宜治愈后再妊娠。育龄女性在 [131]I 治疗后的 6 个月内应当避孕。妊娠期间监测胎儿发育。鼓励患者保持身心愉快,避免精神刺激或过度劳累,建立和谐的人际关系和良好的社会支持系统。

(二)患者用药指导

坚持遵医嘱按剂量、按疗程服药,不可随意减量或停药。对妊娠期甲亢患者,应指导其避免各种对母亲及胎儿造成影响的因素,宜选用抗甲状腺药物治疗,禁用^{131}I治疗,慎用普萘洛尔。产后如需继续服药,则不宜哺乳。

(三)定期监测及复查

指导患者服用抗甲状腺药物,开始3个月,每周检查血常规1次,每隔1～2个月做甲状腺功能测定,每天清晨卧床时自测脉搏,定期测量体重。脉搏减慢、体重增加是治疗有效的标志。若出现高热、恶心、呕吐、不明原因腹泻、突眼加重等症状,警惕甲状腺危象可能,应及时就诊。指导患者出院后定期复查甲状腺功能、甲状腺彩超等。

（王海英）

第五节　甲状腺功能减退症的护理

甲状腺功能减退症(简称甲减)是由各种原因导致的甲状腺激素合成和分泌减少(低甲状腺激素血症),或组织利用不足(甲状腺激素抵抗)而引起的全身性低代谢并伴各系统功能减退的综合征。其病理征表现为黏液性水肿。起病于胎儿或新生儿的甲减称为呆小病,常伴有智力障碍和发育迟缓。起病于成人者称成年型甲减。本节主要介绍成年型甲减。

一、病因

(一)自身免疫损伤
常见于自身免疫性甲状腺炎引起TH合成和分泌减少。

(二)甲状腺破坏
甲状腺切除术后、^{131}I治疗后导致的甲状腺功能减退。

(三)中枢性甲减
由垂体外照射、垂体大腺瘤、颅咽管瘤及产后大出血引起的促甲状腺激素释放激素(TRH)和促甲状腺激素(TSH)产生和分泌减少所致。

(四)碘过量
可引起具有潜在性甲状腺疾病者发生甲减,也可诱发和加重自身免疫性甲状腺炎。

(五)抗甲状腺药物使用
硫脲类药物、锂盐等可抑制TH合成。

二、临床表现

甲减多病程较长、病情轻或早期可无症状,其临床表现与甲状腺激素缺乏的程度有关。

(一)一般表现
1.基础代谢率降低

体温偏低、怕冷、易疲倦、无力、水肿、体重增加,反应迟钝、健忘、嗜睡等。

2.黏液性水肿面容

面部虚肿、面色苍白或呈姜黄色,部分患者鼻唇增厚、表情淡漠、声音低哑、说话慢且发音不清。

3.皮肤及附属结构

皮肤苍白、干燥、粗糙少光泽,肢体凉。少数病例出现胫前黏液性水肿。指甲生长缓慢、厚脆,表面常有裂纹,毛发稀疏干燥、眉毛外 1/3 脱落。

(二)各系统表现

1.心血管系统

主要表现为心肌收缩力减弱、心动过缓、心排血量降低。久病者由于胆固醇增高,易并发冠心病,10%的患者伴发高血压。

2.消化系统

主要表现为便秘、腹胀、畏食等,严重者可出现麻痹性肠梗阻或黏液水肿性巨结肠。

3.内分泌生殖系统

主要表现为性欲减退,女性常有月经过多或闭经情况。

4.肌肉与关节

主要表现为肌肉乏力,暂时性肌强直、痉挛和疼痛等。

5.血液系统

主要表现为贫血。

6.黏液水肿性昏迷

主要表现为低体温（<35 ℃）、嗜睡、呼吸减慢、心动过缓、血压下降、四肢肌肉松弛、腱反射减弱或消失、血压明显降低,甚至发生昏迷、休克而危及生命。

三、辅助检查

(一)实验室检查

血常规检查、血生化检查、尿常规检查、甲状腺功能检查。

(二)影像学及其他检查

颈部 B 超检查、心电图检查、胸部 X 线检查、头 MRI 检查、头 CT 检查。

四、处理原则及治疗要点

(一)替代治疗

首选左甲状腺素钠片口服。替代治疗时,需从最小剂量开始用药,之后根据 TSH 目标调整剂量,逐渐纠正甲减而不产生明显不良反应,使血 TSH 和 TH 水平恒定在正常范围内。

(二)对症治疗

有贫血者补充铁剂、维生素 B_{12}、叶酸等。胃酸分泌过少者补充稀盐酸,与 TH 合用疗效好。

(三)亚临床甲减的处理

亚临床甲减引起的血脂异常可导致动脉粥样硬化,部分亚临床甲减也可发展为临床甲减。目前认为只要患者有高胆固醇血症、血清 TSH>10 mU/L,就需要给予左甲状腺素钠片进行替代治疗。

(四)黏液性水肿昏迷的治疗

(1)立即静脉补充 TH,清醒后改口服维持治疗。

(2)保持呼吸道通畅,吸氧,同时给予保暖。

(3)糖皮质激素持续静脉滴注,待患者清醒后逐渐减量、停药。根据需要补液。

(4)祛除诱因,治疗原发病。

五、护理评估

(一)病史
(1)详细了解患者患病的起始时间,有无诱因,发病的缓急,主要症状及其特点。

(2)评估患者有无进食异常或营养异常,有无排泄功能异常和体力减退等。

(3)评估患者有无失眠、嗜睡、记忆力下降、注意力不集中、畏寒、手足搐搦、四肢感觉异常或麻痹等症状。

(4)评估患者既往检查情况,是否遵从医嘱治疗,用药及治疗效果。

(5)询问患者家族有无类似疾病发生。

(二)身体状况
(1)观察有无体温降低、脉搏减慢等体征。

(2)观察患者有无记忆力减退、反应迟钝和表情淡漠等表现。

(3)观察患者皮肤有无干燥发凉、粗糙脱屑、毛发脱落和黏液性水肿等表现。

(4)有无畏食、腹胀和便秘等。

(5)有无肌肉乏力、暂时性肌强直、痉挛、疼痛等表现,有无关节病变。

(6)有无心肌收缩力减弱、心动过缓、心排血量下降等表现。

(三)心理-社会状况
(1)评估患者患病后的精神、心理变化。

(2)评估疾病对患者日常生活、学习或工作、家庭的影响,是否适应角色的转变。

(3)评估患者对疾病的认知程度。

(4)评估社会支持系统,如家庭成员、经济状况等能否满足患者的医疗护理需求。

六、护理措施

(一)心理护理
多与患者接触交流,鼓励患者表达其感受,交谈时语言温和,耐心倾听,消除患者的陌生感和紧张感。耐心向患者解释病情,消除紧张和顾虑,保持一个健康的心态,积极面对疾病,使其积极配合治疗,树立信心。

(二)饮食护理
给予高维生素、高蛋白、低钠、低脂饮食。宜进食粗纤维食物,促进排便。桥本甲状腺炎所致的甲减应避免摄取含碘食物和药物,以免诱发严重的黏液性水肿。

(三)低体温护理
(1)保持室内空气新鲜,每天通风,调节室温在 $22\sim24$ ℃,注意保暖。可通过添加衣服,包裹毛毯,睡眠时加盖棉被,冬季外出时戴手套、穿棉鞋,以避免着凉。

(2)注意监测生命体征变化,观察有无体温过低、心律失常等表现,并给予及时处理。

(四)便秘护理
指导患者每天定时排便,养成规律的排便习惯。适当地按摩腹部,多进食富含粗纤维的蔬菜、水果、全麦制品。根据患者病情、年龄进行适度的运动,如慢走、慢跑,促进胃肠蠕动。

(五)用药护理

通常需要终身服药,从小剂量开始,逐渐加量至达到完全替代剂量。空腹或餐前 30 分钟口服,一般与其他药物分开服用。如用泻剂,观察排便的次数、量,有无腹痛、腹胀等麻痹性肠梗阻的表现。

(六)黏液水肿昏迷的护理

(1)应立即建立静脉通路,给予急救药物。

(2)保持呼吸道通畅,给予吸氧,必要时配合气管插管术或气管切开术。

(3)监测生命体征和动脉血气分析的变化,记录 24 小时出入液量。

(4)给予保暖,避免局部热敷,以免烫伤和加重循环不良。

七、健康指导

(一)疾病知识指导

讲解疾病发生原因及注意事项,如地方性缺碘者可采用碘化盐。药物引起者应调整剂量或停药。注意个人卫生,注意保暖,避免在人群集中的地方停留时间过长,预防感染和创伤。慎用催眠、镇静、止痛等药物。

(二)饮食原则

遵循高蛋白、高维生素、低钠、低脂肪的饮食原则。

(三)药物指导

向其解释终身坚持服药的必要性。不可随意停药或更改剂量,否则可能导致心血管疾病,如心肌缺血、心肌梗死或充血性心力衰竭。替代治疗效果最佳的指标为血 TSH 恒定在正常范围内,长期行替代治疗者宜每 6~12 个月检测 1 次。对有心脏病、高血压、肾炎的患者,注意剂量的调整。服用利尿药时,指导患者记录 24 小时出入量。

(四)病情观察

观察患者的症状和体征改善情况,如出现明显的药物不良反应或并发症,应及时给予处置。讲解黏液性水肿昏迷发生的原因及表现,若出现低血压、心动过缓、体温<35 ℃等,应及时就医。指导患者自我监测甲状腺激素服用过量的症状,如出现多食消瘦、脉搏>100 次/分、心律失常、体重减轻、发热、大汗、情绪激动等情况,及时报告医师。指导患者定期复查肝肾功能、甲状腺功能、血常规、心电图等。

(五)定期复查甲状腺功能

药物治疗开始后 4~8 周或剂量调整后检测 TSH,TSH 恢复正常后每 6~12 个月检查 1 次甲状腺功能。监测体重,以了解病情控制情况,及时调整用药剂量。

(王海英)

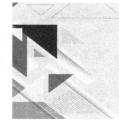

第四章 神经外科护理

第一节 面肌痉挛的护理

面肌痉挛是指以一侧面神经所支配的肌群不自主地、阵发性、无痛性抽搐为特征的慢性疾病。抽搐多起于眼轮匝肌,临床表现:从一侧眼轮匝肌很少的收缩开始,缓慢由上向下扩展到半侧面肌,严重可累及颈肩部肌群。抽搐为阵发性、不自主痉挛,不能控制,情绪紧张、过度疲劳可诱发或加重病情。开始抽搐较轻,持续仅几秒,之后抽搐逐渐延长至几分钟,频率增多,严重者致同侧眼不能睁开,口角向同侧歪斜,严重影响身心健康。女性患者多见,左侧多见,通常在青少年出现,神经外科常用手术方法为微血管减压术(MVD)。

一、护理措施

(一)术前护理

1.心理护理

充分休息,减轻心理负担,消除心理焦虑,并向患者介绍疾病知识、治疗方法及术后康复情况,以及术后可能出现的不适和应对办法,使患者对手术做好充分的准备。

2.饮食护理

营养均衡,可进食高蛋白、低脂肪、易消化食物。

3.术前常规护理

选择性备皮(术侧耳后向上、向下、向后各备皮约5 cm,尤适用于长发女性,可以很好地降低因外貌改变造成的不良心理应激)、配血、灌肠、禁食、禁水。

(二)术后护理

(1)密切观察生命体征、意识、瞳孔变化。

(2)观察有无继发性出血。

(3)保持呼吸道通畅,如有恶心、呕吐,去枕头偏向一侧,及时清除分泌物,避免吸入性肺炎。

(4)饮食:麻醉清醒4小时后且不伴恶心、呕吐,由护士亲自喂第一口水,观察有无呛咳,防止误吸。术后第一天可进流食,逐渐过渡至正常饮食。鼓励营养均衡,并适当摄取汤类食物,多饮水,以缓解低颅内压症状。

（5）体位：去枕平卧 4～6 小时，患者无头晕、恶心、呕吐等不适主诉，在主管医师协助下给患者垫薄软枕或毛巾垫。如术后头晕、恶心等明显低颅内压症状，要遵医嘱去枕平卧 1～2 天。术后 2～3 天可缓慢坐起，如头晕不适，立即平卧，反复锻炼至症状消失，在他人搀扶下可下床活动，注意避免跌倒。

（6）观察有无颅内感染、切口感染。观察伤口敷料，监测体温 4 次/天，了解有无头痛、恶心等不适主诉。

（7）手术效果观察：评估术后抽搐时间、强度、频率。部分患者术后面肌痉挛会立即消失，部分患者需要营养受损的神经，一段时间后可消失。

（8）对患者进行健康宣教，告知完全恢复需要 3 个月时间，加强护患配合。

（9）术后并发症护理。①低颅内压反应：因术中为充分暴露手术视野需放出部分脑脊液，所以导致低颅内压。术后根据情况去枕平卧 1～3 天，如恶心、呕吐，头偏向一侧，防止误吸。每天补液 1 500～2 000 mL，并鼓励患者多进水、汤类食物，促进脑脊液分泌。鼓励床上活动下肢，防止静脉血栓形成。②脑神经受累：因手术中脑神经根受损可致面部感觉麻木，不完全面瘫。不完全面瘫者注意口腔和眼部卫生，眼睑闭合不全者予抗生素软膏涂抹，饭后及时清理口腔，遵医嘱给予营养神经药物，并做好细致解释，健康指导。③听力下降：因术中损失相邻的听神经，所以导致同侧听力减退或耳聋。密切观察，耐心倾听不适主诉，及时发现异常。遵医嘱使用营养神经药物，并注意避免使用损害听力的药物，保持安静，避免噪声。

（三）健康指导

（1）避免情绪激动，去除不安、恐惧、愤怒、忧虑等不利因素，保持心情舒畅。

（2）饮食清淡，多吃含水分、含纤维素多的食物；多食蔬菜、水果。忌烟、酒及辛辣刺激性强的食物。

（3）定期复查病情。

二、主要护理问题

（1）知识缺乏：与缺乏面肌痉挛相关疾病知识有关。

（2）自我形象紊乱：与不自主抽搐有关。

（3）有出血的可能：与手术有关。

（4）有体液不足的危险：与体液丢失过多有关。

（5）有感染的危险：与手术创伤有关。

（宋丽娟）

第二节　脑疝的护理

当颅腔内某分腔有占位性病变时，该分腔的压力大于邻近分腔，脑组织由高压力区向低压力区移位，导致脑组织、血管及脑神经等重要结构受压或移位，产生相应的临床症状和体征，称为脑疝。

根据移位的脑组织及其通过的硬脑膜间隙和孔道，可将脑疝分为以下常见的三类。①小脑幕切迹疝：又称颞叶疝，为颞叶的海马回、钩回通过小脑幕切迹被推移至幕下。②枕骨大孔疝：又称小脑扁桃体疝，为小脑扁桃体及延髓经枕骨大孔被推挤向椎管内。③大脑镰下疝（图 4-1）：又称扣带回疝，一侧半球的扣带回经镰下孔被挤入对侧分腔。

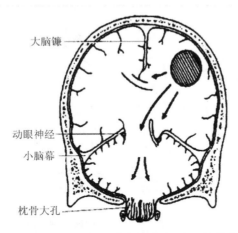

图 4-1　大脑镰下疝(上)、小脑幕切迹疝(中)、枕骨大孔疝(下)

　　脑疝是颅内压增高的危象和引起死亡的主要原因，常见的有小脑幕切迹疝和枕骨大孔疝。

一、病因和发病机制

　　(1)外伤所致各种颅内血肿，如硬膜外血肿、硬膜下血肿及脑内血肿。

　　(2)颅内脓肿。

　　(3)颅内肿瘤尤其是颅后窝、中线部位及大脑半球的肿瘤。

　　(4)颅内寄生虫病及各种肉芽肿性病变。

　　(5)医源性因素，对于颅内压增高患者，进行不适当的操作如腰椎穿刺，放出脑脊液过多过快，使各分腔间的压力差增大，可促使脑疝形成。

　　发生脑疝时，移位的脑组织在小脑幕切迹或枕骨大孔处挤压脑干，使脑干受压移位导致其实质内血管受到牵拉，严重时基底动脉进入脑干的中央支可被拉断而致脑干内部出血，出血常为斑片状，有时出血可沿神经纤维走行方向达内囊水平。同侧的大脑脚受到挤压会造成病变对侧偏瘫，同侧动眼神经受到挤压可产生动眼神经麻痹症状。钩回、海马回移位可将大脑后动脉挤压于小脑幕切迹缘上致枕叶皮层缺血坏死。移位的脑组织可致小脑幕切迹裂孔及枕骨大孔堵塞，使脑脊液循环通路受阻，颅内压增高进一步加重，形成恶性循环，使病情迅速恶化。

二、临床表现

(一)小脑幕切迹疝

　　(1)颅内压增高：剧烈头痛，进行性加重，伴躁动不安，频繁呕吐。

　　(2)进行性意识障碍：由于阻断了脑干内网状结构上行激活系统的通路，随脑疝的进展，患者出现嗜睡、浅昏迷、深昏迷。

　　(3)瞳孔改变：脑疝初期由于患侧动眼神经受刺激导致患侧瞳孔变小，对光反射迟钝；随病情进展,患侧动眼神经麻痹,患侧瞳孔逐渐散大,直接和间接对光反射均消失,并伴上睑下垂及眼球外斜;晚期,对侧动眼神经因脑干移位也受到推挤时,则出现双侧瞳孔散大,对光反射消失,患者多处于濒死状态(图4-2)。

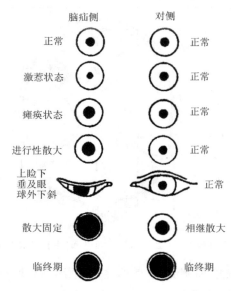

图 4-2　一侧颞叶钩回疝引起的典型瞳孔变化

　　(4)运动障碍:钩回直接压迫大脑脚,锥体束受累后,病变对侧肢体肌力减弱或麻痹,病理征阳性(图4-3)。脑疝进展时可致双侧肢体自主活动消失,严重时可出现去皮质强直状,这是脑干严重受损的信号。

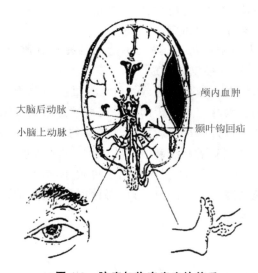

图 4-3　脑疝与临床病症的关系

动眼神经受压导致同侧瞳孔散大,上睑下垂及眼外肌瘫痪;锥体束
受压导致对侧肢体瘫痪,肌张力增加,腱反射活跃,病理反射阳性

　　(5)生命体征变化:若脑疝不能及时解除,病情进一步发展,则患者出现深昏迷,双侧瞳孔散

大固定,血压骤降,脉搏快弱,呼吸浅而不规则,呼吸、心跳相继停止而死亡。

(二)枕骨大孔疝

枕骨大孔疝是小脑扁桃体及延髓经枕骨大孔被挤向椎管中,又称小脑扁桃体疝。由于颅后窝容积较小,对颅内高压的代偿能力也小,病情变化更快。患者常有进行性颅内压增高的临床表现:头痛剧烈,呕吐频繁,颈项强直或强迫头位;生命体征紊乱出现较早,意识障碍、瞳孔改变出现较晚。因脑干缺氧,瞳孔可忽大忽小。由于位于延髓的呼吸中枢受损严重,患者早期即可突发呼吸骤停而死亡。

三、治疗要点

关键在于及时发现和处理。

(一)非手术治疗

患者一旦出现典型的脑疝症状,应立即给予脱水治疗,以缓解病情,争取时间。

(二)手术治疗

确诊后,尽快手术,去除病因,如清除颅内血肿或切除脑肿瘤等;若难以确诊或虽确诊但病变无法切除者,可通过脑脊液分流术、侧脑室外引流术或病变侧颞肌下、枕肌下减压术等降低颅内压。

四、急救护理

(1)快速静脉输入甘露醇、山梨醇、呋塞米等强效脱水剂,并观察脱水效果。

(2)保持呼吸道通畅,吸氧。

(3)准备气管插管盘及呼吸机,对呼吸功能障碍者,行人工辅助呼吸。

(4)密切观察呼吸、心跳、瞳孔的变化。

(5)紧急做好术前特殊检查及术前准备。

(宋丽娟)

第三节　脑出血的护理

脑出血是指原发于脑实质内的出血,主要发生于高血压和动脉硬化的患者。脑出血多发生于 55 岁以上的老年人,多数患者有高血压史,常在情绪激动或活动用力时突然发病,出现头痛、呕吐、偏瘫及不同程度昏迷等。

一、护理措施

(一)术前护理

(1)密切监测病情变化,包括意识、瞳孔、生命体征变化及肢体活动情况,定时监测呼吸、体温、脉搏、血压等,发现异常(瞳孔不等大、呼吸不规则、血压高、脉搏缓慢),及时报告医师立即抢救。

(2)绝对卧床休息,取头高位,15°～30°,头置冰袋,可控制脑水肿,降低颅内压,有利于静脉回流。吸氧可改善脑缺氧,减轻脑水肿。翻身时动作要轻,尽量减少搬动,加床档以防坠床。

(3)神志清楚的患者谢绝探视,以免情绪激动。

(4)脑出血昏迷的患者24～48小时内禁食,以防止呕吐物反流至气管造成窒息或吸入性肺炎,以后按医嘱进行鼻饲。

(5)加强排泄护理:若患者有尿潴留或不能自行排尿,应进行导尿,并留置尿管,定时更换尿袋,注意无菌操作,每天会阴冲洗1～2次,便秘时定期给予通便药或食用一些粗纤维的食物,嘱患者排便时勿用力过猛,以防再出血。

(6)遵医嘱静脉快速输注脱水药物,降低颅内压,适当使用降压药,使血压保持在正常水平,防止高血压引起再出血。

(7)预防并发症:①加强皮肤护理,每天小擦澡1～2次,定时翻身,每2小时翻身1次,床铺干净平整,对骨隆突处的皮肤要经常检查和按摩,防止发生压力性损伤。②加强呼吸道管理,保持口腔清洁,口腔护理每天1～2次;患者有咳痰困难,要勤吸痰,保持呼吸道通畅;若患者呕吐,应使其头偏向一侧,以防发生误吸。③急性期应保持偏瘫肢体的生理功能位。恢复期应鼓励患者早期进行被动活动和按摩,每天2～3次,防止瘫痪肢体的挛缩畸形和关节的强直疼痛,以促进神经功能的恢复,对失语的患者应进行语言方面的锻炼。

(二)术后护理

1.卧位

患者清醒后抬高床头15°～30°,以利于静脉回流,减轻脑水肿,降低颅内压。

2.病情观察

严密监测生命体征,特别是意识及瞳孔的变化。术后24小时内易再次脑出血,如患者意识障碍继续加重、同时脉搏缓慢、血压升高,要考虑再次脑出血可能,应及时通知医师。

3.应用脱水剂的注意事项

临床常用的脱水剂一般是20％甘露醇,滴注时注意速度,一般20％甘露醇250 mL应在20～30分钟内输完,防止药液渗漏于血管外,以免造成皮下组织坏死;不可与其他药液混用;血压过低时禁止使用。

4.血肿腔引流的护理

注意引流液量的变化,若引流量突然增多,应考虑再次脑出血。

5.保持出入量平衡

术后注意补液速度不宜过快,根据出量补充入量,以免入量过多,加重脑水肿。

6.功能锻炼

术后患者常出现偏瘫和失语,加强患者的肢体功能锻炼和语言训练。协助患者进行肢体的被动活动,进行肌肉按摩,防止肌肉萎缩。

(三)健康指导

1.清醒患者

(1)应避免情绪激动,去除不安、恐惧、愤怒、忧虑等不利因素,保持心情舒畅。

(2)饮食清淡,多吃含水分、含纤维素多的食物;多食蔬菜、水果。忌烟、酒及辛辣、刺激性强的食物。

(3)定期测量血压,复查病情,及时治疗可能并存的动脉粥样硬化、高脂血症、冠心病等。

(4)康复活动。应规律生活,避免劳累、熬夜、暴饮暴食等不利因素,保持心情舒畅,注意劳逸结合。坚持适当锻炼。康复训练过程艰苦而漫长(一般为1~3年,长者需终生训练),需要信心、耐心、恒心,在康复医师指导下,循序渐进、持之以恒。

2.昏迷患者

(1)昏迷患者注意保持皮肤清洁、干燥,每天床上擦浴,定时翻身,防止压力性损伤形成。

(2)每天坚持被动活动,保持肢体功能位置。

(3)防止气管切开患者出现呼吸道感染。

(4)不能经口进食者,应注意营养液的温度、保质期以及每天的出入量是否平衡。

(5)保持大小便通畅。

(6)定期高压氧治疗。

二、主要护理问题

(1)疼痛:与颅内血肿压迫有关。

(2)生活自理能力缺陷:与长期卧床有关。

(3)脑组织灌注异常:与术后脑水肿有关。

(4)有皮肤完整性受损的危险:与昏迷、术后长期卧床有关。

(5)躯体移动障碍:与出血所致脑损伤有关。

(6)清理呼吸道无效:与长期卧床所致的机体抵抗力下降有关。

(7)有受伤的危险:与术后癫痫发作有关。

(宋丽娟)

第四节　慢性硬膜下血肿的护理

一、概述

慢性硬膜下血肿是指脑外伤后3周以上出现临床症状者,血肿位于硬脑膜和蛛网膜之间,具有包膜,是小儿和老年颅内血肿中最常见的一种,约占颅内血肿的10%,硬膜下血肿的25%。目前认为,慢性硬膜下血肿是因轻微颅脑外伤造成桥静脉撕裂,血液缓慢渗入硬脑膜下腔而成。血肿以单侧多见,双侧者占20%~25%。男性患者明显多于女性,男女之比为5:1,当病程长、头颅外伤史不明确时,常被误诊为脑瘤、脑血管病、帕金森综合征等。如诊断不及时,治疗不当,可造成严重后果。临床表现为以颅内高压为主的一组症状。

(一)病因及发病机制

头部外伤是慢性硬膜下血肿最常见的致病原因,50%~84%的患者有明确的头部外伤史。但如果头部外伤轻微,外伤距发病时间较长时,一般容易被患者和家属忽略,部分患者在被追问病史时才被发现。老年人由于脑组织萎缩,硬脑膜与皮质之间的空隙增大,当头部受到突然加速或减速运动时,可引起桥静脉的撕裂或造成皮质与硬脑膜间小交通静脉的损伤渗血。也可由静脉窦、蛛网膜颗粒或硬膜下水瘤受损出血引起。非损伤性硬膜下血肿非常少见。在慢性硬膜下血肿的患者中约有12.8%的患者伴有高血压,所以,高血压、动脉硬化可能是容易导致出血的原因之一。

此外，一些患有硬膜下血肿的老年患者，常有慢性酒精中毒病史，因长期饮酒可造成肝功能损伤，导致凝血机制障碍，酗酒后又易造成颅脑损伤。还有 $12\%\sim38\%$ 与应用抗凝治疗有关，如长期服用阿司匹林、双嘧达莫等。

慢性硬膜下血肿的出血来源多为桥静脉或皮质小静脉，血液流至硬脑膜下腔后逐渐凝固，两周左右血肿开始液化，蛋白分解。以后血肿腔逐渐增大，引起颅内压增高，进一步对脑组织造成压迫，使脑循环受阻、脑萎缩及变性。促使血肿不断扩大的原因有以下几种。①血肿被膜反复出血：手术时可见血肿有被膜形成，外壁较厚有时可达数毫米，并富于血管，与硬脑膜粘连紧密，内膜甚薄与蛛网膜易分离。血肿外壁上的小血管不断破裂出血，是造成血肿体积不断增大的原因。②血管活性物质的释放：近期研究表明，血肿的外被膜（血肿被膜的硬脑膜层）不断释放出组织纤溶酶原激活物质到血肿腔内，作用于纤溶酶原使其转化为纤溶酶，促使纤溶活性增加，造成溶血和小血管的再出血，从而使血肿体积不断增大。

（二）病理

慢性硬膜下血肿多位于顶部，一般较大，血肿可覆盖在大脑半球表面的大部分，即额、顶、颞叶的外侧面。血肿的包膜多在发病后 $5\sim7$ 天初步形成，到 $2\sim3$ 周基本完成，为一层黄褐色或灰色的结缔组织包膜，靠蛛网膜侧包膜较薄，血管少，与蛛网膜粘连，可轻易剥离；靠近硬脑膜一侧的包膜较厚，与硬脑膜粘连较紧，该包膜在显微镜下有浆细胞、淋巴细胞和吞噬细胞，有丰富的新生毛细血管，亦有血浆渗出，有时见到毛细血管破裂的新鲜出血。血肿内容：早期为黑褐色半固体黏稠物，晚期为黄色或酱油色液体。以往多数学者认为，脑轻微损伤后出血缓慢，量少，血肿内血液分解渗透压较高，脑脊液和周围脑组织水分不断渗入到血肿壁，使血肿逐渐增大，但这种说法已被否定。目前大多认为，包膜外的外层有新生而粗大的毛细血管，血浆由管壁渗出，或毛细血管破裂出血到囊腔内，而使血肿体积不断增大。晚期逐渐出现颅内高压及局灶症状。

（三）临床表现

多数患者在外伤后较长时间内有轻微头痛、头昏等一般症状，亦有部分患者伤后长时间无症状，部分患者外伤史不详。多于 $2\sim3$ 个月后逐渐出现恶心、呕吐、视物模糊、肢体无力、精神失常等全脑症状和局灶症状。症状大体可归纳为以下几类。

1.颅内高压症状

起初为轻微的头痛，当血肿逐渐增大时方出现明显的颅内压增高的症状如头痛、恶心、呕吐、复视、视盘水肿等。临床上常以颅内压增高为主要症状多见。老年人因为脑萎缩，颅内压增高症状出现较晚或不明显。婴幼儿患者颅内压增高，则表现为前囟饱满，头颅增大，可被误诊为先天性脑积水。

2.精神症状

老年人以精神障碍较为突出，常表现为表情淡漠，反应迟钝，记忆力减退，寡言少语，理解力差，进行性痴呆，淡漠，嗜睡，精神失常。痴呆多见于年龄较大者。

3.局灶性症状

患者亦可出现脑神经受损症状，如动眼神经、展神经及面神经损伤的症状；可出现帕金森综合征，表现震颤、动作缓慢、肌力减退而肌张力增高，也可出现步态不稳及神经功能障碍，如偏瘫、失语、同向偏盲、偏身感觉障碍等，但均较轻。部分患者可出现局灶性癫痫。

（四）辅助检查

1.腰穿

除腰穿脑脊液压力增高外，常规检查可完全正常，病程越长，血肿包膜越厚，脑脊液化验变化越不明显。

2.颅骨平片

颅骨平片可显示脑回压迹、蝶鞍扩大，骨质吸收，患病多年患者局部骨板变薄、外突，血肿壁可有圆弧形钙化。婴幼儿可有前囟扩大、颅缝分离和头颅增大等。

3.头部 CT 扫描

头部 CT 扫描是目前诊断慢性硬膜下血肿的最有效方法，早期（伤后 3 周至 1 个月）血肿呈高、低混合密度，新月形或半月形肿块，高密度系点片状新鲜出血，部分可见液平面；中期（1～2 个月）血肿双凸形低密度；后期（2 个月以上）呈低密度区，主要表现颅骨内板与脑表面之间出现新月形、双凸形、单凸形的低密度、高密度或混杂密度区，患侧脑室受压，中线移位，额角向下移位，枕角向内上移位。慢性硬膜下血肿有 17%～25% 表现为等密度，诊断较难。增强扫描更能清楚显示血肿内缘与脑组织交界面呈条状密度增高带，可见血肿包膜强化影，血肿区内无脑沟、脑回。

4.MRI 检查

慢性硬膜下血肿有时在 CT 上因呈等密度而显影不清，但在 MR 上却相当清晰，既可定性，又可定位，对 CT 难以诊断的等密度慢性硬膜下血肿，其诊断准确率高达 100%。早期在 T_1、T_2 加权像上均为高信号，后期血肿在 T_1 加权像上为高于脑脊液的低信号，T_2 加权像上为高信号。例如，发病 3 周左右的硬膜下血肿，在 CT 上可能呈等密度，在 T_1 加权像上积血因 T_1 值短于脑脊液而呈高信号，在 T_2 加权像上因长 T_2 而呈高信号。冠状面在显示占位效应方面更明显优于 CT。

5.其他检查

ECT 扫描，显示脑表现的新月形低密度区；脑电图显示局限性病灶；脑超声波检查可显示中线波移位。婴幼儿可行前囟穿刺。

（五）诊断及鉴别诊断

1.诊断依据

（1）轻度头部外伤 3 周以后，逐渐出现头痛、头昏、视盘水肿、偏瘫、癫痫等症状。

（2）腰穿脑脊液压力高，常规变化不明显。

（3）脑血管造影可见颅内板下方新月形"无血管区"。

（4）CT 扫描可确定诊断。

（5）婴幼儿可在前囟外角进行穿刺，可明确诊断。

2.鉴别诊断

（1）外伤性硬膜下积液：外伤性硬膜下积液或称外伤性硬膜下水瘤，系外伤后大量脑脊液积聚硬脑膜下，临床表现与硬膜下血肿相似，半数病例位于双额区，常深入到纵裂前部，占位表现较硬膜下血肿轻。在 CT 上显示为新月形低密度影，CT 值在 7 Hu 左右，近脑脊液密度。无论急性或慢性硬膜下积液在 MR 上均成新月形长 T_1 与长 T_2。信号强度接近脑脊液。慢性硬膜下血肿在 CT 上：早期为高、低混合密度，部分可见液面；中、晚期呈低密度区。在 MR 上可有明显信号变化。

（2）脑蛛网膜囊肿：本病变多位于颅中窝，外侧裂表面，临床表现与慢性硬膜下血肿相似，脑血管造影为脑底或脑表面无血管区，CT扫描亦为密度减低区，但其形状呈方形或不规则，这点与慢性硬膜下血肿相区别。

（3）其他：脑肿瘤、先天性脑积水，往往与慢性硬膜下血肿在临床上难以区别，但行CT扫描及MRI，多可明确诊断。

（六）治疗

1.非手术疗法

对个别轻度病例，或缓慢性进行性颅内高压，可试用中药或大量脱水药物治疗，但疗效尚需长期观察。未经治疗的慢性硬膜下血肿患者由于高颅压脑疝而死亡，自然吸收的慢性硬膜下血肿少见。

2.手术治疗

手术治疗是公认的最有效的治疗方法。大多数患者需要手术治疗，部分非手术治疗效果不满意，病情继续发展的可行手术治疗，手术治疗包括以下几种。

（1）血肿引流：为近年来盛行的方法，在血肿较厚部位钻孔引流并冲洗血肿后，置入一引流管与脑表面平行，行闭式引流48～72小时，此种方法多能顺利治愈，而且简单，损伤小，治愈率高，故多列为首选。近年来YL-1型硬通道微刺针微创穿刺引流术因简便易行在临床广泛应用，根据头部CT检查定位，选择最后层面中心作为穿刺点。对于CT显示血肿腔内有明显分隔者，可采用颅骨钻孔神经内镜辅助血肿清除术。

（2）血肿切除。适应证：①血肿引流不能治愈者；②血肿内容为大量凝血块；③血肿壁厚，引流后脑不膨起者。此种方法损伤较大，采用骨瓣开颅，连同血肿囊壁一并切除。

（3）前囟穿刺：适用于婴幼儿血肿，可在两侧前囟外角反复多次穿刺，多数患者可治愈。

二、护理

（一）入院护理

1.急诊入院常规护理

（1）立即通知医师接诊，为患者测量体温、脉搏、呼吸、血压；观察患者的意识、瞳孔变化及肢体活动等情况，如有异常及时通知医师。

（2）了解患者既往史，有无家族史、过敏史、吸烟史等。

（3）根据医嘱正确采集标本，进行相关检查。了解相关化验、检查报告的情况，如有异常及时与医师沟通。

（4）了解患者的心理状态，向患者讲解疾病的相关知识，增强患者治疗信心，减轻焦虑、恐惧心理。

（5）待患者病情稳定后向患者介绍病房环境（医师办公室、护士站、卫生间、换药室、配餐室的位置）、护理用具的使用方法（床单位、呼叫器等）、物品的放置、作息时间及餐卡的办理等；介绍科主任、护士长、负责医师及责任护士。病房应保持安静、舒适，减少人员流动，避免外界刺激和情绪激动。

2.安全防护教育

对于有癫痫发作史的患者，应保持病室内环境安静，减少人员探视，室内光线柔和，避免强光刺激。病室内的热水壶、锐器等危险物品应远离患者，避免癫痫发作时，伤及他人或患者自伤。

若出现癫痫发作前兆时,立即卧床休息。癫痫发作时,在患者紧闭口唇之前,立即把缠有纱布的压舌板、勺子或牙刷把等垫在上下牙齿之间,防止患者咬伤自己的舌头。松开衣领,头偏向一侧,保持呼吸道通畅,通知医师。发作期间口中不可塞任何东西,不可强行灌药,防止窒息。不可暴力制动,防止肌肉拉伤、关节脱臼或骨折,并加床档保护,避免坠床摔伤。有癫痫病史的患者,必须长期坚持服药,不可增减、漏服和停服药物。癫痫发作后,要及时清除患者口腔分泌物,保持呼吸道通畅,并检查患者有无肢体损伤,保证患者良好的休息。

(二)手术护理

1.送手术前

(1)为患者测量体温、脉搏、呼吸、血压及体重;如有发热、血压过高、女性月经来潮等情况均应及时报告医师。

(2)告知患者手术的时间,术前禁食水等准备事项。

(3)修剪指(趾)甲、剃胡须,勿化妆及涂染指(趾)甲等。协助患者取下义齿、项链、耳钉、手链、发夹等物品,并交给家属妥善保管。

(4)根据医嘱正确行药物过敏试验、备血(复查血型)、术区皮肤准备(剃除全部头发及颈部毛发,保留眉毛)后,更换清洁病员服,术区皮肤异常及时通知医师。

(5)遵医嘱术前用药。

(6)携带病历、相关影像资料等物品,平车护送患者入手术室。

2.术后回病房

(1)每15～30分钟巡视患者1次,注意观察患者的生命体征、意识、瞳孔、肢体活动等,如异常及时通知医师。

(2)注意观察切口敷料有无渗血。

(3)密切观察引流液的颜色、性状、量等情况并记录,妥善固定引流管,引流袋置于头旁枕上或枕边,高度与头部创腔保持一致,保持引流管引流通畅;活动时注意引流管不要扭曲、受压,防止脱管。

(4)术后6小时内给予去枕平卧位,头偏向一侧,防止呕吐物误吸引起窒息;头部放置引流管的患者6小时后需平卧位,利于引流;麻醉清醒的患者可以协助床上活动,保证患者的舒适度。

(5)若患者出现不能耐受的头痛,及时通知医师,遵医嘱给予止痛药物,并密切观察患者的生命体征、意识、瞳孔等变化。

(6)术后6小时如无恶心、呕吐等麻醉反应,可遵医嘱进食;对于意识障碍的患者可遵医嘱鼻饲管注食。

(7)对于未留置导尿的患者,指导床上大小便,24小时内每4～6小时嘱患者排尿1次。避免因手术、麻醉刺激、疼痛等原因造成术后的尿潴留。若术后8小时仍未排尿且有下腹胀痛感、隆起时,可行诱导排尿、针刺或导尿等方法。

(8)麻醉清醒可以语言沟通的患者,向其讲解疾病术后的相关知识,增强患者恢复健康的信心,利于早日康复。带有气管插管或语言障碍的患者,可进行肢体语言和书面卡片的沟通,疏导患者紧张、恐惧的情绪。

(9)结合患者的个体情况,每1～2小时协助患者翻身,保护受压部位皮肤;如局部皮肤有压红,可缩短翻身的间隔时间,受压部位应予软枕垫高减压。

（三）术后护理

1.术后第1~3天

（1）每1~2小时巡视患者1次，注意观察患者的生命体征、意识、瞳孔、肢体活动等，如发现有头痛、恶心、呕吐等颅内压增高症状及时通知医师。

（2）注意观察切口敷料有无渗血。

（3）密切观察引流液的颜色、性状、量等情况并记录，妥善固定引流管，并保持引流管引流通畅，勿打折、扭曲、受压，防止脱管，不可随意调整引流袋的高度。

（4）加强呼吸道的管理，鼓励深呼吸及有效咳嗽、咳痰，如痰液黏稠不易咳出可遵医嘱予雾化吸入，必要时吸痰。

（5）结合患者的个体情况，每1~2小时协助患者翻身，保护受压部位皮肤；如局部皮肤有压红，可缩短翻身的间隔时间，受压部位应予软枕垫高减压。

（6）指导肢体和语言功能锻炼。

2.术后第4天至出院日

（1）每1~2小时巡视患者1次，注意观察患者的生命体征、意识、瞳孔、肢体活动等，如发现异常及时通知医师。

（2）拔除引流管后注意观察切口敷料有无渗血、渗液及皮下积液等，如有异常及时通知医师。

（3）加强呼吸道的管理，鼓励深呼吸及有效咳嗽。

（4）指导患者注意休息，引流管拔除后指导患者床头摇高，逐渐坐起，再过渡到床边，病室、病区活动时以不疲劳为宜。

（5）指导患者进行肢体和语言功能锻炼。

（四）出院指导

（1）家属应陪伴在患者身边，减轻患者的恐惧心理。

（2）给予患者高热量、高蛋白、高维生素、易消化吸收的饮食。

（3）患者出院后定期复查血压，遵医嘱用药，保持情绪稳定，保持大便通畅，坚持功能锻炼。

（4）1个月后门诊影像学复查。

（宋丽娟）

第五节　颅内压增高症的护理

颅内压增高症是由于颅内任何一种主要内容物（血液、脑脊液、脑组织）容积增加或者有占位性病变时，其所增加的容积超过代偿限度所致。正常人侧卧位时，测定颅内压（ICP）为0.8~1.8 kPa（6~13.5 mmHg），>2.0 kPa（15 mmHg）为颅内压增高，2.0~2.6 kPa（15~20 mmHg）为轻度增高，2.6~5.3 kPa（20~40 mmHg）为中度增高，>5.3 kPa（>40 mmHg）为重度增高。

一、病因和发病机制

引起颅内压增高的疾病很多，但发生颅内压增高的主要因素如下。

（一）脑脊液增多

（1）分泌过多，如脉络丛乳头状瘤。

（2）吸收减少：如交通性脑积水，蛛网膜下腔出血后引起蛛网膜粘连。

（3）循环交通受阻：如脑室及脑中线部位的肿瘤引起的梗阻性脑积水或先天性脑畸形。

（二）脑血液增多

（1）脑外伤后＜24小时的脑血管扩张、充血，以及呼吸道梗阻，呼吸中枢衰竭引起的二氧化碳蓄积，高碳酸血症和丘脑下部、鞍区或脑干部位手术，使自主神经中枢或血管运动中枢受刺激引起的脑血管扩张充血。

（2）颅内静脉回流受阻。

（3）出血。

（三）脑容积增加

正常情况下颅内容积除颅内容物体积外有 $8\%\sim10\%$ 的缓冲体积即代偿容积。因此颅内容积很大，但代偿调节作用很小。常见脑水肿如下。①血管源性脑水肿：多见于颅脑损伤、脑肿瘤、脑手术后。②细胞毒性脑水肿：多见于低氧血症，高碳酸血症，脑缺血和缺氧。③渗透性脑水肿：常见于严重电解质紊乱（Na^+ 丢失），渗透压降低，水中毒。

（四）颅内占位病变

常见于颅内血肿，颅内肿瘤，脑脓肿和脑寄生虫等。

二、临床表现

（一）头痛

头痛是颅内压增高最常见的症状，有时是唯一的症状。可呈持续性或间歇性，当用力、咳嗽、负重，早晨清醒时和较剧烈活动时加重，这是由颅内压增高使脑膜、血管或神经受挤压、牵扯或炎症变化的刺激所致。急性和重度的颅内压增高可引起剧烈的头痛并常伴喷射性呕吐。

（二）恶心呕吐

多数颅内压增高患者都伴有恶心、不思饮食，重度颅内压增高可引起喷射性呕吐，呕吐之后头痛随之缓解，小儿较成人多见，其原因是迷走神经中枢和神经受刺激所引起。

（三）视力障碍和眼底变化

长期颅内压增高，使视神经受压，眼底静脉回流受阻，引起视神经萎缩，造成视力下降、模糊和复视，眼底视盘水肿，严重者出现失明和眼底出血。

头痛、恶心呕吐、视盘水肿为颅内压增高的三大主要症状。

（四）意识障碍

意识障碍是反映脑受压的可靠及敏感指标，当大脑皮质、脑干网状结构广泛受压和损害即可出现意识障碍。颅内压增高早期患者可出现烦躁、嗜睡和定向障碍等意识不清的表现，晚期则出现蒙眬和昏迷。末期出现深昏迷。梗阻性脑积水所引起的颅内压增高一般无意识障碍。

（五）瞳孔变化

由于颅内压不断增高而引起脑移位，中脑和脑干移位压迫和牵拉动眼神经可引起瞳孔对光反射迟钝。瞳孔不圆，瞳孔忽大忽小，一侧瞳孔逐渐散大，光反射消失；末期出现双侧瞳孔散大、固定。

(六)生命体征变化

颅内压增高,早期一般不会出现生命体征变化,急性或重度的颅内压增高可引起血压增高,脉压增大,呼吸、脉搏减慢综合征。随时有呼吸骤停及生命危险。常见于急性脑损伤患者,而脑肿瘤患者则很少出现血压升高。

(七)癫痫发作

约有20%的颅内压增高患者发生癫痫,为局限性癫痫小发作,如口角、单侧上、下肢抽搐,或癫痫大发作,大发作时可引起呼吸道梗阻,加重脑缺氧、脑水肿而加剧颅内压增高。

(八)颅内高压危象(脑疝形成)

1.颞叶钩回疝

幕上肿瘤、水肿、血肿引起急剧的颅内压力增高,挤压颞叶向小脑幕裂孔或下方移位,同时压迫动眼神经、大脑后动脉和中脑,使脑干移位,产生剧烈的头痛、呕吐,血压升高,呼吸、脉搏减慢、不规则。很快进入昏迷,一侧瞳孔散大,对光反射消失,对侧肢体偏瘫,去脑强直。此时如未及时进行降颅压处理则会出现呼吸停止,双侧瞳孔散大、固定、血压下降、心跳停止。

2.枕骨大孔疝

枕骨大孔疝又称小脑扁桃体疝,主要是幕下肿瘤、血肿、水肿致颅内压力增高,挤压小脑扁桃体进入压力偏低的枕骨大孔,压迫延脑和颈1～2颈髓,患者出现剧烈头痛、呕吐、呼吸不规则、血压升高、心跳缓慢,随之很快出现昏迷、瞳孔缩小或散大、固定、呼吸停止。

三、护理

(一)护理目标

(1)了解引起颅内压增高的原因,及时对症处理。

(2)通过监测及早发现病情变化,避免意识障碍发生。

(3)颅内压得到控制,脑疝危象得以解除。

(4)患者主诉头痛减轻,自觉舒适,头脑清醒,睡眠改善。

(5)体液恢复平衡,尿比重在正常范围,无脱水症状和体征。

(二)护理措施

(1)每小时观察神志、瞳孔变化1次。如出现神志不清及瞳孔改变,预示颅内压力增高,需及时报告医师进行降颅内压处理。

(2)观察头痛的程度,有无伴随呕吐,对剧烈头痛应及时对症降颅压处理。

(3)1～2小时监测血压、脉搏、呼吸1次,观察有无呼吸、脉搏慢,血压高,即"两慢一高"征。

(4)保持呼吸道通畅:呼吸道梗阻时,因患者呼吸困难,可致胸腔内压力增高、$PaCO_2$ 增高,致脑血管扩张、脑血流量增多进而使颅内压增高。护理时应及时清除呼吸道分泌物和呕吐物。抬高床头15°～30°,持续或间断吸氧,改善脑缺氧,减轻脑水肿。

(5)脱水治疗的护理:应用高渗性脱水剂,使脑组织间的水分通过渗透作用进入血循环再由肾脏排出,可达到降低颅内压的目的。常用20%甘露醇250 mL,15～30分钟内滴完,2～4次/天;呋塞米20～40 mg,静脉或肌内注射,2～4次/天。脱水治疗期间,应准确记录24小时出入液量,观察尿量、色,监测尿素氮和肌酐含量,注意有无水、电解质紊乱和肝肾功能损害。脱水药物应严格按医嘱执行,并根据病情及时调整脱水药物的用量。

(6)激素治疗的护理:肾上腺皮质激素通过稳定血-脑屏障,预防和缓解脑水肿,改善患者症状。常用地塞米松 5～10 mg,静脉注射;或氢化可的松 100 mg 静脉注射,1～2 次/天;由于激素有引起消化道应激性溃疡出血、增加感染机会等不良反应,故用药的同时应加强观察,预防感染,避免发生并发症。

(7)颅内压监护。①监护方法:颅内压监护有植入法和导管法两种。植入法是将微型传感器植入颅内,传感器直接与颅内组织(硬脑膜外、硬脑膜下、蛛网膜下腔、脑实质等)接触而测压。导管法是以引流出的脑脊液或生理盐水充填导管,将传感器(体外传感器)与导管相连接,借导管内的液体与传感器接触而测压。两种方法的测压原理均是利用压力传感器将压力转换为与颅内压力大小成正比的电信号,再经信号处理装置将信号放大后记录下来。植入法中的硬脑膜外法及导管法中的脑室法优点较多,使用较广泛。②颅内压监护的注意事项:监护的零点参照点一般位于外耳道的位置,患者需平卧或头抬高 10°～15°;监护前注意记录仪与传感器的零点核正,并注意大气压改变而引起的"零点飘移";脑室法时在脑脊液引流期间每 4～6 小时关闭引流管测压,了解颅内压真实情况;避免非颅内情况而引起的颅内压增高,如出现呼吸不畅、躁动、高热或体位不舒适、尿潴留时应及时对症处理;监护过程严格无菌操作,监护时间以 72～96 小时为宜,防止颅内感染。③颅内压监护的优点:颅内压增高早期,由于颅内容积代偿作用,患者无明显颅内压增高的临床表现,而颅内压监护时可发现颅内压提高和基线不平稳;较重的颅内压升高时,颅内压监护基线水平与临床症状出现及其严重程度一致;有些患者临床症状好转,但颅内压逐渐上升,预示迟发性(继发性)颅内血肿的形成;根据颅内压监护使用脱水剂,可以避免盲目使用脱水剂及减少脱水剂的用量,减少急性肾衰竭及电解质紊乱等并发症的发生。

(8)降低耗氧量:对严重脑挫裂伤、轴索损伤、脑干损伤的患者进行头部降温,降低脑耗氧量。有条件者行冬眠低温治疗。①冬眠低温的目的:降低脑耗氧量,维持脑血流和脑细胞能量代谢,减轻乳酸堆积,降低颅内压;保护血-脑屏障功能,抑制白三烯 B_4 生成及内源性有害因子的生成,减轻脑水肿反应;调节脑损伤后钙调蛋白酶Ⅱ活性和蛋白激酶活力,保护脑功能;当体温降至 30 ℃,脑的耗氧量约为正常的 55%,颅内压力较降温前低 56%。②降温方法:根据医嘱首先给予足量冬眠药物,如冬眠Ⅰ号合剂(包括氯丙嗪、异丙嗪及哌替啶)或冬眠Ⅱ号合剂(哌替啶、异丙嗪、双氢麦角碱),待自主神经充分阻滞,御寒反应消失,进入昏睡状态后,方可加用物理降温措施。物理降温方法可采用头部戴冰帽,在颈动脉、腋动脉、肱动脉、股动脉等主干动脉表浅部放置冰袋,此外还可采用降低室温、减少被盖、体表覆盖冰毯等方法。降温速度以每小时下降 1 ℃ 为宜,体温降至肛温 33～34 ℃,腋温 31～33 ℃ 较为理想。体温过低易诱发心律失常、低血压、凝血障碍等并发症;体温>35 ℃,则疗效不佳。③缓慢复温:冬眠低温治疗一般为 3～5 天,复温应先停物理降温,再逐步减少药物剂量或延长相同剂量的药物维持时间直至停用;加盖被毯,必要时用热水袋复温,严防烫伤;复温不可过快,以免出现颅内压"反跳"、体温过高或中毒等。④预防并发症:定时翻身拍背、吸痰,雾化吸入,防止肺部感染;低温使心排血量减少,冬眠药物使外周血管阻力降低,在搬动患者或为其翻身时,动作应轻稳,以防发生直立性低血压;观察皮肤及肢体末端,冰袋外加用布套,并定时更换部位,定时局部按摩,以防冻伤。

(9)防止颅内压骤然升高:对烦躁不安的患者查明原因,对症处理,必要时给予镇静剂,避免剧烈咳嗽和用力排便;控制液体摄入量,成人每天补液量<2 000 mL,输液速度应控制在 30～40 滴/分钟;保持病室安静,避免情绪紧张,以免血压骤升而增加颅内压。

(宋丽娟)

第六节　脑动静脉畸形的护理

脑动静脉畸形是指脑血管发育障碍引起的脑局部血管数量和结构异常,并对正常脑血流产生影响。动静脉畸形是一团异常的畸形血管,其间无毛细血管,常有一支或数支增粗的供血动脉,引流静脉明显增粗曲张,管壁增厚,内为鲜红动脉血,似动脉,故称之为静脉的动脉化。动静脉畸形引起的继发性病变有出血、盗血。

一、病理和病理生理

(一)病理

脑动静脉畸形可发生在颅内的任何部位。80%～90%位于幕上,以大脑半球表面特别是大脑中动脉供应区的顶、颞叶外侧面最为多见,其次为大脑前动脉供应区的额叶及大脑内侧面,其他部位如枕叶、基底节、丘脑、小脑、脑干、胼胝体、脑室内较少见。幕上病变多由大脑中动脉或大脑前动脉供血,幕下动静脉畸形多由小脑上动脉供血或小脑前下或后下动脉供血。供血动脉一般只有一条,多者可有二三条,回流静脉多为一条,偶有两条。供血动脉及回流静脉多粗大,比正常动、静脉大一倍到数倍。据统计,供血动脉大脑中动脉占60%,大脑前动脉分支占20%,大脑中动脉和大脑前动脉分支联合供血占10%,脉络膜前动脉及椎-基底动脉分支供血少见,小脑后动脉分支占2%左右。回流静脉依其病变的部位分别汇入矢状窦、大脑大静脉、鞍旁静脉丛、岩窦、横窦、直窦、岩上窦等。由于胚胎脑血管首先在软脑膜发育,故动静脉畸形常位于脑表面,亦可位于脑沟内或深部脑组织内。典型的脑动静脉畸形呈圆锥形,锥底在脑表面,锥尖朝向脑室,深达脑室壁,有的伸入脑室与侧脑室脉络丛相连。有少数动静脉畸形呈类球形、长条形或不规则形,边缘不整齐。

畸形血管团的大小不一,小者只有在仔细检查下才能看到,脑血管造影不能显示,只有在术后病理检查时才能发现,有的甚至连常规病理检查亦难发现。大者病变直径可达8～10 cm,可累及两个脑叶以上,占大脑半球的1/3～1/2或广泛分布在一侧或双侧大脑或小脑半球。病变中的畸形血管纠缠成团,血管管径大小不一,有时较为细小,有时极度扩张、扭曲,甚至其行程迂曲,呈螺旋状或绕成圆圈形。不同大小的动静脉毛细血管交织在一起,其间可夹杂脑组织。显微镜下,动静脉畸形的特点是由大小不等、走向不同的动静脉组成,管腔扩张,管壁动脉内膜增生肥厚,有的突向管腔内,内弹力层极为薄弱,甚至缺失,中层厚薄不一。动脉壁上可附有粥样硬化斑块及机化的血凝块,有的管腔部分堵塞,有的呈动脉瘤样扩张。静脉常有纤维变或玻璃样变而增厚,偶见有钙化。但动脉和静脉常常难以区分。畸形血管周围常见有含铁血黄素沉着,夹杂在血管之间的脑组织可变性坏死。

脑动静脉畸形的继发改变,最常见是畸形血管破坏,血肿形成,畸形血管的血栓形成,脑缺血,脑胶质增生,脑萎缩等。畸形血管破裂常表现为蛛网膜下腔出血、脑内出血、硬膜下出血、脑室内出血。脑内出血常由深在动静脉畸形引起,合并血肿形成,表现为血管移位的占位改变,亦可见有造影剂外溢和动脉痉挛等表现。脑缺血可因"盗血"引起,使缺血区脑组织萎缩,脑胶质增生。畸形血管血栓形成一般难以发现,有时造影可见畸形血管内有充盈缺损。

(二)病理生理

由于动静脉畸形的动静脉之间没有毛细血管,血液经动脉直接流入静脉,缺乏血管阻力,局部血流量增加,血循环速度加快。这种血流改变,引起大量"脑盗血"现象。由于动脉血直接流入静脉内,使动脉内压大幅度下降,供血动脉内压由正常体循环平均动脉压的 90% 降至 45.1%～61.8%,而静脉内压上升,引起病变范围内静脉回流受阻而致静脉怒张、扭曲。动脉压的下降以及"脑缺血"现象,使动脉的自动调节功能丧失,致使动脉扩张,以弥补远端脑供血不足。动脉内血流的冲击致使动脉瘤形成,以及静脉长期怒张、扭曲,形成巨大静脉瘤。这都是动静脉畸形破裂出血的因素。静脉内血流加快,血管壁增厚,静脉内含有动脉血,手术时可见静脉呈鲜红色,与动脉难以区别,这被称为静脉的动脉化。随着动静脉的扩张,盗血量日益增加,使病变范围逐渐扩大。

二、临床表现

小型动静脉畸形可没有任何症状或体征,绝大多数脑动静脉畸形可出现一定的临床表现。

(一)性别、年龄

男性较女性多见,男女之比为(1.1～2)∶1。可发生在任何年龄,但以 20～30 岁青年为最多见,80% 的患者年龄在 11～40 岁之间。

(二)症状和体征

1.出血

动静脉畸形出血的发生率为 20%～88%,并且多为首发症状。动静脉畸形越小越易出血,这是因为动静脉畸形小,其动静脉管径小,在动静脉短路处的动脉压的下降不显著,小静脉管壁又薄,难以承受较高动脉压力的血液冲击,故易发生破裂出血。动静脉畸形多发生在 30 岁以下的患者,出血前患者常有激动、体力活动及用力大小便等诱因,但亦可没有明显的诱因而发生出血。出血常表现为蛛网膜下腔出血,亦可为脑内出血,40% 形成脑内血肿,少数患者脑内血肿可穿破脑室壁破入脑室或穿破皮层形成硬膜下血肿。动静脉畸形出血具有反复性,再出血率为 23%～50%,每年再出血率为 2% 左右。50% 以上出血 2 次,30% 出血 3 次,20% 出血 4 次以上,最多可达十余次。再出血的病死率为 12%～20%,仅为脑动脉瘤出血死亡的 1/3。再出血的间隔时间少数在数周或数月,多数在 1 年以上,甚至在十几年以后,平均为 4～6 年。有学者报告,13% 的患者于 6 周内再出血。与动脉瘤相比,脑动静脉畸形出血的特点有两个,一是出血的高发年龄小,出血程度轻,再出血率低,再出血间隔时间长且无规律;二是出血后血管痉挛发生率低。

2.癫痫

动静脉畸形患者的癫痫发生率为 30%～60%,其中 10%～30% 以癫痫为首发症状。癫痫多发生在 30 岁以上患者,癫痫可发生在出血之前或出血之后,亦可发生在出血时。癫痫的发生率尚与动静脉畸形的部位及大小有关。额顶区动静脉畸形的癫痫发生率最高,达 86%,额叶为 85%,顶叶为 58%,颞叶为 56%,枕叶为 55%。动静脉畸形愈大癫痫发生率越高,"脑盗血"严重的大型动静脉畸形癫痫的发生率更高。其癫痫的发作类型与动静脉畸形的部位亦有一定关系,顶叶动静脉畸形多为局限性癫痫发作,额叶者多为全身性癫痫,颞叶者可为颞叶癫痫。

3.头痛

60％以上的动静脉畸形患者有长期头痛史,其中15％～24％为首发症状。头痛常限于一侧,一般表现为阵发性非典型的偏头痛,可能与脑血管扩张有关。出血时的头痛较为剧烈且伴有呕吐。

4.进行性神经功能障碍

约40％的病例可出现进行性神经功能障碍,多表现为进行性轻偏瘫、失语、偏侧感觉障碍和同向偏盲等。引起神经功能障碍的主要原因是"脑盗血"引起的脑缺血和动静脉畸形破裂出血形成血肿压迫。

5.颅内血管杂音

部分患者在颅外可听到持续性血管杂音,并在收缩期杂音增强,少数患者自己亦能感觉到颅内血管杂音。

6.智力减退

巨大的动静脉畸形由于累及大脑组织范围广泛,可导致智力减退。

7.颅内压增高

动静脉畸形虽非肿瘤,但亦有一定体积,并且逐渐扩大,少数患者可出现颅内压增高的表现。这主要是由于静脉压增高,动静脉畸形梗阻脑脊液循环造成脑积水;蛛网膜下腔出血产生交通性脑积水;出血后血肿形成。

8.其他

少数患者可出现眼球突出,头晕耳鸣,视力障碍,精神症状,脑神经麻痹,共济失调及脑干症状等。小儿可因大型动静脉畸形导致静脉血回流过多而右心衰竭。

三、辅助检查

(一)腰穿

出血前多无明显改变,出血后颅内压力多在1.9～3.8 kPa,脑脊液呈均匀血性,提示蛛网膜下腔出血。

(二)颅内平片

多数患者无阳性发现。10％～20％的病例可见病变钙化,20％～30％的钙化为线状、环状、斑状或不规则状,影像常很淡。若脑膜中动脉参与供血,可见颅骨脑膜中动脉沟增宽,颅底像棘孔扩大。颅后窝动静脉畸形致梗阻性脑积水者,可显示有颅内压增高征象。出血后可见松果体钙化移位。

(三)多普勒超声

多普勒超声对动静脉畸形有初步的定性定位诊断能力。外侧裂附近的动静脉畸形,多普勒超声在同一超声波取样深度,能经颞部直接记录到动静脉畸形、血管畸形本身的血流频谱改变,即同时有朝向和离开超声波探头的重叠的和不规则的多普勒的频移图;还能听到强弱各异的机器样血流杂音。部分患者可探测到侧裂静脉作为引流静脉的特殊性搏动性高流速频谱改变。二维多普勒超声和彩色多普勒超声可直接于新生儿头部准确地发现动静脉畸形,并显示其部位、形态、大小和高血流速度的供血动脉和引流静脉。

经颅多普勒显示动静脉畸形的供血动脉血流速度增快,血管阻力指数和搏动指数下降,尚能显示引流静脉流速较快和独特的搏动性低阻力血流图形。但经颅多普勒不能发现小型动静脉畸形。

(四)脑电图

多数患者脑电图可出现异常,多为局限性的不正常活动,包括 α 节律的减少或消失,波率减慢,波幅降低,有时可出现弥散性 θ 波。有脑内血肿者,可出现局灶的 δ 波。幕下动静脉畸形脑电图常呈不规则的慢波。约 50% 有癫痫史的患者可出现癫痫波形。少数患者一侧大脑半球动静脉畸形可表现为双侧脑电图异常,这是由于"脑盗血"现象,使对侧大脑半球缺血所致。

(五)放射性核素扫描

90%～95% 的幕上动静脉畸形放射性核素扫描时可出现阳性结果。一般用 ^{89}Tc 或 ^{197}Hg 做闪烁扫描连续摄像,多可做出定位诊断,表现为放射性核素集聚。但直径在 2 cm 以下的动静脉畸形常难以发现。

(六)气脑或脑室造影

目前已很少采用此项检查,但对于有明显脑积水征象的患者仍可考虑行气脑或脑室造影。以癫痫发作或进行性轻偏瘫为主要症状的患者,在气脑造影中,可见脑室系统轻度病侧移位,病侧脑室有局限性扩大。后颅窝动静脉畸形在脑室造影中常显现脑干或小脑占位病变,第三脑室以上对称性脑室扩张。

(七)脑血管造影

脑血管造影不仅是确诊本病最可靠的检查方法,也是为下一步制订治疗方案提供资料的重要手段。因此,怀疑出血可能由动静脉畸形引起者,应首选脑血管造影术。上述辅助检查由于不能确诊,临床上很少采用。为全面了解病变的部位、大小、形状、供血动脉和引流静脉,近年来已采用静脉注射剂做数字减影全脑血管造影,并且能减少漏诊率。脑动静脉畸形在脑血管造影的动脉摄片中,可见到一堆不规则的扭曲血管团,其近端有一条或数条粗大的供血动脉,引流静脉亦常于动脉期显影,表现为极度扩张并导入颅内静脉窦,病变远端的动脉充盈不良或不充盈。一般无脑血管移位,如有较大血肿形成,则有血管移位等占位表现。畸形的血管团可呈团块状、网状、囊状或小簇状等。但一少部分患者可因血栓形成而不显影,其原因包括:①血管钙化;②栓子堵塞动静脉畸形的供血动脉;③血流缓慢;④动静脉畸形的组成血管过度扭曲延长,引起管内血流受阻;⑤体液因素引起血管内过度凝结。

(八)CT 扫描

CT 扫描虽不如脑血管造影显示病变详细全貌,但对于定位诊断以及寻找较小的病灶有独到的优点。CT 平扫可显示动静脉畸形的脑出血、脑梗死、脑水肿、脑萎缩、胶质增生、钙化、囊腔形成及脑积水等。病变可为高、低、混杂密度等各种影像,亦可无异常发现(25%)。强化扫描可见病变近缘不整齐、密度不均匀或斑点状高密度影,并可见粗大扩张扭曲的引流静脉。较大的病变可有占位效应。

(九)磁共振

与 CT 比较,磁共振在动静脉畸形的检出率、定性及脑萎缩的诊断方面均优于 CT。由于磁共振中颅骨不引起伪像,故对脑回、脑表面的萎缩都能充分观察。动静脉畸形在磁共振中可表现为低信号区,为屈曲蛇行、圆形曲线状或蜂窝状低信号区。在出血病例中,磁共振能抓住血肿和动静脉畸形在磁共振上的不同信号加以识别,并能清楚地显示供血动脉与引流静脉。大多数动静脉畸形内血流呈涡流、高速状态,因而在常用的标准成像序列上会引起信号丢失现象。畸形内缓慢流动血液在第二回波上可呈高信号。另外,T_1 加权像上粗大的引流静脉呈明显无信号影,还可看到增大的静脉窦。在显示隐性动静脉畸形方面磁共振优于 CT。隐性动静脉畸形附近的小出血灶,在磁共振上呈短 T_1 与长 T_2,出血 3 个月仍能清晰可辨。此时,CT 上能见到的高密度血肿早已吸收。

四、诊断与鉴别诊断

(一)诊断

年龄在 40 岁以下的突发蛛网膜下腔出血,出血前有癫痫史或轻偏瘫、失语、头痛史,而无明显颅内压增高者,应高度怀疑动静脉畸形,但确诊有赖于脑血管造影,CT 及磁共振检查有助于确诊。

(二)鉴别诊断

脑动静脉畸形尚需与其他脑血管畸形、烟雾病、原发性癫痫、颅内动脉瘤等相鉴别。

1.脑海绵状血管畸形

这也是青年人反复蛛网膜下腔出血的常见原因之一。出血前患者常无明显临床症状。脑血管造影常为阴性或出现病理性血管团,但看不到增粗的供血动脉或扩张的引流静脉。CT 平扫可表现为蜂窝状低密度区,强化后可见病变轻度增强。但最后需要手术切除及病理检查才能与动静脉畸形相鉴别。

2.原发性癫痫病

脑动静脉畸形常出现癫痫,并且已发生血栓的动静脉畸形更易出现顽固性癫痫发作,这时脑血管造影常不显影,故常误诊为癫痫。但原发性癫痫常见于儿童,对于青年人发生癫痫,并有蛛网膜下腔出血或癫痫出现在蛛网膜下腔出血之后,应考虑为动静脉畸形。另外,动静脉畸形患者除癫痫外,尚有其他症状体征,例如头痛、进行性轻偏瘫、共济失调、视力障碍等。CT 扫描有助于鉴别诊断。

3.脑动脉瘤

脑动脉瘤是蛛网膜下腔出血最常见的原因,发病年龄比脑动静脉畸形大 20 岁左右,即多在 40～50 岁发病,并且女性多见。患者常有高血压、动脉硬化史。癫痫发作少见而动眼神经麻痹多见。根据脑血管造影不难鉴别。

4.静脉性血管畸形

静脉性血管畸形较少见,有时可破裂出血引起蛛网膜下腔出血,并可出现颅内压增高。脑血管造影没有明显畸形血管显示,有时仅见有一条粗大的静脉带有一些引流属支。CT 扫描显示低密度区,强化扫描可见病变增强。

5.烟雾病

此病多见于儿童及青壮年,儿童以脑缺血为主要表现,成人以颅内出血为主要症状。明确鉴别诊断有赖于脑血管造影。烟雾病脑血管造影表现为颈内动脉狭窄或闭塞,脑基底部有云雾状纤细的异常血管团。

6.血供丰富的脑瘤

脑动静脉畸形尚需与血供丰富的胶质瘤、转移瘤、脑膜瘤及血管母细胞瘤相鉴别。由于这些肿瘤血供丰富,脑血管造影中可见动静脉之间的交通与早期出现静脉,故会与脑动静脉畸形相混淆。但根据发病年龄、病史、病程、临床症状体征等不难鉴别,CT 扫描可有助于明确鉴别诊断。

五、治疗

手术为治疗脑动静脉畸形的根本方法,目的在于减少或消除脑动静脉畸形再出血的机会,减轻盗血现象。手术方法包括血肿清除术、畸形血管切除术、供应动脉结扎术、介入栓塞术。

六、护理措施

(一)术前护理

(1)患者要绝对卧床,并避免情绪激动,防止畸形血管破裂出血。

(2)监测生命体征,注意瞳孔变化,若双侧瞳孔不等大,表明有血管破裂出血的可能。

(3)排泄的管理:向患者宣教合理饮食,嘱其多食富含纤维素的食物,如水果、蔬菜等,以防止便秘。观察患者每天粪便情况,必要时给予开塞露或缓泻剂。

(4)注意冷暖变化,以防感冒后用力打喷嚏或咳嗽诱发畸形血管破裂出血。

(5)注意安全,防止患者癫痫发作时受伤。

(6)危重患者应做好术前准备,如剃头。若有出血,应进行急诊手术。

(二)术后护理

(1)严密监测患者生命体征,尤其注意血压变化,如有异常立即通知医师。

(2)给予患者持续低流量氧气吸入,并观察肢体活动及感觉情况。

(3)按时予以脱水及抗癫痫药物,防止患者颅内压增高或癫痫发作。

(4)如有引流,应保持引流通畅,并观察引流量、颜色及性质变化。短时间内若引流出大量血性物质,应及时通知医师。

(5)如果患者癫痫发作,应保持呼吸道通畅,并予以吸痰、氧气吸入,防止坠床等意外伤害,用床档保护并约束四肢,口腔内置口咽通气导管,配合医师给予镇静及抗癫痫药物。

(6)长期卧床、活动量较少的患者,应注意其肺部情况,及时给予拍背,促进有效咳痰,防止发生肺部感染,还须定期拍 X 线胸片,根据胸片有重点有选择性地进行拍背。

(7)术后应鼓励患者进食高蛋白食物,以增加组织的修复能力,保证机体的营养供给。

(8)清醒患者保持头高位(床头抬高 30°),以利血液回流,减轻脑水肿。

(9)准确记录出入量,保证出入量平衡。

(10)对有精神症状的患者,适当给予镇静剂,并注意患者有无自伤或伤害他人的行为。

(11)给予患者心理上的支持,使其对疾病的痊愈有信心,从而减轻患者的心理负担。

七、主要护理问题

(一)脑出血

脑出血与手术伤口有关。

(二)脑组织灌注异常

脑组织灌注异常与脑水肿有关。

(三)有受伤的危险

有受伤的危险与癫痫发作有关。

(四)疼痛

疼痛与手术创伤有关。

(五)睡眠形态紊乱

睡眠形态紊乱与疾病产生的不适有关。

(六)便秘

便秘与术后长期卧床有关。

(七)活动无耐力

活动无耐力与术后长期卧床有关。

（宋丽娟）

第七节　脑动脉瘤的护理

脑动脉瘤是局部动静脉异常改变产生的脑动静脉瘤样突起,好发于组成大脑动脉环的大动脉分支或分叉部。因为这些动脉位于脑底的脑池中,所以动脉瘤破裂出血易引起动脉痉挛、栓塞及蛛网膜下腔出血等。主要见于中年人。脑动脉瘤的病因尚未完全明了,但目前多认为与先天性缺陷、动脉粥样硬化、高血压、感染、外伤有关。

一、临床表现

(一)性别

在多数资料中,女性略多于男性,男女之比为 4∶6。性别比例亦与年龄有一定关系,20 岁以下男女之比为 2.7∶1,40 岁以上男性所占比例开始下降,在 40～49 岁之间男女比例为 1∶1,50 岁后女性所占比例增高,60～69 岁男女之比为 1∶3,70 岁以上男女之比为 1∶10。性别发病率亦与动脉瘤的部位有关,据 Sahs 统计,颈内动脉-后交通动脉动脉瘤中,男性占 32%;前交通动脉动脉瘤中,男性占 28%;大脑中动脉动脉瘤中,男性占 41%。

(二)年龄

先天性脑动脉瘤可发生在任何年龄。据文献记载,年龄最小者为生后 64 小时,最大者为 94 岁,约 1/3 的病例在 20～40 岁之间发病,半数以上的患者年龄在 40～60 岁之间。发病高峰年龄为 50～54 岁,10 岁以下及 80 岁以上很少见。

(三)症状和体征

先天性脑动脉瘤患者在破裂出血之前,90% 的患者没有明显的症状和体征,只有极少数患者因动脉瘤影响到邻近神经或脑部结构而产生特殊的表现,如巨大型动脉瘤可引起颅内压增高的症状。动脉瘤症状和体征大致可分为破裂前先兆症状、破裂时出血症状、局部定位体征以及颅内压增高症状等。

1.先兆症状

40%～60% 的动脉瘤在破裂之前有某些先兆症状,这是因为动脉瘤在破裂前往往有一个突然扩大或漏血及脑局部缺血的过程。这些先兆症状在女性患者中出现的机会较多,青年人较老年人发生率高。各部位动脉瘤以颈内动脉-后交通动脉动脉瘤出现先兆症状的发生率最高,后部循环的动脉瘤出现先兆症状最少。概括起来先兆症状可分为三类:①动脉瘤漏血症状,表现为全头痛、恶心、颈部僵硬疼痛、腰背酸痛、畏光、乏力、嗜睡等。②血管性症状,表现为局部头痛、眼痛、视力下降、视野缺损和眼球外肌麻痹等,这是由动脉瘤突然扩大引起的。最有定侧和定位意义的先兆症状为眼外肌麻痹,但仅发生在7.4%的患者。③缺血性症状,表现为运动障碍、感觉障碍、幻视、平衡功能障碍、眩晕等。以颈内动脉-后交通动脉动脉瘤出现缺血性先兆症状最常见,可达69.2%,椎-基底动脉动脉瘤则较少出现。这些表现可能与动脉痉挛以及血管闭塞或栓塞有关。

先兆症状中以头痛和眩晕最常见,但均无特异性,其中以漏血症状临床意义最大,应注意早行腰穿和脑血管造影确诊,早期处理以防破裂发生。从先兆症状出现到发生大出血平均为3周,动脉瘤破裂常发生在漏血症状出现后的1周左右。先兆症状出现后不久即有大出血,并且先兆症状的性质和发生率及间隔时间与动脉瘤的部位有关。前交通动脉和大脑前动脉动脉瘤56.5%出现先兆症状,表现为全头痛、恶心呕吐,从症状开始到大出血平均间隔时间为16.9天;大脑中动脉48.8%有先兆症状,表现为全头痛、运动障碍、恶心呕吐等,平均间隔时间为6天;颈内动脉动脉瘤68.8%有先兆症状,表现为局限性头痛、恶心呕吐、眼外肌麻痹等,平均间隔时间为7.3天。

2.出血症状

80%~90%的动脉瘤患者是因为破裂出血引起蛛网膜下腔出血才被发现,故出血症状以自发性蛛网膜下腔出血的表现最多见。出血症状的轻重与动脉瘤的部位、出血的急缓及程度等有关。

(1)诱因与起病:部分患者在动脉瘤破裂前常有明显的诱因,如重体力劳动、咳嗽、用力大便、奔跑、酒后、情绪激动、忧虑、性生活等。部分患者可以无明显诱因,甚至发生在睡眠中。多数患者突然发病,通常以头痛和意识障碍为最常见和最突出的表现。头痛常从枕部或前额开始,迅速遍及全头部及颈项、肩背和腰腿等部位。41%~81%的患者在起病时或起病后出现不同程度的意识障碍。部分患者起病时仅诉说头痛、眩晕、颈部僵硬、程度不重,无其他症状;部分患者起病时无任何诉说,表现为突然昏倒、深昏迷、迅速出现呼吸衰竭,甚至于几分钟或几十分钟内死亡。部分患者起病时先呼喊头痛,继之昏迷、躁动、频繁呕吐、抽搐,可于几分钟或几十分钟后清醒,但仍有精神错乱、嗜睡等表现。

(2)出血引起的局灶性神经症状:单纯蛛网膜下腔出血很少引起局灶性神经症状。但动脉瘤破裂出血并不都引起蛛网膜下腔出血,尤其是各动脉分支上的动脉瘤,破裂出血会引起脑实质内血肿。蛛网膜下腔出血引起神经症状为脑膜刺激征,表现为颈项强直、克氏征阳性。因脑水肿或脑血管痉挛等引起精神错乱、偏瘫、偏盲、偏身感觉障碍、失语和锥体束征。7%~36%的患者出现视盘水肿,1%~7%的患者出现玻璃体膜下出血等。

脑实质内血肿引起症状与动脉瘤的部位有关,例如大脑前动脉动脉瘤出血常侵入大脑半球的额叶,引起痴呆、记忆力下降、大小便失禁、偏瘫、失语等。大脑中动脉动脉瘤出血常引起颞叶血肿,表现为偏瘫、偏盲、失语及颞叶疝症状等。后交通动脉动脉瘤破裂出血时可出现同侧动眼神经麻痹等。脑实质内血肿尚可引起癫痫,多为全身性发作,如脑干周围积血,还可引起强直性抽搐发作。

(3)全身性症状:破裂出血后可出现一系列的全身性症状。①血压升高:起病后患者血压多突然升高,常为暂时性的,一般于数天到3周后恢复正常,这可能与出血影响下丘脑中枢或颅内压增高有关。②体温升高:多数患者不超过39℃,多在38℃左右,体温升高常发生在起病后24~96小时内,一般于5天至2周内恢复正常。③脑心综合征:临床表现为发病后1~2天内,出现一过性高血压、意识障碍、呼吸困难、急性肺水肿、癫痫,严重者可出现急性心肌梗死(多在发病后第一周内发生），心电图表现为心律失常及类急性心肌梗死改变，即 QT 时间延长，P 波、U 波增高，ST 段升高或降低，T 波倒置等。意识障碍越重，出现心电图异常的概率越高。据报道，蛛网膜下腔出血后心电图异常的发生率为 74.5%～100%。一般认为脑心综合征的发病机制为，发病后血中儿茶酚胺水平增高，以及下丘脑功能紊乱，引起交感神经兴奋性增高。另外，继发性颅内高压和脑血管痉挛亦可影响自主神经中枢引起脑心综合征。④胃肠出血：少数患者可出现上消化道出血征象，表现为呕吐咖啡样物或柏油样便，系出血影响下丘脑及自主神经中枢导致胃肠黏膜扩张而出血。患者尚可出现血糖升高、糖尿、蛋白尿、白细胞增多、中枢性高热、抗利尿激素分泌异常及电解质紊乱等。

（4）再出血：动脉瘤一旦破裂将会反复出血，其再出血率为 9.8%～30%。据统计再出血的时间常在上一次出血后的 7～14 天内。第 1 周占 10%。11% 可在 1 年内再出血，3% 可于更长时间发生破裂再出血。第 1 次出血后存活的时间愈长，再出血的机会愈小。如患者意识障碍突然加重，或现在症状再次加重，瘫痪加重以及出现新的神经系统体征，均应考虑到再出血的可能，应及时复查 CT 以确定是否有再出血。再出血往往比上一次出血更严重，危险性更大，故对已有出血史的动脉瘤患者应尽早手术，防止再出血的发生。

3.局部定位症状

动脉瘤破裂前可有直接压迫邻近结构而出现症状，尤其是巨大型动脉瘤。破裂后可因出血破坏或血肿压迫脑组织以及脑血管痉挛等而出现相应的症状。而这些症状与动脉瘤的部位、大小有密切关系，故在诊断上这些症状具有定位意义。常见的局部定位症状如下。

（1）脑神经症状：这是动脉瘤引起的最常见的局部定位症状之一，以动眼神经、三叉神经、滑车神经和展神经受累最常见。由于动眼神经走行在颅底，并且行程较长，与大血管关系密切，故可在多处受到动脉瘤的压迫而出现动眼神经麻痹。颈内动脉后交通动脉分叉处的动脉瘤约 20% 的患者出现动眼神经麻痹；颈内动脉海绵窦段动脉瘤亦可压迫动眼神经引起麻痹；大脑后动脉动脉瘤可在动眼神经通过该动脉的下方时压迫此神经引起麻痹；颈内动脉动脉瘤 5% 的患者出现滑车神经麻痹或展神经麻痹。动眼神经麻痹表现为病侧眼睑下垂、眼球外展、瞳孔扩大、对光反射消失等，常为不完全性麻痹，其中以眼睑下垂最突出，而瞳孔改变可较轻。颈内动脉动脉瘤、基底动脉动脉瘤常压迫三叉神经后根及半月节而产生三叉神经症状，其中以三叉神经第一支受累最常见，发生率为 10%；表现为同侧面部阵发性疼痛及面部浅感觉减退，同侧角膜反射减退或消失，同侧嚼肌无力、肌肉萎缩，张口下颌偏向病侧等。基底动脉动脉瘤最容易引起三叉神经痛的症状。在少数患者中，可以出现三叉神经麻痹的表现。

（2）视觉症状：这是由动脉瘤压迫视觉通路引起的。大脑动脉环前半部的动脉瘤，例如大脑前动脉动脉瘤、前交通动脉动脉瘤可压迫视交叉而出现双颞侧偏盲或压迫视束引起同向偏盲。颈内动脉床突上段动脉瘤可压迫一侧视神经而出现鼻侧偏盲或单眼失明。眼动脉分支处动脉瘤常引起病侧失明。颈内动脉分叉处动脉瘤可压迫一侧视神经或视束，造成一侧鼻侧偏盲或同向性偏盲。大脑后动脉动脉瘤可因破裂出血累及视辐射及枕叶皮层，而产生同向性偏盲或出现幻视等。由于在动脉瘤破裂出血时患者常伴有意识障碍，故不易查出上述视觉症状，因此临床上这些视觉症状的定位诊断意义不大。

（3）眼球突出：海绵窦段颈内动脉动脉瘤破裂出血时，由于动脉瘤压迫或堵塞海绵窦引起眼静脉回流障碍，而出现搏动性眼球突出、结合膜水肿和眼球运动障碍，并可在额部、眶部、颞部等处听到持续性血管杂音。

（4）偏头痛：动脉瘤引起的典型偏头痛并不多见，其发生率为1％～4％。头痛多为突然发生，常为一侧眼眶周围疼痛，多数呈搏动性疼痛，压迫同侧颈总动脉可使疼痛暂时缓解。这种动脉瘤引起的偏头痛，可能是由于颈内动脉周围交感神经丛功能紊乱所致。

（5）下丘脑症状：动脉瘤可直接或间接影响下丘脑的血液供应而引起一系列下丘脑症状，主要表现为尿崩症、体温调节障碍、脂肪代谢障碍、水和电解质平衡紊乱、肥胖症及性功能障碍等。由破裂出血造成的下丘脑损害，可引起急性胃黏膜病变，而出现呕血、便血。

（6）其他症状：大脑中动脉动脉瘤破裂后可出现完全性或不完全性偏瘫、失语。出血早期出现一侧或双侧下肢短暂轻瘫，常为一侧或双侧大脑前动脉痉挛，提示为前交通动脉动脉瘤。在少数病例中，可于病侧听到颅内杂音，一般都很轻，压迫同侧颈动脉时杂音消失。

4.颅内压增高症状

一般认为动脉瘤的直径超过2.5 cm的未破裂的巨大型动脉瘤或破裂动脉瘤伴有颅内血肿时可引起颅内压增高。由于巨大型动脉瘤不易破裂出血，它所引起的症状不是出血症状而是类脑瘤症状，主要是动脉瘤压迫或推移邻近脑组织结构引起，并伴有颅内压增高或阻塞脑脊液通路而加速颅内压增高的出现。巨大型动脉瘤引起的类脑瘤表现，除出现头痛、头晕、恶心呕吐、视盘水肿外，尚有类脑瘤定位征，如鞍区动脉瘤，很像鞍区肿瘤；巨大型大脑中动脉动脉瘤突入侧裂可出现额颞肿瘤的表现；巨大型基底动脉动脉瘤可侵及大脑脚、下丘脑、脑干，引起脑积水，很像脑干肿瘤；巨大型小脑上动脉动脉瘤可突入桥小脑角，而出现桥小脑角肿瘤的体征。巨大型动脉瘤引起的眼底水肿改变，与破裂出血时引起的眼底水肿出血改变有所不同，前者为颅内压增高引起的视盘水肿，后者多为蛛网膜下腔出血引起的视盘水肿、视网膜出血，这是由于血液从蛛网膜下腔向前充满了神经鞘的蛛网膜下腔，而使视网膜静脉回流受阻所致。

5.特殊表现

动脉瘤有时会出现一些特殊表现。例如，颈内动脉动脉瘤或前交通动脉动脉瘤可出现头痛、双颞侧偏盲、肢端肥大、垂体功能低下等类鞍区肿瘤的表现。个别病例亦可以短暂性脑缺血发作为主要表现；少数患者在动脉瘤破裂出血后可出现急性精神障碍，表现为急性精神错乱、定向力障碍、兴奋、幻觉、语无伦次及暴躁行为等。

二、诊断

对于绝大多数动脉瘤来说，确诊主要是根据自发性蛛网膜下腔出血和脑血管造影来确诊，腰穿是诊断蛛网膜下腔出血最简单和最可靠的方法。根据临床表现和上述辅助检查确诊动脉瘤并不困难。凡中年以后突发蛛网膜下腔出血，或一侧展神经或动眼神经麻痹；有偏头痛样发作、伴一侧眼肌麻痹；反复大量鼻出血伴一侧视力视野进行性障碍，以及出现嗅觉障碍者，均应考虑到动脉瘤的可能，应及时行辅助检查或脑血管造影以明确诊断。一般来说，如果造影质量良好，造影范围充分，阅片水平较高，则96％以上的动脉瘤可以得到确诊。

三、治疗

外科治疗动脉瘤是根本治疗方法。其目的是防止动脉瘤发生出血或再出血。因此，凡没有明显手术禁忌证者均应首先行外科治疗。近几十年来，随着动脉瘤夹的改进和显微技术的应用，手术时机的选择，低温、控制性低血压麻醉的应用等，手术成功率大大提高，降低了手术死亡率和致残率，扩大了手术适应证范围，提早了手术时间，减少了手术中动脉瘤的破裂。

四、护理措施

(一)术前护理

(1)一旦确诊,患者需绝对卧床,暗化病室,减少探视,避免一切外来刺激。情绪激动、躁动不安可使血压上升,增加再出血的可能,适当给予镇静剂。

(2)密切观察生命体征及意识变化,每天监测血压2次,及早发现出血情况,尽早采取相应的治疗措施。

(3)胃肠道的管理:合理饮食,勿食用易导致便秘的食物;常规给予口服缓泻剂如酚酞、麻仁润肠丸,保持排便通畅,必要时给予低压缓慢灌肠。

(4)尿失禁的患者,应留置导尿管。

(5)患者避免用力打喷嚏或咳嗽,以免增加腹压,反射性地增加颅内压,引起脑动脉瘤破裂。

(6)伴发癫痫者,要注意安全,防止发作时受外伤;保持呼吸道通畅,同时给予吸氧,记录抽搐时间,遵医嘱给予抗癫痫药。

(二)术后护理

(1)监测患者生命体征,特别是意识、瞳孔的变化,尽量使血压维持在一个个体化的稳定水平,避免血压过高引起脑出血或血压过低致脑供血不足。

(2)持续低流量给氧,保持脑细胞的供氧。观察肢体活动及感觉情况,与术前对比有无改变。

(3)遵医嘱给予甘露醇及甲泼尼龙泵入,减轻脑水肿;或泵入尼莫地平,减轻脑血管痉挛。

(4)保持引流通畅,观察引流液的色、量及性质,如短时间内出血过多,应通知医师及时处理。

(5)保持呼吸道通畅,防止肺部感染及压疮的发生。

(6)避免情绪激动及剧烈活动。

(7)手术恢复期应多进食高蛋白食物,加强营养,增强机体的抵抗力。

(8)减少刺激,防止癫痫发作,尽量将癫痫发作时的损伤减到最小,装好床档,备好抢救用品,防止意外发生。

(9)清醒患者床头抬高30°,利于减轻脑水肿。

(10)准确记录出入量,保证出入量平衡。

(11)减轻患者心理负担,加强沟通。

五、主要护理问题

(一)脑出血
脑出血与手术创伤有关。
(二)脑组织灌注异常
脑组织灌注异常与脑水肿有关。
(三)有感染的危险
有感染的危险与手术创伤有关。
(四)睡眠形态紊乱
睡眠形态紊乱与疾病创伤有关。

（五）便秘

便秘与手术后卧床有关。

（六）疼痛

疼痛与手术损伤有关。

（七）有受伤的危险

有受伤的危险与手术可能诱发癫痫有关。

（八）活动无耐力

活动无耐力与术后卧床时间长有关。

（宋丽娟）

第八节　脑膜瘤的护理

一、概述

脑膜瘤占颅内肿瘤的 19.2％，男女比例为 1：2。一般为单发，多发脑膜瘤偶尔可见，好发部位依次为矢状窦旁、大脑镰、大脑凸面，其次为蝶骨嵴、鞍结节、嗅沟、小脑脑桥角与小脑幕等部位，生长在脑室内者很少，也可见于硬膜外。其他部位偶见。依肿瘤组织学特征，将脑膜瘤分为五种类型，即内皮细胞型、成纤维细胞型、血管瘤型、化生型和恶性型。

（一）临床表现

1.慢性颅压增高症状

因肿瘤生长较慢，当肿瘤达到一定体积时才引起头痛、呕吐及视力减退等，少数呈急性发病。

2.局灶性体征

因肿瘤呈膨胀性生长，患者往往以头疼和癫痫为首发症状。根据肿瘤位置不同，还可以出现视力、视野、嗅觉或听觉障碍及肢体运动障碍等。老年患者尤以癫痫发作为首发症状多见，颅压增高症状多不明显。

（二）辅助检查

1.头颅 CT 扫描

典型的脑膜瘤，显示脑实质外圆形或类圆形，高密度或等密度肿块，边界清楚，含类脂细胞者呈低密度，周围水肿带较轻或中度，且有明显对比增强效应。瘤内可见钙化、出血或囊变，瘤基多较宽，并多与大脑镰、小脑幕或颅骨内板相连，其基底较宽，密度均匀一致，边缘清晰，瘤内可见钙化。增强后可见肿瘤明显增强，可见脑膜尾征。

2.MRI 扫描

同时进行 CT 和 MRI 的对比分析，方可得到较正确的定性诊断。

3.脑血管造影

脑血管造影可显示瘤周呈抱球状供应血管和肿瘤染色。同时造影技术也为术前栓塞供应动脉，减少术中出血提供了帮助。

(三)鉴别诊断

需同脑膜瘤鉴别的肿瘤因部位而异,幕上脑膜瘤应与胶质瘤、转移瘤鉴别,鞍区脑膜瘤应与垂体瘤鉴别,桥小脑角脑膜瘤应与听神经瘤鉴别。

(四)治疗

1.手术治疗

手术切除脑膜瘤是最有效的治疗手段,应力争全切除,对受肿瘤侵犯的脑膜和颅骨,亦应切除之,以求达到根治。

(1)手术原则:控制出血,保护脑功能,争取全切除。对无法全切除的患者,则可行肿瘤次全切除或分次手术,以免造成严重残疾或死亡。

(2)术前准备:①肿瘤血运极丰富者可术前行肿瘤供应血管栓塞以减少术中出血。②充分备血,手术开始时做好快速输血准备。③鞍区肿瘤和颅压增高明显者,术前数天酌用肾上腺皮质激素和脱水治疗。④有癫痫发作史者,需术前应用抗癫痫药物、预防癫痫发作。

(3)术后并发症。①术后再出血:术后密切观察神志瞳孔变化,定期复查头部 CT,早期处理。②术后脑水肿加重:对于影响静脉窦和粗大引流静脉的肿瘤切除后应用脱水药物和激素预防脑水肿加重。③术后肿瘤残余和复发:需定期复查并辅以立体定向放射外科治疗等防止肿瘤复发。

2.立体定向放射外科治疗

因其生长位置,有 $17\%\sim50\%$ 的脑膜瘤做不到全切,另外还有少数恶性脑膜瘤也无法全切。肿瘤位于脑深部重要结构难以全切除者,如斜坡、海绵窦区、视丘下部或小脑幕裂孔区脑膜瘤,应同时行减压性手术,以缓冲颅压力,剩余的瘤体可采用 γ 刀或 X 刀治疗,亦可达到很好效果。

3.放射治疗(简称放疗)或化学治疗(简称化疗)

恶性脑膜瘤在手术切除后,需辅以化疗或放疗,防止肿瘤复发。

4.其他治疗

其他治疗包括激素治疗、分子生物学治疗、中医治疗等。

二、护理

(一)入院护理

(1)入院常规护理;常规安全防护教育;常规健康指导。

(2)指导患者合理饮食,保持大便通畅。

(3)指导患者肢体功能锻炼;指导患者语言功能锻炼。

(4)结合患者的个体情况,每 1~2 小时协助患者翻身,保护受压部位皮肤;如局部皮肤有压红,可缩短翻身的间隔时间,受压部位应予软枕垫高减压。

(二)术前护理

(1)每 1~2 小时巡视患者 1 次,观察患者的生命体征、意识、瞳孔、肢体活动,如有异常及时通知医师。

(2)了解患者的心理状态,向患者讲解疾病的相关知识,介绍同种疾病手术成功的例子,增强患者治疗信心,减轻焦虑、恐惧心理。

(3)根据医嘱正确采集标本,进行相关检查。

(4)术前落实相关化验、检查报告的情况,如有异常立即通知医师。

(5)根据医嘱进行治疗、处置,注意观察用药后反应。

(6)注意并发症的观察和处理。

(7)指导患者练习深呼吸及有效咳嗽;指导患者练习床上大小便。

(8)指导患者修剪指(趾)甲、剃胡须,女性患者勿化妆及涂染指(趾)甲。

(9)指导患者戒烟、戒酒。

(10)根据医嘱正确备血(复查血型),行药物过敏试验。

(11)指导患者术前12小时禁食,8小时禁饮水,防止术中呕吐导致窒息;术前晚进半流质饮食,如米粥、面条等。

(12)指导患者保证良好的睡眠,必要时遵医嘱使用镇静催眠药。

(三)手术当天护理

1.送手术前

(1)术晨为患者测量体温、脉搏、呼吸、血压;如有发热、血压过高、女性月经来潮等情况均应及时报告医师,以确定是否延期手术。

(2)协助患者取下义齿、项链、耳钉、手链、发夹等物品,并交给家属妥善保管。

(3)皮肤准备:剃除全部头发及颈部毛发、保留眉毛后,更换清洁的病员服。

(4)遵医嘱术前用药,携带术中用物,平车护送患者入手术室。

2.术后回病房

(1)每15～30分钟巡视患者1次,注意观察患者的生命体征、意识、瞳孔、肢体活动等,如有异常及时通知医师。

(2)注意观察切口敷料有无渗血。

(3)密切观察引流液的颜色、性状、量等情况并记录,妥善固定引流管,引流袋置于头旁枕上或枕边,高度与头部创腔保持一致,保持引流管引流通畅,活动时注意引流管不要扭曲、受压,防止脱管。

(4)观察留置导尿患者尿液的颜色、性状、量,会阴护理每天2次。

(5)术后6小时内给予去枕平卧位,6小时后可床头抬高,麻醉清醒的患者可以协助床上活动,保证患者舒适。

(6)保持呼吸道通畅。

(7)若患者出现不能耐受的头痛,及时通知医师,遵医嘱给予止痛药物,并密切观察患者的生命体征、意识、瞳孔等变化。

(8)精神症状患者的护理:加强患者安全防护,上床档,需使用约束带的患者,应告知家属并取得同意,定时松解约束带,按摩受约束的部位,24小时有家属陪护,预防自杀,同时做好记录。

(9)术后24小时内禁食、水,可行口腔护理,每天2次。清醒患者可口唇覆盖湿纱布,保持口腔湿润。

(10)结合患者的个体情况,每1～2小时协助患者翻身,保护受压部位皮肤;如局部皮肤有压红,可缩短翻身的间隔时间,受压部位应予软枕垫高减压。

(四)术后护理

1.术后第1～3天

(1)每1～2小时巡视患者1次,注意观察患者的生命体征、意识、瞳孔、肢体活动等,如发现有头痛、恶心、呕吐等颅内压增高症状及时通知医师。

（2）注意观察切口敷料有无渗血。

（3）密切观察引流液的颜色、性状、量等情况并记录，妥善固定引流管，并保持引流管引流通畅，不可随意放低引流袋，以保证创腔内有一定的液体压力。若引流袋放低，会导致创腔内液体引出过多，创腔内压力下降，脑组织迅速移位，撕破大脑上静脉，从而引发颅内血肿。医师根据每天引流液的量调节引流袋的高度。

（4）观察留置导尿患者尿液的颜色、性状、量，会阴护理每天 2 次。

（5）术后引流管放置 3～4 天，引流液由血性脑脊液转为澄清脑脊液时，即可拔管，避免长时间带管形成脑脊液漏。拔除引流管后，注意观察患者的生命体征、意识、瞳孔等变化，切口敷料有无渗血、渗液及皮下积液等，如有异常及时通知医师。

（6）加强呼吸道的管理，鼓励深呼吸及有效咳嗽、咳痰，如痰液黏稠不易咳出可遵医嘱予雾化吸入，必要时吸痰。

（7）术后 24 小时如无恶心、呕吐等麻醉后反应，可遵医嘱进食，由流质饮食逐步过渡到普通饮食，积极预防便秘的发生。

（8）指导患者床上活动，床头摇高，逐渐坐起，逐渐过渡到床边活动（做好跌倒风险评估），家属陪同。活动时以不疲劳为宜。

（9）指导患者进行肢体功能锻炼；进行语言功能锻炼。

（10）做好生活护理，如洗脸、刷牙、喂饭、大小便等，定时协助患者翻身，保护受压部位皮肤，预防压疮的发生。

2.术后第 4 天至出院日

（1）每 1～2 小时巡视患者 1 次，注意观察患者的生命体征、意识、瞳孔、肢体活动等，如发现有头痛、恶心、呕吐等颅内压增高症状及时通知医师；注意观察切口敷料有无渗血。

（2）指导患者注意休息，病室内活动，活动时以不疲劳为宜。对高龄、活动不便、体质虚弱等可能发生跌倒的患者及时做好跌倒或坠床风险评估。

（五）出院指导

1.饮食指导

指导患者进食高热量、高蛋白、富含纤维素、维生素丰富、低脂肪、低胆固醇食物，如蛋、牛奶、瘦肉、新鲜鱼、蔬菜、水果等。

2.用药指导

有癫痫病史者遵医嘱按时、定量口服抗癫痫药物。不可突然停药、改药及增减药量，以避免加重病情。

3.康复指导

对肢体活动障碍者，户外活动须有专人陪护，防止意外发生，鼓励患者对功能障碍的肢体做主动和被动运动，防止肌肉萎缩。

（宋丽娟）

第九节　室管膜瘤的护理

室管膜瘤是一种少见的肿瘤,它来源于脑室与脊髓中央管的室管膜细胞或脑内白质室管膜细胞巢的中枢神经系统。其发生率占颅内肿瘤的 $2\%\sim9\%$,约占胶质瘤的 12%,好发于儿童及青年人,男性多于女性。目前,幕上室管膜瘤手术死亡率降至 $0\sim2\%$,幕下室管膜瘤手术死亡率为 $0\sim3\%$。

一、专科护理

(一)护理要点

密切观察生命体征、瞳孔、意识、肌力及病情变化,保障患者安全,同时给予疾病相关健康指导,加强患者的心理护理。

(二)主要护理问题

(1)急性疼痛:与术后切口疼痛及颅内压增高有关。

(2)营养失调:低于机体需要量与恶心、呕吐有关。

(3)有受伤害的危险:与神经系统功能障碍引起的视力障碍、肢体运动障碍有关。

(4)焦虑:与脑肿瘤的诊断及担心手术效果有关。

(5)潜在并发症:颅内出血、颅内压增高、脑疝、感染等。

(6)知识缺乏:缺乏相关疾病知识。

(三)护理措施

1.一般护理

病室环境舒适、安静、整洁,空气流通,温度以 $18\sim20\ ℃$ 为宜。将患者妥善安置在指定床位,更换病服,佩戴身份识别的腕带,并向患者做好入院指导。按照护理程序进行护理评估,制订合理、切实的治疗及护理方案。

2.对症护理

(1)急性疼痛的护理:术后切口疼痛一般发生于术后 24 小时内,可遵医嘱给予一般止痛剂。颅内压增高所致的头痛,多发生在术后 $2\sim4$ 天,头痛的性质多为搏动性头痛,严重时可伴有恶心、呕吐,需给予脱水、激素等药物治疗,降低颅内压,从而缓解头痛症状。也可通过聊天、阅读等分散其注意力,播放舒缓的音乐,进行有节律的按摩,深呼吸、沉思、松弛疗法或积极采取促进患者舒适的方法以减轻或缓解疼痛。

(2)营养失调的护理:因颅内压增高而导致频繁呕吐者,应注意补充营养,维持水、电解质平衡。指导患者每天进食新鲜蔬果,少食多餐,适当限制钠盐摄入。

(3)有受伤害的危险的护理:病室内应将窗帘拉开,保持光线充足、明亮,地面洁净、干燥,物品按照五常法管理,以避免发生跌倒、烫伤等危险情况。嘱患者静卧休息,活动、如厕时应有人陪伴。

(4)焦虑的护理:根据患者及家属的具体情况提供正确的心理指导,了解患者的心理状态以及心理需求,消除患者紧张、焦虑等情绪。鼓励患者正视疾病,稳定情绪,增强战胜疾病的信心。护理人员操作时要沉着冷静,增加患者对医护人员的信任感,从而积极配合治疗。

（5）潜在并发症的观察与护理。①出血：颅内出血是最危险的并发症，一般多发生在术后24～48小时以内。表现为意识的改变，意识清醒后逐渐转为模糊甚至昏迷。因此应严密观察病情，一旦发现患者有颅内出血的倾向，立即报告医师，同时做好再次手术的准备工作。②感染：术区切口感染多于术后3～5天发生，局部可有明显的红肿、压痛以及皮下积液。肺部感染多于术后一周左右发生，若不及时控制，可致高热、呼吸功能障碍而加重脑水肿，甚至发生脑疝。应遵医嘱合理使用抗生素，严格执行无菌技术操作，加强基础护理，增强患者机体免疫力。③中枢性高热：多出现于术后12～48小时内，同时伴有意识障碍、呼吸急促、脉搏加快等症状，可给予一般物理降温或冬眠低温疗法。

3.围术期的护理

（1）术前练习与准备：鼓励患者练习床上大小便，练习正确的咳嗽和咳痰方法，术前2周开始停止吸烟。进行术区备皮，做好血型鉴定及交叉配血试验，备血等。指导患者术前6小时开始禁食，术前4小时禁水，以防因麻醉或手术过程中呕吐引起误吸、窒息或吸入性肺炎。择期手术最好在术前1周左右，经口服或静脉提供充分的热量、蛋白质和维生素，以利于术后组织的修复和创口的愈合，提高防御感染的能力。在手术前一天或手术当天早晨，如发现患者有发热、高血压或女性患者月经来潮，应延迟手术日期；手术前夜可给予镇静剂，保证其充分睡眠；进手术室前排空尿液，必要时留置导尿管。

（2）术后体位：全麻未清醒患者，取侧卧位，保持呼吸道通畅。意识清楚、血压较平稳后取头高位，抬高床头15°～30°。幕上开颅术后的患者应卧向健侧，避免头部切口处受压；幕下开颅术后的患者早期宜取无枕侧卧或侧俯卧位。

（3）营养和补液：一般术后第1天可进流质饮食，第2、3天可逐渐给半流质饮食，以后可逐渐过渡到软食和普通饮食。如患者有恶心、呕吐、消化道功能紊乱或出血，术后可禁食1～2天，同时给予静脉补液，待病情平稳或症状缓解后再逐步恢复饮食。术后1～2周为脑水肿期，术后1～2天为水肿形成期，4～7天为水肿高峰期，应适当控制输液量，成人以1 500～2 000 mL/d为宜。脑水肿期间需使用高渗脱水剂而导致排出尿液增多，应准确记录24小时液体出入量，维持水、电解质平衡。

（4）呼吸道的护理：术后要密切观察患者有无呼吸困难或烦躁不安等呼吸道梗阻情况，保持呼吸道通畅。鼓励患者进行深呼吸及有效咳嗽。如痰液黏稠，可进行雾化吸入疗法，促进呼吸道内黏稠分泌物的排出及减少黏液的滞留，从而改善呼吸状况。痰液多且黏稠不易咳出时，可给予气管切开后吸痰。

（5）病情观察及护理：密切观察患者生命体征、意识状态、瞳孔及反射、肢体活动情况等。注意观察手术切口的敷料以及引流管的引流情况，使敷料完好、引流管通畅。注意观察有无颅内压增高症状，避免情绪激动、用力咳嗽、用力排便及高压灌肠等。

二、健康指导

（一）疾病知识指导

1.概念

室管膜瘤是一种中枢神经系统肿瘤，约有65％的室管膜瘤发生于后颅窝。其肿瘤常分布在幕上、幕下、脊髓和圆锥-马尾-终丝四个部位。在美国，年龄＜15岁的儿童中，室管膜瘤的发病率为3/10万人。室管膜瘤5年生存率为62％。

2.主要的临床症状

由于肿瘤所在部位的不同,室管膜瘤患者表现的临床症状有很大的差别,典型的室管膜瘤见于侧脑室、第三脑室、第四脑室及脑内。其中第四脑室室管膜瘤较常见,肿瘤的主体多位于脑室内,少数肿瘤的主体位于脑组织内。

(1)第四脑室室管膜瘤的临床症状。①颅内压增高症状:肿瘤位于脑室内堵塞室间孔或压迫导水管,从而影响脑脊液循环,致使脑脊液滞留,从而引起脑室扩大和颅内压增高。其特点是间歇性发作,与头位的变化有关。晚期一般常呈强迫头位,头多向前屈或侧屈,可表现为剧烈的头痛、眩晕、呕吐、脉搏、呼吸改变、意识突然丧失及由于展神经核受影响而产生复视、眼球震颤等症状,称为 Brun's 征。②脑干症状与脑神经系统损害症状:脑干症状较少见。可出现脑桥或延髓神经核受累症状,一般多发生在颅内压增高之后,少数也有以脑神经症状为首发症状。③小脑症状:可表现为步态不稳,眼球震颤,小脑共济失调和肌张力减低等。

(2)侧脑室室管膜瘤的临床表现。①颅内压增高症状:当脑肿瘤体积增大引起脑脊液循环障碍时,可出现持续剧烈头痛、喷射状呕吐、视盘水肿等颅内压增高症状。②肿瘤的局部症状:早期由于肿瘤对脑组织的压迫,可出现对侧轻偏瘫、感觉障碍和中枢性面瘫等症状。

(3)第三脑室室管膜瘤的临床表现:第三脑室室管膜瘤极为少见,位于第三脑室后部。早期可出现颅内压增高并呈进行性加重,同时可伴有低热。

(4)脑内室管膜瘤的临床表现:部分室管膜瘤不长在脑室内而位于脑实质中,幕上者多见于额叶和顶叶内,肿瘤位于大脑深部临近脑室,也可显露于脑表面。

3.室管膜瘤的诊断

(1)室管膜瘤的分级:室管膜瘤根据恶性程度的不同分为 4 级。1 级室管膜瘤包括黏液乳头型及室管膜下瘤型,常见于脊髓和第四脑室侧脑室;2 级室管膜瘤乳头型常见于桥小脑角,蜂窝型常见于第四脑室和中线部位,透明细胞型常见于第四脑室中线部位;3 级室管膜瘤间变型常见于大脑半球;4 级室管膜瘤室管膜母细胞瘤型好发于各个部位。其中第 4 级是恶性程度最高的肿瘤。

(2)室管膜瘤的检查:颅骨 X 线平片、CT、MRI。

4.室管膜瘤的处理原则

(1)手术治疗:手术全切肿瘤是室管膜瘤的首选方案,首选手术全切除或次全切除肿瘤。

(2)放射疗法:对未能行肿瘤全切除的患者,术后应行放疗。对于成年患者,手术全部切除肿瘤结合术后颅脑脊髓联合放射疗法已经成为治疗的金标准。

(3)化学药物治疗:成年患者术后化学药物治疗无显著效果,但对于复发或幼儿不宜行放疗的患者,化学药物治疗是重要的辅助治疗手段。由于患者肿瘤所在部位难以到达而不能获得全切除,所以化学药物治疗的作用就变得更加明显和确定。

5.室管膜瘤的预后

肿瘤的恶性程度越高,其增殖指数越高,越容易转移,基质金属蛋白酶活性越高,血管内皮的生长因子的表达也越高。因此,虽然当前对室管膜瘤这类少见肿瘤的认识和治疗已经有了一些进展,但仍需要更多临床和基础学科团队共同协作,才能真正改善患者的预后。

(二)饮食指导

(1)以高热量、高蛋白、高维生素、低脂肪、易消化饮食为宜,如鲜鱼、肉、豆制品、新鲜蔬菜及水果等。进食时要心情愉快,不偏食。为防止化疗引起的白细胞、血小板等减少,宜多食动物内脏、蛋黄、黄鳝、鸡、桂圆、阿胶等食物。

（2）食物应尽量做到多样化。可采取更换食谱,改变烹调方法,增加食物的色、香、味等方法增强患者的食欲。

（3）应避免进食过热、过酸、过冷、过咸、辛辣的食物,少吃熏、烤、腌泡、油炸类食品,主食粗细粮搭配,以保证营养平衡。

（4）腹泻者在服用止泻剂的同时,应给予易消化、营养丰富的流食或半流质食物,以补充人体所需的电解质,待腹泻症状好转后可适当添加水果和蔬菜,但应少食油腻及粗纤维的食物,避免加快胃肠蠕动而不利于恢复。可多吃富含钾的食物如菠菜、香菇、香蕉、鲜枣、海带、紫菜等。

（5）便秘者可多进食维生素丰富的水果、蔬菜及谷类。

（三）预防指导

（1）避免有害物质侵袭（促癌因素）,避免或尽可能少接触有害物质,如周围环境中的致癌因素,包括化学因素、生物因素和物理因素等;自身免疫功能的减弱、激素的紊乱、体内某方面代谢异常及遗传因素等。

（2）要进行适当的体育锻炼。患者可根据自身情况选择散步、慢跑、打太极拳、习剑、游泳等活动项目,运动量以不感到疲劳为度,以增强机体免疫力。

（3）勿进食陈旧、过期、变质、刺激性、产气的食物。

（四）日常生活指导

（1）保持积极、乐观的心态,避免家庭、工作、社会等方面的负性影响。培养广泛的兴趣爱好,作息时间规律。

（2）在体位变化时动作要缓慢,转头不宜过猛过急。洗澡水温不宜过热,时间不宜过长,有专人陪伴。

（3）气候变化时注意保暖,适当增减衣物,防止感冒。

（宋丽娟）

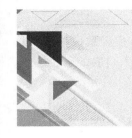

第五章 肿瘤科护理

第一节 胃癌的护理

一、概述

胃癌是我国最常见的恶性肿瘤之一。据 Parkin 等最新报道,2002 年全世界约有 934 000 例胃癌新发病例,死亡病例 700 000 例。胃癌的流行病学有明显的地理差别,日本、中国、智利、远东、欧洲和俄罗斯为高发地区,而美国、澳大利亚、丹麦和新西兰发病最低。2/3 的胃癌患者在发展中国家,其中中国占 42%。在我国,西北地区和东南沿海地区发病率较高,广西、广东、贵州发病率低。

(一)病因

1.亚硝基化合物

亚硝酸盐主要来自食物中的硝酸盐,特别是在大量使用氮肥后的蔬菜中,硝酸盐的含量极高。硝酸盐进入胃中经硝酸盐还原酶阳性菌将其还原成亚硝酸盐。亚硝酸盐的含量与胃内硝酸盐还原酶阳性菌的数量呈正相关。据报道,低胃酸患者中胃癌的发生率比正常胃酸者高出 4.7 倍,这与胃内亚硝胺类化合物合成增多有关。

2.幽门螺杆菌

幽门螺杆菌为带有鞭毛的革兰阴性菌,在胃黏膜生长。幽门螺杆菌在发达国家人群中的感染率比发展中国家低 30%～40%。在儿童期即可受到感染,如我国广东 1～5 岁儿童中,最高感染率可达 31%。幽门螺杆菌是胃黏膜肠上皮化生和异型性增生及癌变前期的主要危险因素。在正常胃黏膜中很少分离到幽门螺杆菌,而随胃黏膜病变加重,幽门螺杆菌感染率增高。

3.遗传因素

胃癌在少数家族中显示有聚集性。在胃癌患者调查中,一级亲属患胃癌比例明显高于二级、三级亲属。血型与胃癌存在一定关系,A 型血人群患胃癌的比例高于一般人群。

4.饮食因素

高浓度食盐可使胃黏膜屏障损伤,造成黏膜细胞水肿,腺体丢失。摄入亚硝基化合物的同时摄入高盐可增加胃癌诱发率,诱发时间也较短,有促进胃癌发生的作用。新鲜蔬菜、水果有预防胃癌的保护性作用。含有巯基类的新鲜蔬菜,如大蒜、大葱、韭菜、洋葱和蒜苗等也具有降低胃癌危险的作用。

5.其他因素

吸烟为胃癌的危险因素,吸烟量越大,患胃癌的危险性越高。烟雾中含有多种致癌物质,可溶于口腔唾液进入胃内。此外,吸烟者口腔中硫氰酸含量增高,可使经血液进入口腔的硝酸盐还原成亚硝酸盐。

6.慢性疾病

慢性萎缩性胃炎以胃黏膜腺体萎缩、减少为主要特征,常伴有不同程度的肠上皮化生。

(二)病理分型

1.大体形态

胃癌因生长方式的不同,致使其大体形态各异。向胃腔内生长者,呈蕈伞样外观;有的沿胃壁向深层浸润很明显,呈弥漫性生长。Borrmann 分类主要根据肿瘤的外生性和内生性部分的相对比例来划分类型,侵至固有层以下的进展期胃癌分为 4 个类型。

(1)Ⅰ型息肉样型:肿瘤主要向胃腔内生长,隆起明显,呈息肉状,基底较宽,境界较清楚,可有小的糜烂,在进展期胃癌中占 3%～5%。

(2)Ⅱ型局限溃疡型:肿瘤有较大溃疡形成,边缘隆起明显,境界比较清楚,向周围浸润不明显。占 30%～40%。

(3)Ⅲ型浸润溃疡型:肿瘤有较大溃疡形成,边缘部分隆起,部分被浸润破坏,境界不清,向周围浸润较明显,癌组织在黏膜下的浸润范围超过肉眼所见的肿瘤边界。占半数左右。

(4)Ⅳ型弥漫浸润型:呈弥漫性浸润生长,触摸时难以界定肿瘤边界。由于癌细胞的弥漫浸润及纤维组织增生,可导致胃壁增厚、僵硬,形成"革袋胃"。

2.组织学分型

国内目前多采用世界卫生组织的国际分类法,分为腺癌(乳头状腺癌、管状腺癌、黏液腺癌、印戒细胞癌)及其他组织学类型(腺鳞癌、鳞癌、肝样腺癌、壁细胞样腺癌、绒毛膜上皮癌、未分化癌)。有研究显示,在全部胃癌中,高、中分化腺癌占 47%,低分化腺癌及印戒细胞癌占 56.3%。

3.活检组织的病理诊断

胃癌活检病理诊断的准确率不可能达到 100%。肿瘤的生长浸润方式(如主要在黏膜下浸润生长)、肿瘤所在部位(如穹隆部取材困难)、标本取材不当(如主要取到变形坏死组织)及病理漏诊(将高分化腺癌诊断为重度异型增生或漏掉小的癌灶)都可能致假阴性。

胃癌的前体可分为两个类别:癌前状态和癌前病变。癌前状态是一种临床状态,由此可导致胃癌的发病率较正常人群增高;癌前病变是经过病理检查诊断的特定的组织学改变,在此基础上可逐渐演变发展成胃癌。

(三)临床表现

1.症状

早期胃癌无特异性症状,甚至毫无症状。随着肿瘤的进展影响胃的功能时才出现较明显的症状,但这种症状也并非胃癌所特有,常与胃炎、溃疡病等慢性胃部疾病相似。常见症状如下。

(1)胃部疼痛:是胃癌最常见的症状,即使是早期胃癌患者,除了少部分无症状的患者外,大部分均有胃部疼痛的症状。起初仅感上腹部不适,或有胀痛、沉重感,常被认为是胃炎、胃溃疡等,给予相应的治疗,症状也可暂时缓解。胃窦部胃癌可引起十二指肠功能改变,出现节律性疼痛,易被忽视,直至疼痛加重甚至黑便才引起重视,此时往往已是疾病的中晚期,治疗效果不佳。

(2)食欲减退、消瘦、乏力:这也是一组常见又不特异的胃恶性肿瘤症状,有可能是胃癌的首发症状。很多患者在饱餐后出现饱胀、嗳气而自动限制饮食,体重逐渐减轻。

(3)恶心、呕吐:早期可仅有进食后饱胀和轻度恶心感,常因肿瘤引起梗阻或胃功能紊乱所致。贲门部肿瘤开始可出现进食不顺利感,以后随病情进展而发生吞咽障碍及食物反流。胃窦部癌引起幽门梗阻时可呕吐有腐败气味的隔夜饮食。

(4)出血和黑便:早期胃癌有出血黑便者约为20%。小量出血时仅有大便隐血阳性,当出血量较大时可有呕血及黑便。凡无胃病史的老年人出现黑便时必须警惕有胃癌的可能。

(5)其他患者可因为胃酸缺乏、胃排空加快而出现腹泻或便秘及下腹部不适。胃癌血行转移多发生于晚期,以转移至肝、肺最为多见。在腹腔种植转移中,女性患者易转移至卵巢,称为印戒细胞癌。

2.体征

一般胃癌尤其是早期胃癌常无明显体征,可有上腹部深压痛,有时伴有轻度肌抵触感。上腹部肿块、直肠前触及肿物、脐部肿块、锁骨上淋巴结肿大等均是胃癌晚期或已出现转移的体征。

(四)诊断

胃癌的诊断和治疗需要多学科专家(肿瘤放射科专家、肿瘤外科专家、肿瘤内科专家、营养学专家及内镜专家)共同参与。

1.胃癌的 X 线检查

X 线检查主要用于观察胃腔在钡剂充盈下的自然伸展状态,胃的大体形态与位置的变化,胃壁的柔软度及获得病变的隆起高度等,有充盈法、黏膜法、压迫法、双对比法和薄层法。

2.胃癌的 CT 诊断

(1)胃壁增厚:癌肿沿胃壁浸润造成胃壁增厚,增厚的胃壁可为局限性或弥漫性,根据癌肿浸润深度不同,浆膜面可光滑或不光滑,但黏膜面均显示不同程度的凹凸不平是胃癌的特点之一。

(2)腔内肿块:癌肿向胃腔内生长,形成突起在胃腔内的肿块。肿块可为孤立的隆起,也可为增厚胃壁胃腔内明显突出的一部分。肿块的表面不光滑,可呈分叶、结节或菜花状,表面可伴有溃疡。

(3)溃疡:CT 图像可以更好地显示胃癌腔内形成的溃疡。溃疡所形成的凹陷的边缘不规则,底部多不光滑,周边的胃壁增厚较明显,并向胃腔内突出。

(4)环堤:环堤表现为环绕癌性溃疡周围的堤状隆起。环堤的外缘可锐利或不清楚。

(5)胃腔狭窄:CT 表现为胃壁增厚基础上的胃腔狭窄,狭窄的胃腔边缘较为僵硬并不规则,多呈非对称性向心狭窄,伴环形周围非对称性胃壁增厚。

(6)黏膜皱襞改变:黏膜皱襞在 CT 横断面图像上,表现为类似小山嵴状的黏膜面突起,连续层面显示嵴状隆起间距和形态出现变化,间距的逐渐变窄、融合、消失标志着黏膜皱襞的集中、中断和破坏等改变。

(7)对于女性患者需要进行盆腔 CT 扫描。

3.胃癌的内镜诊断

(1)早期胃癌:癌组织浸润深度仅限于黏膜层或黏膜下层,而不论有无淋巴结转移,也不论癌灶面积。符合以上条件癌灶面积 5.1～10 mm 为小胃癌,小于 5 mm 为微小胃癌。原位癌指癌灶仅限于腺管内,未突破腺管基底膜。

(2)进展期胃癌:癌组织已侵入胃壁肌层、浆膜层或浆膜外,不论癌灶大小或有无转移均称为进展期胃癌。

4.胃癌的超声诊断

水充盈胃腔法及超声显像液的应用,可显示胃壁蠕动状况。在 X 线及内镜的定位下,可以显示肿瘤的大小、形态、内部结构、生长方式、癌变范围。

5.实验室检查

对胃癌较早诊断有意义的检查是大便隐血试验。

(五)治疗

1.胃癌的治疗原则

经术前分期性检查,包括纤维内镜、腹部 CT、女性患者盆腔 CT 或 B 超、胸部 X 线等,根据检查结果,可考虑如下治疗原则。

(1)无远处转移的患者,临床评价为可手术切除的,首选手术治疗。对有高危因素如低分化腺癌、有脉管瘤栓、年轻(<35 岁)患者应行术后含氟尿嘧啶方案的化疗或同步化放疗。任何有淋巴结转移及局部晚期的患者,均应在术后进行化放疗。

(2)无远处转移的患者,临床评价为不可手术切除的,可行放疗同时氟尿嘧啶增敏。治疗结束后评价疗效,如肿瘤完全或大部分缓解,可观察,或合适的患者行手术切除;如肿瘤残存或出现远处转移,考虑全身化疗,不能耐受化疗的给予最好的支持治疗。

(3)有远处转移的患者,考虑全身化疗为主,或参加临床试验。不能耐受化疗的,给予最好的支持治疗。

2.外科手术

手术方式分为内镜下黏膜切除术、腹腔镜下胃改良切除术、胃癌的根治性切除术、联合脏器切除术、姑息性手术。

3.化疗

迄今为止,胃癌的治疗仍以手术治疗为主,但是多数患者仅通过手术难以治愈。化疗在胃癌的治疗中占有重要地位,分为以下 3 种。

(1)术后辅助化疗:由于单纯的手术治疗疗效欠佳,也由于不少有效的化疗药物或联合化疗方案对胃癌的有效率常可达 40%以上,因此,希望应用术后辅助化疗处理根治术后可能存在的转移灶,以达到防止复发、提高疗效的目的。有效的化疗药物仍以氟尿嘧啶(或卡培他滨)+甲酰四氢叶酸(LV)为主。

(2)术前新辅助化疗:一般用于局部分期较晚的病例,该类患者不论能否手术切除,都有较高的局部复发率。术前化疗的目的是降低期别,便于切除及减少术后复发。常用的联合化疗方案有 FUP 方案(顺铂+氟尿嘧啶),紫杉醇+顺铂+氟尿嘧啶方案,FOLFOX4 方案(奥沙利铂+顺铂+亚叶酸钙)。

(3)晚期或转移性胃癌的化疗:晚期胃癌不可治愈,但是化疗对有症状的患者有姑息性治疗效果。有几种单药对晚期胃癌有肯定的疗效,这些药物包括氟尿嘧啶、丝裂霉素、依托泊苷和顺铂。有几种新药及其联合方案对胃癌有治疗活性,包括紫杉醇、多西他赛、伊立替康、表柔比星、奥沙利铂、口服依托泊苷和优福定(尿嘧啶和替加氟的复合物)。近年来常用的化疗方案有:FAM(氟尿嘧啶、多柔比星、甲氨蝶呤)、ECF(表柔比星、顺铂、氟尿嘧啶)、DCF(多西他赛、顺铂、氟尿嘧啶)等。

(4)腹腔内化疗:由于绝大多数胃癌手术失败的病例均因腹膜或区域淋巴结等的腹腔内复

发,现已知在浆膜有浸润的胃癌常可在腹腔内找到游离的癌细胞,甚至报告浸润性胃癌的腹腔内游离的癌细胞阳性率可达 75%。对病期较晚已切除的胃癌,在术中进行腹腔温热灌注化疗,有可能提高疗效。

4.放疗

放疗包括术前、术后或姑息性放疗,是胃癌治疗中的一部分。外照射与氟尿嘧啶联合应用于局部无法切除的胃癌的姑息治疗时,可以提高生存率。使用三维适形放疗和非常规照射野照射可以精确地对高危靶区进行照射且剂量分布更加均匀。

5.最佳支持治疗

目的是预防、降低和减轻患者的痛苦并改善其生活质量,是晚期及转移性胃癌患者完整治疗中的一部分。缓解晚期胃癌患者症状的治疗包括内镜下放置自扩性金属支架(SEMS)缓解食管梗阻症状,手术或外照射或内镜治疗可能对出血患者有效。疼痛控制可使用放疗或镇痛剂。

胃癌的预后取决于诊断时的肿瘤分期情况。国内胃癌根治术后的 5 年生存率在 30%。约有 50%的患者在诊断时胃癌已经超过了局部范围,70%~80%的胃癌切除标本中可以发现局部淋巴结转移。因此,晚期胃癌在临床更为常见。局部晚期和转移性胃食管癌的不良预后因素包括体力状况(PS)评分不良(≥2)、肝转移、腹腔转移和碱性磷酸酶≥100 U/L。

二、护理

(一)术前护理

1.心理支持

缓解患者的焦虑或恐惧,以增强患者对手术治疗的信心,使其积极配合治疗和护理。

2.营养支持护理

胃癌患者往往由食欲减退、摄入不足、消耗增加和恶心、呕吐等原因导致不同程度的营养不良。为了改善患者的营养状态,提高其对手术的耐受性,对能进食者应根据患者的饮食习惯给予高蛋白、高热量、高维生素、低脂肪、易消化的饮食;对不能进食者遵医嘱予以静脉输液、静脉营养支持。

3.特殊准备

胃癌伴有幽门梗阻者术前 3 天起每晚用 300~500 mL 温生理盐水洗胃,以减轻胃黏膜水肿和炎症,有利于术后吻合口愈合;如癌组织侵犯大肠则要做好肠道准备:术前 3 天口服肠道不易吸收的抗生素,清洁肠道。

(二)术后护理

1.病情观察

严密观察生命体征的变化,观察伤口情况、胃肠减压及腹腔引流情况等。准确记录24 小时液体出入量。

2.体位

全麻清醒前去枕平卧,头偏向一侧,以免呕吐时发生误吸。麻醉清醒后若血压平稳取低半卧位:有利于呼吸和循环;减少切口张力,减轻疼痛与不适;有利于腹腔渗出液集聚于盆腔,便于引流。

3.胃肠减压与引流的护理

维持有效的胃肠减压和腹腔引流,观察引流液颜色、性状及量的变化。

4.营养支持护理

（1）肠外营养支持：由于禁食、胃肠减压及手术的消耗，术后需及时输液补充水、电解质和营养素，必要时输清蛋白或全血，以改善患者的营养状况促进术后恢复。

（2）早期肠内营养支持：早期肠内营养支持可改善患者的营养状况，维护肠道屏障结构和功能，促进肠道功能恢复，增强机体的免疫功能，促进伤口和肠吻合口的愈合。一般经鼻肠管或空肠造瘘管输注实施。护理上应注意：根据患者的个体情况，制订合理的营养支持方案；保持喂养管的功能状态，妥善固定，保持通畅，每次输注营养液前后用生理盐水或温开水 20～30 mL 冲管，持续输注过程中每 4～6 小时冲管一次；控制营养液的温度、浓度、输注速度和输注量，逐步过渡，观察有无恶心，呕吐，腹痛，腹胀，腹泻及水、电解质失衡等并发症的发生。

（3）饮食护理：术后禁饮食，肠蠕动恢复后可拔除胃管，拔管当天可饮少量水或米汤；第 2 天进半量流质，每次 50～80 mL；第 3 天进全量流质，每次 100～150 mL；若无腹痛、腹胀等不适，第 4 天可进半流质饮食；第 10～14 天可进软食。注意少量多餐，避免生、冷、硬及刺激性饮食，少食易产气食物。

5.活动

鼓励患者早期活动，定时做深呼吸，进行有效咳嗽和排痰。一般术后第 1 天即可协助患者坐起并做轻微的床上活动，第 2 天协助下床、床边活动，应根据患者的个体差异决定活动量。

6.并发症的观察和护理

（1）术后出血：胃手术后可有暗红色或咖啡色液体自胃管引出，一般 24 小时内不超过 300 mL，并且颜色逐渐转清。若短时间内从胃管或腹腔引流管内引出大量鲜红色液体，持续不止，应警惕术后出血，应及时报告医师，遵医嘱给予止血、输血等处理，必要时做好紧急术前准备。

（2）感染：术前做好呼吸道准备，术后做好口腔护理，防止误吸，鼓励患者定时深呼吸，进行有效咳嗽和排痰等，以防止肺部感染；保持切口敷料干燥，注意无菌操作，保持尿管、腹腔引流管通畅，防止切口、腹腔及泌尿系统等部位感染。

（3）吻合口漏或十二指肠残端破裂：密切观察生命体征和腹腔引流情况，如术后数天腹腔引流量不减、伴有黄绿色胆汁或呈脓性、带臭味，伴腹痛，体温再次上升，则应警惕其发生。及时报告医师，遵医嘱给予抗感染、纠正水电解质紊乱和酸碱平衡失调、肠内外营养支持等护理，保护好瘘口周围皮肤。

（4）消化道梗阻：如患者在术后短期内再次出现恶心、呕吐、腹胀，甚至腹痛和停止排便排气等症状，则应警惕是否有消化道梗阻的发生，遵医嘱予以禁食、胃肠减压、输液及营养支持等治疗。

（三）放、化疗期间的饮食护理

1.放疗期间的饮食护理

放疗后 1～2 小时，患者可能出现恶心、呕吐等不良反应，告知患者是射线使胃黏膜充血水肿所致。指导患者放疗前避免进食，以减轻可能发生的消化道反应。鼓励患者进食富含维生素 B_{12} 和含铁、含钙丰富的食物。

2.化疗期间的饮食护理

常出现的不良反应表现有恶心、畏食、腹痛、腹泻等。食欲减退时，可选用易消化、新鲜、芳香的食品；消化不良时，可选择粥作为主食，也可以吃助消化、开胃的食品。化疗前0.5～1小时和化疗后 4～6 小时给予镇吐剂，会有助于减轻恶心、呕吐。

(四)倾倒综合征的护理

由于胃大部切除术后失去对胃排空的控制,导致胃排空过速所产生的一系列综合征。根据进食后症状出现的时间可分为早期与晚期两种。

1.早期倾倒综合征

多发生在进食后半小时内,患者以循环系统和胃肠道症状为主要表现。应指导患者通过饮食调整来缓解症状,避免过浓、过甜、过咸的流质食物,宜进低碳水化合物、高蛋白饮食,餐时限制饮水喝汤,进餐后平卧 10~20 分钟。术后半年到 1 年内逐渐自愈,极少数症状严重而持久的患者需手术治疗。

2.晚期倾倒综合征

餐后 2~4 小时患者出现头晕、心慌、出冷汗、脉搏细弱甚至虚脱等表现。主要因进食后,胃排空过快,含糖食物迅速进入小肠而刺激胰岛素大量释放,继之发生反应性低血糖,故晚期倾倒综合征又被称为低血糖综合征。指导患者出现症状时稍进饮食,尤其糖类,即可缓解。

(五)腹腔灌注热化疗的护理

腹腔化疗前常规检查血常规、肝肾功能、心电图;有腹水引流者充分补液,以防引流过程中或引流后发生低血容量性反应;指导患者排空膀胱,避免穿刺时误伤膀胱。灌注化疗药物前确认导管在腹腔内,防止化疗药物渗漏到皮下组织;灌注过程观察患者反应,每 15~20 分钟改变一次体位,使药物均匀地与腹腔组织和脏器接触。

(六)静脉化疗的护理

观察药物特殊不良反应。

1.氟尿嘧啶

观察有无心绞痛、心律失常,如有发生应立即停药,出现腹泻甚至血性腹泻时应立即停药,通知医师及时处理。静脉推注或静脉滴注可引起血栓性静脉炎,需经外周静脉导入中心静脉置管(PICC)或中心静脉导管(CVC)输入。

2.紫杉醇

可出现变态反应,多数为Ⅰ型变态反应,表现为支气管痉挛性呼吸困难、荨麻疹和低血压。大多数发生在用药 10 分钟以内。为防止发生变态反应,应在静脉滴注紫杉醇之前 12 小时、6 小时给予地塞米松 10~20 mg 口服。紫杉醇可发生神经系统毒性,多数为周围神经病变,表现为轻度麻木及感觉异常,可发生闪光暗点为特征的视神经障碍。

3.奥沙利铂

有神经系统毒性,一般为蓄积的、可逆的周围神经毒性,停药后症状逐渐缓解。主要表现为手足末梢麻木感,甚至疼痛,影响到感觉、运动功能,遇冷加重。偶尔出现咽部异样感,甚至呼吸困难,可通过吸氧、地塞米松推注等缓解,必要时使用肾上腺素皮下注射;注射前应用还原型谷胱甘肽及每天口服 B 族维生素可能有减轻症状的作用。大约 3/4 的患者的神经毒性在治疗结束 13 周后可逆转。在治疗期间应指导患者注意保暖。奥沙利铂只能用注射用水或 5% 葡萄糖注射液稀释,不能用生理盐水或其他含氯的溶液稀释。每瓶 50 mg 加入稀释液 10~20 mL,在原包装内可于 2~8 ℃冰箱中保存 4~48 小时。加入 5% 葡萄糖注射液 250~500 mL 稀释后的溶液应尽快滴注,在室温中只能保存 4~6 小时。禁止和碱性液体或碱性药物配伍输注,避免药物接触铝制品,否则会产生黑色沉淀和气体。

(七)胃癌患者放疗的护理

(1)告知患者在模拟定位和治疗前 3 小时不要饱食。可使用口服或静脉造影剂进行 CT 模拟定位。

（2）胃的周围有对射线敏感的肾、肝、脾、小肠等器官，放疗前，技术人员应精确摆位，最好使用固定装置，以保证摆位的可重复性。指导患者采用仰卧位进行模拟定位和治疗。

（3）放疗中使用定制的挡块来减少正常组织不必要的照射剂量，包括肝脏（60%肝脏<30 Gy）、肾脏（至少一侧肾脏的2/3<20 Gy）、脊髓（<45 Gy）、心脏（1/3心脏<50 Gy，尽量降低肺和左心室的剂量，并使左心室的剂量降到最低）。指导患者稳定体位，以避免射线对周围组织和器官的损伤。放疗中需要暴露受照部位，需注意为患者肩部及上肢保暖，防止受凉。

（4）放射性胃炎的护理：遵医嘱预防性使用止吐剂，预防性使用保护胃黏膜的药物。食欲减退、恶心、呕吐及腹痛常发生于放疗后数天，对症处理即可缓解，一般患者可以耐受，不影响放疗进行。

（5）放射性小肠炎的护理：多发生于放疗中或放疗后，可表现为高位不完全性肠梗阻。由于肠黏膜细胞早期更新受到抑制，以后小动脉壁肿胀、闭塞，引起肠壁缺血，黏膜糜烂。晚期肠壁引起纤维化，肠腔狭窄或穿孔，腹腔内形成脓肿、瘘管和肠粘连等。主要护理措施为遵医嘱给予解痉剂及止痛剂，给予易消化、清淡饮食。

（6）其他并发症的护理：胃癌放疗还可出现穿孔、出血与放射性胰腺炎，放疗期间应注意观察有无剧烈腹痛、腹胀、恶心、呕吐、呕血等表现。

三、健康指导

（一）注意饮食习惯

长期不良的饮食习惯很容易引起慢性胃病、胃溃疡甚至发生胃癌。经常吃过热的食物可破坏口腔和食管的黏膜，可导致细胞癌变。吃饭快、食物咀嚼不细易对消化道黏膜产生机械性损伤，产生慢性炎症，吃团块的食物易对贲门产生较强的机械刺激，久之会损伤甚至癌变。养成定时定量、细嚼慢咽的饮食习惯，避免进食生硬、过冷、过烫、过辣及油腻食物，戒烟、酒。少食含纤维较多的蔬菜、水果（橘子）或黏聚成团的食物（如糖葫芦、黏糕、糯米饭、柿饼），易导致肠梗阻。避免过浓、过甜、过咸的流质食物。宜进低碳水化合物、高蛋白饮食，餐时限制饮水喝汤。进餐后平卧10~20分钟，以预防倾倒综合征。维生素C具有较强阻断亚硝基化合物的能力，β-胡萝卜素具有抗氧化能力，可以在小肠转化成维生素A，维持细胞生长和分化。可鼓励患者进食富含维生素C和β-胡萝卜素的食品。

（二）积极治疗胃病和幽门螺杆菌

长期慢性胃炎和长期不愈的溃疡均要考虑幽门螺杆菌的感染，要积极治疗。

（三）避免高盐饮食

食盐中的氯离子能损伤胃黏膜细胞，破坏胃黏膜和黏膜保护层，使胃黏膜易受到致癌物质攻击，要减少食物中盐的摄入量。

（四）避免进食污染食物

煎、烤、炸的食物含有大量致癌物质。我国胃癌高发区居民有食用储存的霉变食物的习惯，其胃液中真菌检出率明显高于低发区。

（五）多食牛奶、奶制品和富含蛋白质的食物

良好的饮食构成有助于减少胃癌发生的危险性。食物应多样化和避免偏食，在满足热量需要和丰富副食供应的基础上，增加蛋白质的摄入水平。

（六）经常食用富含维生素的新鲜蔬菜和水果

增加蔬菜和水果的摄入量可降低人类恶性肿瘤发生的危险性。蔬菜和水果含有防癌的抗氧化剂,食用黄绿色蔬菜可以明显降低胃癌的发生率。

（七）戒烟与戒酒

饮酒加吸烟,两者有致癌的协同作用,患胃癌的危险更大。

（八）告知患者用药禁忌

告知患者慎用阿司匹林、保泰松、肾上腺皮质激素类药物,因可引起胃黏膜损伤。

（九）密切监视血清

监视血清维生素 B_{12}、铁和钙水平,尤其是术后患者可口服补充铁剂,同时应用酸性饮料如橙汁,可以维持血清铁水平。

（十）如出现下列情况随时就诊

上腹部不适、疼痛、恶心、呕吐、呕血、黑便、体重减轻、疲乏无力、食欲减退等。

（张　冲）

第二节　白血病的护理

白血病是一类造血干细胞的恶性克隆性疾病,白血病细胞因自我更新能力增强、增生失控、分化障碍、凋亡受阻而停滞在细胞发育的不同阶段。在骨髓和其他造血组织中,白血病细胞大量增生积聚,使正常造血受抑制并浸润其他器官和组织。根据白血病细胞的成熟程度和自然病程,将白血病分为急性和慢性两大类。在恶性肿瘤所致的病死率中,白血病居第 6 位(男性)和第 8 位(女性),但在儿童及 35 岁以下成人中则居第 1 位。可能与病毒感染、自身免疫功能异常、X 线放射、苯及其衍生物、遗传因素等有关。

一、急性白血病

急性白血病(acute leukemia,AL)是造血干细胞的恶性克隆性疾病,发病时骨髓中异常的原始细胞及幼稚细胞大量增生并抑制正常造血,广泛浸润肝、脾、淋巴结等各种脏器。国际上常用的 FAB 分类法将 AL 分为急性淋巴细胞白血病(acute lymphoblastic leukemia,ALL)和急性粒细胞白血病(acute myeloblastic leukemia,AML)。ALL 又分为 3 个亚型,包括 L1 型、L2 型和 L3 型。AML 又分为 8 个亚型,包括急性粒细胞白血病微分化型(M0)、急性粒细胞白血病未分化型(M1)、急性粒细胞白血病部分分化型(M2)、急性早幼粒细胞白血病(M3)、急性粒-单核细胞白血病(M4)、急性单核细胞白血病(M5)、急性红白血病(M6)和急性巨核细胞白血病(M7)。

（一）临床表现

AL 起病急缓不一。急性发作者可以表现为突然高热,也可以是严重出血。缓慢发作者常脸色苍白、皮肤紫癜、月经过多或拔牙后出血难止而在就医时被发现。

1.贫血

贫血常为首发症状,呈进行性加重,半数患者就诊时已为重度贫血。

2.发热

白血病本身能引起发热,但大多数由继发感染所致,主要表现为持续低热或高热甚至超高热,可伴畏寒、出汗等。感染可发生在各个部位,以口腔炎、牙龈炎、咽峡炎最常见。长期应用抗生素者,可出现真菌感染。

3.出血

出血可发生在全身各部位,以皮肤瘀点、瘀斑、鼻出血、牙龈出血、月经过多为多见。眼底出血可致视力障碍,严重者发生颅内出血而导致死亡,急性早幼粒细胞白血病(APL)易并发弥散性血管内凝血而出现全身广泛性出血。

4.器官和组织浸润的表现

淋巴结肿大和肝、脾大;胸骨下端局部压痛;部分 AML 可伴绿色瘤;牙龈增生、肿胀;皮肤出现蓝灰色斑丘疹;可引起中枢神经系统白血病;睾丸出现无痛性肿大,多为一侧性;肺、心、消化道、泌尿生殖系统等均可受累。

(二)辅助检查

1.血常规检查

大多数患者白细胞计数增多,也有部分白细胞计数正常或减少,有不同程度的正细胞性贫血,约 50% 的患者血小板计数$<60\times10^9/L$,晚期血小板计数极度减少。

2.骨髓细胞学检查

骨髓细胞学检查是诊断 AL 的主要依据和必做检查。多数患者的骨髓细胞学检查示增生明显活跃或极度活跃,以有关系列的原始细胞、幼稚细胞为主,若原始细胞占全部骨髓有核细胞的 30% 以上,则可做出 AL 的诊断。

3.细胞化学检查

主要用于 ALL 与 AML 的诊断与鉴别诊断。

4.免疫学检查

通过针对白血病细胞表达的特异性抗原的检测,分析细胞所属系列、分化程度和功能状态,以区分 ALL 与 AML 及其各自的亚型。

5.染色体和基因改变

AL 常伴有特异的染色体和基因改变,并与疾病的发生、发展、诊断、治疗与预后关系密切。

6.血液生化检查

血清尿酸浓度升高,患者并发 DIC 时出现凝血异常,血清乳酸脱氢酶可升高。

(三)治疗

治疗原则是根据患者的细胞形态学、免疫学、细胞遗传学和分子遗传学分型结果及临床特点进行预后危险分层,按照患者意愿、经济能力,选择并设计最完整、系统的治疗方案。

1.对症支持治疗

(1)紧急处理高白细胞血症:一旦出现高白细胞血症$(>100\times10^9/L)$可使用血细胞分离机,单采清除过高的白细胞,同时给予化疗和水化。应预防高尿酸血症、酸中毒、电解质平衡紊乱和凝血异常等并发症。

(2)防治感染:发热时应及时查明感染部位及查找病原菌,使用有效抗生素。应用粒细胞集落刺激因子(G-CSF)可缩短粒细胞缺乏期。

(3)成分输血支持:严重贫血可吸氧,输浓缩红细胞,维持 Hb>80 g/L,但白细胞淤滞症时不宜立即输红细胞。血小板低者可输单采血小板悬液。

(4)防治高尿酸血症肾病：鼓励患者多饮水，最好 24 小时持续静脉补液，使每小时尿量＞150 mL 并保持碱性尿，在化疗同时给予别嘌醇以抑制尿酸合成。当患者出现少尿和无尿时，应按急性肾衰竭处理。

2.抗白血病治疗

AL 治疗分为两个阶段，即诱导缓解和缓解后治疗。诱导缓解主要通过联合化疗，使患者迅速获得完全缓解(CR)：白血病的症状和体征消失，白细胞分类中无白血病细胞，骨髓细胞学检查中相关系列的原始细胞与幼稚细胞之和≤5%。缓解后治疗主要方法为化疗和造血干细胞移植，诱导缓解获得完全缓解后，体内仍有残留的白血病细胞，称为微小残留病灶，必须进一步降低微小残留病灶，以防止复发、争取长期无病生存甚至治愈(无病生存持续 10 年以上)。常用化疗药物及不良反应见表 5-1。

表 5-1　白血病常见化疗药物及不良反应

药名	缩写	主要不良反应
甲氨蝶呤	MTX	口腔及胃肠道黏膜溃疡、肝损害、骨髓抑制
巯嘌呤	6-MP	骨髓抑制、胃肠反应、肝损害
氟达拉滨	FLU	神经毒性、骨髓抑制、自身免疫现象
阿糖胞苷	Ara-C	消化道反应、肝功能异常、骨髓抑制
环磷酰胺	CTX	骨髓抑制、恶心、呕吐、脱发、出血性膀胱炎
苯丁胺氮芥	CLB	骨髓抑制、胃肠反应
白消安	BUS	皮肤色素沉着、精液缺乏、停经、肺纤维化
长春新碱	VCR	末梢神经炎、腹痛、脱发、便秘
高三尖杉酯碱	HHT	骨髓抑制、心脏损害、消化道反应
依托泊苷	VP-16	骨髓抑制、脱发、消化道反应
柔红霉素	DNR	骨髓抑制、心脏损害、消化道反应
去甲氧柔红霉素	IDA	骨髓抑制、心脏损害、消化道反应
门冬酰胺酶	L-ASP	肝损害、变态反应、高尿酸血症、高血糖、胰腺炎、氮质血症
泼尼松	P	类库欣综合征、高血压、糖尿病
羟基脲	HU	消化道反应、骨髓抑制
维 A 酸	ARTA	皮肤黏膜干燥、口角破裂、消化道反应、头晕、关节痛、肝损害

(1)ALL 治疗(表 5-2)：复发多在 CR 后两年内发生，以骨髓复发最常见，此时可选择原诱导化疗方案再诱导或含 HD Ara-C 的联合方案或者新药进行再诱导治疗。

表 5-2　ALL 联合化疗方案

治疗阶段	治疗方案	具体药物
诱导缓解治疗	VP 方案	VCR+P
	DVP 方案	DNR+VCR+P
	DVLP 方案	DNR+VCR+L-ASP+P

续表

治疗阶段	治疗方案	具体药物
强化巩固	HD MTX	MTX
	HD Ara-C	Ara-C
维持治疗	口服(6-MP＋MTX)＋VP	口服(6-MP＋MTX)＋VCR＋P

注:HD 为高剂量

（2）AML 治疗（表 5-3）：复发难治 AML 的治疗可选用以下方案。①HD Ara-C 联合化疗。②新方案：如氟达拉滨、Ara-C 和 G-CSF±IDA（FLAG±I）。③对于年龄偏大或继发性 AML，可采用预激化疗：G-CSF＋Acla＋Ara-C。

表 5-3   AML 联合化疗方案

治疗阶段	临床分型	治疗方案	具体药物
诱导缓解治疗	AML(非 APL)	IA 方案(3＋7 方案)	IDA＋Ara-C
		DA 方案(3＋7 方案)	DNR＋Ara-C
		HA 方案	HHT＋Ara-C
		HAD 方案	HHT＋Ara-C＋DNR
		HAA 方案	HHT＋Ara-C＋Acla
	APL		ATRA＋DNR
			ATRA＋DNR＋ATO
			ATRA＋ATO
缓解后治疗	AML(非 APL)	HD Ara-C	Ara-C
	APL	化疗、ATRA、ATO 交替	

注:HD 为高剂量

（3）中枢神经系统白血病的防治：早期强化全身化疗和鞘内注射化疗药物。

（4）老年 AL 的治疗：多数 60 岁以上患者化疗需减量用药，以降低治疗相关病死率。

（四）护理措施

1.一般护理

（1）饮食：给予高热量、高蛋白、高维生素、含适量纤维素、清淡、易消化的饮食，多食新鲜水果、蔬菜。避免进食高糖、高脂、产气过多和辛辣的食物。注意卫生，食物要煮熟，牛奶要消毒。

（2）运动与休息：根据患者情况规定合理的活动量。注意休息，劳逸结合。

2.病情观察

密切观察患者生命体征变化，注意监测患者血常规及骨髓细胞学情况，观察患者有无贫血、出血及感染症状，观察患者化疗后的不良反应。

3.对症护理

（1）静脉炎及组织坏死的防护。①合理选择静脉：最好采用中心静脉或深静脉留置导管。若使用浅表静脉，应选择有弹性且直的大血管，避免在循环功能不良的肢体进行注射。②避免药液外渗：静脉注射化疗药前先用生理盐水冲路，确定在静脉内方可注入药物，边抽回血边注药，以保证药液无外渗。应用多种药物时，先用对血管刺激性小的药物，药物输注完毕再用生理盐水10～20 mL 冲洗后拔针，以减轻药物对局部血管的刺激。③化疗药外渗的处理：立即停止注入，边回抽边退针,不要立即拔针,并行利多卡因环形封闭,范围大于渗漏区,局部冷敷有一定效果,抬高受累部位,促进局部外渗药液的吸收。④静脉炎的处理:局部血管禁止静脉注射,患处勿受压,使用多磺酸黏多糖乳膏等药物外敷,鼓励患者多做肢体活动,以促进血液循环,遵医嘱进行理疗。

(2)骨髓抑制的防护:多数化疗药物化疗后第 7～14 天骨髓抑制作用最强,恢复时间多为用药后的第 5～10 天。化疗期间定期复查血常规,每次疗程结束后复查骨髓细胞学,以了解骨髓抑制程度。一旦出现骨髓抑制,加强贫血、感染和出血的预防、观察及护理。

(3)消化道反应的防护:恶心、呕吐、食欲缺乏等消化道症状多出现在用药后 1～3 小时,持续数小时到 24 小时,体弱者出现症状较早且较重。①为患者提供一个安静、舒适、通风良好的休息与进餐环境,避免不良刺激。②避免在治疗前后 2 小时内进食,当出现恶心、呕吐时应暂缓或停止进食,及时清除呕吐物,保持口腔清洁。治疗前 1～2 小时给予止吐药物。③给予高热量、高蛋白、高维生素、含适量纤维素、清淡、易消化食物,以半流质饮食为主。少量多餐,避免进食高糖、高脂、产气过多和辛辣的食物,进食后适当活动,休息时取坐位和半卧位,避免饭后立即平卧。④减慢化疗药输入速度,无法进食者给予静脉营养。

(4)口腔溃疡的护理:对已发生口腔溃疡者,应给予口腔护理,每天 2 次。指导患者漱口液含漱及溃疡用药方法,每次 15～20 分钟,每天至少 3 次。餐后及睡前用漱口水含漱后,将药涂于溃疡处,涂药后禁食 2～3 小时。

(5)心脏毒性的预防和护理:柔红霉素、表柔比星及高三尖杉酯碱类药物可引起心肌及心脏传导损害。用药前后监测心率、心律、血压。

(6)肝功能损害的防护:甲氨蝶呤、门冬酰胺酶对肝功能有损害,需要监测肝功能,观察患者有无黄疸。

(7)脱发的护理。①化疗前心理护理:向患者说明化疗必要性及化疗可能导致脱发的现象,告知结束后头发会再生,使其有充分的心理准备,坦然面对。②出现脱发后的心理护理:评估患者的感受,鼓励表达内心感受,指导患者使用假发、戴帽子,协助其重视自身能力和优点,并参与正常社交活动。

(8)鞘内注射化疗药物的护理:推注速度宜慢,注毕嘱患者去枕平卧 4～6 小时,注意观察有无头痛、呕吐、发热等化学性脑膜炎及其他神经系统损害的症状。

4.用药护理

长春新碱能引起末梢神经炎,出现手足麻木感,停药后可逐渐消失。门冬酰胺酶可引起变态反应,用药前先做皮试。急性早幼粒细胞白血病(APL)治疗过程中可能出现分化综合征,主要临床表现为发热、体重增加、肌肉骨骼疼痛、呼吸窘迫、肺间质浸润、胸腔积液、心包积液、皮肤水肿、低血压、急性肾衰竭甚至死亡。一旦出现应及时给予大剂量糖皮质激素,暂时停服维 A 酸(症状消失后可继续使用)对症或辅助治疗如吸氧、利尿、白细胞单采清除和联合化疗等。不良反应有肝功能损害、心电图 Q-T 间期延长等。少数患者对别嘌醇会出现严重皮肤过敏,应注意。环磷酰胺可导致出血性膀胱炎,嘱患者多饮水,每天饮水＞3 000 mL;甲氨蝶呤可引起口腔黏膜及消化道黏膜溃疡,嘱患者勤用亚叶酸钙溶液含漱。

5.心理护理

认真评估各个时期患者的心理状况,耐心倾听,鼓励患者表达,向患者介绍已缓解的典型病例,组织患者之间进行养病经验的交流。

二、慢性粒细胞白血病

慢性粒细胞白血病(chronic myeloblastic leukemia,CML)简称慢粒,是一种发生在早期多能造血干细胞上的恶性骨髓增殖性疾病,主要涉及粒细胞。病程发展缓慢,脾大,外周血粒细胞显著增多且不成熟。CML 分为慢性期(chronic phase,CP)、加速期(accelerated phase,AP)和最终急变期(blastic phase or blasttic crisis,BP/BC)。本病各年龄组均可发病,以中年最多见。

(一)临床表现

1.慢性期

一般持续 1~4 年,患者有乏力、低热、多汗或盗汗、体重减轻等代谢亢进的症状,由于脾大而自觉左上腹有坠胀感。部分患者胸骨中下段有压痛。

2.加速期

发热、虚弱、体重下降,脾脏迅速增大,骨、关节痛及逐渐出现贫血、出血症状。原来治疗有效的药物在加速期无效。

3.急变期

急性期表现与 AL 类似,多数为急性粒细胞白血病,20%~30%为急性淋巴细胞白血病。

(二)辅助检查

1.慢性期

(1)血常规检查:白细胞计数明显升高,粒细胞显著增多,以中性中幼、晚幼和杆状核粒细胞居多,血小板计数多在正常水平,部分患者增多,晚期血小板计数减少,并出现贫血。

(2)骨髓细胞学检查:骨髓增生明显至极度活跃,以粒细胞为主,粒红比例明显升高,原始细胞<10%。

(3)中性粒细胞碱性磷酸酶:活性减低或呈阴性反应。

(4)染色体检查:95%以上 CML 细胞中出现 Ph 染色体,显带分析为t(9;22)(q34;q11)。

(5)血液生化检查:血清及尿中尿酸浓度升高,血清乳酸脱氢酶升高。

2.加速期

外周血或骨髓原始细胞比例≥10%;外周血嗜碱性粒细胞比例>20%;不明原因的血小板进行性减少或增加;除 Ph 染色体以外,又出现其他染色体异常;粒-单系祖细胞集簇增加而集落减少;骨髓活检显示胶原纤维显著增生。

3.急变期

骨髓中原始细胞或原淋+幼淋或原单+幼单比例>20%;外周血中原粒+早幼粒细胞比例>30%,骨髓中原粒+早幼粒细胞比例>50%,出现髓外原始细胞浸润。

(三)治疗

治疗原则是应着重于慢性期早期治疗,避免疾病转化,力争细胞遗传学和分子生物学水平上的缓解。

1.慢性期的治疗

(1)分子靶向治疗:应用第一代酪氨酸激酶抑制剂甲磺酸伊马替尼,对伊马替尼不能耐受或无效的患者,可选择第二代酪氨酸激酶抑制剂尼洛替尼或达沙替尼。

(2)干扰素-α(IFN-α)应用:该药与小剂量阿糖胞苷联合使用,可提高疗效。

(3)其他药物治疗。①羟基脲:起效快,作用时间短。②白消安:起效慢且后作用长,剂量不易掌握。③其他药物：Ara-C、HHT、ATO 等。④异基因造血干细胞移植：是唯一可治愈 CML 的方法。

2.进展期的治疗

AP 和 BC 统称为 CML 的进展期。AP 患者可采用加量酪氨酸激酶抑制剂治疗的方法，BC 患者采用加量酪氨酸激酶抑制剂及联合化疗的方法，两者回到 CP 后，立即行造血干细胞移植治疗。

(四)护理措施

1.一般护理

保证充足的休息和睡眠时间，适当锻炼，劳逸结合。给予高热量、高蛋白、高维生素、易消化吸收的饮食。

2.病情观察

每天测量患者脾脏的大小、质地并做好记录。注意脾区有无压痛，观察有无脾栓塞或脾破裂的表现；化疗期间定期监测血常规、血尿酸和尿尿酸的含量及尿沉渣检查等，记录 24 小时液体出入量，观察有无血尿或腰痛的发生。

3.对症护理

(1)疼痛护理：患者发生脾胀痛时，可置患者于安静、舒适的环境中，卧床休息，减少活动，左侧卧位，宜少食多餐，尽量避免弯腰和碰触腹部。

(2)尿酸性肾病护理：鼓励患者多饮水，化疗期间每天＞3 000 mL，遵医嘱口服别嘌醇和碳酸氢钠，24 小时持续静脉补液，保证足够的尿量。在化疗给药前或给药后遵医嘱给予利尿剂。

4.用药护理

(1)白消安：长期用药可出现皮肤色素沉着、精液缺乏、停经及肺纤维化等，现已较少应用于临床。

(2)干扰素-α：常见不良反应包括乏力、发热、疲劳、头痛、畏食、恶心、肌肉及骨骼疼痛等流感样症状和体重下降、肝功能异常等。预防性使用对乙酰氨基酚等能够减轻流感样症状。部分患者常需减量，同时定期检查肝肾功能及血常规。

(3)伊马替尼：常见的非血液学不良反应包括水肿、肌痉挛、腹泻、恶心、肌肉骨骼痛、皮疹、腹痛、肝酶升高、疲劳、关节痛和头痛等，但一般症状较轻微。血液学不良反应包括白细胞计数减少、血小板计数减少和贫血，可应用造血生长因子，严重者需减量或暂时停药，定期监测血常规。

三、慢性淋巴细胞白血病

慢性淋巴细胞白血病(chronic lymphoctic leukemia，CLL)简称慢淋，是一种进展缓慢的B细胞增殖性肿瘤，以外周血、骨髓、脾脏和淋巴结等淋巴组织中出现大量克隆性 B 细胞为特征。CLL 均起源于 B 细胞。本病在欧美各国是最常见的白血病，而在我国、日本及东南亚国家较少见。90％患者在 50 岁以上发病，男女比例 2∶1。

(一)临床表现

起病缓慢，多无自觉症状，淋巴结肿大常为就诊的首发症状，以颈部、腋下、腹股沟淋巴结肿大为主。肿大的淋巴结较硬，无压痛，可移动。早期可出现疲乏、无力，随后出现食欲缺乏、消瘦、低热和盗汗等，晚期易发生贫血、出血、感染。

（二）辅助检查

1.血常规检查

淋巴细胞持续增多,晚期血红蛋白、血小板计数减少。

2.骨髓细胞学检查

有核细胞增生明显活跃,红细胞、粒细胞及巨核细胞均减少,淋巴细胞比例≥40％,以成熟淋巴细胞为主。

3.免疫学检查

淋巴细胞具有单克隆性,呈现 B 细胞免疫表型特征。

4.细胞遗传学检查

部分患者出现染色体异常,基因突变或缺失。

（三）治疗

治疗原则是提高完全缓解率,并尽可能清除微小残留病灶。

1.化疗

烷化剂有苯丁胺氮芥、甲氨蝶呤、苯达莫司汀;嘌呤类似物如氟达拉滨;糖皮质激素。

2.化学免疫治疗

FCR 方案(氟达拉滨＋甲氨蝶呤＋R),其中 R 为利妥昔单抗。

3.造血干细胞移植

CLL 患者年龄较大,多数不适合移植治疗。

4.并发症治疗

积极进行抗感染治疗,反复感染者可静脉输注免疫球蛋白;并发自身免疫性溶血性贫血或血小板计数减少可用较大剂量糖皮质激素,无效且脾大明显者,可考虑脾切除。

（四）护理措施

1.一般护理

卧床休息,采取舒适卧位,进食高热量、高维生素、营养丰富的软食,摄取足够的水分。

2.病情观察

定期监测体温,观察感染的症状、体征及其变化情况。

3.对症护理

高热患者可给予物理降温,必要时遵医嘱给予药物降温,及时更换衣物,保持皮肤清洁干燥;严重贫血患者应给予常规氧气吸入,以改善组织缺氧,可给予患者输血以减轻贫血和缓解机体的缺氧症状。

4.用药护理

主要包括化疗药物不良反应的护理、干扰素-α 不良反应的护理。

（张　冲）

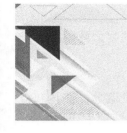

第六章 精神科护理

第一节 癔症的护理

一、概述

癔症是指一类由精神因素(如重大生活事件、内心冲突、情绪激动、暗示或自我暗示)作用于易病个体引起的精神障碍。主要表现为意识范围缩小,选择性遗忘或情感暴发等精神症状或各种各样的躯体症状,但不能查出相应的器质性损害作为其病理基础。症状具有做作、夸大、富有情感色彩等特点,有时可由暗示而诱发或消除,有反复发作的倾向。

(一)临床表现

本病的临床表现复杂多样,主要表现为运动感觉功能障碍,提示患者可能存在某种神经系统或躯体疾病,但体格检查、神经系统检查都不能发现其内脏器官和神经系统有相应的损害。其症状和体征不符合神经系统解剖生理特征。症状在被发现时常常加重,患者对症状的焦虑增加时症状也趋于加重。

(二)临床分型

1.癔症性精神障碍(分离性障碍)

(1)癔症性意识障碍:表现为患者的意识范围缩小,时空感知局限,其言行多只反映精神创伤内容,而对外界其他事物却反应迟钝。此种状态突然发生,历时数十分钟,然后自行终止,恢复后患者对发病经过通常不能完全回忆。

(2)情绪暴发:常在遭遇精神刺激时发作,哭喊吵闹、捶胸顿足,甚至撕毁衣服,碰壁撞墙,尽情发泄心中的愤懑,有人劝阻或围观时症状更为剧烈,历时数十分钟后自行缓解,事后部分遗忘。

(3)癔症性遗忘:并非由器质性因素引起的记忆缺失。患者单单遗忘了某一个阶段的经历或某一性质的事件,而那一段经历或事件对患者来说往往是创伤性的。

(4)癔症性漫游:此症发生在白天觉醒时,患者离开住所或工作单位,外出漫游。在漫游过程中患者能保持基本的自我料理,如饮食、个人卫生等,并能进行简单的社会交往,如购票乘车等。短暂而肤浅的接触看不出患者有明显的失常。此种漫游事先无任何目的和构想,开始和结束都是突然的,一般历时数小时至数天,清醒后对发病经过不能完全回忆。

(5)癔症性双重人格或多重人格:患者突然失去了自己原来的身份体验,而以另一种身份进行日常活动。两种身份各自独立、互无联系、交替出现。常见形式为神怪或亡灵附体,此时患者对环境缺乏充分的觉察,注意和知觉仅限于周围的某些人和物。

(6)癔症性假性痴呆:一种在精神刺激后突然出现的、非器质性因素引起的智力障碍。对于简单的问题给予错误的回答,给人以做作的印象。

2.癔症性躯体障碍(转换性障碍)

主要指运动障碍和感觉障碍等转化性症状,也包括躯体、内脏障碍等躯体化症状。查体和神经系统检查以及实验室检查均无相应的器质性损害,且神经症状也不符合神经解剖生理特点。

(1)运动障碍。①痉挛发作:受到精神刺激或暗示时发生,缓慢倒地、呼之不理、全身僵直或肢体抖动,或呈角弓反张姿势。患者表情痛苦,眼角含泪,一般持续数十分钟。②局部肌肉的抽动或阵挛:表现为肢体的粗大颤动或某一群肌肉的抽动,症状可持续数分钟至数十分钟,或中间停顿片刻,不久又可持续。③肢体瘫痪:可表现为偏瘫、单瘫或截瘫。伴有肌张力增强,常固定某种姿势,被动运动时出现明显抵抗,病程久者出现失用性肌萎缩。④行走不能:坐、躺时双下肢正常,但不能站立行走,站立时无人支撑则缓缓倒地。⑤缄默症、失音症:不用语言而用书写和手势与人交流。想说话但发不出声音,或者仅仅是发出嘶哑、含糊、细微的声音。检查声带正常,可正常咳嗽。

(2)感觉障碍:表现为感觉过敏、缺失、异常,视觉、听觉障碍等。

(三)辅助检查

(1)实验室检查:三大常规、肝肾功能、胸片、B超、心电图、脑电图等。与其他疾病的检查目的相反,脑电图、心电图、CT摄片、各种化验等检查的正常反而能支持本病的诊断。

(2)神经系统检查:运动障碍。

(3)精神状态检查:情绪的反常等。

(4)心理测验:如明尼苏达多相个性调查和艾森克人格问卷。

(四)诊断要点

(1)符合癔症的诊断标准,有心理社会因素作为诱因。

(2)有躯体运动不能障碍,如肢体瘫痪、站立不能或步行不能。

(3)有躯体感觉障碍,如失声、失明、耳聋等,或所有皮肤感觉的部分或全部丧失。

(4)临床表现缺乏神经解剖生理基础。

(5)癔症性遗忘,癔症性漫游,癔症性双重或多重人格,癔症性精神病,或其他癔症形式。

(6)排除器质性疾病。

(五)治疗要点

1.心理治疗

根据患者精神障碍的种类、严重程度、人格结构、生活状况、既往治疗等,可采用暗示治疗、催眠治疗、支持性心理疗法、解释性心理治疗、松弛疗法等。

2.药物治疗

药物治疗的效果在于改善情感症状,根据患者的具体情况选用抗抑郁药、抗焦虑药、抗精神病药、苯二氮䓬类药等。

3.预防干预

定期进行宣传或讲座,使大家了解相关的知识,使其改变不良心态,避免诱因,且使患者能够及早发现和早期得到治疗。对患者出现的伴随症状及时有效地给予控制也是预防癔症的方法之一。

二、护理

(一)护理评估

1.评估主观资料

注意疾病发作与情感体验的关系,如患者对自身症状的过度关心,有意引起别人的同情和关心等;注意发作原因、频繁性、持续性、严重性,以及症状特点;伴随症状,如焦虑、抑郁等;患者个性特征、既往史和社会支持系统等。

2.评估客观资料

一般状况与外表、思维、情感和行为表现,如评估夸张、表演、哭笑无常、情绪失控和自主神经功能紊乱等。

3.评估相关因素

病理生理因素,如生活自理能力下降、情感暴发、假性痴呆、定向障碍、失明、耳聋等;评估可能导致自杀自伤的因素,如痉挛发作、癔症性漫游、焦虑、抑郁等。

(二)护理诊断

有自杀、自伤的危险,有冲动行为的危险,营养不足,定向障碍,言语沟通障碍,焦虑,生活自理能力下降或丧失。

(三)护理问题

患者对疾病缺乏充分的认识,患者对治疗的合作程度,患者对医师的依赖程度,患者对治疗效果的期望值。

(四)护理目标

癔症患者最重要的护理目标是患者能够正确认识和对待所患疾病,善于分析患病原因,学会合理宣泄情绪,认识个性缺陷以及以积极有效的心理应对方式应对应激事件,这是一个长期目标。具体包括:①症状减轻或消失。②能正确认识疾病表现,恰当地宣泄焦虑、抑郁情绪,减轻痛苦。③患者基本的生理及心理需要得到满足,舒适感增加。④能运用有效的心理预防机制及应对技巧控制不良情绪,减轻不适感。⑤能与他人建立良好的人际关系。⑥能增强处理压力与冲突的能力。⑦能正确认识心理、社会因素与疾病的关系。⑧家庭及社会支持逐步提高。⑨社会功能基本恢复。

(五)护理措施

1.安全和生活护理

(1)提供安静舒适的环境,减少外界刺激。由于患者富有暗示性,不能将其同症状较多的患者安排在同一病室,以免增加新症状或使原有症状更加顽固。

(2)加强观察和关心患者(但不被患者意识到)。加强不安全因素和危险物品的管理,以便早期发现自杀、自伤或冲动行为的先兆,防患于未然。

(3)癔症发作期应耐心喂饭,一时不能进食可稍缓喂饭。对躯体化症状的患者,应用暗示性言语引导进食,或分散其注意力,避免其全神贯注于自己进食障碍等症状而妨碍进食。同时在进食时,可用没有出现不良反应的事实鼓励进食。

(4)对有自理缺陷的患者:①做好晨晚间护理和生活护理(如饮食、睡眠护理等)。②对癔症性瘫痪或木僵的患者定时翻身,做好皮肤、口腔等护理,防止压疮,并按计划进行肢体功能训练。③以暗示言语鼓励循序渐进地加强自主功能训练。

(5)鼓励患者参加文体活动。以娱乐性游戏为主,使患者在松弛的环境中,分散其注意力,避免对疾病过分关注。

(6)应尊重患者,允许保留自己的天地和注意尊重其隐私。

2.心理护理

(1)建立良好的护患关系。谈话时,态度和蔼,注意倾听,提问简明扼要,着重当前问题给予简明的指导。鼓励患者回忆自己病情发作时的感受,接纳患者的焦虑和抑郁感受,并讨论和教会其应对发作的简易方法。

(2)每天定时接触患者,分析癔症症状和焦虑等恶劣心境的原因和危害。使患者认识到对自身病症的过度关心和忧虑无益于恢复健康。应用支持性言语帮助患者度过困境,并且辅助患者有效地应对困难。应反复强调患者的能力和优点,不注重其缺点和功能性障碍。帮助列出可能解决问题的各种方案,当患者初步获得疗效时,应及时表扬。

(3)选择适当时机,结合检查的正常结果,使患者相信其障碍并非器质性病变所致,积极配合治疗。并针对其自我为中心的特点,加强心理疏导及个性教育。

3.特殊护理

(1)在癔症发作时,不要流露紧张、厌烦情绪,或过分给予照顾。应将患者和家属隔离,避免多人围观。护士必须有条不紊地进行治疗护理,并使患者明白,发作不会危及生命,疾病一定能治愈。

(2)癔症相关的焦虑反应有时可表现为挑衅和敌意,须适当限制,并对可能的后果有预见性。如出现情感暴发或痉挛发作时,应安置在单间,适当约束,防止碰伤。应尊重患者,允许保留个人的空间注意其隐私,必要时专人陪护。

(3)意识狭隘时,应加强生活护理和观察。防止其他患者的伤害和防止其冲动、走失等意外行为。应在患者不经意中,强化其原来身份,促使恢复自我定向。

(4)严密观察患者的情绪反应,加强与患者的沟通,了解其心理变化。对不合理要求应认真解释和说服,防止患者的做作性自杀企图弄假成真。

(5)对癔症性失明、失聪等患者,应让其了解功能障碍是短暂的,通过检查证明无器质性损害。在暗示治疗见效时,应加强语言、听力、视力训练,让患者看到希望。

(6)对患者当前的应对机制表示认同和支持。鼓励患者按可控制和可接受的方式表达焦虑、激动,允许自我发泄,但不要过分关注。

(7)对躯体化症状,要排除器质性病变。注意倾听,但避免对每一主诉都提供照顾,症状消失时要及时鼓励。

(8)遵医嘱给相应治疗药物,如抗焦虑药、抗抑郁药、抗精神病药等,让患者了解药物治疗作用和不良反应。

(9)在间歇期教会患者放松技术,与医师配合做好暗示治疗、行为治疗、生物反馈治疗等,使其增强治疗信心,并要争取病友、家庭和社会的支持。

4.康复护理

康复期帮助患者认识和正确对待致病因素和疾病性质,克服个性缺陷,掌握疾病康复途径。要强化疾病可以治愈的观念,教会患者正确应对创伤性体验和困难,恰当处理人际关系,防止疾病复发。并要使其明白长期居家或住院逃避社会接触不利于康复,但此时谈话应慎重,以免引起患者反感或误解,导致症状加重。

(六)护理评价

评价患者的症状是否得到改善,不良的心理应对方式是否得到矫正,是否消除了心理应激的影响及提高了社会适应能力等。对癔症的知识了解了多少等。

(七)健康指导

(1)使患者和家属对癔症发作有正确的认识,消除模糊观念引起的焦虑、抑郁,如纠正错误观念,以免担心疾病会演变成精神病。

(2)应使家属理解患者的痛苦和困境,既要关心和尊重患者,又不能过分迁就或强制。

(3)协助患者合理安排工作、生活,教会家属帮助患者恢复社会功能。

(4)癔症患者家属应注意以下几点:①精神治疗是癔症患者的一种主要而有效的治疗方法,在进行治疗时,患者的亲属、亲友、邻居及单位领导、同事能否积极配合,也是治疗成功与否的关键。②癔症患者的亲属应注意听取医师的解释和劝说,了解本病的性质及发生原因,知道这是一种大脑功能性疾病,是完全可以治愈的。③要改善对患者的态度,合理安排患者的生活及工作,调整环境,去除精神刺激。④在治疗过程中,亲属应全面而客观地向医师介绍病史。⑤癔症发作时,实施各种治疗方案时,亲属应放心地离开治疗现场,给治疗创造一个安静宽松的环境。否则,亲属的过分关注、紧张或惊慌情绪会影响到患者,很可能又成为一个不良暗示因素,使症状加重,给治疗带来困难。经治疗后,某些症状得到好转时,亲属应配合医师继续鼓励或暗示患者,使症状更好地缓解。⑥同时亲属也应正确对待精神刺激,给患者讲解本病的性质和转归,解除患者的紧张情绪,以获得更好的疗效。同时对巩固治疗,避免反复发作有重大意义。⑦协助患者合理安排工作,帮其解决生活中的实际困难,减少刺激原。

三、预后及预防

(一)预后

病程有发作性和持续性两种,大多数分离性障碍都呈发作性病程,如情绪暴发、遗忘、漫游等;大多数躯体性障碍都呈持续性病程,如瘫痪、失声、感觉缺失等。一般认为癔症的预后是良好的。大约60%的患者在一年内自发缓解。但也有很多不同的结局,部分甚至是误诊等。大多数诊断为转换障碍的癔症患者都经历了一段快速的症状康复或改善,特别是急性发作者,可获得明显的疗效。慢性转换障碍的癔症患者预后通常不佳。

(二)预防

进行健康人格的培养,增加应付挫折的能力,普及疾病防治知识,消除对神经官能症疾病患者的歧视及不正确看法,改变不良态度,使患者能够及早发现和早期得到治疗。在各级医疗机构中普及精神疾病防治知识,开设心理咨询,提高精神科诊疗水平,有助于早期诊断、早期治疗。对于患者出现的不适症状给予及时的对症处理或根据患者的心理状况给予针对性的训练,均对其预防神经官能症有益。

(谢应菊)

第二节　抑郁发作的护理

一、临床表现

抑郁发作以明显而持久的心境低落为主,并有相应的思维和行为改变,病情严重者可有精神病性症状,表现可分为核心症状、心理症状群与躯体症状群三方面。如果抑郁症状一次发作持续存在2周以上即为抑郁发作,也称抑郁症。

(一)核心症状

心境或情绪低落、兴趣缺乏及乐趣丧失三个主征是抑郁的关键症状。

1.情绪低落

患者终日忧心忡忡、愁眉苦脸,可从轻度心情不佳、闷闷不乐到忧伤、悲观、绝望。此种低落的情绪不为喜乐的环境而改变,患者即使碰到令人高兴的事也高兴不起来,对现在感到无用和无助,对将来感到无望。患者常常可以将自己在抑郁状态下体验的悲观、悲伤情绪与丧亲所致的悲哀相区别。有时患者也会察觉到自己与别人不同,因而尽力掩饰伪装,称之为微笑性抑郁。典型的病例其抑郁心境具有晨重夜轻节律的特点,清晨或上午陷入心境低潮,下午或傍晚渐见好转,此时能进行简短交谈和进餐。

2.兴趣缺乏

丧失既往生活、工作的热忱,对任何事都兴趣索然。患者行为缓慢,活动减少,生活被动、疏懒,多终日独坐一处,不想做事,不愿和周围人接触交往,逐渐发展到不去工作、疏远亲友、回避社交。

3.乐趣丧失

患者无法从生活中体验到乐趣,或称为快感缺失。

(二)心理症状群

1.焦虑

焦虑常是抑郁症的主要症状,常与抑郁伴发,患者表情紧张、恐惧,坐立不安,惶惶不可终日,搓手顿足、来回踱步等,特别是更年期和老年抑郁症患者更明显。伴发的躯体症状可以掩盖主观的焦虑体验而成为临床主诉。

2.自罪自责

在情感低落的影响下,患者自我评价过低,往往以消极和否定的态度看待自己,过分贬低自己的能力、才智,对过去感到自责自罪,严重时可达妄想程度。

3.自杀观念和行为

这是患者最危险的症状。有些患者病理性意志增强,可反复出现自杀观念和行为,不惜采用各种手段和途径,进行周密计划以达到自杀目的。抑郁者的自杀率是正常人的20倍,约有67%的患者有自杀观念,有10%~15%的患者有自杀行为,有过一次重度抑郁(达到要住院的程度)的人群中,最后有1/6死于自杀。抑郁症自杀行为可出现在疾病的任何时期,但往往发生在缓解期,可能是重症期精神运动性抑制而不能将自杀行为付诸行动。

4.精神病性症状

抑郁症患者悲观失望,有罪过感、无价值感,在此基础上形成妄想。如罪恶妄想、疾病妄想、被害妄想等。可有轻度的感知觉障碍,如幻听、幻视,但抑郁心境缓解后不持续存在。对疾病缺乏自知力。

5.认知症状

主要是注意力和记忆力的下降。这类症状可逆,随治疗的有效而缓解。认知扭曲也是重要特征,如对各种事物均做出悲观解释,将周围一切都看成灰色的。

6.精神运动性迟滞

患者思维联想速度缓慢,反应迟钝,注意力集中困难,记忆力减退。临床表现为主动言语减少,回答问题拖延很久,语速明显减慢,声音低沉,患者感到脑子不能用了,思考问题困难,工作和学习能力下降。有的患者回答问题过程中,声音越来越小,语速越来越慢,词语越来越减少,严重者无法进行交流。严重时可达木僵状态,称为抑郁性木僵。部分患者可出现激越症状。

(三)躯体症状群

1.睡眠障碍

典型的睡眠障碍是早醒,比平时早醒 2～3 小时,醒后不能再入睡,在早醒的同时常伴有情绪的低潮。有的表现为入睡困难,睡眠不深,少数患者表现为睡眠过多。

2.食欲减退、体重减轻

多数患者都有食欲缺乏、胃纳呆症状,患者不思茶饭或食之无味,味同嚼蜡,常伴有体重减轻。体重减轻与食欲减退不一定成比例,少数患者可表现为食欲增强、体重增加。

3.性功能减退

疾病早期即可出现性欲减低,男性可能出现阳痿,女性患者有性感缺失。

4.非特异性躯体症状

患者可表现身体任何部位的疼痛,躯体不适主诉可涉及各脏器,自主神经功能失调的症状也较常见。抑郁发作临床表现较轻者称之为轻度抑郁,主要表现为情感低落、兴趣和愉快感的丧失、易疲劳,自觉日常工作能力及社交能力有所下降,不会出现幻觉和妄想等精神病性症状,但临床症状较环性心境障碍和恶劣心境为重。老年抑郁症患者除有抑郁心境外,多数患者有突出的焦虑烦躁情绪,有时也可表现为易激惹和敌意。精神运动性迟缓和躯体不适主诉较年轻患者更为明显。因思维联想明显迟缓及记忆力减退,可出现较明显的认知功能损害症状,类似痴呆表现,如计算力、记忆力、理解和判断能力下降,国内外学者将此种表现称之为抑郁性假性痴呆。躯体不适主诉以消化道症状较为常见,如食欲减退、腹胀、便秘等,常常纠缠于某一躯体主诉,并容易产生疑病观念,进而发展为疑病、虚无和罪恶妄想。病程较漫长,易发展成为慢性。

二、诊断标准

以情感低落为主,与其处境不相称,可以从闷闷不乐到悲痛欲绝,甚至发生木僵,严重者可出现幻觉、妄想等精神病性症状,某些病例的焦虑与运动性激越很显著。

(1)以情感低落为主,并至少有下列 4 项:①兴趣丧失、无愉快感;②精力减退或疲乏感;③精神运动性迟滞或激越;④自我评价过低、自责,或有内疚感;⑤联想困难或自觉思考能力下降;⑥反复出现想死的念头或有自杀、自伤行为;⑦睡眠障碍,如失眠、早醒,或睡眠过多;⑧食欲降低或体重明显减轻;⑨性欲减退。

（2）严重标准：社会功能受损，或给本人造成痛苦或不良后果。

（3）病程标准：符合症状标准和严重标准至少已持续 2 周。可存在某些精神分裂性症状，但不符合精神分裂症的诊断。若同时符合精神分裂症的症状标准，在精神分裂症状缓解后，满足抑郁发作标准至少 2 周。

（4）排除标准：排除器质性精神障碍，或精神活性物质和非成瘾物质所致抑郁。

三、护理评估

（一）评估主观资料

（1）认知活动：评估患者有无自责自罪观念及妄想、疑病观念、疑病妄想、被害妄想和关系妄想，有无自卑、无价值感，有无无助、无望及无力感，以及对自己疾病的认识情况。

（2）情感活动：评估患者是否兴趣减退或丧失，有无愁眉不展、唉声叹气、悲观绝望、哭泣流泪、焦虑恐惧、自罪感、负罪感等。

（3）意志行为活动：评估患者有无意志活动减少、不愿参加平素感兴趣的活动，有无懒于生活料理及不顾个人卫生，有无自杀自伤的消极企图及行为。

（二）评估客观资料

（1）躯体状况：评估患者有无疲乏无力、心悸、胸闷、胃肠不适、便秘、性功能下降等，有无体重明显减轻或增加。

（2）对疾病的认识：评估患者的自知力和损害程度。

（3）社会心理状况：评估患者的家庭环境、经济状况、受教育情况、工作环境及社会支持系统。

（4）既往健康状况：评估患者的家族史、患病史、药物过敏史。

（5）治疗用药情况：了解患者以往用药情况、药物不良反应等。

（6）实验室及其他辅助检查：评估患者的血、尿、便常规，血生化、心电图、脑电图的结果。

四、护理诊断（问题）

（1）有自伤（自杀）的危险：与抑郁、悲观情绪、自责自罪观念、自我评价低、无价值感等有关。

（2）焦虑：与情绪抑郁、无价值感、罪恶感、内疚、自责、疑病等因素有关。

（3）营养失调：营养摄入低于机体需要量，与抑郁所致食欲下降，自罪、木僵状态等所致摄入量不足有关。

（4）睡眠形态紊乱：早醒、入睡困难，与情绪低落等因素有关。

（5）思维过程障碍：与认知障碍、思维联想受抑制有关。

（6）个人应对无效：与情绪抑郁、无助感、精力不足、疑病等因素有关。

（7）自知力不全或缺乏：与精神疾病症状有关。

（8）自我防护能力改变：与精神运动抑制、行为反应迟缓有关。

（9）生活自理能力下降（缺失）：与精神运动迟滞、兴趣减低、无力照顾自己有关。

（10）便秘与尿潴留：与日常活动减少、胃肠蠕动减慢、药物不良反应有关。

（11）情境性自我贬低：与抑郁情绪、自我评价过低、无价值感等有关。

（12）不合作：与自知力缺乏有关。

（13）社交孤立：与抑郁悲观情绪、社会行为不被接受、社会价值不被接受等有关。

(14)绝望：与严重的抑郁情绪、认知功能障碍等有关。

五、护理措施

(一)一般护理

1.饮食护理

食欲缺乏、便秘是抑郁患者常出现的症状。饮食种类应选择患者较喜欢的食物,食物宜含有充足热量、蛋白质、维生素及丰富纤维。可采取少量多餐的进食方式。若患者有低价值感或自罪妄想不愿进食或拒食时,按相应护理措施处理。若患者坚持不肯进食或体重持续减轻,则必须采取进一步的护理措施,如喂食、鼻饲、静脉输液等。

2.生活护理

抑郁患者由于情绪低落、悲观厌世,毫无精力和情绪顾及自己的卫生及仪表。对轻度抑郁患者,护理人员可鼓励其在能力范围内自我料理;重度抑郁患者则应帮助其洗脸、洗脚、口腔护理、会阴护理、更衣、如厕、仪表修饰,使患者感到整洁、舒适。允许患者适度地依赖,有助于减轻心理压力。

3.保证充足睡眠

患者大部分时间卧床不动、不易入睡、睡眠浅、易醒或早醒,而这些又会加剧患者的情感低落,患者的许多意外事件,如自杀、自伤等,就发生在这种时候。护理人员应主动陪伴和鼓励患者白天参加多次短暂的文娱活动,如打球、下棋、唱歌、跳舞等。为患者创造舒适安静的入睡环境,可采取睡前喝热饮、热水泡脚或洗热水澡等协助患者入睡,避免看过于兴奋、激动的电视节目或会客、谈论病情。

(二)安全护理

与患者建立良好的治疗性人际关系,随时了解患者自杀意志的强度及可能采取的方法,密切观察有无自杀的先兆症状,尤其在交接班时间、吃饭时,清晨、夜间或工作人员较少时,不让患者单独活动,可陪伴患者参加各种团体活动。谨慎地安排患者生活和居住的环境,安置患者住在护理人员易观察的房间,环境设施安全,光线明亮,整洁舒适,墙壁以明快色彩为主,以利于调动患者积极良好的情绪。严格管理制度,定期巡视。加强对病房设施的安全检查,严格做好药品及危险物品的保管工作,杜绝不安全因素。

(三)心理护理

建立良好的护患关系,要有温和、接受的态度,对患者要有耐心和信心,鼓励患者抒发自身的感受,帮助患者了解抑郁症的知识,护理人员应设法打断患者的一些负性思考,帮助患者回顾自己的优点、长处、成就,培养正性的认知方式。严重抑郁患者思维过程缓慢,思维量减少,护理人员应鼓励患者表达自己的想法,引导患者增加对外界的兴趣,协助患者完成某些建设性的工作和参与社交活动,为患者创造和利用各种个人或团体人际接触的机会,以协助患者改善处理问题、人际互动的方式,增强社交的技巧。

（谢应菊）

第三节　神经官能症的护理

一、概述

神经官能症,又称神经症,是一组精神障碍的总称。神经症是一组高发疾病,在门诊中常见。神经症的总患病率国外报告在 5% 左右。据精神疾病流行病学调查资料显示,我国神经症的总患病率为 2.2%,女性高于男性;以 40~44 岁年龄段患病率最高,但初发年龄最多为 20~29 岁年龄段;文化层次低、经济状况差、家庭氛围不和睦者患病率较高。

神经症的特征为起病常与心理社会因素有关;病前多有一定的素质和人格基础;症状主要表现为脑功能失调症状、情绪症状、强迫症状、疑病症状、分离或转换症状、多种躯体不适感等,这些症状在不同类型的神经症患者身上常混合存在,但均不伴有器质性病变;患者无精神病性症状,对疾病有相当的自知力,疾病痛苦感明显,有求治要求;社会功能相对完好,行为一般保持在社会规范允许的范围之内;病程大多持续迁延。

(一)临床表现

因为临床分型不同,所以神经症的临床表现也很复杂多样,但是大体分为以下几类。

1.脑功能失调症状

(1)精神易兴奋:主要表现为三个特点。①在日常生活中,事无巨细均可使患者浮想联翩或回忆增多,尤其多发生在睡眠阶段。②不随意注意增强,患者极易被周围细微的事物变化所吸引,以致注意力很难集中。③患者感受阈值降低,表现为别人轻言细语在他听来嘈杂难耐,别人关门、移椅即感觉如同山崩地裂;对身体内部信息的感觉阈值下降则表现为躯体不适感觉增强。

(2)精神易疲劳:主要表现为能量不足、精力下降,工作稍久就觉得疲惫不堪,严重者一动脑筋就感到疲劳,注意力很难集中且不能持久,故思考问题十分困难。由于思维不清晰,精力不旺盛,故感到记忆力差,工作效率低,做事常丢三落四、茫无头绪。这种能量的不足并不伴有动机的削弱,因而患者苦于"力不从心"。

2.情绪症状

(1)焦虑:是指在缺乏充足的客观原因时,患者产生紧张、不安或恐惧的内心体验并表现相应的自主神经功能失调。此时患者警醒水平提高,严重者有大祸临头、惶惶不可终日之感;有运动性不安、坐卧不宁,伴心悸、出汗、尿频、震颤、眩晕、恶心等自主神经功能紊乱的症状。

(2)恐惧:特指患者对某种客观刺激产生的一种不合理的恐惧,而且患者明知这种情绪的出现是荒唐的、不必要的,却不能摆脱,是恐惧症的主要临床表现。患者同时伴有一系列自主神经症状,如面红或苍白、心跳呼吸加快、恶心、出汗、血压波动等,并常伴有相应的回避行为。

(3)易激惹:是一种负性情绪,它不仅仅指易发怒,还包括易伤感、易烦恼、易委屈、易愤慨等。这种情绪启动状态是情绪启动阈值和情绪自控能力双重降低的结果。极小的刺激便可触动情绪的扳机,一触即发、大发雷霆最为常见。

(4)抑郁症状:是种不愉快的情绪体验,可以表现为从轻度的缺少愉快感到严重的绝望自杀,核心症状是丧失感,如兴趣、动机、生活的期望、自我价值、自信心、欲望(如食欲、性欲)等,均可不

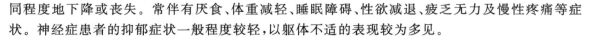

同程度地下降或丧失。常伴有厌食、体重减轻、睡眠障碍、性欲减退、疲乏无力及慢性疼痛等症状。神经症患者的抑郁症状一般程度较轻,以躯体不适的表现较为多见。

3.强迫症状

(1)强迫观念:多表现为同一意念的反复联想,患者明知多余,但欲罢不能。这些观念可以是毫无意义的,对常识、自然现象和/或日常生活中遭遇的各种事件进行强迫性的穷思竭虑,患者常常是事无巨细、反复回忆思考,并为此痛苦不堪。强迫怀疑是强迫观念中常见的表现,如怀疑门没有锁好、煤气阀没有关好等,常伴随出现相应的强迫行为。

(2)强迫意向:是一种尚未付诸行动的强迫性冲动,使患者感到一种强有力的内在驱使。如患者站在高楼上,就有"跳下去"的冲动;抱起孩子,便出现"掐死他"的冲动等。这种冲动与患者的主观意愿相违背,所以一般情况下不会转变为行动。患者能够意识到这种冲动是不合理的、荒谬的,但经努力克制仍无法摆脱,冲动的反复出现使患者焦虑不安、忧心忡忡,以致患者极力回避相关场合,造成社会功能的损害。

(3)强迫行为:较为常见的表现有强迫性洗涤、强迫性检查、强迫性计数及强迫性仪式动作等。

4.疑病症状

疑病症状是指对自身的健康状况或身体的某些功能过分关注,以致怀疑患了某种躯体疾病或精神疾病,而与现实健康状况并不相符;医师的解释或客观医疗检查的正常结果不足以消除患者的疑病观念,因而到处反复求医。患者往往感觉过敏,对一般强度的外来刺激感到不堪忍受,对内脏的正常活动也能"清晰"地感知并过分关注,如感到体内膨胀、堵塞、跳动、牵扯、扭转、流窜等。这些内感性不适便成为疑病观念的始因和基础,加上多疑固执的个性素质,便可发展成为疑病观念。

5.躯体不适症状

(1)慢性疼痛:神经症性的疼痛,以头颈部为最多见,其次是腰背、四肢,呈持续性或波动性。疼痛发生的频率与患者的心理压力及其他神经症症状有关。

(2)头昏:是神经症的常见症状,患者将体验描述为"头昏脑胀""头昏眼花""头脑不清晰"。头昏常与头痛、头胀相伴出现,患者自觉感知不清晰,注意力难以集中,记忆模糊,分析综合能力受损,焦虑、烦躁,并可伴有不同程度的自主神经症状。

(3)自主神经症状群:不同神经症的自主神经紊乱的表现可能不一样。神经衰弱的自主神经症状是泛化的,不具有明显的特点;焦虑症的自主神经症状以交感神经功能亢进为主要特点,主要表现在心血管方面如心悸、气促,也可同时出现副交感神经亢进的表现如尿频、多汗等。

6.睡眠障碍

睡眠障碍在神经症患者中极为普遍,其中失眠是睡眠障碍中最常见的形式,主要表现为睡眠时间短或睡眠质量差,或者对睡眠缺乏自我满足的体验。神经症患者以入睡困难为主诉最为常见,其次是易惊醒和早醒。

(二)临床分型

1.焦虑症

焦虑症又称焦虑性神经症,是一种以焦虑情绪为主的神经症,以广泛和持续性焦虑或反复发作的惊恐不安为主要特征,常伴有自主神经功能紊乱,肌肉紧张与运动性不安。以上表现并非由实际的威胁所致,且其紧张恐慌的程度与现实情况很不相称。临床分为广泛性焦虑症与惊恐障碍两种主要形式。

(1)广泛性焦虑:又称慢性焦虑症,是焦虑症最常见的表现形式。常缓慢起病,以经常或持续存在的焦虑为主要临床相。①精神焦虑:表现为对未来可能发生的、难以预料的某种危险或不幸事件的经常担心,尽管也知道这是一种主观的过虑,但患者因不能自控而颇感苦恼。患者常有恐慌的预感,终日心烦意乱,忧心忡忡,坐卧不宁,似有大祸临头之感。常伴有觉醒度提高,表现为过分地警觉,对外界刺激敏感,易于出现惊跳反应;注意力难于集中,易受干扰,难以入睡,睡中易惊醒;情绪易激惹;感觉过敏等。②躯体焦虑:表现为运动性不安与多种躯体症状,如搓手顿足,不能静坐,严重时有肌肉酸痛,多见于肩背部、颈部及胸部肌肉,紧张性头痛也很常见;自主神经功能紊乱以交感神经系统活动过度为主,表现为心动过速,皮肤潮红或苍白,口干,便秘或腹泻,出汗,尿频、尿急等症状,有的患者还可出现早泄、阳痿、月经紊乱等内分泌失调症状。

(2)惊恐障碍:又称急性焦虑障碍。其特点是患者在无特殊的恐惧性处境时,突然感到一种突如其来的惊恐体验,伴濒死感或失控感以及严重的自主神经功能紊乱。患者觉得好像死亡将至、灾难将至,表现为奔走、惊叫,伴胸闷、心动过速、呼吸困难、头痛头晕、四肢麻木等自主神经症状。惊恐发作通常起病急骤,终止也迅速,一般历时5～20分钟,很少超过1小时,但不久又可突然再发。发作期间始终意识清晰,高度警觉,发作后仍心有余悸,担心再次发作,但此时焦虑体验不再突出,而以虚弱无力感为主,常需数小时到数天才能恢复。

2.强迫症

强迫症又称强迫性神经症,是以强迫症状为主要临床表现的一类神经症。本病通常在青少年期发病,也有起病于童年期者。起病缓慢,多数无明显诱因,基本症状为强迫观念,常伴有强迫动作或行为,也可有强迫情绪和强迫意向。可以一种为主,也可为几种症状兼而有之。以强迫观念最多见,强迫动作或行为多为减轻强迫观念引起的焦虑而不得不采取的顺应行为。其特点是有意识的自我强迫和反强迫并存,两者强烈冲突使患者感到焦虑和痛苦;患者体验到观念和冲动系来源于自我,违反自己的意愿需极力抵抗,但无法控制;患者也意识到这些强迫症状是不必要的、异常的,但不能为主观意志所控制。患者自知力保持完好,求治心切。病程迁延者可表现为仪式动作为主而精神痛苦减轻,但社会功能严重受损。

3.恐惧症

恐惧症又称恐惧性神经症,是以恐惧症状为主要临床表现的神经症。患者对外界某种客观事物或情境产生异乎寻常的恐惧和紧张,发作时常伴有明显的焦虑不安及自主神经症状。患者明知这种恐惧反应是过分的、不合理的和不必要的,但在相同场合下仍反复出现,难以控制。为了解除这种焦虑不安,患者常主动回避他所恐惧的客观事物或情境,以致影响到正常的生活和工作。根据恐惧对象的不同可将恐惧症归纳为三大类,如下。

(1)场所恐惧症:又称广场恐惧症、旷野恐惧症、聚会恐惧症等。是恐惧症中最常见的一种,主要表现为对某些特定环境的恐惧,如高处、广场、密封的环境和拥挤的公共场所等。

(2)社交恐惧症:主要特点是害怕被人注视,一旦发现别人注视自己就不自然,脸红、不敢抬头、不敢与人对视,甚至觉得无地自容,因而回避社交,不敢在公共场合演讲,集会不敢坐在前面。社交恐惧的对象可以是熟人,甚至是自己的亲朋、配偶,较常见的是异性、严厉的上司和未婚夫(妻)的父母亲等。

(3)单一恐惧症:指患者对某一具体的物件、动物等有一种不合理的恐惧。最常见的为对某种动物或昆虫的恐惧,如蛇、猫、蜘蛛、毛毛虫等,也可以是鲜血、尖锐锋利的物品或某些自然现象。

4.躯体形式障碍

躯体形式障碍是一种以持久的担心或相信各种躯体症状的优势观念为特征的神经症,常伴有焦虑或抑郁情绪。患者反复就医,各种医学检查的阴性结果和医师的再三解释均不能打消其疑虑。有时患者确实存在某种躯体障碍,但不能解释症状的性质、程度或患者的痛苦与先占观念。这些躯体症状被认为是心理冲突和个性倾向所致。躯体形式障碍包括躯体化障碍、未分化的躯体形式障碍、疑病障碍、躯体形式的自主功能紊乱、躯体形式的疼痛障碍等多种形式。

5.神经衰弱

神经衰弱是指大脑由于长期的情绪紧张和精神压力,使精神活动能力减弱的神经症,其主要特征是精神易兴奋和脑力易疲乏,常伴有情绪不稳定、易激惹、睡眠障碍、头痛、多种躯体不适等症状,这些症状不能归于躯体疾病、脑器质性疾病或某种特定的精神疾病。

(三)辅助检查

虽然诊断该疾病主要以临床表现为主,但是实验室的检查对该疾病的诊断也很重要,也可以与其他共症疾病相鉴别,因此除完成血常规、尿常规、大便常规、肝肾功能、胸片、B超、心电图检查外,还可以进行脑电图检查,以及神经系统的辅助检查和心理测验等。

(四)诊断要点

1.症状标准

以下症状之一为主要临床相:轻度抑郁症状,恐怖症状,强迫症状,惊恐发作,广泛性焦虑症状,疑病症状,神经衰弱症状,其他神经症症状或上述症状的混合。

2.严重程度标准

因上述症状造成至少下述情况之一:妨碍工作、学习、生活或社交;无法摆脱精神痛苦,以至于主动求医。

3.病程标准

病程持续至少3个月(除惊恐障碍外)。

4.排除标准

排除器质性精神障碍、精神分裂症等疾病。

神经症的共同特征除了上述诊断标准所列项目以外,起病常与心理因素或社会因素有关,患者具有一定的人格特征,没有任何可以证实的器质性病变,自知力完好,主动求治,人格完整,社会功能相对完好。

(五)治疗要点

神经症的治疗根据各种不同的类型各有不同,应该根据其神经症的类型和患者的具体情况制订个体的治疗方案;具体有下列几种治疗方法。

1.心理治疗

(1)心理疏导:引导患者认识疾病的性质,消除患者的疑虑。鼓励患者面对现实,发挥其主动性,树立战胜疾病的信心,正确对待病因,配合医师的要求进行训练。

(2)行为治疗:常用的行为疗法有系统脱敏疗法、厌恶疗法、阳性强化方法等。

(3)认知疗法:由于神经症患者有特殊的个体易感素质,因此常常做出不现实的、病理性的估计与认知,以致出现不合理的、不恰当的反应,这种反应超过一定限度与频度,便出现疾病。认知心理治疗通过分析与改变患者的错误的认知方式来纠正患者的神经症症状。

(4)其他心理治疗:如精神分析疗法、森田疗法等。

2.药物治疗

治疗神经症的药物种类较多,如抗焦虑药、抗抑郁药以及促进大脑代谢药等。药物治疗的优点是控制靶症状起效较快,尤其是早期与心理治疗合用,有助于缓解症状,提高患者对治疗的信心,促进心理治疗的效果与患者的遵医行为。

二、护理

(一)护理评估

1.一般情况

评估患者日常生活情况,如睡眠、衣着、饮食、大小便、自理能力;与周围环境接触如何;对周围事物是否关心;主动接触及被动接触状况;合作情况。

2.生理功能

神经症患者常常有许多心因性的躯体不适主诉,这些症状是心理痛苦在躯体的表现,没有器质性的改变。所以除了要常规评估患者的生命体征、睡眠、全身营养与水及电解质平衡情况、进食状况、排泄状况、躯体各器官功能以及生活自理能力等情况以外,还应对患者的多种躯体不适主诉认真评估,鉴别其性质是器质性的还是心因性的,以便做出正确处理。

3.心理功能

评估患者的精神症状、情感状态、行为表现、病前性格特点,对应激的心理应对方式。

4.社会功能

神经症患者最常见的社会功能损害是人际交往能力的缺陷,与患者病前个性缺陷和不良的心理应对方式有关,可通过询问患者本人及其亲友来进行综合评估。

5.家庭与环境

评估患者幼年时的生活环境、所受的教育、父母的教养方式、家庭经济状况及成年后的婚姻状况、子女、生活及工作学习环境等情况以及患者的社会支持系统等资源,尤其要了解对患者有重要影响力的人,以制订合理有效的治疗和护理计划。

6.其他方面

评估患者的家族史、既往疾病史;评估患者以往用药情况、治疗效果,有无药物不良反应等;评估患者的常规化验以及特殊检查结果。

(二)护理问题

1.生理功能

睡眠形态紊乱,潜在的或现存的营养失调,疼痛或身体不适,皮肤完整性受损,部分自理能力下降。

2.心理功能

(1)焦虑:注意力难于集中,易受干扰,情绪易激惹。

(2)抑郁:患者由于疾病的困扰情绪可能低落。

(3)恐惧:惊恐相的表现。

3.社会功能

潜在的或现存的自杀、自伤行为,有暴力行为的危险,自我保护能力改变,社交能力受损,个人应对无效,不合作(治疗的合作程度),知识缺乏(对疾病的了解程度)。

（三）护理目标

神经症患者最重要的护理目标是患者能够正确认识和对待所患疾病，善于分析患病原因，学会合理宣泄情绪，认识个性缺陷以及积极有效的心理应对方式应对应激性事件，这是一个长期目标。具体包括：①症状减轻或消失。②能正确认识疾病表现，恰当地宣泄焦虑、抑郁情绪，减轻痛苦。③患者基本的生理及心理需要得到满足，舒适感增加。④能运用有效的心理预防机制及应对技巧控制不良情绪，减轻不适感。⑤能与他人建立良好的人际关系。⑥能增强处理压力与冲突的能力。⑦能正确认识心理、社会因素与疾病的关系。⑧家庭及社会支持逐步提高。⑨社会功能基本恢复。

（四）护理措施

1.安全护理

为患者提供安静舒适的环境，减少外界刺激。加强安全护理，避免环境中的危险品及其他不安全因素，防患于未然。

2.生理功能

睡眠障碍与躯体不适或疼痛是神经症患者常见的躯体问题。睡眠障碍的护理包括创造良好的睡眠环境、安排合理的作息制度、养成良好的睡眠习惯等。

值得一提的是，由于神经症患者许多躯体不适症状的缓解在于其应激因素的消除和内心冲突的最终解决，因此除一般护理外，要特别注意其心理功能的护理。鼓励患者参加适当的集体活动，减少白天卧床时间，转移注意力，减少对恐惧、焦虑、惊恐发作或强迫等症状的过分关注和担忧。另外，患者可能有食欲减退、体重下降等情况，因此护士要鼓励患者进食，帮助选择易消化、富含营养和色香味俱全的食物。对便秘患者鼓励多进食蔬菜水果，多喝水，养成每天排便习惯。如便秘超过3天，应按医嘱给予缓泻剂或灌肠等帮助排便。

3.心理功能

（1）建立良好的护患关系：以和善、真诚、支持、理解的态度对待患者，耐心地协助患者，使患者感到自己是被接受、被关心的。如当患者主诉躯体不适时应做到确实的体格检查，进行客观评估，即使有时找不到器官的病理性证据来解释症状，也应理解其所主诉的疼痛不适是真实存在的，患者并非无病呻吟，护理人员应以一种接受的态度倾听，并选择适当的时机，结合检查的正常结果，使患者相信其障碍并非器质性病变所致。

（2）鼓励患者表达自己的情绪：鼓励患者表达自己的情绪和不愉快的感受，协助其识别和接受负性情绪及相关行为。神经症患者内心常常不愿接受（或承认）自己的负性情绪和行为。护理人员通过评估识别出这些负性情绪后，要引导患者识别、继而接受它。

（3）协助患者消除应激：与患者共同探讨与疾病有关的应激原及应对方法，协助患者消除应激，帮助其正确认识和对待疾病，学习新的应对方法，接受和应付不良情绪。

（4）训练患者的应对技巧：提供环境和机会让患者学习和训练新的应对技巧，强化患者正性控制紧张焦虑等负性情绪的技巧，例如根据焦虑症的特点设计某些应激情境，召集患同类疾病的患者一起做行为的模拟预演，及时提供反馈信息，辅以放松训练。活动结束后，鼓励他们交流心得，取长补短。

（5）帮助患者学会放松：增进放松的方法很多，如静坐、慢跑、气功、太极拳以及利用生物反馈仪训练肌肉放松等，都是十分有效的方法。

（6）积极鼓励患者：反复强调患者的能力和优势，忽略其缺点和功能障碍。鼓励患者敢于面对疾病表现,提供可能解决问题的方案,并鼓励和督促实施。经常告知患者他的进步,及时表扬鼓励,让患者明白自己的病情正在好转,有利于增强自信心和减轻无助无望感。

4.社会功能

(1)提供安静舒适的环境,减少外界刺激:①焦虑患者常坐立不安,不愿独处,可设专门陪护,以增强其安全感。②应严密观察,严加防范患者可能发生的自杀、自伤及冲动伤人等行为,早发现早干预。③及时督促患者完成药物治疗计划,观察药物疗效和不良反应,给予服药指导,以有效控制神经症的症状。

(2)协助患者获得社会支持:护理人员应帮助患者认清现有的人际资源,并扩大其社会交往的范围,使患者的情绪需求获得更多的满足机会,并可防止或减少患者使用身体症状来表达情绪的倾向。同时协助患者及家庭维持正常角色行为。家庭是患者最主要的社会支持系统,它既可以帮助患者缓解压力,也可能是造成或加重患者压力的根源。护理人员应协助分析患者可能的家庭困扰,确认正向的人际关系,并对存在的困扰进行分析,如加入群体互助团体、成人教育班、社区活动或特殊的兴趣团体等,以便让患者发现别人有和自己同样的问题,而减少寂寞感,并增加情绪上的支持。

(3)帮助患者改善自我照顾能力:神经症患者可因躯体不适的症状以及焦虑、抑郁等负性情绪而忽视个人卫生,也可因仪式动作、强迫行为而导致生活自理能力下降。护理人员应耐心协助患者做好沐浴、更衣、头发、皮肤的护理。这些活动均可增加患者对自己的重视与兴趣。护士对患者的每一个进步及时肯定、表扬鼓励,让患者感受他随时受到护士关注,有利于患者逐步树立起治病的信心。

5.康复期护理

在神经症的康复期,护士应帮助患者正确认识和对待疾病及其致病因素,克服个性缺陷,教会患者正确应对生活困难和创伤性体验,恰当处理人际关系,防止疾病复发。积极参加社会活动,体现自身价值,增强治病信心,参加康复训练,以利身体康复。

6.特殊护理(惊恐发作)

(1)患者在惊恐发作时,护士必须镇定、稳重,防止将医护人员的焦虑传给患者,应立即让患者脱离应激原或改换环境,有条不紊地进行治疗和护理。应明确地向患者表示,发作不会危及生命,病情一定能控制。

(2)对惊恐发作急性期的患者,要陪伴在患者身边,态度和蔼,耐心倾听和安抚,对其表示理解和同情,并可给予适当的按摩和安慰。对患者当前的应对机制表示认同、理解和支持。鼓励患者按可控制和可接受的方式表达焦虑、激动,允许自我发泄。

(3)与惊恐发作相关的焦虑反应有时可表现为挑衅和敌意,应适当限制,并对可能的后果有预见性,针对可能出现的问题,预先制订相应的处理措施。惊恐发作时,应将患者和家属分开或隔离,以免互相影响和传播,加重病情。

(4)有的患者坐立不安,不愿独处,又不愿到人多的地方,应尊重患者,创造有利治疗的环境,如允许保留自己的空间和注意其隐私,必要时设专人陪护等。

(5)遵照医嘱给予相应的治疗药物,如抗焦虑药、抗抑郁药等,控制惊恐发作,减轻病情,取得患者合作。

(6)在间歇期教会患者放松技术,参加反馈治疗,适当应用药物,避免再次发作,以使其相信该病有治愈的希望。配合医师做好行为治疗。做好家属工作,争取家庭和社会的理解和支持。

（五）护理评价

评价患者的症状是否得到改善,不良的心理应对方式是否得到矫正,是否消除了心理应激的影响及提高了社会适应能力等。

（六）健康指导

(1)使患者对神经症发作有正确的认识,消除模糊观念引起的焦虑、抑郁,纠正错误观念,减少不良因素的刺激,控制疾病发作。

(2)帮助患者充分认识自己,挖掘出自身性格上的弱点及与疾病的关系。

(3)教会患者一些科学实用的处理问题的方法,不断完善自己的性格,学会处理好人际关系,调整不良的情绪,增强心理承受能力。

(4)鼓励患者积极参加有意义的活动,增强适应能力。

(5)此外还应使家属理解患者的痛苦和困境,既要关心和尊重患者,又不能过分迁就或强制,帮助患者合理安排工作、生活,恰当处理与患者的关系,并要教会家属帮助患者恢复社会功能。

三、预后及预防

（一）预后

在社区调查中,年龄在20~50岁的神经症患者中,约半数在3个月内康复。通科医师的患者,约有一半在1年内康复,其余的相当长的时间仍无变化。转到精神专科门诊或住院的患者中,只有一半在4年后获得满意的适应。从另一个方面看这些问题,据国外有资料称,新近发作的病例每年约70%复发,慢性病例每年仅3%复发。

神经症的死亡率在门诊患者中增加0.5~1倍,在住院患者中增加1~2倍。这些患者死亡的主要原因是自杀和意外。

（二）预防

进行健康人格的培养,增加应付挫折的能力,普及疾病防治知识,消除对神经症疾病患者的歧视及不正确看法,改变不良态度,使患者能够及早发现和早期得到治疗。在各级医疗机构中普及精神疾病防治知识,开设心理咨询,提高精神科诊疗水平,有助于早期诊断、早期治疗。对于患者出现的不适症状给予及时的对症处理或根据患者的心理状况给予针对性的训练均对其预防神经症有益。

（谢应菊）

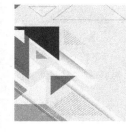

第七章 新生儿科护理

第一节 新生儿生命体征及意识的评估和护理

体温、脉搏、呼吸及血压是机体内在活动的一种客观反映,是衡量机体状况的指标,临床上称为生命体征。

新生儿的体温、脉搏、呼吸及血压虽受昼夜、日龄、性别、环境、情绪和活动等因素的影响有所变动,但均有一定的范围。而且体温、脉搏、呼吸三者之间有一定的比例关系。当新生儿患病时,就会发生不同程度的变化。由于生命体征的变化受重要器官的控制,而且可灵敏地显示身体功能的微小变异,因而能首先发现疾病的发生。通过观察这些体征,可以了解疾病的发生及发展规律,提示患何类疾病,或处于疾病的哪一阶段,反映病情的好转与恶化,以及有无并发症等。对这些体征变化进行及时、正确地测量与记录,能够协助医师对疾病作出正确判断,并为治疗和护理工作提供重要依据。所以,护士应掌握人体体温调节机制,知道体温如何控制、维持,并掌握体温、脉搏、呼吸和血压的测量方法及神志的观察,认真做好记录。

一、体温的评估和护理

(一)体温的产生

人体不断地进行着能量代谢,而能量代谢又和物质代谢(主要是糖、脂肪、蛋白质 3 种营养物质的代谢)紧密相关。这些营养物质在代谢氧化过程中释放出大量能量,其中 50% 左右的能量变为体热,以维持体温,并不断地以热能的形式散发于体外。机体利用营养物质的最终结果仍转化为热能而散发体外。由于上述情况而使人产生了体温。除此之外,骨骼肌运动、交感神经兴奋、甲状腺素分泌增多以及发热,均可提高代谢率,而增加产热。

(二)体温的调节

体温调节中枢位于下丘脑。实验证明,当下丘脑血液的温度改变 0.5 ℃ 时,就能激活身体的热调节机制。正常人的体温保持在相对恒定的状态,通过大脑和丘脑下部的体温调节中枢的调节和神经体液的作用(通过化学方式产热,并通过物理方式散热),使产热和散热保持动态平衡。新生儿体温调节中枢虽已发育,但功能不够完善,是一个具有特殊脆弱性的时期,体温调节功能差,体温调节中枢发育不成熟,且新生儿的体表面积与成人相比,相对较大,按千克体重计算,体表面积大 3 倍,加之皮下脂肪较薄,皮下血管丰富,所以造成保温差、散热快、保温能力弱,容易随环境的变化而变化,造成体温过低或体温过高。尤其早产儿体温调节中枢发育不成熟,汗腺发育不全,体温更不易保持相对恒定,易随气温的变化而波动。

(三)正常体温调节

1.体温的范围和测量方法

人体内部的温度(指胸腔、腹腔和中枢神经),又称体核温度,其中脑与肝脏温度最高,比其他内脏高出 1 ℃。

皮肤温度称体表温度。体表温度可随环境温度和衣着的薄厚而变化,它低于体核温度 5～8 ℃。中性温度是指使机体代谢、氧及能量消耗最低并能维持体温正常的最适环境温度,对新生儿至关重要。新生儿体重、出生日龄不同,中性温度也不同。因此,对于无论是正常的新生儿或患病的新生儿,维持其正常体温是护理人员的首要任务和目标。

新生儿禁用口腔测量体温,目前临床上测量新生儿体温常用方法有背部、颈下、腹部以及肛内测温法。背部测量:体温计水银端经一侧(左右均可)由颈后部轻轻插入脊柱与肩胛骨之间的斜方肌部位,背部皮肤与床褥紧贴,插入长度为 5～6 cm;颈温测量:将体温计放置于颈部颌下处(下颌与颈部交界折叠处)紧贴皮肤;腹部测量法:将体温计夹持在纸尿裤上,紧贴皮肤;肛温测量法:将已涂满润滑油的肛表水银头轻轻插入肛门内,插入深度不要超过 2 cm,使体温计尾端在纸尿裤的橡皮筋松紧处,包好纸尿裤。背部、颈下、腹部体温测量法测量时间为 5～10 分钟,36～37 ℃为正常;肛门内测温法,测温 1～3 分钟,36.5～37.5 ℃为正常。

2.生理性变化

体温并不是固定不变的,体温受运动、食物、情绪、年龄等的影响而发生变化,且因生活方式不同而有个体差异。

(1)生理节奏变化或每天生理规律:机体深部温度 24 小时内波动在 0.5～1.5 ℃。活动时最高,在休息时最低。大多数人体温在早晨(即从半夜 12 点到 6 点)最低;最高在下午 4 点至 8 点。这种昼夜的节律波动可能和人体活动、代谢、血液循环、呼吸的相应周期性变化有密切关系。

(2)年龄因素:新生儿的体温调节中枢调节功能发育不完善,因而调节体温的能力差,其体温易随环境温度的影响而变动。

(3)睡眠:睡眠时体温降低,这是因为睡眠时产热减少,代谢率降低,肌肉活动减少,而散热增加。

(四)异常体温

正常情况下,人体温度主要由下丘脑体温调节中枢调节。当受疾病、药物与其他因素(高热或寒冷环境)影响时,体温调节中枢功能受损,产热和散热的平衡关系发生变化,出现异常体温,如体温过高或过低。

1.发热

(1)发热的原因:产热增多或散热减少均可导致体温升高,称为发热。发热时机体在致热源作用下,通过体温调节中枢,使产热和散热不能保持动态平衡。这时,产热大于散热,而引起病理性体温升高。这也是机体对致病因子的一种防御反应。对新生儿出现的发热,首先要识别是否为生理性。生理性发热的原因包括内因和外因两个方面。外因主要为室温过高或箱温过高,未能适应个体体温调节限度,从而出现体温的上升。有时因为衣被过暖,也会出现发热的假象。内因主要是因为出生后入量少,再加上经体表失水多,尤其是开始排尿后,若不及时给予喂水,可发生脱水。

引起发热的疾病很多,可分为感染性和非感染性两大类。感染性发热占大多数,包括各种急慢性传染病和局部或全身感染;非感染发热包括环境过热、失水、各种血液病、恶性肿瘤、化学或机械性因素。当体温超过 37.5 ℃时应视为体温过高,有的伴随面红、烦躁、呼吸急促、吃奶时口鼻出气急、手脚发烫等症状。

(2)发热的护理:保持室内温度的恒定,使新生儿体温保持在 36～37 ℃,是新生儿健康成长的基本保证。如果新生儿体温高于 37 ℃,说明保暖过度,或暖箱温度过高,应给予适当的调节。

高热患者应每 4 小时测量 1 次体温,待体温恢复正常 3 天后,可逐渐递减至每天 2 次,同时要密切观察患者的面色、脉搏、呼吸和血压,如有异常,应立即报告医师。

降温:因新生儿的特殊性,宜首选物理降温:松开包被、温水擦浴等。处理的方法是:①调整室温 22～24 ℃;②打开包被,解开衣服以散热;③用温水洗澡;④给患儿喂温开水;⑤体温升至 39 ℃时,可短时在患儿头下枕一个冷水袋(非冰袋)。不宜采用酒精擦浴和药物降温。

营养和水分的补充:一方面,高热时,由于迷走神经的兴奋性降低,使胃肠蠕动减弱,消化液生成和分泌减少,而影响消化吸收。另一方面,分解代谢增加,蛋白质、脂肪和维生素大量消耗,导致机体消瘦、衰弱和营养不良,应给予丰富营养。不能进食者,可予鼻饲补充营养,以增加机体抵抗力和补充消耗。必要时,通过静脉输液来补充水分、营养物质和电解质等。

口腔护理:长期发热的患者,唾液分泌减少,口腔黏膜干燥,口腔内食物残渣发酵,有利于细菌繁殖;同时,由于维生素缺乏和机体抵抗力下降,极易引起口腔炎和黏膜溃烂。

加强皮肤护理:发热患者在退热过程中,往往大量出汗,应及时揩干汗液和更换衣服,以防着凉。

用物理降温后,要密切观察降温情况,须在半小时后测量体温 1 次。

2.体温过低或不升

(1)体温过低的原因:世界卫生组织定义:正常中心体温(肛测)为 36.5～37.5 ℃。体温过低是指机体深部温度长期或持续低于正常值。体温过低按 WHO 定义分度为:轻度低体温为 36.0～36.4 ℃;中度低体温为 32.0～35.9 ℃;重度低体温为<32 ℃。体温过低可能是生理性的,也可能是病理性的。常常见于秋冬季节出生的婴儿及早产儿,尤其是低出生体重儿、小于胎龄儿、需接受长时间复苏的婴儿以及患严重疾病如感染、心血管系统、神经系统、手术问题以及活动减少的患儿(如应用镇静剂或麻醉剂等)。低体温不仅可引起皮肤硬肿,并可使体内各重要脏器组织损伤,功能受累,甚至导致死亡。

(2)体温过低或不升的护理:患儿低体温的机制主要是热的传导、对流、蒸发、辐射。处理低体温最主要是复温,一般都主张逐渐复温,体温越低,复温越应谨慎。因而针对热丢失原理在临床护理操作中应采取如下护理措施。

减少热传导丢失措施。①预热;②使婴儿躯体与冷空气或表面隔离;③给婴儿穿戴好适量的衣服和帽子;④如果为早产儿,宜放置产热床垫于婴儿下。

减少热对流丢失措施。①提高室温;②给早产儿盖好被子;③有条件者,使用早产儿温箱;④减少婴儿在冷空气中暴露时间;⑤热化、湿化空气系统。

减少热蒸发丢失措施。①及时擦干婴儿;②出生后马上包裹低出生体重儿;③提高室温,减少外环境及室温梯度,WHO 建议为 25～28 ℃;④暖化、湿化空气。

减少热辐射丢失措施。①使婴儿远离窗户;②应用远红外线辐射台或保温箱保暖复温,一定要确保温度感受器是安全的。

热水袋复温：首先用预热的襁褓包裹患儿，然后在包裹外加热水袋，袋内的水温不超过 50 ℃，分别置于足部、双大腿外侧，并轮流更换热水袋中的热水，以确保包裹周围温度的恒定。

保温箱复温：患儿体温不升，温箱温度应设置为较患儿体温高 1 ℃，如患儿体温为 34 ℃，箱温应调为 35 ℃，体温为 35 ℃，箱温应调为 36 ℃，每小时提高箱温 1 ℃，直至体温上升到正常范围。此期间，每 30～60 分钟测肛温 1 次，待体温升至正常后，每 2～4 小时测 1 次，并做好记录。

供给充足的能量和水分：鼓励产妇让患儿早吸吮，产后 30 分钟即开奶，以母乳为佳。对不能吸吮者，尤其是早产儿、低体重儿往往吸吮无力，可用滴管、小匙或插胃管鼻饲，以母乳为佳，其次是牛奶。对入量不足的患儿可静脉滴注葡萄糖注射液等，有条件时可输入新鲜的血液、血浆等，以保证充足的能量。

防止并发烫伤、肺出血：对使用热水袋复温的患儿，应将热水袋盖拧紧，防止漏水，并将热水袋置于襁褓外，同时水温不可过高，以免引起烫伤。对并发硬肿症的新生儿复温不可过快、过高，以免诱发肺出血等并发症。

二、脉搏的评估和护理

(一)脉搏的定义和生理

心脏收缩是由于心脏节律点窦房结内的特殊细胞触发电性冲动，此冲动能够井然有序地传达到心脏的每一部分，使心肌去极化后产生收缩，即为心收缩期；心收缩之后接着停止收缩，形成一段休息空当，是为心舒张期，此时，位于左心室和主动脉之间的半月瓣会关闭，血液即不再流进主动脉内，动脉管内的压力即降低，使动脉管壁得以回缩。如此一张一缩、一起一伏的压力变化，在接近表皮的末梢动脉可以感觉到；若以手指按在接近表皮的动脉上，即可察觉到血管内压力改变所引起的动脉短暂性的交替膨胀与回缩，此即为脉搏。简而言之，脉搏即为血液流经动脉时所感觉到的压力波动。

(二)脉搏的特性

脉搏的波动会受到血管壁弹性、血液黏稠度、细动脉及微血管阻力等很多因素的影响，因此脉搏会在正常范围内呈现动态的变化，不会一成不变的。

1.脉搏的速率

脉搏的速率可简称脉率，亦即每分钟脉搏的搏动次数；应符合小儿日龄、性别和体表面积大小等个人情况。新生儿脉搏速率的正常值为 120～140 次/分。影响脉搏速率的因素有以下几点。

(1)年龄：新生儿日龄越小，脉搏搏动越快。

(2)性别：女性比男性脉搏搏动次数稍多，每分钟相差约 3 次。

(3)身体体表面积：体表面积越大，脉搏搏动越慢。

(4)进食、活动、情绪变化：均可使脉搏加快。

(5)疾病：新生儿患不同疾病常可使脉搏增快或减弱。

(6)药物：治疗新生儿疾病使用的某些药物如毛花苷 C 等常会致使脉搏改变。

2.脉搏的节律

脉搏的节律是心跳之间的间隔。正常的脉搏是规则的，间隔的时间相等，搏动的力量是均匀的,脉搏的节律反映着心搏的节律。一般情况下,两者节律是一致的,每次脉搏搏动的时间长短相等,如果脉搏跳动不规律,即称脉律不整。

一般出现桡动脉脉搏不规则时,应作"心尖-桡动脉脉搏计数",即护士二人同时进行测量,一人测患者的桡动脉脉率,另一人以听诊器听患者的心率,同时开始并同时停止计数。

3.动脉壁的情况

用指端放在动脉上,由感觉可以断定动脉壁的某些性质。正常动脉为直的,管壁光滑,且有弹性。

4.脉量

血流冲击在血管壁上的力量大小程度,称之为脉量,亦有人称为脉搏的振幅。此与血量多寡、血管粗细及管壁的弹性有关:管壁松弛、血量多时,脉搏搏动即明显,反之则搏动微弱。正常情况下,脉搏搏动的力量每次应为一致的,脉搏的起伏也平稳。而异常脉量的类型临床常见的则有洪脉、弦脉、丝脉、交替脉等。脉搏并不一定能代表心脏收缩的力量,因此在心脏收缩或心室充血不完全时,脉搏会变弱;而有主动脉狭窄时,虽然心脏收缩强而有力,脉搏仍是细弱的,所以脉搏强弱不等于心缩力量的强弱。

(三)脉搏的测量和正常值

血液自心脏涌出,使得动脉血管内的压力增加,此压力会传遍全身的动脉系统,所以,可在身体各部位的脉搏点测得脉搏,脉搏点均位于较接近表皮且有较大的动脉、骨头突出并能以手指按压的部位,因此,于身体表浅动脉且有骨骼衬托处,均能以手指触接测量脉搏。常用来测量脉搏的有桡动脉、颞动脉、颈总动脉、肱动脉、股动脉、足背动脉等。正常新生儿脉搏值为120～140次/分。

三、呼吸的评估和护理

(一)呼吸系统的解剖

呼吸是人体内外环境之间的气体交换,是生物体和环境交换氧气及二氧化碳的作用,主要是吸入新鲜空气,呼出二氧化碳。完成呼吸功能的呼吸系统,包括鼻、咽、喉、气管、支气管和肺。呼吸道有骨或软骨作为支架,使管道通畅,以利呼吸的进行。

(二)呼吸生理

人体的呼吸包括两个过程,即外呼吸和内呼吸。

1.外呼吸

外呼吸是指肺脏的微血管与肺泡作氧与二氧化碳的气体交换,又称为肺呼吸。亦即呼吸动作本身,当胸廓扩张时,空气进入肺内;当胸廓回缩时,气体从肺内呼出。外呼吸包括4个部分:①通气,即是空气进出肺的机械运动;②气体在气道内分布;③气体通过肺泡呼吸膜进入肺毛细血管的血液内;④灌流:是血液通过肺脏的运动。任何妨碍这些过程的疾病状态都会导致血氧过低,或动脉血氧浓度降低。

呼吸动作是自动的和不随意的,但能受人的意识控制和活动的影响,呼吸的不随意控制是由脑干(脑桥和延髓)的呼吸中枢调节,同时也受体液调节,即血液中氧和二氧化碳浓度的变化来改变呼吸。

2.内呼吸

内呼吸发生于细胞之间,血液内的血红蛋白释放氧到细胞中,同时细胞释放代谢的废物,即二氧化碳至血中;因为内呼吸是在组织细胞间隙中进行的,所以又称为组织呼吸或细胞呼吸。

(三)正常呼吸及生理性改变

正常健康新生儿安静时呼吸是自发的,不费力的,且应是自然、平稳、深浅适当、快慢合宜进行的。正常呼吸时,胸部两侧的起伏应对称一致;呼吸可随日龄、性别、体力活动、情绪等因素而改变。胎儿娩出时,由于产道的挤压、缺氧、二氧化碳潴留和环境温度的改变等多种刺激,兴奋了呼吸中枢,引出呼吸动作。娩出后两肺逐渐膨胀,血氧饱和度在 3 小时内达到 90％以上,由于新生儿胸廓几乎呈圆桶形,肋间肌较薄弱,呼吸运动主要靠膈肌的升降,所以呈腹式呼吸。加以呼吸中枢调节功能不够完善,新生儿的呼吸较表浅,节律不匀,频率较快,正常值为 40～45 次/分,但变动很大,哭闹时呼吸可达 80 次/分,呼吸与脉搏的比例是 1∶3。由于新生儿鼻腔发育尚未成熟,几乎无下鼻道,鼻黏膜富于血管及淋巴管,故轻微炎症时便使原已狭窄的鼻腔更狭窄,而引起呼吸困难、拒乳及烦躁。

早产儿呼吸中枢及呼吸肌发育更不完善,常出现呼吸暂停或吮奶后有暂时性青紫。咳嗽及吞咽反射差,呕吐时胃内容物易吸入气管内而引起呼吸道梗阻或肺不张。新生儿肺的顺应性与肺泡的成熟度主要与 II 型肺泡细胞所产生的肺泡表面活性物质有关,早产儿肺泡表面活性物质少,肺泡壁黏着力大,有促使肺泡萎陷的倾向,易患呼吸窘迫综合征。

(四)测量方法

新生儿呼吸频率可通过听诊或观察腹部起伏而得,也可将棉花少许置于小儿鼻孔边缘,观察棉花纤维的摆动而得。要同时观察呼吸的节律和深浅。一呼一吸为一次呼吸。因新生儿的呼吸频率每时每刻都在变化,因此在确定呼吸频率是否正常时,需连续观察数分钟方能得到正确结果。

(五)异常呼吸

新生儿呼吸频率如持续超过 70 次/分,称为呼吸增快,既可由原发性呼吸系统疾病引起,也可是代谢性疾病如酸中毒、低血容量的一个症状,其他如败血症、神经系统疾病和心脏病等,均可引起呼吸增快。呼吸频率持续<30 次/分称为呼吸减慢,表示新生儿对神经或化学刺激无反应能力,是严重呼吸衰竭的一个症状,提示病情凶险。新生儿患败血症、化脓性脑膜炎、颅内出血、低氧血症及药物中毒时,均可抑制呼吸中枢使呼吸减慢。

(六)处理原则和护理措施

(1)对可能发生呼吸异常的新生儿应加强观察,注意呼吸状况,有条件者可使用监护仪。

(2)尽早明确和去除病因,如清除上呼吸道梗阻、治疗肺部病变、纠正各种代谢紊乱等以保证正常的通气、换气功能,保持呼吸道通畅。

(3)及时准确地做好记录,有异常时,及时报告医师,做好进一步相关的治疗护理措施。

四、血压的评估和护理

(一)血压的定义和生理

血压是指心脏于收缩和舒张时,血液流过动脉血管而对血管壁所产生的压力,也即压强。血压是心血管系统和液体平衡状态的一种重要指标。血压的形成与心脏的收缩力与排血量、动脉管壁的弹性与血液的黏稠性、全身各部细小动脉的阻力等有关。以上任何环节的变化都可导致血压的变动。

形成血压的基本因素是心脏射血。心室肌收缩时,所释放的能量一部分用于推动血液活动,是血液的动能;另一部分形成对血管壁的侧压,并使血管壁扩张,这部分是势能。在一个心动周期中,动脉血压随心室的舒缩而发生周期性变化。心室收缩时,动脉血压升高,大约在收缩期的中期达到最高值,称为收缩压。心室舒张时,动脉血压下降,在心舒张末期降到最低值,称为舒张压。收缩压和舒张压之差称为脉搏压,简称脉压。在一个心动周期中,各瞬间动脉血压的平均值称为平均动脉压。平均动脉压与收缩搏压、舒张压的关系成人为平均动脉压=舒张压+1/3脉压,但国内外对新生儿此三者之间的关系报道较少。有研究提出结论为:平均动脉压=舒张压+0.45×(收缩压-舒张压)。

(二)影响动脉血压的因素

血压是时时刻刻都在变动的。形成动脉血压的主要因素是心室射血和外周阻力,因此,凡能影响心排血量和外周阻力的因素都能影响动脉血压,如每搏输出量、心率、外周阻力、大动脉管壁的弹力、循环血量和血管系统容量的比例等。而新生儿期多种疾病如感染性休克或心功能失代偿期或常常使用的循环支持药物等都可影响心搏出量和外周血管阻力,造成血压波动,若不能及时发现血压的变化,则不利于采取正确的治疗措施。

(三)动脉血压的测量和正常范围

测量血压时应根据新生儿不同的日龄、体重来选择不同宽度的袖带,一般来说,袖带的宽度应为上臂长度的1/2~2/3。袖带过宽时测得的血压值较实际值偏低,过窄时则较实际值为高。测量部位常在上肢肘窝的肱动脉或下肢腘窝的腘动脉处测量。新生儿多采用多普勒超声监护仪或心电监护仪测定血压。基层医院也可用皮肤转红法,用新生儿血压袖带包扎上臂,抬高上肢进行向心性挤压,同时使袖带迅速充气,使压力达到13.3 kPa(100 mmHg),此时上肢呈白色,然后逐渐放气,当皮肤突然转红之际血压计上数值,即为收缩压。年龄越小,血压越低。正常足月新生儿正常值:收缩压为6.7~12.0 kPa(50~90 mmHg),舒张压为4.0~8.7 kPa(30~65 mmHg),脉压为3.3~4.0 kPa(25~30 mmHg);早产儿血压正常值:收缩压为6.0~10.7 kPa(45~80 mmHg),舒张压为3.3~8.0 kPa(25~60 mmHg),脉压为2.0~3.3 kPa(15~25 mmHg)。脉压幅度窄提示外周血管收缩,心衰或低心排血量;脉压增宽则提示主动脉增宽、动脉导管未闭或动静脉畸形。若发现脉压变窄或增宽应报告值班医师,给予必要的处理。

(四)测量血压注意事项和护理

(1)测量时,在新生儿吃奶后1~2小时平卧安静状态下进行。

(2)测量新生儿下肢血压时所用袖带应比测量上肢的袖带宽2 cm,其结果,上下肢收缩压的差异不超过2.66 kPa,而舒张压无多大差异。记录时,应注明为下肢血压,以免发生误会。

(3)对要求密切观察血压的患者,应尽量做到定时间、定部位、定体位和定血压测量仪器,这样测量的结果才能相对得准确,有利于对病情的监护。

五、意识的评估和护理

(一)概述

新生儿神经系统发育不成熟,中枢神经功能不完善,与成人有很大差别,通常用于儿童及成人的神经功能检查方法,对新生儿常不适用。为新生儿检查神经反射时,必须注意不同胎龄的婴儿对外界刺激的反应可有很大不同。

生后最初几天,新生儿每天约有20小时处于睡眠状态,为新生儿做神经反应检查时,应先将婴儿唤醒。唤醒新生儿最常用方法是示指和拇指轻轻摇动婴儿胸部,响声、亮光和弹足底也可用来唤醒婴儿。所谓觉醒是指眼睛睁开,头部和四肢活动,面部表现动作或哭叫,应注意肢体有活动并不等于就是大脑皮层反应,例如给婴儿足底一个疼痛刺激,下肢可屈曲回收,这仅是脊髓反射。所谓大脑皮层觉醒应包括面部表情和/或全身性运动。胎龄 28 周以下早产儿无觉醒反应,肢体几乎无张力;28～30 周早产儿有觉醒反应,但肢体张力很差。胎龄越小,觉醒状态持续时间越短,为新生儿尤其早产儿检查反应状态时,必须注意以上生理特点。

(二)定义

意识是指人们对自身和周围环境的感知状态,可通过言语和行动来表达。意识的内容包括"觉醒状态"及"意识内容与行为"。觉醒状态有赖于所谓"开关"系统-脑干网状结构上行激活系统的完整,意识内容与行为有赖于大脑皮质的高级神经活动的完整。新生儿的觉醒状态对评估婴儿的反应水平有密切关系,Brazelton J.将新生儿生理情况下的觉醒状态根据行为表现分为以下 6 个状态。

(1)深睡:闭眼,呼吸规律,肢体及躯干无运动,给强刺激时迟迟才醒,不易转变到另一状态。

(2)浅睡(快速动眼相睡眠):眼睑闭合,眼球快速转动,呼吸不规律,给强刺激易唤醒,容易转变到另一状态。

(3)瞌睡:眼睛睁开或闭合,肢体及躯干动作少且短暂。

(4)安静觉醒:眼睛睁开,眼球对外界刺激有反应,肢体活动少。

(5)活动觉醒:眼睛睁开,活动多,不易集中注意力。

(6)哭:哭声有力,不易使哭声停止。

在不同觉醒状态下,新生儿的反应水平也不同,为新生儿做神经反射检查时,最好在安静或活动觉醒状态下进行。检查时轻轻摆动婴儿或用手指摇动胸部,唤醒婴儿,使其保持最合适的觉醒状态。若在深睡状态下进行,则将错误地判断为无反应或活动能力减弱。检查时环境温度保持在 27～30 ℃,防止过高温或寒冷刺激影响检查结果。

(三)意识障碍

当脑干网状结构上行激活系统抑制或两侧大脑皮质广泛性损坏时,觉醒状态减弱,意识内容减少或改变,即可造成意识障碍。意识障碍系指人们对自身和环境的感知发生障碍,或人们赖以感知环境的精神活动发生障碍的一种状态。它常由诸如脑损伤、失血、缺氧、内环境紊乱或某种药物超量所致。

(四)分类

Fenichel 将新生儿意识障碍分为 4 种状态。

(1)嗜睡:很容易唤醒,但不易保持觉醒状态。弹足底 3 次,哭 1～2 声又睡。

(2)迟钝:用非痛性刺激就可唤醒,但醒来很迟,且不完全清醒,不能保持觉醒状态。弹足底 5 次,才稍有弱哭声。

(3)浅昏迷(昏睡):只有疼痛刺激才能唤醒。弹足底 10 次不哭。

(4)昏迷:疼痛刺激也不能唤醒。

(五)治疗和护理

(1)迅速查明病因,对因治疗。如低血糖者补糖。

(2)病因一时未明者应行对症治疗,如保持呼吸道通畅,给氧、注射呼吸中枢兴奋剂;维持有效循环功能,高热者给予物理降温等。

（3）维持水、电解质平衡,保证患者有足够(但不要过多)入量,密切观察脱水及电解质紊乱表现,准确记录每天出入量,长期意识障碍患儿可鼻饲补充水分及营养。

（4）严密观察意识和生命体征的变化,并做好记录。

（李向丽）

第二节　新生儿皮肤的护理

一、新生儿皮肤特点

皮肤是人体重要的器官,具有屏障、吸收、感觉、分泌和排泄、体温调节、物质代谢、免疫等功能。新生儿皮肤比较脆弱,并且经历了从母体子宫内羊水到出生后暴露于外界空气的剧烈环境变化,所以容易受到不同程度的损伤,从而引发其他系统疾病。由于发育不全等原因,早产儿皮肤比足月健康儿皮肤更易受损。加之过频的刺激如较强的皮肤消毒、细菌感染、尿布皮炎、撕揭胶布等容易破坏皮肤的完整性而导致皮肤损伤。有调查发现在出生后第一个月约80%的新生儿曾出现皮肤问题。因而对新生儿实施正确的皮肤护理尤为重要。

（一）表皮

皮肤角质层发育欠成熟:表皮对于维持液体平衡起重要作用,角质层具有半透膜性质,体内的营养物质、电解质不会透过角质层丢失,同时角质层及其表面的皮脂膜也可使通过皮肤丢失的水分大大减少,起渗透性屏障的作用。角质层在怀孕后3个月形成,足月新生儿皮肤角质层有10~20层,与成人相同,有研究认为,足月儿出生后必须经过一段时间皮肤角质层的屏障功能才能充分建立。早产儿的皮肤角质层较薄,胎龄<30周的早产儿出生时角质层只有2~3层,胎龄<24周的超未成熟儿尚未有角质层。角质层发育不成熟加上较大的体表面积导致经皮肤丧失水分增加,并可导致:①由于脱水和低血压,增加脑室内出血及坏死性小肠结肠炎的风险;②电解质失衡,引起高钠血症,脑室内出血;③体温不稳定;④皮肤水分蒸发的同时使热量丧失(580 kcal/mL),对于胎龄小于30周的早产儿,可导致多达全身消耗能量总量20%的热量丧失,机体对热量的需求增加。此外,角质层的再水合作用可引起或加剧动脉导管未闭、充血性心力衰竭、肺水肿及坏死性小肠结肠炎。角质层的屏障功能不成熟使皮肤容易吸收环境中的毒性物质,对病原微生物的防御作用减弱。

早产儿在出生后10~14天皮肤角质层的屏障功能加速成熟,胎龄<27周的早产儿角质层屏障功能的成熟速度较慢。最近的研究表明,婴儿纠正胎龄30~32周时皮肤的成熟度与成人大致相同。也即是说,胎龄23周的早产儿角质层的成熟约需8周,胎龄28周的早产儿角质层的成熟约需3周。在角质层成熟之前,应注意保护发育中的角质层,避免接触毒性物质,预防感染。

（二）真皮与表皮间的连接欠紧密

胶原纤维是连接表皮与真皮的结构,早产儿胶原纤维数量较少,使得表皮与真皮间的连接欠紧密,皮肤游动大,撕揭胶布时皮肤容易受损,甚至出现皮肤剥脱,在摩擦或受热的情况下容易出现水疱。

（三）真皮的不稳定性

胶原在妊娠后 3 个月沉积于真皮层并防止水分滞留于真皮层。早产儿真皮层由于缺乏胶原，弹力纤维也较少，容易出现水肿。水肿影响局部血液循环，可引起缺血性损伤。

（四）皮肤 pH

正常皮肤表面一般偏酸性，除了有抗微生物生长繁殖作用外，对酸性及碱性物质也可起一定的缓冲作用。若 pH 升高至中性，皮肤表面的微生物总量增加，且微生物种类发生改变，经皮肤丧失的水分增加，提示当 pH 升高时，皮肤的屏障功能发生改变。

成人及较大儿童皮肤表面 pH＜5.0，刚出生的足月新生儿皮肤表面 pH 平均为 6.34，在 4 天内 pH 下降至 4.95。胎龄 24～34 周的早产儿，出生第一天皮肤表面 pH＞6.0，出生后 1 周降至 5.5，在随后的 3 周 pH 缓慢下降至 5.0。出生后沐浴及其他皮肤护理会改变皮肤表面的 pH，若使用碱性香皂沐浴，可能需 1 小时或更长时间才能重建皮肤表面的酸性环境。

（五）皮肤营养

脂肪及锌是保持皮肤完整性及皮肤健康的重要营养成分，在妊娠后 3 个月储存于胎儿体内。早产儿由于脂肪或锌缺乏容易出现皮肤健康问题。足月儿若无法进行肠内营养，肠外营养又未补充足够的营养素，也可出现脂肪及锌的缺乏。

早产儿及过期产儿由于脂肪的储备较少，可出现必需脂肪酸的缺乏。严重的病例可由于必需脂肪酸缺乏而出现皮肤脱皮，颈部、腹股沟、肛周皮肤脱落。静脉输注脂肪乳 0.5 g/(kg·d) 可预防由于肠内营养不足引起的脂肪酸缺乏。

锌是体内重要的微量元素，参与多种代谢过程，包括淋巴细胞的转化，蛋白、核酸、皮肤和皮下组织黏多糖的代谢。创伤愈合过程中需要锌。早产儿及慢性腹泻、短肠综合征的新生儿容易缺锌。缺锌时可出现皮肤红斑，腹股沟、颈部、肛周、口周皮肤脱落，撕揭胶布等创伤也容易引起皮肤脱落。其他的症状尚包括倦怠、生长发育落后、脱发、腹泻。预防锌缺乏的方法包括经全静脉营养补充锌 150～350 μg/(kg·d)。

（六）其他

早产儿黑色素细胞数量较少且黑色素颗粒不成熟，使机体容易受紫外线的伤害；皮下脂肪少使体温调节能力下降，对脂溶性药物再分布的缓冲能力减弱。

二、新生儿皮肤状况评估

使用新生儿皮肤状况评分（Neonatal Skin Condition Score，NSCS）量表进行评估。NSCS 适用于早产儿及足月儿皮肤状况评估，其有效性和可靠性均得到验证。分数为 3～9 分，3 分表示皮肤状况正常，分数越高，表示皮肤状况越差（表 7-1）。

表 7-1　新生儿皮肤状况评分（NSCS）

项目	1分	2分	3分
干燥	正常，无干燥的体征	皮肤干燥，可见脱皮	皮肤非常干燥，可见裂开
红斑	无红斑	可见红斑，＜50%体表面积	可见红斑，＞50%体表面积
皮肤破损/表皮脱落	无	局限的小部分皮肤	广泛的表皮脱落

除使用 NSCS 进行评估外，还需识别以下高危因素：①胎龄＜32 周；②水肿；③缩血管药物的使用；④气管导管的使用，鼻塞 CPAP，经鼻或经口胃管的使用；⑤输液泵、微量泵的使用；⑥监

护探头及电极的使用;⑦外科手术伤口;⑧造口术;⑨高频振荡通气;⑩体外膜肺氧合(ECMO)。

三、新生儿皮肤护理

(一)皮肤消毒剂的选择

1.侵入性操作前消毒皮肤首选氯已定

中心静脉导管的留置如 PICC 导管的留置使凝固酶阴性葡萄球菌感染的发生率增加,并已成为许多发展中国家早产儿败血症的最常见因素。行中心静脉置管的过程中,送入导管时已有约 40%的穿刺口皮肤受到污染,菌血症可能来源于送入导管时导管的尖端接触穿刺口皮肤而受污染。胎龄<32 周的早产儿较易出现导管尖端细菌定植,且随着导管留置时间的延长,发生率增高。在静脉穿刺、中心静脉置管、足跟采血、留置脐静脉及脐动脉导管、留置胸腔引流管等侵入性操作之前使用有效的消毒液清除穿刺部位的病原菌可减少菌血症、败血症的发生,氯已定是最好的选择。氯已定为双胍类化学消毒剂,对革兰阴性菌及阳性菌均有较强的杀灭作用,尤其对革兰阳性菌作用强,并且对皮肤无刺激性。连续擦拭消毒两次,每次 10 秒或擦拭 1 次 30 秒,消毒效果优于擦拭消毒 1 次 10 秒。0.5%氯已定在减少导管留置期间导管细菌定植方面效果优于10%聚维酮碘。2%氯已定与 10%聚维酮碘和 70%乙醇相比,可减少导管相关感染的发生率。氯已定的优越性部分与其消毒后存留于皮肤延长其半衰期有关。单独使用氯已定并未发现有毒性作用,极少有变态反应。

2.侵入性操作前消毒皮肤次选 10%聚维酮碘

10%聚维酮碘的皮肤消毒效果明显优于乙醇,在减少导管置入前皮肤表面细菌计数方面与氯已定效果相同,但在减少留置期间导管细菌定植方面效果不如氯已定。碘类消毒剂可引起皮肤损伤,并可吸收入血,使血清和尿中碘水平升高,可引起暂时性甲状腺功能减退症、甲状腺肿,因而仅能作为侵入性操作前消毒皮肤的次选消毒剂,且消毒后最好用无菌生理盐水去除皮肤表面残留的碘。

3.乙醇不用于新生儿皮肤消毒

乙醇也是常用的消毒剂,但消毒效果不如氯已定及聚维酮碘,且可引起皮肤干燥,甚至引起永久性的皮肤损伤,吸收率高,对新生儿毒性大,最好不要用于新生儿皮肤消毒或用于去除皮肤表面其他化合物。

(二)脐部护理

脐部护理常用的消毒液有乙醇、聚维酮碘。含有乙醇的消毒液消毒脐部时要避免接触脐周皮肤以免引起刺激。脐残端一般于出生后 2 周内脱落,脐部护理的方法可加速或减慢脐残端的脱落。MedveS 等对比了使用乙醇与无菌水进行脐部护理的效果,使用乙醇组脐残端脱落时间较无菌水组延长 2～3 天,两组之间脐部细菌定植有差异,但均无出现脐部感染。Dore 等对1 811 例新生儿随机分组,一组使用乙醇进行脐部护理,一组任其自然干燥,无使用其他脐部护理措施,结果发现两组均无脐部感染,自然干燥组脐残端脱落时间 8.16 天,乙醇组脐残端脱落时间 9.8 天。美国妇产科和新生儿护士协会(AWHONN)、国家新生儿护士协会(NANN)推荐保持脐部清洁和干燥即可,可用无菌水清洁,沐浴时可用温和的中性清洁剂(pH 为 5.5～7.0)清洁脐部及脐周皮肤,彻底冲洗干净。若尿液或粪便污染脐部时,用无菌水清洁干净,尿片应避免覆盖脐部,保持局部干燥。

(三)新生儿沐浴

1.时间

新生儿出生后第一次沐浴应在体温稳定2～4小时后进行。沐浴有多种作用,可减少细菌的定植,去除污垢,同时可给婴儿以丰富的触觉刺激。新生儿出生后的第一次沐浴由于刚完成子宫内向子宫外的巨大转变,早产或有疾病的新生儿生理状况不稳定,沐浴可造成不良影响,包括化学物质的吸收、接触刺激性物质、低体温、生命体征不稳定等。由于低体温可使机体对氧的消耗增加,加重呼吸窘迫,出生后第一次沐浴应在婴儿体温稳定在正常范围内2～4小时后进行。第一次沐浴时可擦除过多的胎脂,但无必要完全擦除干净,研究表明胎脂可起抗菌、预防低体温、促进伤口愈合、促进表皮屏障功能的成熟的作用。

2.沐浴清洁剂的pH

沐浴用清洁剂的pH应为5.5～7.0。香皂呈碱性(pH>7.0),用于沐浴可破坏皮肤表面的酸性环境。在一项研究中,使用碱性香皂(pH=10)进行沐浴,沐浴后婴儿皮肤表面pH迅速上升2.5,超过75%的新生儿1小时后皮肤表面pH才回复至基线水平。早产儿使用碱性香皂沐浴后需要7天时间才能重建皮肤表面的酸性环境。而使用中性清洁剂仅使皮肤表面pH上升1单位,且仅有6%的新生儿皮肤表面pH改变持续时间超过1小时。皮肤表面pH的上升会导致表皮菌群种类及数量的改变,且皮肤表面最佳的抗菌环境是pH<5.0。因此,应选择接近中性(pH为5.5～7.0)、无添加剂如染料及香料的清洁剂,新生儿期尽量减少与人工合成化学物质接触可减少以后变应性致敏的发生。胎龄小于32周的早产儿出生后第1周单独使用温开水沐浴,不用清洁剂。胎龄小于26周的早产儿单独使用无菌水沐浴是最好的选择。

3.沐浴方式的选择

胎龄<32周的早产儿出生后第一周最好采取淋浴的方式,避免摩擦法,因摩擦皮肤可对皮肤造成刺激,损伤表皮引起皮炎。

对于情况稳定,无脐动静脉导管的新生儿可考虑浸浴。浸浴有很多的好处,包括可更好地抚慰患儿,皮肤补湿等作用。浸浴时水温38℃,水以能浸没患儿双肩为宜,可避免皮肤暴露于水面外蒸发散热引起热量丧失。沐浴后10分钟婴儿的体温会出现明显下降,因此于沐浴后应迅速用干毛巾擦干患儿全身皮肤,再以毛毯包裹,避免蒸发引起热量丧失。

4.沐浴的注意事项

Gfatter的研究显示,即使使用pH 5.5的清洁剂沐浴,沐浴后皮肤表面的pH也会出现上升,pH上升可破坏皮肤表面的酸性环境,并导致皮肤表面菌落组分的改变,影响皮肤表面酶的活性。沐浴后由于皮肤表面脂质的溶解,会导致皮肤的干燥和脱屑。目前尚没有足够的证据证实新生儿每天进行沐浴的必要性,每周沐浴2～3次即可。

(四)新生儿皮肤保湿剂的使用

1.提倡使用皮肤保湿剂进行皮肤护理

角质层的水合作用对维持皮肤的完整性及屏障功能起重要作用。与较大婴儿及成人相比,新生儿皮肤分泌功能、皮肤保水能力较弱,皮肤较为干燥。使用油性保湿剂可避免皮肤水分过度挥发,使皮肤角质层的含水量增加,皮肤增湿剂可自环境中吸收水分从而达到保湿的效果。目前并无研究显示保湿剂的使用会引起皮肤表面细菌和真菌的定植增加。Nopper等对60例胎龄<33周的早产儿实施前瞻性随机对照研究,实验组使用不加防腐剂的保湿油膏涂擦皮肤每天两次,持续2周,对照组不使用油膏,实验组皮炎的严重程度减轻,腋窝皮肤细菌定植减少,血液及

脑脊液细菌培养阳性率 3.3%,而对照组血液及脑脊液细菌培养阳性率达 26.7%,使用保湿油膏后 6 小时内经皮肤丧失水分下降。这提示保持皮肤的完整性可减少全身性感染的发生。一项在全美 53 个新生儿重症监护病房(NSICU)进行多中心、随机对照试验,所有婴儿胎龄小于 30 周、出生体重在 501~1 000 g,实验组新生儿 602 名,使用以凡士林为主要成分的保湿剂,每天涂擦皮肤 2 次,一直持续至出生后 14 天,对照组 589 名新生儿仅实施常规护理,与对照组新生儿比较,实验组新生儿出生后 1~14 天皮肤状况较好,15~28 天皮肤损伤较少;至婴儿 28 天时两组间在细菌性败血症的发生率及病死率方面无统计学差异,但体重 501~750 g 的实验组新生儿细菌性败血症的发生率稍高,因而,在使用保湿剂的过程中,对于体重<750 g 的新生儿,仍应注意观察婴儿有无出现全身性感染。总体上说,目前提倡对婴儿使用保湿剂进行皮肤护理,尤其是对胎龄小于 33 周的新生儿,出生后 2~4 周应常规使用,同时也适用于所有皮肤干燥、脱皮、裂开的新生儿。

2.使用以凡士林为主要成分的保湿剂

凡士林会在皮肤上形成保湿屏障,使皮肤的水分不易蒸发散失,具有极好的保湿效果,并可促进创伤的愈合,不会被皮肤吸收,不影响皮肤的脂质代谢。AWHONN 和 NANN 建议在婴儿出生后 24~48 小时内开始应用以凡士林为主要成分的润肤剂,每次 0.5~1.5 mL,轻轻涂擦于全身皮肤,头、脸不要涂擦,每 12 小时 1 次。若已出现干燥、脱皮、裂开等情形,可根据需要缩短时间间隔涂擦保湿剂。注意保湿剂中不要含防腐剂、香料、染料,尽量避免婴儿与各种人工合成化学物接触。

使用开放式辐射台行蓝光光疗的新生儿也可使用皮肤保湿剂进行保湿,研究表明这不会引起婴儿体温过高或出现组织灼伤。

(五)与胶布使用有关的皮肤护理

1.果胶屏障的使用

胶布广泛地应用于固定气管导管、静脉导管、监护电极和探头。由于新生儿真皮与表皮间的连接欠紧密,撕揭胶布可引起皮肤破裂,破坏皮肤的屏障功能,影响正常的皮肤修复。胶布是 NSICU 中引起婴儿皮肤破损的首要因素。在成人连续撕揭胶布 10 次、早产儿撕揭胶布 1 次则可引起皮肤屏障功能改变、经皮肤丧失水分增加。皮肤保护剂梧桐胶和果胶已被应用于成人造口术后造口周围皮肤的护理。有研究对早产儿使用普通的粘胶电极与梧桐胶电极皮肤破裂及经皮丧失水分的情况进行对比,结果使用梧桐胶电极的早产儿皮肤破裂情况发生较少,且经皮肤丧失水分较少。但由于梧桐胶电极对部分早产儿有刺激性,现已不再使用。现在在心电监护方面应用广泛的是水凝胶和水胶体的胶粘剂。将果胶屏障如 Duoderm 贴于皮肤后再将胶布贴于 Duoderm 上,可避免撕揭胶布时对皮肤造成的损伤。DollisoN 等对 20 例胎龄 28~33 周的早产儿进行皮肤保护剂方面的研究,在婴儿一侧脸部贴上果胶敷料后再贴上胶布,另一侧脸部直接将胶布贴在脸上,对比两侧皮肤的情况,贴果胶屏障的一侧在长达 21 天的时间里 94% 无出现皮肤破损,而未贴果胶屏障的一侧在 5 天内就有 80% 出现皮肤破损。然而也有研究显示不同的结论,Lund CH 等对 30 例胎龄 26~40 周、出生体重 690~3 000 g 的新生儿的研究发现,使用普通胶布固定、果胶屏障、水凝胶固定、无胶布固定皮肤四者相比,普通胶布、果胶屏障固定 24 小时后揭开胶布,30 分钟时经皮肤丧失水分、比色计读数、目测评分均明显高于以水凝胶固定及无贴胶布的皮肤。尽管如此,果胶屏障在新生儿皮肤护理方面仍有益处,可吸湿、避免胶布直接接触婴儿皮肤、避免对表皮的伤害,且可使胶布在湿性环境下固定更牢固,AWHONN、NANN 提倡果胶屏障(如 Duoderm)的使用,对于气管插管的新生儿,由于调节导管深度、胶布松动等原因,经常需要重新固定导管,果胶屏障的使用尤为重要。

水凝胶不引起皮肤损伤,但由于容易松脱,只能用于非关键部位的固定。

2.透明敷料的使用

已有研究表明不透蒸汽的敷料可导致局部细菌增殖及延缓表皮屏障的发育。透明敷料如3M透明敷料具有半透膜特性,有防水透气功能,水不会透过敷料,但水蒸气、氧气、二氧化碳可透过,使皮肤可以"呼吸"。这种半透膜特性非常重要,不会影响表皮屏障的发育,同时局部常住菌、病原菌、真菌的种类、数量无改变甚至出现减少。这使得具有半透膜特性的透明敷料可较长时间不更换,从而减少了频繁撕揭胶布对皮肤造成的伤害。AWHONN、NANN提倡用透明敷料固定静脉留置针、PICC导管、中心静脉导管、鼻导管、胃管等。

3.禁忌使用有机溶剂撕揭胶布,可用液状石蜡撕揭胶布

有机溶剂大部分含有碳水化合物的衍生物或石油蒸馏物,早产儿皮肤角质层发育不成熟,容易经皮肤吸收进入血液而引起中毒。足月儿虽经皮肤吸收较早产儿少,但由于新生儿肝肾功能发育尚不成熟,难以清除血液中的毒性物质。有机溶剂尚可引起表皮损伤、出血、坏死。禁忌使用有机溶剂撕揭胶布。

液状石蜡可用于撕揭胶布,但不适用于需重新胶布固定的部位。

预防撕揭胶布引起的损伤包括:尽量减少胶布的使用;使用果胶屏障;使用纱布包裹探头以减少胶布的使用;使用水凝胶电极;撕揭胶布最好在贴胶布24小时后执行,使用蘸有温水的棉棒湿润局部皮肤有利于减轻损伤,在不需重新胶布固定的部位使用液状石蜡或润滑剂撕揭胶布等。

(六)控制经皮肤丧失水分

经皮肤丧失水分的多少与周围环境的温度和湿度、胎龄、出生后年龄、患儿的活动和体温等因素有关。胎龄<30周的早产儿由于角质层发育不成熟,经皮肤丧失水分的量较多,有报道为40~129 mL/(kg·d),AgreN等的研究发现,胎龄24~25周的早产儿经皮肤丧失水分的量为足月儿的10倍。早产儿蒸发散热为散热的主要方式,在减少水分丧失的同时也可减少热量的丧失。对于胎龄<30周的早产儿减少经皮肤丧失水分、减少热量丧失的方法包括:双壁暖箱的使用、提高周围环境的湿度、使用透明敷料、使用皮肤保湿剂行皮肤护理等。先前的研究显示婴儿在双壁暖箱中不显性失水较开放式辐射抢救台少,最近的研究显示经皮肤丧失水分的多少主要与周围环境中水蒸气的压力有关,在开放式辐射抢救台时婴儿的失水增加与水蒸气压力低有关。增加环境的湿度可使水蒸气压力升高从而使水分蒸发减少。胎龄23~24周的早产儿出生后第一天在湿度为50%的环境可丧失相当于其体重13%的水分。极低出生体重儿在相对湿度85%~95%的环境中经皮肤丧失的水分明显减少,仅是周围环境湿度为50%时丧失水分的10%或周围环境湿度为20%时丧失水分的5%。对于暖箱保暖的婴儿,出生后7天内暖箱湿度应≥70%,之后降至50%~60%直至婴儿纠正胎龄30~32周。在水槽中加用无菌水可减少亲水性假单胞菌感染的风险。

当婴儿使用开放式辐射台保暖时,用聚乙烯塑料薄膜覆盖(不接触婴儿皮肤)可减少水分的丧失和氧的消耗,减少对流散热。不要使用聚苯乙烯或其他材料的塑料薄膜,因只有聚乙烯塑料薄膜能传导长波辐射的热量。胎龄<28周的早产儿出生后迅速用聚乙烯塑料袋包裹躯干和四肢可减少水分蒸发,保存热量,提高成活率,但由于可引起过热、不透水可致表皮屏障发育延缓,不能长时间使用。

使用无防腐剂、以凡士林为主要成分的润肤剂涂擦躯干及四肢皮肤,减少经皮肤丧失水分,

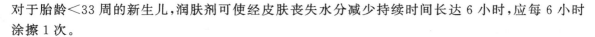

对于胎龄＜33周的新生儿,润肤剂可使经皮肤丧失水分减少持续时间长达6小时,应每6小时涂擦1次。

(七)皮肤破损的护理

皮肤破损可由多种原因引起,包括撕揭胶布引起的损伤、感染、摩擦、压疮、尿布皮炎。破损的程度可以是表皮脱落,也可伤及真皮。

1.皮肤破损的预防

呼吸机辅助呼吸、高频振荡通气、体外膜肺治疗的新生儿由于较难翻身、婴儿活动少,容易出现压疮,低血压的患儿由于全身循环差,也容易出现压疮,对于这些新生儿,应使用水垫或气垫、羊毛状软垫预防压疮;活动过度的新生儿,可在骨突部位如膝关节、肘关节贴上透明敷料预防擦伤;极低出生体重儿的角质层发育不成熟,尿液浸渍可导致腹股沟、大腿根部皮肤损伤,可使用凡士林或以凡士林为主要成分的膏剂涂抹预防皮肤损伤的发生。

2.红肿、化脓伤口的处理

(1)对于红肿、化脓的伤口可行细菌、真菌培养,明确病原菌。

(2)清洗创面:无感染者可用无菌水清洗创面;有感染或坏死组织的创面可用注射器抽吸无菌生理盐水或0.45%氯化钠溶液反复进行冲洗,避免过度擦刮创面引起机械性损伤,不要使用过氧化氢溶液、聚维酮碘、醋酸、次氯酸钠消毒液、含乙醇的消毒剂消毒创面,因这些消毒剂可损伤新生的组织,对细胞产生毒性作用,延缓组织的愈合。

(3)抗真菌软膏的使用:真菌感染时使用抗真菌软膏。皮肤的感染可引起全身感染,尤其是早产儿更容易发生。极低出生体重儿一旦表皮伤口培养显示真菌感染,有全身症状如呼吸不稳定、血小板减少,在局部用抗真菌软膏治疗的同时,应予全身抗真菌治疗。

(4)抗生素软膏的使用:细菌感染的伤口清洗创面后涂抗生素软膏,如莫匹罗星软膏或杆菌肽锌软膏,每8~12小时用药1次。但须注意的是该类药物仅对革兰阳性菌有效,有可能会导致革兰阴性菌的生长。

(5)水凝胶或水胶体敷料等湿性敷料的使用:湿性敷料可维持创面的湿性环境。伤口愈合的理念分为干性愈合和湿性愈合。传统干性愈合理念认为伤口愈合需干燥环境,需要氧气的作用。但事实上人类对氧气的利用需血红蛋白的氧合作用,而大气氧是不能直接被伤口所利用的。干性愈合由于愈合环境差,不仅容易使伤口脱水、结痂、不利于上皮细胞爬行,而且使生物活性物质丢失,造成愈合速度缓慢。干性敷料不能隔绝细菌的侵入,也无法保持伤口的温度和湿度,不利于伤口的愈合。目前国际上最先进也最流行的愈合理念是湿性愈合。湿性愈合能调节创面氧张力,促进毛细血管的形成,低氧张力有利于上皮细胞和胶原的生成,从而有利于创面的愈合;有利于坏死组织与纤维蛋白的溶解,因伤口必须清除坏死组织及其中沉淀的纤维蛋白后才能愈合,在湿性愈合时保留了渗出物中含有的组织蛋白溶解酶,促进了这些组织的溶解与吸收;保持创面的恒温,利于组织生长;无结痂形成,避免新生肉芽组织的再次机械性损伤;保护了创面的神经末梢,减轻换药时的疼痛。因此,湿性环境为伤口提供了最适宜愈合的环境。湿性敷料能清除坏死组织、防止细菌入侵、不刺激伤口及周围组织、保持伤口温度37℃,为创面愈合提供最好的环境。水胶体敷料由亲水性颗粒与疏水性聚合物组成,具有双重黏性,可吸收过量的伤口渗液,形成潮湿的伤口愈合环境,不撕裂新生肉芽组织,促进上皮细胞胶原蛋白的合成,加速微血管增生,防止细菌侵犯,适用于深、无感染的伤口,可保留5~7天再更换。水凝胶是一种水活性胶质软膏,使伤口产生水合作用,提供理想的湿润环境,促进坏死组织自溶,清理创口,加速伤口愈合,同时也具有填充伤口的作用,用于感染伤口,但必须 6～8 小时更换 1 次。

(6)凡士林软膏的使用:可用于感染或非感染伤口,用于感染伤口时先清洁伤口,涂抗生素软膏,再涂凡士林软膏。凡士林可促进伤口愈合,减少革兰阴性菌,减轻皮炎,且不容易过敏。但不能用于真菌感染的伤口。

(7)透明敷料的使用:可用于非感染伤口,促进细胞增殖,促进表皮屏障功能成熟。但不能用于感染伤口,因可引起细菌和真菌的增殖。

(八)尿布皮炎的护理

尿布皮炎又称尿布皮疹、臀部红斑(俗称红臀),是一种婴幼儿常见的皮肤病,损害部位往往与尿布覆盖部位一致,如外生殖器、会阴、臀部,甚至延及大腿、腰部。有时由于腹股沟、臀缝等处皮肤褶缝处,因两面皮肤紧贴,不接触尿布,可无皮炎发生。在美国 2 岁以内儿童发生率在 4%～35%,意大利报道的发生率为 15.2%,其中 3～6 个月龄发病高达 19.4%。有关尿布皮炎的发病率,包括我国在内的许多国家目前尚无报道。

臀部较长时间暴露于潮湿的环境中可损害角质层,加上尿片的摩擦可使皮肤受损。尿在粪便中尿素酶的作用下形成氨而碱性增强,而碱性环境可激活粪便中的脂肪酶、蛋白酶,分解蛋白和脂肪,使皮肤的渗透性增加,尿液也有使皮肤渗透性增加的作用,从而使皮肤容易受损。吸收不良引起的腹泻,由于食物快速通过小肠,粪便中含有较多未消化的碳水化合物、酶类、胆盐,除可引起尿布皮炎外,婴儿尚有营养缺乏、脱水等症状。母乳喂养与使用配方奶喂养的婴儿相比,粪便的 pH 较低,尿布皮炎的发生率较低。皮肤屏障的受损可导致继发感染,如白色念珠菌感染、金黄色葡萄球菌感染、链球菌感染等。

尿布皮炎主要分以下几种。

1.刺激性尿布皮炎

刺激性尿布皮炎是尿布皮炎最常见形式,出现在紧密接触尿布的皮肤,范围包括臀部、下腹部、生殖器和大腿上部等部位。其次是肛周炎,炎症局限于肛门周围,多见于有腹泻的患儿。在尿布覆盖区域可有浅表性溃疡,腹股沟、生殖器部位红色卫星状融合损害。病变部位皮肤首先发红、粗糙,有细小鳞屑,继而出现患处皮肤大片潮红,斑丘疹和丘疹,边缘清楚,并逐渐增多,很快出现小水疱,偶有针尖样小脓疱。重者有糜烂、渗液,甚至溃疡、脱落,容易发生细菌或念珠菌属的感染。合并感染者可见脓疱、糜烂甚至溃疡。

2.念珠菌性尿布皮炎

白色念珠菌来源于粪便,不是会阴皮肤的正常菌群。念珠菌属在温暖潮湿的尿布下面易繁殖和引起浅表皮肤感染。表现为腹股沟和生殖器区域卫星状红色损害融合。尿布皮炎持续 3 天以上的患者,40%～75%都有白色念珠菌感染。

3.葡萄球菌和链球菌等继发感染

细菌通过降低粪便 pH 和合成有活性酶,造成继发感染。葡萄球菌是最常见的感染病原菌,其次是链球菌和大肠埃希菌属,近 50%分离出厌氧菌。葡萄球菌感染时可出现水疱,链球菌感染皮肤损害以湿、红、有光泽为特点。

预防尿布皮炎的发生,应勤换尿片,尽量减少皮肤与尿液及粪便的接触,保持最佳的皮肤环境。感染、抗生素的使用、吸收不良等情况下婴儿排便次数增多,可使用以凡士林为主要成分的润肤剂或氧化锌软膏涂抹于会阴部预防皮炎的发生。出现刺激性尿布皮炎时,可用氧化锌软膏涂抹局部皮肤,若治疗无效,可用不含乙醇的果胶酱厚厚涂抹于皮肤后,再以凡士林或氧化锌软膏覆盖,防止果胶黏附于尿片上。使用红外线灯照射局部。

注意辨别有否念珠菌感染,当出现念珠菌感染时,可让创面充分暴露于空气或光线下,也可涂抗真菌软膏或霜剂,如克霉唑(与真菌细胞膜上的磷脂结合,改变细胞壁的渗透性,使细胞内必需成分丢失)、益康唑和环吡酮、制霉菌素(与真菌细胞膜上固醇结合,使细胞内容物渗出)、咪康唑(双氯苯咪唑)(抑制麦角固醇的生物合成,损害真菌细菌膜,引起营养缺乏)和酮康唑(抑制真菌甘油三酸酯和磷脂生物合成改变细胞膜渗透性,抑制几种真菌的酶)的霜剂。凡士林或氧化锌软膏等油剂可加重真菌性尿布皮炎,不可使用。

继发细菌感染时可用1:5 000高锰酸钾溶液冲洗,吸干后涂0.5%新霉素氧化锌糊剂或莫匹罗星抗感染。全身感染时应全身用药。

(九)增强皮肤营养,促进皮肤健康

提供充足的营养有利于皮肤健康,包括提供充足的液体、热量、氨基酸、脂肪乳、碳水化合物、维生素和微量元素。

脂肪及锌是保持皮肤完整性的重要营养成分,当脂肪及锌不足时可出现皮肤破裂。早产儿及无法耐受肠内营养的新生儿容易出现必需脂肪酸及锌的缺乏,慢性腹泻、短肠综合征、回肠造口术、肠切除术后的新生儿容易出现锌的缺乏,应予补充。通过静脉途径补充各种营养素时的量如下:①脂肪乳按0.5~1.0 g/(kg·d)的量供给。②锌的补充:足月儿出生后3个月内按250 μg/(kg·d)补充,超过3个月按100 μg/(kg·d)供给;早产儿按400 μg/(kg·d)补给。③注意微量元素的补充。

(李向丽)

第三节　新生儿各种血管内导管的护理

一、经外周导入中心静脉导管的置入及护理

经外周静脉导入中心静脉置管(peripherally inserted central catheter,PICC)是经外周浅静脉,循着静脉走向到达上、下腔静脉的技术。由于具有穿刺部位多、成功率高、操作简单、不需局部缝针、不限制患儿臂部活动、痛苦时间短,同时耐高渗、易护理、保留时间长及组织相容性好等优点,临床应用日趋广泛,是NSICU中一种较常用的静脉输液方法。但是,在静脉置管操作时,容易出现送管困难、导管异位、心律失常等异常情况。新生儿主要介绍PICC置入方法、术后护理、并发症发生原因及处理。

(一)PICC导管的置入

1.血管的选择

可选用贵要静脉、肘正中静脉、头静脉、耳后静脉、颞浅静脉、颈外静脉、大隐静脉、小隐静脉等浅静脉,也可经腋静脉、股静脉、腘静脉等深静脉。但一般选用贵要静脉、肘正中静脉、头静脉、耳后静脉、颞浅静脉、腘静脉、腋静脉穿刺置管。

(1)贵要静脉:最直和最粗大的静脉,为首选。经腋静脉,锁骨下静脉,无名静脉,达上腔静脉。

（2）肘正中静脉：肘正中静脉汇入贵要静脉，经腋静脉，锁骨下静脉，无名静脉，达上腔静脉。

（3）头静脉：瓣膜多，易出现送管困难或异位，尽量少用。

（4）颞浅静脉及耳后静脉：经颈外静脉进入上腔静脉。

（5）静脉：经股静脉进入髂总静脉进入下腔静脉。

（6）腋静脉：直接连接锁骨下静脉。

2.适应证及禁忌证

（1）适应证：凡需要长期静脉治疗、输入刺激性或毒性较大的药物、高渗性或黏稠性液体、反复输血或血制品（除 2F 导管外）、使用输液泵或压力输液均可置管。

（2）禁忌证：凡穿刺部位有感染或损伤，血小板明显减少及凝血功能障碍，穿刺部位有静脉血栓形成史、外伤史或血管外科手术史。

3.置管操作

（1）置管原则：PICC 置管及置管后的护理应由经专门培训，具有资质的护理人员完成。须严格执行无菌操作技术。置管后应常规行影像学检查，确定导管尖端部位，并排除气胸。PICC 导管尖端最佳位置：当导管位于上腔静脉时，导管尖端的最佳位置是位于上腔静脉下 1/3 处；当导管位于下腔静脉时，最佳位置是位于下腔静脉内、膈肌之上，早产儿心影外 1 cm，足月儿心影外 2 cm 处。

（2）置管前的物品准备：PICC 穿刺包（包括可撕裂的套管针、导管、孔巾、治疗巾、10 mL 注射器、皮肤消毒剂、敷料、胶布、止血带、纸尺、纱布和镊子）、两副无菌手套、可来福接头、稀释肝素液（1 mL 含 10 U）、生理盐水、10 mL 注射器 1 个。

（3）置管程序。①选择合适的静脉：患者平卧，评估患者的血管状况，并选择最佳穿刺静脉。②测量长度：选择上肢静脉测量时手臂外展 90°。上腔静脉测量法：从预穿刺点沿静脉走向量至右胸锁关节再向下至第二、三肋间隙。上臂围基础值测量法：测量上臂中段周径。颞浅静脉：头侧向对侧，从预穿刺点沿静脉走向量至向下第二、三肋间隙。③建立无菌区：打开 PICC 无菌包，戴手套，应用无菌技术，准备可来福接头，抽生理盐水，将第一块治疗巾垫于预穿刺区下。穿刺点的皮肤消毒：按照无菌原则消毒穿刺点。范围 10 cm×10 cm，更换手套。铺孔巾及第二块治疗巾。

（4）预冲导管：用生理盐水冲洗导管。

（5）按预计导管长度修剪导管：在预计长度处，剪去多余部分并剥开导管护套少许以便应用方便。将 PICC 导管插入相应型号的切割孔中，预计长度的刻度处进行切割，切割器右侧外缘对应的刻度与预计长度为 0.5 cm 的间距。

（6）穿刺：与常规静脉穿刺法相同。①确认回血，再进入少许，进一步推进导入鞘确保导入鞘进入静脉；②从安全型导入鞘中退出穿刺针，左手示指固定导入鞘避免移位，中指轻压导入鞘尖端所处上端的血管上，减少血液流出。

（7）置入 PICC 导管：①用镊子轻轻夹住 PICC 导管（或用手轻捏导管保护套）送至"漏斗形"导入鞘末端，然后将 PICC 导管延导入鞘逐渐送入静脉至预定长度。即从静脉内退出导入鞘，退出导入鞘时应指压导入鞘上端静脉固定导管。②撕裂导入鞘：撕裂导入鞘并从置管上撤离，在撕裂导入鞘时，需固定好 PICC 导管。③抽吸与封管：用生理盐水注射器抽吸回血，并注入生理盐水，确定是否通畅。连接可来福接头。肝素盐水正压封管（肝素液浓度：10 U/mL）。封管用注射器＞10 mL，小直径（＜5 mL）注射器可能造成高压，使导管发生破裂。④清理穿刺点。⑤固定导管，覆盖无菌敷料。⑥记录穿刺部位、置入导管长度、外露长度，如行上肢置管包括上臂围。

⑦通过 X 线拍片确定导管尖端位。

(二)置管后护理

1.护理原则

(1)要求接触中心静脉导管的护士必须具备相关使用和维护的知识和能力。

(2)敷料更换每周 1～2 次,如有松脱或污染随时更换。

2.换药方法

(1)洗手,戴口罩。

(2)评估患者。

(3)备齐用物,推车携物至患者床旁,核对床号、姓名。

(4)暴露导管穿刺部位,在手臂下垫一次性治疗巾,自下而上去除敷料(颞浅静脉则自上而下),避免将导管带出体外。

(5)铺无菌盘,戴无菌手套。

(6)将治疗巾对折垫于一次性治疗巾上。

(7)让助手将乙醇、聚维酮碘分别倒于治疗碗内。

(8)更换敷料:导管植入第一个 24 小时后更换无菌纱布小块及无菌透明敷贴,以后每周更换敷料1次,当敷料完整性受损时,如穿刺部位有渗血、渗液,贴膜内出汗、积气、松脱或敷料被污染,应及时更换。更换敷料时,用 5％聚维酮碘棉球及 75％乙醇棉球或用安尔碘棉球以穿刺点为中心向外消毒,范围超过无菌透明敷贴,共消毒 3 遍,待干后放无菌纱布小块及无菌透明敷贴固定,以防止细菌经皮下隧道逆行入血而导致局部甚至全身感染。

(9)每周更换可来福接头,并用脉冲式方法冲洗导管。

(10)导管的固定:用胶布、透明敷料固定导管,将体外导管放置呈"S"弯曲,固定部位避开关节及凹陷处。

(11)敷料上注明更换日期和时间。

(12)妥善安置患者,整理用物。

(13)记录。

3.导管冲洗与封管

适当的冲管与封管技术和常规能保证导管内的正压和导管的完整性。每次输液前用 0.9％氯化钠注射液冲洗导管,输液完毕,用肝素稀释液(10 U/mL)2 mL,采用脉冲式动作,经可来福接头注入,使冲洗液在管腔内形成湍流,清洁和漂净管壁,断开注射器时由于可来福接头自动产生正压从而达到正压封管的目的。

(1)导管冲洗:10 U/mL 稀释肝素液,每 8 小时冲管 1 次或遵医嘱执行。

(2)导管封管。①SASH 原则:在给予肝素不相容的药物/液体前后均使用生理盐水冲洗,以避免药物配伍禁忌的问题,而最后用肝素溶液封管。其中 S 为生理盐水;A 为药物注射;S 为生理盐水;H 为肝素溶液。②封管液量:为了达到适当的肝素化,美国静脉输液护理学会(INS)推荐封管液量应两倍于导管＋辅助延长管容积。通常 1～2 mL。应足够彻底清洁导管壁,采血或输注药物后尤为重要。③封管方法——正压封管:在封管时必须使用正压封管技术,以防止血液回流入导管尖端,导致导管阻塞。在注射器内还有最后 0.5 mL 封管液时,以边推注药液边退针的方法,拔出注射器的针头。在封管后夹闭延长管系统以保证管内正压。

(3)注射器选择:严禁使用容积＜10 mL 的注射器,其可产生较大的压力。如遇导管阻塞可致导管破裂。推荐使用 10 mL 注射器(表 7-2)。

表 7-2　不同规格注射器的压力值

注射器规格(mL)	压强值(PSI)
1	150
5	90
10	60

(三)导管拔除

(1)导管的留置时间应由医师来决定,在没有出现并发症指征时,PICC 导管可一直用作静脉输液治疗。

(2)导管拔除时,患者平卧,从穿刺点部位轻轻缓慢拔出导管,切勿过快过猛。

(3)立即压迫止血,涂以抗菌药膏封闭皮肤创口防止空气栓塞,用敷料封闭式固定。测量导管长度,观察导管有无损伤或断裂。

(4)坚持每 24 小时换药直至创口愈合。

(5)记录。

(6)当拔管遇到阻力时,应立即停止,不可强行拔管。

导致拔管困难的潜在原因:①导管置入时间过长和静脉壁黏附;②静脉炎、血栓静脉炎、静脉痉挛、化学药物对静脉的刺激;③感染、静脉周围组织的蜂窝组织炎,由于软组织炎症引起肿胀导致拔管阻力;④输注冷注射液;⑤患者的情绪变化如害怕、紧张所导致的血管痉挛。

处理方法:①血管痉挛导致的拔管困难应先稍等再拔。典型的痉挛是由静脉壁受某种因素激惹引起,这种痉挛不会持续很久,最终会松弛下来。②拔除有阻力的导管应稍用力,但用力要均匀。也可对静脉部位进行 20~30 分钟的热敷后再尝试拔管。

(四)并发症及其防治

1.插管相关并发症

(1)送管困难:在送管过程中有阻力,导管皱起或弯曲。

常见的原因:血管细、静脉瓣多、血管痉挛及导管体位不当等原因,多在头静脉穿刺容易出现。

预防与处理措施:①出现送管困难时,可暂停片刻再送管;②通过调整体位来解决送管困难问题,以手臂静脉为穿刺静脉时,手臂保持 90°,头转向插管的手臂;③尽量不在头静脉穿刺;④选择未用过的静脉;⑤边推注生理盐水边送管,必要时辅助热敷。

(2)导管异位:在置管过程中患者有不适感,导管可有弯曲、打折、无法抽到回血。

常见的原因:血管变异,患者体位不当,导管测量有误差;另外,在头静脉穿刺也容易出现导管异位情况。

预防与处理措施:①摆好体位后再穿刺;尽量避免头静脉穿刺;②操作前准确测量置管长度;③停留片刻,观察几分钟,有时导管可通过自然重力下降,必要时经过 X 线定位确认,重新调整位置。

(3)心律失常:导致心律失常常见的原因有导管过长,尖端位置过深,容易引起心律失常、心绞痛;患者体位发生了改变或测量长度不准确也容易引起心律失常。

预防及处理措施:①插管前准确测量导管长度;②对于有心脏疾病的患者,测量长度时宁短

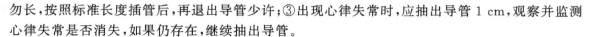

勿长,按照标准长度插管后,再退出导管少许;③出现心律失常时,应抽出导管 1 cm,观察并监测心律失常是否消失,如果仍存在,继续抽出导管。

2.机械性静脉炎

(1)原因:与选择导管的型号和血管的粗细不当有关;穿刺侧肢体过度活动;与选择导管的材料过硬有关;穿刺者技巧;导管尖端位置;患者状况;头静脉进入。

(2)预防:提高穿刺技巧;选择合理型号;避免直接触碰导管。

(3)处理:立即处理;休息抬高患肢;避免剧烈活动;冷/热湿敷:20分钟/次,4次/天;轻微活动(握拳/松拳);若3天后未见好转或更严重,应拔管。

3.化学性静脉炎

(1)原因:刺激性药物、pH/渗透压超出正常范围、不合理的稀释、快速输注、微粒、留置时间与导管尖端位置。

(2)预防:确认导管尖端位置;充分的血液稀释;合理药物稀释;滤器的应用。

(3)处理:通知医师,拔管。

4.细菌性静脉炎

(1)原因:未正确洗手;不正确的皮肤消毒;未遵循无菌技术;穿刺时污染导管;敷料护理不良。

(2)预防:严格无菌技术。

(3)处理:通知医师,根据原因处理;培养、抗生素、拔除导管或更换。

5.血栓性静脉炎

(1)原因:与选择导管的型号和血管的粗细不当有关(导管外周形成血栓);与穿刺时损伤血管内膜有关(血管内膜形成血栓);与封管技术有关(导管尖端及导管内形成血栓)。

(2)处理:热敷;尿激酶溶栓;拔管。

6.穿刺点感染

(1)症状:分泌物、红、肿、痛、无全身症状。

(2)原因:与无菌技术有关;皮肤消毒不良;敷料护理不良;未正确洗手;免疫力低下患者。

(3)处理:严格无菌技术;遵医嘱给予抗生素治疗;加强换药;细菌培养。

7.导管断裂

(1)原因。①体外部分断裂:未预冲导管,撤导丝时划伤导管;不正确的固定或换药不当;高压注射所致。②体内部分断裂:送导管时镊子损伤导管;损伤的导丝划破导管所致。

(2)预防:不要用力冲管;使用10 mL注射器;正确固定;不要在导管处缝合或使用缠腰胶带;避免使用利器。

(3)处理。①体外部分断裂:修复导管;拔管。②体内部分断裂:快速反应处理;加压固定导管,用手指按压导管远端的血管或立即于上臂腋部扎止血带,患者制动;确定位置;行静脉切开术,取出导管。

8.导管移位

(1)症状:滴速减慢、输液泵警报、无法抽到回血、外量导管长度增加、输液时疼痛、神经异常、呼吸困难、听觉异常。

(2)原因:过度活动;胸腔压力的改变;不正确的导管固定;疏忽中导管外移。

(3)预防:固定技术;导管尖端位置在上腔静脉。

（4）处理：观察导管功能；通知医师；X 线定位；不要重复插入外移导管；可能更换导管。

9.导管阻塞

（1）原因：绝大多数由护理不当引起，如封管方法不正确、从导管抽血、输血或导管被压折；药物配伍禁忌，药物之间不相容，未经盐水冲管就用肝素封管。未正压封管致血液反流，采血后未彻底冲管。脂肪乳剂沉淀引起管腔阻塞。导管顶端贴到静脉壁，因患者体位导管打折。静脉血管内膜损伤。

（2）症状：给药时感觉有阻力、输注困难、无法冲管、无法抽到回血、输液速度减慢或停止。

（3）预防：采用正确的封管方法。由于 PICC 导管管腔狭窄，易形成血栓，新生儿使用的导管为 1.9F 或 2F，不能经导管抽血和输血。输液过程中若发现输液速度过慢、冲管时阻力加大表明导管有阻塞。尽量减少穿刺时静脉损伤；注意药物间配伍禁忌；输注脂肪乳剂应定时冲管。对于药物配伍禁忌引起的阻塞，预防方法为使用 0.22 微孔滤器，配伍禁忌药物之间应适当并充分冲洗导管。

（4）处理：一旦出现导管阻塞，检查导管是否打折，患者体位是否恰当。确认导管尖端位置正确。可用 10 mL 注射器缓慢将 PICC 导管抽空，使管内形成负压，然后将 1 mL 肝素稀释液（10 U/mL）注入管内保留 5 分钟，回吸后有回血出现，表明导管通畅。血凝块不可用暴力推注清除凝块，以免导致导管破裂或栓塞。也可用导管再通技术通开导管。

导管再通技术：血小板可沉积于任何进入血管系统的异物表面，然后引起纤维组织沉积。这一反应在导管进入的 10 分钟内开始，60～90 分钟达到高峰，两小时内开始降低。PICC 导管可进行脱内鞘的尝试，这一活动必须经医师和患者商讨后进行。脱内鞘是一个很昂贵的过程而且有可能增加患者血管栓塞和过敏的风险。是否进行导管脱内鞘的选择应根据治疗的所需时间，患者静脉条件，患者的病情和报销情况来决定。脱内鞘的药物选择应根据导管阻塞的物质所决定。例如：血液因素产生的阻塞应选用尿激酶，脂肪乳剂引起的阻塞选择 70% 的乙醇有显著效果。药物沉积应根据药物的 pH 选择弱盐酸或碳酸氢钾。如果使用尿激酶（尿激酶配置好后应立即使用），建议按以下方法进行，可保证给药的安全性和有效性。勿使用小规格注射器（10 mL 以下）直接推注，以免导致导管破裂或栓塞。使尿激酶在导管内保留 5 分钟然后回吸可见回血。如果不成功，可于 30 分钟内，每 5 分钟回吸 1 次，第 2 个 30 分钟内按同样的方法操作 1 次。如果两个药物剂量仍不成功应放弃尝试。脂肪乳剂发生阻塞的概率比其他任何一种液体都高。药物配伍的不适当应用可形成沉淀物引起导管阻塞。通过改变 pH 可改变沉淀物的溶解能力，有可能溶解和清理阻塞的导管。

用物：10 mL 注射器 1 支，1 支 1 mL 或 2 mL 盛有再通导管药剂（遵医嘱备）的注射器，无菌三通 1 个，无菌手套 1 副，口罩，消毒液。

操作步骤：①戴口罩和手套。②将患者手臂放在低于心脏水平，用碘棒消毒导管"hub"并待干，拔除输液器和延长管，接三通使三通位于关闭的位置。③消毒三通的一个接口后，连接一支空的 10 mL 注射器。消毒三通的另一个接口后连接抽好药液的 1 mL 或 2 mL 注射器。④将三通置于关闭抽好药剂的注射器方向，使 10 mL 注射器的三通开口开放。⑤回抽 10 mL 注射器，将 PICC 导管内抽空，使导管内形成负压。⑥将连接 10 mL 空注射器的三通口旋至关闭，同时打开连接充满药液的注射器三通口。⑦再次将连接导管的三通口关闭使药液在导管内保留 5 分钟。⑧打开三通并检查有无血液回流，如果回吸可见回血，则回吸 3 mL 血弃掉，再以生理盐水冲管，然后可用导管进行持续静脉输液治疗或连接静脉帽并封管。

按照上述步骤操作,因为药剂是通过负压进入导管内,所以不会造成导管破裂。所注入药物的剂量不会超过置留在体内的导管容量,所以也不会导致药物过量输注,也避免了患者发生变态反应的潜在可能。

PICC患者的护理穿刺成功后,深静脉导管的维持主要依靠精心的护理及并发症的预防。优质的护理能有效地延长置管的时间。

二、深静脉导管的护理

深静脉导管是建立静脉通路的一种有效方法,多用于急救、大手术后、烧伤的患者。可避免反复多次静脉穿刺对患者造成的痛苦,深静脉导管穿刺常选择锁骨下静脉及股静脉。

(一)导管的护理

(1)观察生命体征、神志的变化。

(2)防止导管滑脱,用无菌透明敷料贴膜固定导管,以便观察穿刺部位皮肤。在导管的外周做好相应的标志,随时观察导管的外露长度。保持敷料清洁、干燥,每天更换无菌纱布及无菌透明敷料贴膜1次,当外敷料完整性受损时,如穿刺部位有渗血、渗液、贴膜内出汗、积气、松脱或敷料被污染应及时更换。揭贴膜时注意固定导管,从上向下撕,防止将导管拉脱或置入。

(3)禁止洗澡,擦洗身体、穿脱衣服时注意保护导管,防止拉脱。

(4)防止感染,严格无菌操作原则。消毒皮肤时以穿刺点为中心,进行环形消毒,消毒面积要超过贴膜面积,防止局部皮肤表面细菌逆行侵入造成局部甚至全身感染。

(5)床边交接班,并做记录,注意检查导管的深度、贴膜的粘贴情况及T接管是否妥善固定,观察穿刺部位的皮肤有无红肿、触痛、硬结、化脓、液体外渗、瘀斑、脱管等,如有异常及时处理,必要时拔管。

(6)保持导管接口与肝素帽或可来福接头衔接紧密,每次输液前均常规检查导管深度及贴膜的粘贴情况,确认导管在血管内方可使用。方法通过回抽血液和原刻度比较。

(7)输液前用生理盐水冲洗导管,输液时加强巡视,及时更换液体,防止空气栓塞。

(8)24小时连续输液者应每天更换输液器。

(9)每周更换肝素帽(可来福接头)。

(10)正确的封管,肝素液现配现用,以免污染或失效。

(二)并发症的预防和处理

深静脉导管留置常见并发症有导管滑脱、感染、堵塞、空气栓塞。

1.导管滑脱

原因:固定方法不正确;未及时更换敷料;护理操作不当。

处理:妥善固定,及时更换敷贴,避免剧烈动作。

2.感染

原因:无菌操作执行不到位,穿刺部位皮肤消毒不彻底或消毒后受污染;长期留置导管;患者自身机体抵抗力差。

处理:严格执行无菌技术,保持局部清洁干燥,定时更换敷料,增强机体免疫力。

3.堵塞

原因:药物性、脂肪乳沉积、纤维蛋白包裹、血液凝聚。

(1)用肝素封管,在治疗或输液等操作结束时,将钢针退出,只留针头斜面在肝素帽内,用3～

5 mL 浓度为 5～10 U/mL 肝素盐水,每 8 小时 1 次,进行边推边退的脉冲式封管,在封管过程中封管液在管腔内形成涡流,可彻底地冲走管腔内壁附着的药液,同时肝素可吸附血管内皮表面负电荷,维持良好的血液循环,降低血液黏滞性,增加抗凝作用,从而降低堵塞的机会。如 24 小时输液或静脉营养时,每天用 3～5 mL 肝素盐水封管 2 次。小剂量肝素封管液对于出、凝血机制正常患者是安全的。

(2)尿激酶溶栓,尿激酶是存在于人体尿和肾脏组织细胞中的蛋白水解酶,可激活内源性纤维蛋白溶解系统。作用机制是切断纤溶酶原分子中的精氨酸、缬氨酸键,生成纤溶酶,而使纤维蛋白凝块、纤维蛋白原以及前凝血因子 V 和 Ⅶ 降解,并分解与血凝有关的纤维蛋白堆积物,从而发挥其溶解新鲜血栓的作用。确认导管堵塞后 6 小时内应用,效果较好,超过 48 小时效果差。尿激酶需现配现用,注入剂量要精确。由于局部小剂量用药进入体循环的量极少,因此不会引起出血不良反应。

4.空气栓塞

(1)原因:导管与管路连接不牢固或脱落;未及时更换液体。

(2)处理:紧密连接导管与管路,加强巡视,及时更换液体。

三、脐静脉导管的护理

脐静脉导管(umbilical venous catheter,UVC)在发达国家的应用从 1947 年开始,现已广泛应用于 NSICU。而我国目前开展 UVC 的单位较少。UVC 可作为新生儿心肺复苏时的给药途径,也可用于中心静脉压的监测、新生儿换血、抽血、输液等,其中应用最广泛的是输液。

(一)导管的护理

(1)严格执行无菌技术操作规程,与导管连接的输液系统每 24 小时更换 1 次,肝素帽、三通如有血液污染随时更换。

(2)每天用消毒液消毒脐部 2 次,观察脐部有无渗血、渗液、红肿等情况。

(3)尿布盖在脐部以下,防外露导管被大小便污染,确保脐带在清洁、温度适宜的环境中自然干燥结痂,严防脐部感染。

(4)用 5 U/mL 的肝素液 2 mL 每 6 小时正压封管 1 次。

(5)患儿外出检查停止输液时,用浓度为 5 U/mL 的肝素液 2 mL 正压封管。

(6)患儿烦躁哭闹时腹压增高,如输液速度＜2 mL/h,可使血液反流至导管,按压注射泵快进键数秒钟以保证导管通畅或短时间内适当调高输液速度。更换注射器时常有回血,先按注射泵快进键数秒,确保导管内没有回血。

(7)输注不同药物时用生理盐水或 5％葡萄糖注射液冲管,防止因药物的配伍禁忌导致沉淀物的形成而堵塞导管。

(8)脐静脉导管取血后,用 2 mL 肝素盐水(1 U/mL)冲洗导管,如肝素帽、三通有血液残留,及时更换。

(9)护理、治疗操作时认真细致、动作轻柔,勿用力牵拉输液管,做完每项操作后均要认真检查脐静脉导管长度标记,及时发现导管有无松动、脱出。每班应记录导管外露长度 1 次。

(10)导管的拔除 UVC 导管一般使用 5～7 天,一旦不需要使用时应尽早拔管。美国疾病预防控制中心建议在严密监测下若导管维持无菌状态可使用 14 天。拔管时消毒脐部,去除缝线和固定胶布后缓慢拔出插管,当拔至导管只剩下 2～3 cm 时,等待 2～3 分钟以使静脉痉挛再拔出脐静脉导管防止出血。再以无菌敷料覆盖。

(二)并发症的预防和处理

1.导管脱出

导管脱出是常见并发症。文献报道了 201 例脐静脉导管的并发症,其中导管脱出发生率最高,占 3.98%。

预防方法:插管后用缝线扎脐带,并留尾线固定脐静脉导管,再以 3 条约 1 cm 宽胶布"n"形搭桥固定导管,防止牵拉时导管脱出。护理、治疗操作时动作应轻柔、细致。

2.血栓栓塞

引起血栓栓塞的原因与导管损伤血管内皮、血管内径小、基础疾病严重等有关。导管的材料也与血栓形成有关,硅胶及聚氨酯材料血栓栓塞的概率小,聚氯乙烯材料血栓栓塞的概率大。大部分的研究发现血栓形成原因与导管留置时间长短无关。通过血管造影发现,无症状性静脉血栓约见于 30% 留置 UVC 的新生儿。对留置 UVC 的新生儿行超声波检查,发现 43% 的婴儿有门静脉血栓形成,经追踪其中 56% 出现全部或部分溶解,门静脉血栓形成的高危因素是导管留置时间超过 6 天和经 UVC 输血。研究发现,即使 UVC 的终端不在门静脉系统内,也可引起门静脉血栓的形成。

文献报道留置 UVC 引起的死亡中,20%～65% 由 UVC 相关静脉血栓栓塞引起。静脉血栓若位于下腔静脉,可引起下肢水肿和发绀;位于门静脉或肝静脉通常无症状;肾静脉血栓可引起肾肿大及血尿;肾上腺静脉血栓可引起肾上腺出血坏死。

插管前去净管腔内凝血块,插管时动作轻柔,防止操作时损伤脐静脉的血管内膜,可减少血栓的形成。临床上若怀疑有血栓栓塞的可能,应行对比血管造影(诊断血栓栓塞的"金标准")或超声波检查。一旦证实血栓栓塞由导管引起的,应立即拔除导管,但若导管非常重要或经由 UVC 导管行抗凝治疗可不拔管。美国胸内科医师学会 2004 年发布了有关儿童抗凝与溶栓的指南,新生儿静脉血栓栓塞不主张用尿激酶、链激酶等进行溶栓,除非是重要的血管出现栓塞,出现严重的器官或肢体损伤。主张使用肝素或小分子量肝素治疗,肝素 75 U/kg 静脉推注,后再以 28 U/(kg·h)持续静脉滴注。治疗过程应注意监测活化部分凝血激酶时间(APTT),并备硫酸鱼精蛋白,当出现出血时,可用硫酸鱼精蛋白中和肝素。小分子量肝素 1 mg/kg 每 8 小时 1 次静脉用药,主要不良反应也是出血,可用硫酸鱼精蛋白中和。也可用外科手术取出血栓,但手术对新生儿风险大。

导管相关血栓栓塞若能早期诊断,尽早拔除导管,一般预后好。死亡率最高的是主动脉、右心房、上腔静脉血栓栓塞。

3.导管相关感染

引起导管相关感染的原因与胎龄低、导管的留置时间长、无菌操作不严格、经常断开导管给药、静脉高营养及脂肪乳剂的长时间使用有关,抗生素的长期使用是引起念珠菌菌血症的最重要因素。

脐静脉导管细菌定植的发生率为 22%～59%,导管相关血流感染(catheterrelated bloodstream infection,CRBSI)的发生率 3%～8%。Lander 等的研究发现,当 UVC 留置时间≥3 天,CRBSI 的发生率为 3%,当 UVC 留置时间达到 14 天时,CRBSI 的发生率为 24%～27%。最常见的引起导管相关感染的病原菌是凝固酶阴性葡萄球菌(coagulase-negative staphylococcus,CONS),其次是革兰阴性杆菌和真菌。GayneS 等对全美 99 家三级医院新生儿病房院内感染进行的调查显示,最常见的院内感染病原菌是 CONS,而后天获得的 CONS 血流感染 88％来自于脐静脉、脐动脉导管或中心静脉导管。导管相关 CONS 感染临床表现较为隐匿,特异性低,主要表现为呼吸暂停、喂养不耐受、发热、对氧的需求增加、反应差等,预后好,存活率＞90％。革兰阴性杆菌及真菌感染容易出现败血症。若导管相关感染菌血症持续存在,即使导管已拔除,仍可出现心内膜炎。由 CONS 引起的、位于右心、不波及瓣膜的心内膜炎存活率＞60％,其他病原菌引起的心内膜炎预后差。

置管之前及导管护理过程中使用 2％氯己定消毒皮肤可减少导管相关感染发生的风险。当怀疑有导管相关感染时,应立即予以抗菌治疗。CONS 感染可用去甲万古霉素治疗,革兰阴性杆菌感染可用头孢噻肟,可根据血培养及药敏调整药物。CONS 感染时可不拔除导管,但若经治疗菌血症仍持续存在,应拔除导管。金黄色葡萄球菌、革兰阴性杆菌、念珠菌感染应拔除导管。Karlowicz 等的研究显示,诊断出念珠菌菌血症后在使用两性霉素 B 治疗的同时,早期拔管(第一次血培养阳性 3 天内拔管)组新生儿念珠菌菌血症的持续时间为 1～14 天(中位数 3 天),明显较晚期拔管(第一次血培养阳性 3 天后拔管)组新生儿短,晚期拔管组新生儿菌血症持续时间 1～24 天(中位数 6 天);白色念珠菌菌血症病死率在早期拔管组为 0％,晚期拔管组新生儿为 39％。导管拔除后,应注意观察有否出现心内膜炎。

4.心律失常

引起心律失常的原因与导管置入过深进入心房有关。心律失常可表现为房性期前收缩、心脏传导阻滞、房扑等。置管后常规摄片检查导管走向和顶端位置,脐静脉导管尖端最佳的位置是导管通过静脉导管达下腔静脉,且位于膈肌之上,早产儿在心影外 1 cm,足月儿在心影外 2 cm 处。若导管位置过深应予以调整。

5.心包积液和心脏压塞

心包积液和心脏压塞的发生率低,但一旦发生则可能危及生命,文献报道其病死率为 19％～34％。主要与导管位置过深,进入右心房甚至经卵圆孔进入左心房有关。新生儿心脏壁较薄,且正常情况下部分心房壁仅有心内膜和心外膜,无心肌组织,这使得心脏容易穿破。部分学者提出行置管术时导管置入过深有可能穿破心脏,并出现早期渗液,在穿孔后穿孔部位自我封闭。Nowlen 的研究显示,61 例心包积液的患儿中,心包积液的出现时间距离导管置入时间中位数为 3 天,提示大多数的心包积液发生在置管术后。在 37 例行心包积液液体成分分析的患儿中,36 例心包积液液体成分与输入的液体一致。部分学者提出心包积液的发生主要与导管尖端反复地刺激心肌壁,导致血栓形成,使导管附着在心肌壁上,输入的高渗性液体直接接触心内膜从而引起心脏损伤,液体渗透到心包,或导管穿透心肌壁进入心包,心包积液中大部分无细胞成分。Nowlen 的研究中,尸体解剖有 6 例存在心肌坏死或血栓形成,9 例存在心脏穿孔但无心肌坏死或血栓形成,2 例有心肌坏死、血栓形成和心脏穿孔,提示在心包积液的发生中存在多种机制,心脏穿孔后穿孔部位自我封闭和导管尖端黏着于心肌壁引起损伤两者同时存在。

预防心包积液的方法是避免导管插入过深,一旦导管插入过深,应予调整。心包积液、心包压塞时患儿出现心排血量减少、奇脉,行动脉有创压监测患儿可观察到吸气时收缩压明显下降。一旦确诊或高度怀疑,可行心包穿刺放液术。Nowlen 等的研究显示,行心包穿刺放液的患儿病死率 8％(37 人中 3 人死亡),未行心包穿刺放液的患儿病死率 75％(24 人中 18 人死亡)。Traen 等报道了 3 例脐静脉导管引起心包积液、心脏压塞,采用心包穿刺放液术放出的液体为 TPN,提出尽早诊断并予引流可挽救患儿的生命。

6.肝坏死

血管内皮损伤引起门静脉分支血栓形成可引起肝坏死；导管置入门静脉系统可引起严重的肝损伤，导致血栓的形成，同时高渗性的液体或缩血管药物进入肝脏等均可引起肝坏死。导管进入门静脉系统尚可引起坏死性小肠结肠炎、结肠穿孔等并发症。Wiedersberg 等报道了 22 例肝坏死病例，其中 21 例发生于左叶，表现为缺血性梗死。置管后要经 X 光片证实导管位置，若导管异位至肝静脉，应予拔除。

7.其他并发症

脐静脉导管引起的并发症尚有引起门静脉高压、食管静脉曲张、胸腔积液、腹膜穿孔、腹腔内出血、肝脓肿等，但较罕见。

四、脐动脉导管的护理

脐动脉导管（Umbilical artery catheter，UAC）在发达国家的应用从 1959 年开始，现已广泛应用于 NSICU。UAC 可用于抽血、动脉有创压的监测，可作为输液、给药的通道，及用于换血时的出血通路。UAC 可避免反复的有创性操作对患儿造成的创伤，特别适合于极低出生体重儿、超低出生体重儿、危重新生儿。由于 UAC 应用的风险较高，若患儿不需要频繁地抽取动脉血、监测动脉有创压，不应留置 UAC 导管；单纯的输液、给药的需要也不应留置 UAC 导管。

（一）导管的护理

（1）每天用消毒液消毒脐部 2 次，观察脐部有无渗血、渗液、红肿等情况。

（2）尿布盖在脐部以下，防外露导管被大小便污染，确保脐带在清洁、温度适宜的环境中自然干燥结痂，严防脐部感染。

（3）用 1 U/mL 的肝素液以 1 mL/h 的速度持续输注。

（4）患儿烦躁哭闹时腹压增高，可使血液反流至导管，按压注射泵快进键数秒钟以保证导管通畅。

（5）经脐动脉导管抽血后，用 2 mL 生理盐水冲洗导管，如有血液残留于肝素帽、三通，及时更换。

（6）当 UAC 导管尖端位于高位时，经 UAC 导管抽血速度应慢。Schulz 等的研究显示当导管尖端位于高位时，在 20 秒钟内从 UAC 导管抽血 2.3 mL 可导致脑组织氧合血红蛋白、组织氧合指数下降，还原血红蛋白上升，但当抽血时间放慢至 40 秒时，脑组织氧合血红蛋白、组织氧合指数、还原血红蛋白无明显变化。

（7）经导管推注液体过程中注意不要有空气或其他碎片进入导管，栓子可阻塞任何部位的末梢循环。

（8）严防导管脱出，导管脱出可引起严重出血。护理、治疗操作时认真细致、动作轻柔，勿用力牵拉输液管，做完每项操作后均要认真检查脐静脉插管长度标记，及时发现导管有无松动、脱出。每班应记录导管外露长度 1 次。

（9）导管的拔除：一旦不需要使用 UAC 导管，应尽早拔管。美国疾病预防控制中心提出 UAC 导管的使用时间不应超过 5 天。导管拔出后应充分按压止血，并予无菌敷料覆盖。

（二）并发症的预防和处理

1.血管痉挛

最常见，血管痉挛一般发生于导管置入后数分钟至数小时。较常发生于下肢，表现为肢端发绀、花斑状改变,缺血进一步加重时皮肤变苍白、肢体凉,动脉搏动减弱或消失。若未治疗,有可能引起坏疽。当导管尖端位于低位时下肢血管痉挛的发生率高于导管尖端位于高位时。

处理的方法:应以温毛巾保暖另一侧的下肢,对循环正常的下肢进行保暖可诱导受累下肢血管扩张。受累肢体保持水平位,周围环境保持中性温度,避免过度加热。如经以上处理肢体的血液循环仍不能改善,应将导管拔除。

2.导管相关感染

UAC 导管细菌定植率为 40%～55%,CRBSI 的发生率为 5%。导管尖端位于高位与导管尖端位于低位 CRBSI 的发生率无区别。抗生素的长时间使用会增加 UAC 导管 CRBSI 感染的风险。导管使用时间长、患儿胎龄低、无菌操作不严格也是引起导管感染的因素。置管之前及导管护理过程中使用 2%氯己定消毒皮肤可减少导管相关感染发生的风险。引起导管感染的常见病原菌及导管感染后的处理方法同 UVC。

3.血栓栓塞

引起血栓栓塞的主要原因是导管损伤血管内皮,导管的材料也与血栓形成有关,硅胶及聚氨酯材料血栓栓塞的概率小,聚氯乙烯材料血栓栓塞的概率大。大部分的研究发现血栓形成原因与导管留置时间长短无关。O'Neill 报道了 4 000 例留置 UAC 的新生儿,其中 1%出现严重的血管阻塞症状,需要不同程度的外科手术治疗。而通过尸解、血管造影、超声检查发现无症状性血栓远多于症状性血栓。Tyson 等发现 59%留置 UAC 的新生儿有导管相关血栓形成。另外的一些研究通过主动脉造影发现 25%留置 UAC 的新生儿有主动脉血栓形成。

UAC 相关的血栓栓塞临床表现与栓塞的程度及是否波及其他动脉有关。大部分无症状或症状轻微,文献报道 1%～3%UAC 置管患儿出现明显下肢或器官的缺血和功能障碍。当栓塞部位位于主动脉可引起心力衰竭、下肢与上肢收缩压差缩小甚至下肢血压低于上肢血压、股动脉搏动减弱、肾衰竭等;位于外周动脉,可引起受损部位皮温下降、苍白、坏疽、坏死、脉搏搏动消失,臀动脉阻塞可引起臀部坏死;位于脑,可引起呼吸暂停、惊厥;位于冠状动脉,可引起充血性心力衰竭、心源性休克;位于肾动脉,可引起高血压、充血性心力衰竭;位于肠系膜动脉,可引起坏死性小肠结肠炎。

UAC 导管尖端位置的高低与血栓栓塞的发生率无关。导管尖端位于高位时容易影响腹腔动脉、肾动脉、肠系膜动脉,导管尖端位于低位时,容易影响下肢动脉导致下肢苍白和发绀。

诊断 UAC 相关血栓栓塞的"金标准"是对比血管造影,但价格昂贵,检查时间长。也可用超声波监测,可行床旁监测,价格便宜,但有效性不确定。

预防方法:使用低剂量肝素可预防主动脉血栓的形成,剂量为 1～5 U/h 持续输注。Chang 等研究发现胎龄<31 周的早产儿使用小剂量肝素[浓度 1 U/mL,平均 4.3 U/(kg·h)]经脐导管持续输注,与无使用肝素组相比,脑室内出血的发生率无差异,严重脑室内出血(Ⅲ级、Ⅳ级)的发生率无差异,凝血酶原时间(PT)、活化部分凝血激酶时间(APTT)、纤维蛋白原的水平两组之间无差异,提示小剂量肝素可安全地应用于早产儿。出现血栓栓塞处理方法同 UVC,但一旦出现肾衰竭,必须紧急恢复肾血流,可予溶栓治疗或行血栓切除术去除血栓。

4.导管堵塞

导管堵塞与导管内血栓形成有关。最近的研究显示,当输入的液体中肝素含量达到 0.25 U/mL,就可起预防导管堵塞的作用。一旦出现导管堵塞,应予拔管。

5.导管异位引起的并发症

文献对 UAC 高位的描述包括导管尖端位于 T6～T9、T6～T10、T7～T8、T8～T10,对 UAC 低位的描述包括导管尖端位于 L3～L5、L3～L4,Cochrane 循证文献对 UAC 高位的描述为导管尖端位于降主动脉、膈肌之上,左锁骨下动脉之下;对低位的描述为导管尖端位于主动脉叉之上,肾动脉之下。当导管位于高位和低位之间,可引起顽固性低血糖、截瘫、血栓形成影响肾动脉及肠系膜动脉血液供应,应将导管调整至低位。当导管<L5 时,可引起臀部皮肤坏死和坐骨神经损伤,应拔除导管。UAC 的其他并发症还包括主动脉瘤、空气栓塞、导管破裂或断裂、腹膜穿孔、膀胱损伤等,但较少见。一份 Cochrane 循证文献显示当导管位于高位时,血管并发症较导管位于低位时少,血管并发症的临床表现可以为脚趾青紫,也可以为肾损伤、肠损伤、脊髓损伤等。而两者之间脑室内出血、高血压、血尿等并发症及病死率无区别,坏死性小肠结肠炎在高位时发生率 3.9%,低位时发生率 2.9%,无明显区别。导管尖端置于高位是一个较好的选择。

五、动脉内导管的护理

有创压力(ABP)监测即通过动脉穿刺置管直接监测动脉压,属创伤性血流动力学监测范围。随着医学科学的发展,有创血压监测已广泛运用于临床,它能直接、连续、客观地反映动脉收缩压、舒张压和平均动脉压,为临床的诊断、治疗、病情的转归提供客观的、数字化的依据,更有效地观察病情。测压管道系统的科学管理,是保证所测数值准确无误、减少并发症发生的基础。也对护理提出了更高要求,因此掌握动脉内置管方法和护理要点,了解监护仪上显示的各类动脉波形及临床意义非常重要。

(一)置管前护理

(1)评估患者一般情况。

(2)告知患者家属留置导管的目的、利和弊及临床意义,消除思想顾虑,从而取得配合。

(3)准备用物:动脉穿刺针、3M 敷料、冲洗装置(压力换能器、三通开关、延长管、肝素生理盐水、加压袋)、多功能心电监护仪等。动脉穿刺针应粗细适宜,过细易堵塞并影响数值,过粗易损伤血管,常用 22～24 G。

(4)穿刺部位的选择:首选桡动脉,因为它表浅,相对固定,便于固定及观察,成功率高。其次是肱动脉、足背动脉、股动脉、颞动脉。

(二)导管的护理

1.测压管道的准备及连接

连接整套测压装置,接肝素生理盐水冲洗管道并排尽空气。穿刺成功后应立即连接冲洗装置,以防血液凝固。由于危重患者管道线多,应尽量使各线路简单、实用、方便护理操作。

2.固定管道

妥善固定管道,避免连接系统脱落引起大出血。穿刺部位用 3M 透明敷料覆盖固定,起保护和固定的双重作用,还利于观察。

3.动脉有创压的监测

测压时测压"0"点的位置直接影响血压的准确性。测压前必须先定标"0"点(对"0"时压力换能器应平第 4 肋间腋中线水平,即相当于心脏水平,低或高均可造成压力误差),并固定压力传感器的位置。旋转换能器上的三通开关,使换能器接通大气,再按监护仪上的对"0"键,使压力基线定位于"0"点,对"0"后先旋转三通开关,再盖上肝素帽或可来福接头,方可测压。

4.保持管道通畅

每小时用肝素生理盐水冲洗导管 1 次,避免动脉血回流至套管内引起导管堵塞。管腔回血可适当按压输液泵上快进键,使血液迅速回流静脉,防止血液凝集而堵塞。当导管腔部分堵塞时,动脉压的收缩压明显下降,可用注射器回抽出血凝块,然后推注生理盐水冲洗,速度要慢,避免用力过度造成血栓。导管完全堵塞,由于肝素冲洗液袋中的压力作用于压力传感器,使监护仪显示的动脉压数值逐渐增高,从而会影响医护人员对患者正常血压的判断。同时防止管道屈曲、扭转等。

5.采集血标本

动脉导管除监测有创血压外,还可反复采集血标本,既减少多次穿刺给患者带来的痛苦又能准确及时抽取动脉血,同时保护血管。为保证标本采集的正确性,在采集标本之前,用无菌注射器先抽出 5～10 mL,用另一注射器按需采集血标本,采集完标本后,再将之前取出的血液重新注入血管内,避免患者失血而导致贫血。整个操作过程必须严格执行无菌操作原则和避免空气进入造成空气栓塞。操作完成后将三通开关处于正确位置,并重新归"0",直至监护仪上显示出客观的血压数值和压力波形。

6.病情观察

做好床边交接,每班至少记录一次穿刺部位情况及导管外露长度等。危重患者常会出现休克,抢救危重患者更是争分夺秒,而血压是判断休克的重要指标。有创动脉压监测能提供患者每瞬间的血压信息,根据心率、中心静脉压的变化,及早发现患者的病情变化及时抢救。监测生命体征及神志变化,观察穿刺部位有无红肿、渗血、内出血、血肿形成,肢体远端皮温和血流灌注是否正常。

7.拔管的护理

按医嘱执行拔管,拔管后要用手按压 30 分钟后加压包扎,注意周围动脉搏动情况及肢体血循环状况。股动脉穿刺者拔管后下肢制动 24 小时。检查导管完整性及长度,做好记录。

(三)并发症的预防及处理

1.血栓形成

形成率 20％～50％,手部缺血率＜1％。

原因:置管时间长、导管过粗、反复穿刺、血肿形成、低心排综合征。

预防:选用适宜穿刺针及导管,穿刺时动作要轻柔,争取一次穿刺成功。定时用肝素生理盐水冲洗管道。建议外周动脉置管保留时间一般不超过 3 天,脐动脉置管保留时间不超过 5 天,如需继续监测应更换部位。

处理:用注射器抽吸血凝块,禁止向导管内注入,如抽出困难应拔管。

2.感染

原因:无菌操作执行不到位,穿刺部位皮肤消毒不彻底或消毒后受污染;留置导管时间过长;患者自身机体抵抗力差。

预防:遵守无菌操作原则,保持局部清洁干燥,定时更换敷料,增强机体免疫力。

处理:动脉穿刺处感染细菌直接入血导致菌血症,每天更换穿刺部位敷料,有血液、汗液、分泌物等污染应及时更换。穿刺部位皮肤彻底消毒。每天更换冲管用肝素生理盐水,采集血标本时严格消毒三通管及更换肝素帽。局部出现红、肿等炎症反应立即拔管,并加强局部皮肤护理。

3.出血、血肿及渗血

原因:管道脱落、凝血功能障碍及反复穿刺。

预防:检查整套装置接头紧密程度,穿刺前了解患者凝血功能状况,提高穿刺技术。

处理：ABP 监测为动脉置管，动脉压力足以造成血液外流，保持整套装置接头紧密，妥善固定，保证患者处于安静状态，烦躁不安者给适当肢体约束；当患者凝血功能障碍时，应慎重考虑或避免行动脉置管，充分了解可能出现的并发症，一旦发生应拔管。熟练掌握插管技术，减少穿刺次数。

4.空气栓塞

原因：冲洗装置时排气不彻底、管道系统连接不紧密、更换肝素帽或取血标本时操作不当。

预防：冲洗整套装置后认真检查管道，保证管道内不存在有空气；同时保持管道系统连接紧密；执行各项护理操作程序正确。

处理：加强责任心，勤观察，发现问题及时处理。保证装置系统冲洗后不残留空气，拧紧所有的接头，不松脱，在校零或取血后，快速冲洗开关处，确保各开关无残气，及时更换输液，以免滴空。

（李向丽）

第四节　新生儿低血糖的护理

一、概述

新生儿低血糖是指新生儿血糖值低于正常新生儿最低血糖值。目前认为 <2.2 mmol/L 可诊断低血糖，而 <2.6 mmol/L 为临床需要处理的临界值。

二、病情观察及评估

（一）生命体征

监测生命体征，观察有无低体温发生。

（二）症状体征

(1)观察患者有无精神反应差、多汗等低血糖反应。

(2)观察有无肌张力改变、肌震颤、惊厥、嗜睡等低血糖脑病症状。

(3)了解患者母亲有无糖尿病史。

（三）安全评估

评估有无因低血糖脑病抽搐导致窒息的危险。

三、护理措施

（一）补充能量

(1)尽快建立静脉通路，按时按量输注葡萄糖。

(2)能进食者尽早喂养，根据医嘱采用 10% 葡萄糖或母乳喂养。

(3)早产患者喂养间隔时间不超 3 小时，如每次喂养量少时应缩短间隔时间，保证足够的热量。

（二）监测血糖

遵医嘱监测血糖，及时调整葡萄糖输液量及速度，防止低血糖脑病或医源性高血糖发生。

（三）保暖

根据患者体重、体温情况调整暖箱温度。

四、健康指导

(一)住院期

(1)告知低血糖发生的原因,如喂养不及时、喂养量不足、母亲有妊娠糖尿病史等,应引起家属重视。

(2)告知按需喂养的重要性,促进母亲角色的转变,增进亲子感情的建立。

(二)居家期

(1)教会家长掌握喂养方法及按需合理喂养的知识。

(2)出现少吃、精神反应差、多汗等低血糖表现应及时就医。

(李向丽)

第五节　新生儿肺透明膜病的护理

一、概述

新生儿肺透明膜病又称新生儿呼吸窘迫综合征,是由肺表面活性物质缺乏而导致,以生后不久出现进行性呼吸困难和以缺氧为主的临床综合征。多见于早产儿。

二、病情观察与评估

(一)生命体征

监测生命体征,观察患者呼吸频率、节律、动度变化,有无呼吸困难。

(二)症状体征

(1)观察患者有无鼻翼翕动、三凹征、发绀等进行性呼吸困难伴呻吟的表现。

(2)了解患者有无胎粪吸入史,因为胎粪可灭活肺表面活性物质。

(三)安全评估

评估有无因用氧过度导致氧中毒的危险。

三、护理措施

(一)气道护理

及时清除口、鼻、咽部分泌物,如无禁忌,可配合拍背,有利于痰液排出。使用呼吸机患者,执行机械通气护理措施。

(二)氧疗

(1)根据病情遵医嘱选择合理吸氧方式(暖箱内、鼻导管、头罩、无创持续正压通气、机械通气),使 SaO_2 维持在 $90\%\sim95\%$。

(2)避免长时间、高浓度氧疗,以免氧中毒导致视网膜病变、支气管肺发育不良等。

(三)用药护理

1.给药时机

胎龄小于 $28\sim30$ 周的早产儿,应在生后 30 分钟或 24 小时内应用肺表面活性物质替代治疗,可明显降低病死率和气胸的发生率,根据病情可重复使用。

2.使用肺表面活性物质

及早给药,使用前将药瓶复温至 37 ℃,粉剂需加灭菌水稀释,摇匀,使用前充分吸痰,经气管插管注入,6 小时内禁止吸痰。

四、健康教育

(一)住院期

(1)告知家属肺透明膜病发生原因、治疗过程,缓解家长紧张情绪。

(2)告知家属呼吸机对于肺发育不良、不能维持自主呼吸患者至关重要。同时,使用呼吸机可致肺损伤、呼吸机相关性肺炎、氧中毒等并发症,以取得家属配合和理解。

(二)居家期

(1)告知家属新生儿护理和患者个性化护理要点,树立照护信心。

(2)告知家属如再次生育,避免早产是预防该病的关键。

(3)对有支气管发育不良、动脉导管未闭患者,定期随访。出现呼吸困难、心力衰竭及时就医。

(李向丽)

第六节 新生儿脐炎的护理

一、概述

新生儿脐炎是指与新生儿脐带相连组织的感染。因断脐时或出生后处理不当,脐带残端被细菌入侵或繁殖所引起的急性炎症,亦可由于脐血管留置导管或换血时被细菌污染而导致发炎。轻者脐残端及脐周皮肤红肿,伴少许脓性分泌物。严重者脐部及脐周红肿且发硬,脓性分泌物增多并有臭味。

二、病情观察及评估

(一)生命体征

监测生命体征,观察患者有无体温升高。

(二)症状体征

(1)观察脐部残端是否脱落,脐带根部或脐窝有无潮湿及分泌物,脐周皮肤有无红肿、硬结。

(2)观察有无少吃、少动、少哭以及腹胀、腹肌紧张、腹部触痛等败血症的不典型表现。

(三)安全评估

评估有无因抽搐导致窒息的危险。

三、护理措施

(一)脐部护理

1.保持脐部清洁

(1)勤换尿布,尿布大小适宜,避免尿液污染脐部。

(2)正确消毒脐部,用75％酒精棉签从脐带根部或脐窝开始由内向外环形彻底清洗消毒。

(3)局部有脓性分泌物时,可用3％过氧化氢清洁后用碘伏消毒。

(4)纸尿裤大小适当,避免摩擦脐带根部导致破皮发红、出血。

2.脐带脱落前护理

(1)脐带脱落前应保持干燥。

(2)残端脱落前,沐浴时间不宜过长,如不慎将脐带根部弄湿,应先以干净小棉棒擦拭干净,再用0.5％碘伏消毒处理。

(3)禁用面霜、乳液、爽身粉、油类涂抹脐带根部,以免脐带不易干燥甚至导致感染。

3.脐带脱落后护理

(1)脐带残端长时间不脱落,应观察是否结扎不牢,考虑重新结扎。

(2)脐带残端脱落后,观察脐窝内有无樱红色肉芽肿增生,如有肉芽肿可用10％硝酸银溶液涂擦。

(二)标本采集

入院后在使用抗生素之前采集脐部分泌物做培养和药物敏感试验,必要时采集血培养标本。

四、健康教育

(一)住院期

告知家属脐炎发生的原因及预后,讲解脐部护理重要性,取得家属理解和配合。

(二)居家期

(1)教会家属新生儿脐部护理的正确方法,避免脐部感染。

(2)脐部出现红肿、硬结、分泌物等脐炎的表现时应及时就医。

(李向丽)

第七节　新生儿坏死性小肠结肠炎的护理

一、概述

新生儿坏死性小肠结肠炎为一种获得性疾病,主要在早产儿或患病新生儿中发生,临床上以腹胀、呕吐、腹泻、便血为主要症状,其特征为肠黏膜甚至肠深层的坏死,最常发生在回肠远端和结肠近端,严重者发生休克及多器官功能衰竭,腹部X线检查以肠壁囊性积气为特征。

二、病情观察与评估

(一)生命体征

监测生命体征,观察有无发热、血压变化(如脉压的改变)。

(二)症状体征

(1)观察患者有无呕吐、血便、腹胀等消化道症状。

(2)观察有无肢端温度低、外周循环差等中毒性休克表现。

(3)观察腹部X线检查有无肠壁囊性积气的特征。

（三）安全评估

(1)评估有无呕吐导致窒息的危险。

(2)评估有无导管脱落的危险。

三、护理措施

（一）体位护理

取头高体位,头肩部抬高 30°～45°,呕吐时头偏向一侧,防止误吸。

（二）胃肠减压护理

(1)保持引流管通畅,妥善固定管道,避免管道脱落。

(2)观察引流液的颜色、量及性状,准确记录。

(3)加强口腔护理,每天生理盐水清洗口腔 2～3 次,避免口腔感染。

（三）营养管理

1.鼓励母乳喂养

母乳易消化吸收、含丰富的肠道益生菌及大量抗体、合适的渗透压、可减少污染环节、增强婴儿免疫力;不能母乳喂养者,遵医嘱选择配方奶。

2.禁食期的护理

遵医嘱静脉营养,准确记录 24 小时出入量,提供医师为患者补充热卡及液量的依据,静脉营养输入首选 PICC 导管,既可保证能量、营养输入,又避免外周输入造成静脉营养物质外渗。

3.恢复期的护理

(1)严格掌握喂养指征,即临床情况好转、腹胀呕吐消失、大便潜血转阴、肠鸣音恢复、有觅食反射后逐渐恢复饮食。

(2)遵循循序渐进的喂养原则,并观察有无腹胀、呕吐等喂养不耐受及大便情况,发现异常及时通知医师。

四、健康指导

（一）住院期

(1)告知家属坏死性小肠结肠炎发生的原因、治疗过程与进展,安慰家属并缓解家属的恐惧感。

(2)告知家属置 PICC 导管的重要性,以取得配合。

(3)告知家属腹部 X 线检查对疾病诊断及治疗的重要性。

（二）居家期

(1)告知家属合理喂养的重要性,如母乳不足或母亲不能喂养时应选择适龄的配方奶按需喂养,避免过度喂养。

(2)出现腹胀、呕吐、腹泻等喂养不耐受的表现,及时就诊。

（李向丽）

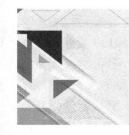

第八章　老年科护理

第一节　老年人日常生活的护理

老年人在衣、食、住、行或劳动、休息、娱乐等方面都有自己的特点。特别是离退休后生活规律被打破,清闲的生活、单调的环境、寂寞和孤独,容易形成不良的生活节律和生活方式,从而影响身心健康。有规律的生活有助于老年人健康长寿。因此,护理的目的是帮助老年人制订规律的日常生活计划,保持老年人良好的生活节律与提供良好的生活环境,从老年人生存的时间和空间上给予合理的安排,在满足老年人安全、舒适需要的前提下,最大限度地保持和促进老年人的日常生活功能。

一、维持正常的生活节律

(一)生活节律安排有序

老年人的生活节律受各自社会活动、生活经历和生活习惯、生理和心理老化的程度、健康状况、家庭情况和居住环境及交友情况的影响。协助老年人培养良好的生活节律应从离退休开始,每天的安排既要有内容,又要使老年人有舒适感。由于老年人的实际睡眠比中青年人相对减少,而坐、卧休息,听音乐,放松精神,抬高肢体,闭目养神相对多一些,所以,老年人要劳逸结合,休息是为更好的活动,活动又可以促进睡眠。老年人的活动有户外活动与户内活动,宜交替进行。老年人的户外活动有慢跑、散步、做体操、打太极拳、跳舞、旅游等;户内活动有看书、练书法、绘画、下棋、家务劳动等。老年人的饮食安排应少量多餐,在每天三次正餐的基础上,添加进餐次数补充所需营养。对有生活自理缺陷的老年人要有家人或他人的照顾,以增强老年人的安全感。同时,护理人员在护理过程中应注意以下事项。

(1)尊重老年人的生活习惯。

(2)帮助老年人建立和维持适合健康状况的生活节律。

(3)在尊重老年人行动自立的基础上提供协助。

(4)帮助老年人,建立丰富多彩的生活。

(5)力求使老年人在精神上感到安心和安全。

(二)合理用脑,延缓大脑老化

大脑如果不锻炼也会像人体其他器官一样发生"失用性萎缩",如反应迟钝、记忆力减退、精神不振等,加速老化。但是,大脑的可塑性大,只要合理用脑,多思考,自然就会延缓细胞萎缩,减慢老化的进程。研究表明,勤于用脑的人到60岁的思维能力仍像年轻人那样敏捷;而不愿动脑筋的人40岁就可能加速脑的衰退。从古至今因勤于用脑而长寿的老年人不胜枚举,如96岁的英国学者弗莱明,98岁的英国医学科学家谢灵顿;我国95岁的哲学家冯友兰,101岁的著名经济学家马寅初等。俗话说:"活到老,学到老",尽管到了老年,脑细胞有老化趋势,但科学家认为每个人使用的脑细胞很少,有很大一部分潜力未被开发,勤于用脑可促进神经细胞的发育,这种补偿可以增强脑功能,延缓大脑衰老速度。因此,人要从青年时就勤学习,多用脑,到了老年仍要坚持不懈积极地科学用脑,同时注意脑的保健,如供给大脑充足的营养、保证足够的睡眠、学习与运动相结合等,可使老年人的智力得到充分发挥,为社会多做贡献。

(三)培养良好的生活习惯

护理者应帮助和指导具有日常生活活动功能的老年人,养成良好的卫生习惯,克服不良行为方式,主动采取健康的生活方式。

1.根据季节调节起居活动

春季是万物生发、推陈出新的季节,要注意防寒保暖,早睡早起,吐故纳新。夏季天气炎热,要防暑取凉,晚睡早起;为了弥补夏季夜晚睡眠的不足,可以午睡1小时。秋季早晚温差大,要适当增加衣服,要早睡早起。冬季,气候寒冷干燥,要防寒保暖,早睡晚起。起床后应在花草树木多的地方活动,以舒筋散骨。

2.养成定时大便的习惯

老年人往往会出现功能性的便秘,因此,预防便秘比服药通便更为有效。

3.进行适量的运动

早上运动半小时,如打太极拳、步行等。

4.饮食应有规律

提倡在每天三次正餐的基础上适当增加进餐次数,定时定量,少食多餐,不暴饮暴食,注意补充营养。

5.注意清洁卫生

保持个人的清洁卫生,衣食住行都能自理。

二、提供良好的居室环境

老年人的居室最好朝南,冬暖夏凉。室内空间宽敞,陈设简洁明净,去除障碍物,切忌堆放杂物,便于活动。

(一)居室声音

门窗、墙壁隔音要好,以免外面噪声的影响。世界卫生组织提出,白天较理想的声音为35～40分贝,噪声强度过大将使人感觉喧闹、烦躁,引起不同程度的头晕、头痛、耳鸣、失眠等症状的发生。

(二)居室颜色

不要以脏了不显眼为理由而选择深暗的颜色,而应采用明快的暖色调为主,如淡黄、浅橘色、浅果绿或白色等,同时家具、窗帘、墙面、地面的颜色也起很大作用,避免采用带有刺激性的对比色调。

（三）居室的照明

照明设置要合理，老年人的视力减弱，暗适应时间延长，所以要选择采光好的房间，窗玻璃避免颜色过深，白天尽量采用自然光，保证足够的阳光射进室内，可让老年人感觉温暖、舒适，但阳光不要直射老年人的眼睛，以免引起眩晕。午睡要用窗帘遮挡光线。使用人工光源时，电灯开关高低合适，亮度的调节应适应老年人的不同需要。老年人活动时光线不能太暗，以免对老年人的视力、精神有影响，会使老年人感到疲惫不堪。走廊、卫生间、楼梯、居室的拐角处应保持一定的亮度，避免因老年人的视力障碍而跌到。夜晚睡眠时，可根据老年人的生活习惯开亮地灯或关灯，以利于睡眠。

（四）居室的温度和湿度

适宜的室内温度一般为（22±4）℃；也可根据个人习惯和具体情况，适当调节，但不宜过高或过低。

（1）夏天室温较高，老年人因散热不良可引起体温升高、血管扩张、脉搏增加，容易出现头晕等，严重者可导致中暑。因此，要经常通风散热，必要时可用风扇和空调以降低室温。

（2）冬天室温较低，有条件时可采用取暖器加热。在使用取暖器的过程中，往往会造成室内湿度过低，引起老年人口干舌燥，咽喉不适等，可在室内放一盆水，以保持室内湿度。

室内湿度以 50%～60% 为宜，湿度过低时，空气干燥，易引起呼吸道黏膜干燥、咽喉痛、口渴等；而湿度过高，空气潮湿，会感到闷热难受。因此，必须根据气候适当地调节湿度。当湿度过高时，可打开门窗，使空气流通，以降低室内湿度（如室外湿度大于室内湿度，则不宜打开门窗）。湿度过低时，可在地面上洒水，冬天可在火炉上加放水壶，使水蒸发，以提高室内湿度。

（五）保持室内空气新鲜

经常开窗通风，一般每天开窗换气 2～3 次，每次半小时左右。通风不良的应安装排风扇。窗户避免安装成推拉式，应该全扇可以推开，以利于通风。夏天可多开几扇窗，时间也可长一些，但中午最好关闭门窗，以免室外热空气进入。冬天开窗换气时间可短些，选择中午进行为佳。通风不仅可调节室内的温湿度，还可清除室内异味，降低室内空气中微生物的含量，以减少呼吸道疾病的传播机会。

（六）居室的安全设置

老年人存在的一个最大的安全问题是易跌倒，故居室不应安装门槛，以免绊倒老年人。墙壁上安装扶手，老年人经常使用的辅助器放在易取到的地方。地面和楼梯要防滑，可以在台阶、转角等处贴上防滑胶带；妥善处置电线和擦脚垫，防止绊倒和滑倒老年人。

（七）厕所和浴室

厕所和浴室是老年人使用频率高而又容易发生危险、意外的地方，所以设计要保证老年人不会发生跌倒的意外伤害。如地面应铺上防滑垫，便器为坐便式，旁边装有扶手、呼叫器。浴室温度要适宜老年人更衣等。

（八）舒适的床

老年人一般喜欢床靠窗边，但床不要安置在阳光直射的地方，防止光线刺激老年人的眼睛；不宜安置在有穿堂风的通道上，防止受风。床的高度合适，以老年人坐在床边，脚正好落地，站起时脚能用上力为宜。为防止老年人坠床，床边应有床档。对长期卧床生活尚能自理的老年人可选用带轮子的床旁桌。床铺应每天整理，每周定期更换被套和床单。

三、保持身体清洁卫生

清洁是维持和获得健康的重要保证,身体不洁净可以引起皮肤细菌繁殖,容易产生皮肤瘙痒、湿疹,使压疮恶化。清洁可清除身体表面污垢,防止病原微生物繁殖,促进血液循环,有利于身体健康。在日常生活中,由于老年人自理能力降低以及疾病的原因,无法满足自身清洁的需要,这对老年人生理和心理都会产生不良影响。因此,护理人员必须掌握清洁护理技术,协助和指导老年人注意口腔卫生和皮肤清洁,满足老年人清洁舒适的需要,以预防感染及并发症的发生。

(一)衣着卫生

老年人因各种功能下降,肌肉收缩能力下降,动作迟缓,机体热量减少,因此服装应选择轻、软、松紧适宜、保暖性好的衣料。由于各种织物的通气性、透温性、吸水性、保暖性等性能不一样,因此,在选择衣服时,不仅要注意卫生问题,还要外观庄重大方。如内衣以棉织品为好,外套可选用毛料或保暖性好的羽绒衣裤等。衣着的尺码要宽大些,穿着起来行动方便舒适。血压偏高或偏低的老年人,尤其不宜穿紧口衣服。老年人血液循环不好,应该注意下肢保暖。春秋季节气温一天数变,衣着要随之增减。

综合上述,老年人衣着的选择要注意以下几点。

(1)在尊重老年人习惯的基础上,注意衣服的款式要适合老年人参与社会活动。

(2)注意选择质地优良的布料做老年人衣服,一般选择柔软、有吸水性、不刺激皮肤、耐洗的布料,以棉制品为首选。

(3)老年人宜选用柔软、吸汗、合适的布鞋。不宜穿塑料底鞋,以免发生意外。袜子宜选用既透气又吸汗的棉线袜子。

(4)衣着色彩要注意选择柔和、不变色、容易观察到是否弄脏的色调。

(5)注意衣着的安全性与舒适性,如衣着大小要适中,过小影响血液循环,过大过长有容易绊倒以及做饭时有着火的危险。

(6)老年人由于肌腱松弛,动作幅度小,行动迟缓,衣服不适就会感到穿脱不便。因此,款式宜设计成老年人自己能穿脱、不妨碍活动、宽松、便于变换体位的样式。

(二)头发清洁

洗发可去除头皮屑、头垢等,可保持头发清洁,也可促进血液循环。除每天清晨梳头以外,要定期洗头,一般每周应洗发1～2次。洗发剂、护发素应根据个人发质的特点(干性、油性)选购和使用。皮脂分泌较多者可用温水、中性洗头液洗头;头皮和头发干燥者则清洁次数不宜过多,可用多脂皂清洗,用吹风机吹干头发后可涂以少许松发油。

(三)口腔卫生

建立良好的口腔卫生习惯,每天早、中、晚刷牙,在饭后的3分钟之内刷牙,每次刷3分钟。饭后漱口,清除就餐时积存的食物,减少口臭。有假牙者,用软毛刷加牙膏刷假牙的各个部位,用海绵加肥皂水洗更好,不会磨损假牙。睡眠时脱去假牙,用清水浸泡,同时要保持牙刷清洁,经常更换(每月换一把新牙刷为好),因牙刷使用时间长了可有多种细菌繁殖,对人体健康存在威胁。指导老年人使用牙线,不宜用牙签,因牙签易损伤牙龈。为了加强咀嚼活动,可经常嚼口香糖,这种简单的动作能加强面部活动,加速局部血液循环,促进新陈代谢,同时又能促进唾液的分泌,减少疾病。

（四）皮肤清洁

老年人的皮肤特点是皮肤逐渐老化，尤其是暴露部位的头面部以及四肢，皮肤出现皱纹、松弛和变薄，下眼皮出现"眼袋"，皮肤干燥，多屑和粗糙。因此要勤梳洗、勤更衣，保持皮肤的清洁卫生。

（五）沐浴

老年人皮肤较干燥，沐浴不宜过于频繁。夏天出汗多时，可每天淋浴或擦浴1次，冬天应减少沐浴次数（每7～10天1次即可）。洗涤淋浴应用温水（不宜在饱餐后和饥饿时沐浴）；要避免碱性肥皂的刺激，可选择沐浴露或香皂；特别注意皱褶部位，如腋下、肛门、外阴和乳房下的洗涤。在浴后可用一些润肤油保护皮肤，特别在冬春气候干燥时更要使用护肤品，以防水分蒸发、皮肤干裂。凡能自行洗澡者可用盆浴或淋浴，但应协助老年人做好准备，嘱咐老年人注意安全，勿反锁浴室门，以便家属可随时进入浴室观察情况。注意勿空腹沐浴。体质较弱的老年人，沐浴时必须有人协助。对长期卧床的老年人，家属要帮助进行床上擦浴。

（宋　玲）

第二节　老年人饮食与睡眠的护理

老年人随着年龄的增长，对食物的消化和营养成分的吸收能力逐渐减退，因此合理的营养是减少疾病发生和延缓老化、保持生理功能和心理功能的健康、延长寿命的一个重要条件。老年人饮食的目的是：①预防性饮食，即针对个体健康状况的营养补充性饮食，其目的是延缓衰老，增长寿命，应于青壮年时期就开始实施；②适合基本健康老年人代谢特征的饮食，其目的是较长期地保持身体的健康；③针对老年期疾病的饮食，作为辅助药物治疗，例如对肥胖或消瘦、高血压病或高脂血症、糖尿病或痛风、肾功能损害及心力衰竭的患者，均应给予相应的饮食疗法。老年人必须全面、适量、均衡地摄入营养，保证体内有足够的蛋白质、脂肪、糖类、纤维素、无机盐、维生素和多种微量元素。

一、老年人所需营养成分

（一）热量

人体对热量的需要，包括基础需要量及活动需要量的总和。老年人因体力活动减少，基础代谢逐渐减低，因此热量也应随之减低，故需要控制总热量，以免因脂肪组织增加，造成体重超过正常标准，使心脏和胃肠道的负荷加重。多数学者认为，热量的需要量随年龄的上升而递减，且男性需要量比女性高。世界卫生组织的热量建议量见表8-1。

表 8-1　不同性别老年人每天热量（单位：kcal）

年龄组	男性	女性
60～64 岁	2 380	1 900
65～74 岁	2 330	1 900
75 岁以上	2 100	1 810

1 kcal=4.18 kJ

按我国的生活习惯,一般以三餐较为合理,每天三餐热量的分配,以午餐为主,早餐和晚餐为次。比较合理的分配:每天总热量,早餐占25%～30%,午餐占40%～50%,晚餐占20%～25%。供热的主要营养素为糖类、蛋白质、脂肪。

(二)蛋白质

蛋白质是维持老年人健康所必需的成分,老年人蛋白质以分解代谢为主,血清中清蛋白减少,球蛋白增多,各种氨基酸减少,体内表现为负氮平衡。蛋白质的需要量以占总热量的20%～30%为宜。由于老年人对蛋白质的消化和利用降低,应选择优质且生理价值高的蛋白质。如大豆、乳类、虾、鱼类、瘦猪肉、羊肉、牛肉,作为蛋白质的主要来源,而动物内脏如心、肝、肾等因含较多的胆固醇,不适宜食用,其对肥胖和患心血管疾病的老年人不利。老年人每天每千克体重需蛋白质1.0～1.2 g。如老年人以素食为主时,每千克体重的蛋白质需要量应提高到1.3～1.5 g。

(三)脂肪

老年人因胰脂酶的产生减少或因肠黏膜对胆固醇吸收的降低,而对脂肪的消化能力差,吸收也比较慢,并且吸收后也易在体内形成脂肪堆积。老年人膳食中的脂肪含量以占总热量的20%左右为宜。老年人应限制脂肪摄入,减少饱和脂肪酸及胆固醇的摄入,应选择一些含不饱和脂肪酸多的油脂,如菜籽油、豆油、花生油等植物性油脂,其中以菜籽油最好。老年人脂肪摄入量以每天50 g为宜。

(四)糖类

糖类即碳水化合物是体内热量的主要来源,是生命活动的必需物质。但随着年龄的增长,老年人活动量少,体力消耗少,胰腺功能减退或细胞间葡萄糖代谢改变,对糖类代谢率降低。因此,对于肥胖和患有心血管疾病的老年人,应限制糖类的摄入量,每天供给量中以糖类占总热量的50%～55%为宜。

(五)无机盐(矿物质)

无机盐是构成人体组织的重要材料,但老年人对矿物质的吸收能力减弱,常会引起不足。钙、磷、镁是骨骼和牙齿的重要成分,如摄入不足,可引起老年期的骨质疏松症。应进食奶类及奶制品、蔬菜、豆类、坚果类(如核桃、花生)以及小虾米皮等高钙食物。一般每天钙的平均摄取量为17 mg/kg(体重)。以50 kg体重的老年人为例,则每天摄入量应为850 mg。茶叶里含大量的氟,老年人多喝茶可增加氟的摄入,减少骨质疏松症的发生,有利于健康。磷、硫是组成蛋白质的成分。老年人铁储备降低,铁缺乏易导致缺铁性贫血。老年人要多吃一些含铁丰富的食物,如动物肝脏、禽蛋、豆类和某些蔬菜等。老年人锌缺乏时主要表现为味觉减退、食欲缺乏等,因此应适当补充含锌的食物,如肉类、动物肝、鱼类、土豆、南瓜、茄子、萝卜、豆类、小麦等。硒、锌、铜、锰是对免疫有重要影响的微量元素,有刺激免疫球蛋白及抗体产生的作用和防癌、防止动脉硬化及防衰老的作用,如肉类、海藻类、面粉、黄豆、蘑菇、胡萝卜、香蕉、橙子等。微量元素铬和脂肪代谢有关,研究证明,铬可以延长动物的寿命,黑胡椒、动物肝、牛肉、面包、蕈类和啤酒等是铬的主要来源。

(六)维生素

维生素是人体维持正常生理功能必须从食物中获得的极微量的天然有机物。脂溶性维生素包括维生素A、维生素D、维生素E、维生素K;水溶性维生素包括维生素C及B族维生素。它们多是某些辅酶的组成部分,若缺乏就会发生各种症状。

1.维生素 A

缺乏时可使夜视功能降低,发生夜盲症;维生素 A 有维持黏膜和上皮细胞功能的作用,缺乏时则腺体分泌减少、皮肤干燥甚至角化;它能促进生长发育,增强免疫功能;有防止某些类型上皮肿瘤的发生和发展和对抗多种化学致癌物质的作用。维生素 A 主要存在于动物性食物中如牛奶、肉、动物肝(尤其是羊肝)、鸡蛋等。植物性食物中绿叶蔬菜及胡萝卜含有胡萝卜素,食入后在人体小肠及肝脏中能转化成维生素 A。

2.维生素 D

可促进钙和磷的吸收,缺乏时可造成骨质脱钙,引起骨软化症或骨质疏松症。维生素 D 存在于海鱼、动物肝脏和蛋黄、奶油中,人的皮肤中的 7-脱氧胆固醇经日光紫外线照射后可转化成维生素 D。

3.维生素 E

具有抗衰老和维持人类生殖功能的作用,对促进毛细血管增生、改善微循环、降低过氧化脂质、抑制血栓形成、防治动脉硬化和心血管疾病有一定作用。它广泛存在于动物性和植物性食物中,特别是豆类和植物油中含量较多。但长期大量补充可出现头痛、胃肠不适,视觉模糊及极度疲乏等中毒症状。

4.维生素 K

可促进凝血,也可促进肠的蠕动和分泌功能。菠菜、白菜、西红柿及动物肝脏中含量较丰富,正常人肠道内的细菌也可产生维生素 K。

5.B 族维生素

B 族维生素包括维生素 B_1、维生素 B_2、维生素 B_6、维生素 B_{12}、烟酸、泛酸、叶酸和胆碱等。B 族维生素能保持神经和肌肉系统的功能正常,是体内重要辅酶的组成成分。维生素 B_{12} 具有促进红细胞成熟的作用。烟酸、叶酸等促进细胞代谢,是维持皮肤和神经健康所必需的。它们存在于肉、蛋、奶、豆类、绿叶蔬菜及谷物中。缺乏维生素 B_1 时可引起脚气病,表现为以多发性末梢神经炎为主的干性脚气病,或以下肢水肿、右心扩大为主的湿性脚气病。膳食中长期缺乏维生素 B_2,可引起口角炎、唇炎、舌炎、皮脂溢出性皮炎等症状。

6.维生素 C

参与细胞间质胶原蛋白的合成,可降低毛细血管的脆性,防止老年血管硬化,并可扩张冠状动脉,降低血浆胆固醇;具有解毒作用,能治疗贫血,防治感冒,提高机体抵抗力及增强机体免疫功能和具有一定的抗癌作用。维生素 C 存在于新鲜蔬菜和水果中,如油菜、菠菜、柑橘、鲜枣、猕猴桃等。

(七)水、电解质和纤维

水是人体组成的重要成分,占体重的 50%～60%。随着年龄的增长,人体含水量逐渐减少。老年人每天饮水量应保持在 2 000 mL 左右(包括食物中水分),但老年人不宜过度饮水,以防心、肾负荷过重。

膳食纤维的作用有充盈肠道、刺激肠蠕动、防止便秘;改善血糖代谢,治疗糖尿病,同时增加人体饱胀感,有利于控制肥胖;缩短食物在肠道内的停留时间,清洁肠道,起到防癌的作用;有利于预防胆石症和动脉粥样硬化症。蔬菜中的胡萝卜、蘑菇、芋头、红薯、南瓜及青菜等含纤维素较多,谷类的米糠、麦麸中含量最为丰富,普通面粉较精白面粉含量高 2 倍,水果中的菠萝、草莓含量也高。

二、老年人的饮食原则

(一)食物营养比例适当

保持营养的平衡,做到种类齐全、数量充足、比例适宜,注意主、副食合理搭配,粗细粮兼顾,并适当限制热量的摄入,摄入足够的优质蛋白、低脂肪、低糖、低盐、高维生素、足量的膳食纤维和适量的含钙、铁食物。一般适当的比例为谷类食物占 20%～40%,鱼、肉、蛋占 8%～16%,油脂食品占 12%～18%,乳制品占 16%～18%,糖和甜食占 10%,蔬菜和水果占 12%～20%。

(二)饮食应易于消化吸收

考虑老年人身体状况及消化功能、咀嚼能力减退的特点,食物的加工以细、软、松为主,既给牙齿咀嚼的机会,又便于消化;烹调宜采取烩、蒸、煮、炖、煨等方式,清淡可口,避免油腻、过咸、过甜、辛辣的食物。同时应注意,食物宜温偏热,色、香、味俱全,促进老年人的食欲。

(三)养成良好的饮食习惯

老年人应做到饮食有规律,少吃多餐,定时定量,细嚼慢咽,不偏食,切忌暴饮暴食或过饥过饱。食量要合理分配,应遵循早晨吃好,中午吃饱,晚上吃少的原则。必要时在两餐之间适当增加点心。避免餐后立即吃水果或饮水,以防腹胀或冲淡胃液。戒烟酒,适饮茶。摄取含食物纤维丰富的蔬菜和水果,保证维生素、无机盐和微量元素的供给,并预防便秘。适量多饮水,因细胞内水储备量的下降可增加血黏稠度而易诱发心脑血管疾病。

(四)注意饮食卫生

把住病从口入关,做到饭前、饭后洗手;蔬菜水果应洗净;不饮生水;餐具要清洁干净,定时消毒;加工食物时煮熟煮透,防止外熟内生;冷藏食物做到生、熟分开,冷藏的熟食应加热后食用,以免引起肠道疾病。不吃烟熏、烧焦腌制、发霉或过烫的食物,以防疾病和癌症的发生。

(五)进补抗衰老食品

除每天摄入一定量的优质蛋白质如鱼、肉、蛋、奶等动物食品外,可适当进食花生、葵花子、薏苡仁、银耳、蜂蜜及核桃、松子等坚果。

(六)注意老年人生理性饮食变化

1.味觉改变时的饮食

人的味觉一般分为甜、咸、酸、苦 4 种,味觉主要由舌组织的味蕾产生。人的味蕾在出生后 11 个月即形成,70 岁以后味蕾数量急速减少,4 种味觉也随之发生变化,其中以甜味和咸味下降最明显。老年人对甜、咸味感觉阈的升高势必增加糖、盐的摄入量,这将成为高脂血症、动脉硬化症疾病中血压升高的诱因。

2.消化、吸收功能改变时的饮食

老年人的消化、吸收功能比年轻人低下,其主要与胃酸分泌量减少、营养素吸收障碍有关。因此,老年期消化、吸收功能低下时的饮食要注意:对于肉、鱼类应选择其柔嫩的部位,切碎、搓泥、炖烂或清蒸,补充含钙、铁的食物;不应进食过多的含糖食物,多食水果、蔬菜,可给予一些香、辛调味品,以刺激胃液分泌、增进食欲。

三、老年人的睡眠护理

老年人的休息方式多种多样,如进行一些文体活动或散步,与朋友或家人聊天,闭目静坐或静卧片刻。睡眠,则是休息的深度状态,也是休息和消除疲劳的重要方式。

(一)睡眠的生理

睡眠是人类和其他高等动物生来就有的生理过程,它与觉醒交替出现,呈周期性。人的一生中有 1/3 的时间用在睡眠上。睡眠能保护大脑皮质细胞,又能使精神和体力得到恢复。睡眠时,感觉、意识逐渐减退,骨骼肌的反射运动和肌紧张减弱,除循环和呼吸等系统维持生命必需的活动外,体内各组织器官均处于相对静息状态,机体的代谢活动降到最低点,全身能量消耗减少,体内合成代谢超过分解代谢,各种组织消耗的能量得到补充。

睡眠具有两种生理形态:非动眼期睡眠(nonrapid eye movement,NREM),又称慢波睡眠,此期睡眠身体中所有的生理功能都降低,呼吸深慢而平和、脉搏、血压稳定,进入脑内的血流量降低。动眼期睡眠(rapid eye movement,REM),又称快波睡眠,此期睡眠脉搏、呼吸、血压都增高,全身骨骼肌的反射和肌肉的紧张度极度降低,脑血管舒张,脑血流量增多,脑细胞代谢旺盛。成人睡眠开始首先进入慢波睡眠,持续 80～120 分钟后转入快波睡眠,持续 20～30 分钟后又转入慢波睡眠,这种反复转化 4～5 次。越接近睡眠的后期,快波睡眠的时间越长。

(二)老年人的睡眠时间

人体每天需要睡眠的时间,随年龄、性格、个体的健康状况、劳动强度、营养条件、工作环境的不同而有所差异,并随着年龄的增长而逐渐减少。新生儿睡眠时间每天约 20 小时,出生 1 周后为 16～20 小时,儿童为 12～14 小时,成年人为 7～9 小时,老年人因为新陈代谢减慢及体力活动减少,所需睡眠时间少些。但有些老年人每天睡眠时间并不比成年人少,只是他们持续睡眠的时间较短而已。一般认为,60～70 岁的老年人平均每天睡 7 小时,70 岁以上的老年人每天睡 7.6 小时,90 岁以上高龄老年人,每天睡 10～12 小时。睡眠的好坏并不全在于"量",还在于"质",即睡眠的深度和快慢波睡眠占整个睡眠的比例。评估正常睡眠应以精神和体力的恢复为标准,如果睡后疲劳消失、头脑清晰、精力充沛,则无论时间的长短都属于正常睡眠。

(三)影响老年人睡眠的因素

1.生理性改变

老年人睡眠周期的改变使老年人入睡困难,而且容易醒来,影响睡眠的质量。

2.疾病的影响

疾病可影响人的睡眠。某些引起疼痛的疾病,例如关节炎、溃疡病、冠心病等使患者难以入睡;另外,某些疾病给患者造成不舒适的体位,从而影响患者的睡眠,如骨折、截瘫患者。

3.环境因素

环境温度、噪声、光线、居室的气味等均可影响患者的睡眠。

4.药物的影响

有些老年人因失眠问题而长期服用安眠药,因此容易在心理上产生对安眠药的依赖性,这些患者会有入睡困难和提早醒来的问题。

(四)促进睡眠的护理措施

1.养成良好的生活习惯

有规律地按作息时间就寝,养成每天清晨固定时间起床的习惯,合理地控制白天的睡眠量。老年人的睡眠时间每天为 6～8 小时。老年人适当进行体力活动或于睡前散步 20～30 分钟可帮助睡眠。

2.适宜的睡眠环境

睡眠环境应安静、空气新鲜,温度及湿度适宜,光线暗淡,可减少外界环境对老年人感觉器官的不良刺激。

3.保持睡前情绪稳定

睡前避免喝浓茶、可乐、咖啡等兴奋性饮料,避免看刺激性的电影、电视、书或报纸等。情绪稳定有利于睡眠。睡前可用温水洗脚或洗个热水澡、看一些轻松小文章或是静思片刻,都能够帮助入睡。

4.合理的饮食时间

人体每天摄取食物的时间应合理,晚餐时间最少在睡前 2 小时,晚餐清淡、不宜过饱,以避免消化器官负担过重,既影响消化,又影响睡眠。晚上以及睡觉前避免摄入太多水分,以免睡眠期间起来上厕所,破坏睡眠规律。

5.形成正确的睡眠姿势

良好的睡眠姿势应取右侧卧位。以自然、舒适、放松、不影响睡眠为原则。睡后非自主性更换体位,可避免身体某些部位的过度受压,有利于血液循环。

6.选择舒适的睡眠用品

(1)选择软硬适中的床,如在木板床上铺以柔软并有适当厚度的褥子或床垫等,睡床应基本上能保持脊柱的生理正常状态。

(2)枕头的高度一般以 8～15 cm 为宜,稍低于从肩膀到同侧颈部的距离。枕头过低,头部会向下垂,使颈部肌肉紧张;枕头过高,也会使颈部与躯干产生一定角度,既影响睡眠,又易使颈部肌肉劳损。枕头软硬度适中,过硬易引起头皮麻木,过软难以保证枕头与身体的平衡,影响睡眠。枕芯为木棉、棉花、荞麦皮或谷壳等。

(3)选用清洁的床单,被褥轻柔,尽量减少和避免对皮肤的刺激。

（宋　玲）

第三节　老年人安全的护理

老年人由于生理功能的老化,机体维持内外环境稳态的能力减弱,应对各种应激的能力降低,老年人面对各种危机或失衡状态容易表现出束手无策,给老年人身心健康甚至生命安全带来严重威胁。因此,安全也是值得老年护理关注的重要内容之一。

一、危机

危机是指当个体不能用常规的应对策略处理当前突发的、重大的应激性事件时所出现强烈的情绪反应。危机也是由不可预测的或突如其来的、重大的应激事件引发,导致个体出现严重的应激反应的一种状态,并且以往防卫或应对机制对这种突发的重大应激事件作用无效。个体遭遇危机时,可表现出行为失调,难以决断,解决问题能力下降。危机具有多样性、突发性及持续时间短暂的特点。危机可通过采取应急方案或危机干预解决危机或重建平衡。

(一)老年人中常见的危机

对于老年人而言,最大的危机莫过于丧子、丧偶和失去兄弟姐妹。以往早年重大创伤经历也可成为老年人潜在的危机。通常与老年人有关的危机包括:老年人机体内、外环境的突变和疾病;过于关注其儿孙及配偶;丧失亲朋好友;急性躯体疾病、疼痛、脑卒中失语;功能残障或丧失活动能力;严重创伤、跌倒;遭遇重大的交通事故、盗窃、火灾、地震、水灾等自然灾害;乔迁;经济陷入困境;单位倒闭,等等。

(二)危机评估

危机评估首先要考虑近期内发生的各种事件(无论是有效还是无效应对的事件)。危机根据其严重程度分为0～7期。

(1)0期:无危机,无任何危机的迹象。

(2)1期:轻度危机,患者可以自己处理和应对。

(3)2期:突发危机,患者意识到且渴望得到针对性的应对帮助。

(4)3期:紧急危机,患者意识到需要应对帮助,但不明白需要帮助什么、哪里或怎样能得到帮助。这时需要咨询和提示。一旦出现危机,患者很愿意得到应对帮助。

(5)4期:中度危机,患者有代偿性表现,试图自我解决危机。往往通过帮助可控制或推迟危机发生。

(6)5期:中度严重危机,患者表现出紧张不安、迷惑,甚至抑郁。

(7)6期:重度危机,患者陷入生命受到威胁的状态。患者恳求、祈求帮助以逃避危机。

(8)7期:非常严重危机,患者生命时刻受到威胁,无法控制现状。

需要给予老年人及其家庭指导,加强其对危机的了解,尽早采取针对性措施。

(三)危机干预

危机干预是一套治疗性技术,用来帮助个体及时处理特殊的、紧急的心理应激。危机对于老年人来说,是一种失衡状态,其延续时间不能超过6周,否则对老年人健康危害极大。当危机出现时,应及时制订危机干预计划,实施干预,帮助老年人渡过危机阶段,降低应激强度。危机干预的措施较多,大致包括下面几种。

(1)保持与发生危机的老年人的密切接触,了解危机的原因,同时防止老年人发生意外。

(2)给予老年人适当的心理支持、行为训练、生物反馈治疗等。

(3)帮助老年人寻求可利用的社会支持资源。

(4)帮助老年人正确认识所发生的重大应激事件,或采用认知疗法。

(5)鼓励老年人积极采取有效措施应对。

(6)鼓励老年人充分利用手头资源,结合实际解决问题。

(7)反复评价干预效果,针对个体选择最佳危机干预方法。

二、安全

安全是指老年人不存在任何因素对其健康构成威胁或危害的状态。随着年龄的增长,生理心理功能老化,平衡失调、感觉减退或机体抵抗力减弱等均可影响老年人安全。护理人员应意识到老年人安全的重要性,在日常护理中加强老年人的安全保障措施,保证老年人安全。

(一)影响老年人安全的因素

1.生理功能老化

人步入中年后,机体钙代谢逐渐出现不平衡。老年后由于牙齿缺损,影响食物咀嚼及营养吸收;味觉改变,可出现营养不良、食欲减退和消化吸收功能的下降,导致维生素D、钙吸收不良而造成骨质疏松,容易发生病理性的骨折。心、肺、肾脏器功能减退,引起各脏器系统疾病及易致药物的不良反应。老年人视觉、听觉敏感度下降,影响老年人活动、社交,易导致跌倒、摔伤等意外事件发生。诸如此类的生理、病理改变都会给老年人的日常生活及活动带来不安全的隐患。

2.慢性疾病

老年人由于机体抵抗力下降,常患有慢性疾病。慢性疾病多需服药物治疗,而由于老年人记忆力下降等原因易致遗漏服药,影响治疗的依从性。此外,由于老年人生理的改变对药物代谢有影响,并因此产生的药物不良反应也在明显增多,从而对老年人的健康造成威胁。

3.心理、社会、环境等因素

老年人多有不服老和不想麻烦别人的心态,遇到事情多会自己处理,这样往往使老年人陷入无能为力的不安全境况。

老年人的视力下降,影响对客观环境的适应。如居室光线过暗、路面不平、过道狭窄等均可能造成老年人摔倒。居室布局复杂,居家用热水瓶、电插座板、刀、剪、玻璃器皿等也可能影响老年人的安全,导致老年人行走及用物取用不便,而引起老年人跌倒、烫伤、锐器伤、电击伤等。

(二)促进老年人安全的有效措施

1.定期健康检查,维护和促进健康

定期健康检查是预防疾病和保障健康的重要手段。健康检查可通过自我检查和医院健康体检方式进行。

(1)自我检查:可由老年人自己或家人对老年人健康状况持续地监护和维护,使老年人掌握自身健康的基本情况,了解其动态变化,提高对自身健康关注的责任感和对健康问题的敏感性。因此,有必要加大社区老年人保健的投入,加强对老年人自我保健知识和技能的培训力度,指导老年人和家庭开展自我健康检查。健康检查的内容和方法如下。①生命体征自我监测:主要是自我测量体温、脉搏、呼吸,以了解老年人生命体征的基础状况。②女性乳房及男性生殖器自查:老年女性定期自我触摸乳房,注意有无结节、疼痛等,观察形态有无改变等;注意有无阴道脓性或血性分泌物、异常气味等。男性应观察生殖器有无肿块、溃疡等异常。③排泄功能自我监测:注意观察自己的分泌物、排泄物的变化。排尿的次数、尿量、尿的颜色变化,有无尿频、尿急、尿痛,有无排尿不畅、血尿等;大便次数、大便量、形状(如变细)、排便有无困难或坠胀感,大便表面是否有脓血或混有黏液等;注意痰的量、颜色、气味,特别是痰中是否混有血丝等。④生理需要的自我观察:注意自己的饮食如食欲、饭量、口味、饮水等,以及睡眠、性生活等有无变化。⑤体重监测:注意定期测量体重,尤其是短期内有无明显原因引起的体重减轻、体重增加(超过理想体重30％)等,应注意查找原因,及时处理。

(2)医院健康体检:一般老年人宜全面健康体检,至少一年一次。老年人在自我监测中,对于无法判断的症状或异常表现要及时去医院做进一步的检查,以便对疾病早发现、早诊断、早治疗。同时各级单位要安排好老年人的年检。①一般检查:包括呼吸、脉搏、血压、身高、体重等。②化验检查:包括血、尿、便及生化检查等。③心电图:可及时发现冠心病、心律失常等。④查眼底:通过眼底检查可早期发现老年性白内障、原发性青光眼等疾病。⑤胸部 X 线照射:可早期发现肺部疾病,尤其是嗜烟者更应定期检查。⑥甲胎蛋白测定:可早期发现肝癌,对患有慢性肝病的老年人尤应注意检查。⑦大便潜血试验:可早期发现消化道疾病。⑧肛门指检:有助于发现直肠癌、前列腺癌、前列腺肥大等病证。

老年人的定期体检应每年至少做一次,并注意做好体检记录,保管好化验单。常规性检验项目(如体重、血压、验小便、心电图、查眼底等)有条件的最好每季度查一次,这样既能及早发现疾病,又能对自己已患疾病的治疗、预后有所了解。

（3）辅助医疗及就诊：①老年人尤其是高龄老年人,需要家人或陪护人员仔细观察有无神志、面色、四肢活动、饮食和大小便等改变,以便给医师诊治疾病提供信息。②协助老年人就医,老年人赴医院或医疗保健机构就诊时,应注意：就诊前协助备好疾病诊疗本、以往的检查报告单或病历、医疗证或保健卡或医院的挂号证;到医院后先安排休息候诊,帮助挂号;就诊时协助老年人诉说病情,向医师提供老年人近期饮食、睡眠、用药等情况,并注意听取医师下达医嘱要求;帮助办理老年人医疗处置手续,如检查、取药、住院、转诊等,避免高龄、病重、认知及活动障碍等老年人发生意外。

2.改善环境,保障活动安全

良好的环境是维护老年人身心健康的必要条件。清新、自然、舒适、安静、整洁的居住环境是每个人需要的,老年人尤其如此。

（1）一般环境：室内温度以 18～22 ℃为宜,室温过高或过低均会给老年人带来诸多的不适。室内的湿度应保持相对恒定,理想的相对湿度是 50%～60%。房间宜朝南或朝阳,定时开窗换气,避免感冒。

（2）保障安全：除了一般所需的居住环境之外,还要充分考虑到老年人使用的安全性。地面要保持清洁、不滑,厕所宜安装坐式马桶、扶手等;门槛不宜过高;座椅结实,有靠背和扶手,高低适宜,接触地面要稳固;床具宜硬板床,褥垫厚实,高度不宜高过膝盖;室内照明充足,家具陈设简单、固定,避免老年人发生跌倒等意外。

3.合理膳食,增进生活安全

人类的健康长寿与先天的遗传和后天的社会因素、疾病因素、体力活动、居住条件、身心疾病及营养情况均有密切的关系。充足的营养是健康的物质基础,合理的营养能促进机体的正常生理活动,改善机体的健康状况,增强机体的抗病能力,同时对老年人保持充沛的精力、预防早衰及延年益寿具有极其重要的作用。

（1）营养全面：膳食中所提供的营养成分是维持人体生命活动和健康的重要条件。要合理分配主副食,粗细兼顾;不偏食,不择食。

（2）科学添加副食：①除了保证一日三餐正常进食外,为了弥补老年人肝糖原储备减少及消化吸收能力降低等特点,可适当在晨起、餐前或睡前安排一些副食(如点心、牛奶等食物)作为补充,但每次数量不宜太多,以保证每天的总热量不超标。忌暴饮暴食。②老年人进食水果应该采取少量多餐的方法。饭前不宜吃水果,以免影响正常进食及消化。胃酸过多者不宜吃李子、柠檬等含有机酸较多的水果;患糖尿病者,不宜过多进食含糖高的水果。

（3）控制盐摄入量：老年人味觉功能下降,应该根据个人情况,自我控制食盐量。患有高血压、心、肾、肝病者,应将每天的摄盐量控制在 5 g 以内,或在医师指导下采用少盐饮食或低钠膳食。

（4）适当补钙：人到中年以后,体内容易发生钙质代谢障碍,这种代谢平衡的紊乱,可导致骨质疏松,因此,补钙对老年人来说更加重要。老年人补充钙,除能增强体质和防治骨质疏松外,还有利于高血压、动脉硬化和其他疾病的防治。

（5）适量咖啡和浓茶：咖啡、浓茶均有兴奋提神作用,对于心率快、心律失常、睡眠紊乱等老年人不宜饮或多饮咖啡。经常饮咖啡者注意补钙。饮茶应注意：①忌饭后立即饮茶。因茶中的鞣酸可使食物中的蛋白质凝固成颗粒,老年人难以吸收。宜在饭后 0.5～1 小时后饮茶。②忌空腹和睡前饮茶。③忌饮隔夜茶和冷茶。茶水搁置过久,茶水中的有机成分改变,易致消化不良等。凉茶有寒凉和聚痰的作用。④忌用茶水服药。⑤忌用茶解酒。乙醇对心血管的刺激较大,浓茶同样具有兴奋心脏的作用,所以不宜浓茶解酒。

(6)其他:老年人牙齿功能下降,食物宜碎、软,易于咀嚼、消化和吸收。同时,由于老年人的咽喉反射不敏感,进食应缓慢,避免噎食和误入气管。

4.劳逸结合,不容忽视运动安全

老年人适当参加一些文体和社会活动,有益于身心健康,但是如不注意活动安全,发生跌倒、骨折等,则适得其反。

(宋　玲)

第四节　老年人疼痛的护理

疼痛是由感觉刺激而产生的一种生理、心理反应和情感上的不愉悦经历。老年人疼痛主要有来自骨关节系统的疼痛、头痛以及其他慢性病引起的疼痛。肿瘤引起的疼痛也是老年人最为常见的症状之一。老年人的痛觉敏感度降低,可延误慢性疼痛病症的诊治。疼痛常使老年人服用过多的药物而可增加药物的不良反应和毒副作用。

一、护理评估

(一)健康史

询问老年人疼痛的部位、性质、开始时间、持续时间和强度,加重或缓解疼痛的因素。了解是否患有骨关节病、神经系统疾病、肿瘤等疾病,明确目前存在疾病与疼痛症状间的关系。询问目前正在使用哪些药物治疗,疼痛对食欲、睡眠和日常生活的影响。

(二)身体评估

1.疼痛类型

(1)根据起病的急缓和持续的时间分为急性和慢性疼痛。

急性疼痛的特征是:①起病急,持续时间多在 1 个月内;②有明确的原因,如骨折、手术等;③疼痛常伴有自主神经系统症状,如心跳加快、出汗,甚至血压轻度升高。

慢性疼痛的特点是:①起病较慢,一般超过 3 个月;②多与慢性疾病有关,如糖尿病性周围神经病变、骨质疏松症等;③无自主神经症状,但易发生抑郁等心理障碍。

(2)根据发病机制分为躯体疼痛、内脏性疼痛和神经性疼痛。①躯体疼痛:来自皮肤、骨筋膜或深部组织,疼痛容易定位,表现为钝痛或剧痛,如骨关节退行性变、手术后疼痛或转移性骨肿瘤的疼痛。②内脏性疼痛:源自脏器的浸润、压迫或牵拉,位置较深而难以定位,表现为压榨样疼痛,可牵涉到皮肤痛,内脏性疼痛以腹腔脏器的炎症性疾病较为多见。③神经性疼痛:其疼痛性质为放射样烧灼痛,常伴有局部感觉异常,常见疾病有疱疹后神经痛、糖尿病性周围神经病变、脑卒中后疼痛、三叉神经痛等。

2.老年人疼痛表现特点

其特点有:①持续性疼痛的发生率高于普通人群;②骨骼肌疼痛的发生率增高;③功能障碍

与生活行为受限等症状明显增加;④疼痛常伴有疲劳、焦虑、抑郁、睡眠障碍、行走困难和康复缓慢。

3.躯体检查

运动系统检查:对触痛敏感区域、肿胀和炎症部位的触诊,相应关节的旋转和直腿抬高试验,可使疼痛再现以帮助明确原因;神经系统检查:寻找运动、感觉、自主神经功能障碍和神经损伤的体征。

(三)辅助检查

可通过各种疼痛量表较为准确地了解老年人的疼痛情况,对个体老年人的疼痛评估应始终使用同一个量表来评判。

1.视觉模拟疼痛量表(visual analogue scale,VAS)

VAS是用一条长约10 cm的游动标尺,一面标有10个刻度,从"0"分端和"10"分端,"0"分表示无痛,"10"分代表难以忍受的最剧烈的疼痛。使用时让患者在直尺上标出能代表自己疼痛程度的相应位置,根据患者标出的位置为其评分。临床评定以"0~2"分为"优","3~5"分为"良","6~8"分为"可",">8"分为"差"。VAS亦可用于评估疼痛的缓解情况,在尺的一端标上"疼痛无缓解",而另一端标上"疼痛完全缓解",初次疼痛评分减去治疗后的疼痛评分就是疼痛的缓解程度,此方法称为疼痛缓解的视觉模拟评分法。

2.Wong-Banker面部表情量表(face rating scale,FRS)

FRS用6种面部表情从微笑至悲伤哭泣来表达疼痛的程度。此法适合任何年龄,没有特定的文化背景要求,易于掌握。急性疼痛、老年人、小儿、表达能力丧失者特别适用。

3.疼痛日记评分法(pain diary scale,PDS)

PDS是临床上常用的测定疼痛的方法。由护士、家属或患者记录每天各时间段(每0.5小时,或1小时,或2小时,或4小时)与疼痛有关的活动。在疼痛日记表内注明某时间段内某种活动方式(坐位、行走、卧位)、使用的药物名称和剂量。疼痛强度用0~10的数字量级来表示,睡眠过程按无疼痛记分(0分)。此方法简单、真实、易比较,便于发现患者的行为与疼痛、疼痛与药物用量之间的关系。

(四)心理-社会状况

持续疼痛会影响老年人的睡眠、饮食和活动,并引起焦虑、抑郁、沮丧等情绪改变,导致生活质量的下降,社会交往能力减退。

二、常见护理诊断与医护合作性问题

(一)疼痛

(1)骨关节病相关组织损伤、反射性肌肉痉挛。

(2)与血管疾病有关:血管痉挛、梗死、静脉炎。

(3)与糖尿病有关:周围神经病变。

(4)与病毒感染有关:带状疱疹。

(二)焦虑和抑郁

与长期慢性疼痛而对疼痛治疗信心降低有关。

(三)睡眠形态紊乱

与疼痛有关。

三、护理计划与实施

治疗和护理目标：①老年人能说出并被证实疼痛的存在；②老年人能初步应用一般止痛方法处理疼痛；③疼痛缓解或得到改善。

（一）一般护理

正确评估老年人疼痛的程度，创造良好的环境，加强生活护理，使老年人保持舒适的体位，运用按摩、冷热敷、放松术、音乐疗法等辅助手段，尽量减轻疼痛对老年人日常生活的影响。

（二）用药护理

用于缓解疼痛的药物包括非甾体抗炎药（nonsteroidal antiinflammatory drugs，NSAID），麻醉性镇痛药，抗抑郁、抗焦虑与镇静催眠药等。老年人的疼痛以慢性多见，治疗最好使用长效缓释剂。

1.非甾体抗炎药（NSAID）

NSAID 是适用于短期治疗炎性关节疾病（如痛风）和急性风湿性疾病（如风湿性关节炎）的主要药物，也是肿瘤的早期和辅助止痛药物。其中对乙酰氨基酚是用于缓解轻、中度肌肉骨骼疼痛的首选药物。其他常用药物有布洛芬、阿司匹林、双氯芬酸等，应注意其不良反应，如胃肠道不良反应、肾脏损害、钠潴留、血小板功能障碍所致的出血倾向等。

2.阿片类药物

阿片类镇痛药适用于急性疼痛和恶性肿瘤引起的强烈持续疼痛。常用药物有曲马多、吗啡、芬太尼和哌替啶等。

3.抗抑郁药物

抗抑郁药除了抗抑郁效应外还有镇痛作用，可用于治疗各种慢性疼痛综合征。此类药包括三环类抗抑郁药如阿米替林和单胺氧化酶制剂。三环、四环类抗抑郁药不能用于青光眼、严重心脏病和前列腺肥大患者。

4.外用药

对骨关节疼痛的老年人，可选用双氯芬酸乳胶剂（扶他林）、红花油、正骨水、吲哚美辛栓塞肛等外用药。芬太尼透皮贴剂适用于不能口服的患者和应用其他阿片类药物效果不佳的患者。

（三）心理护理

重视老年人对疼痛的主诉和表现，及时给予关心和安慰，按时给予止痛药物，施行有效的非药物止痛疗法，均有助于减轻患者的疼痛、焦虑和抑郁。

（四）健康教育

使用常用的疼痛评价方法和工具，指导家属或患者正确使用止痛药物，了解止痛药物的不良反应。提醒老年人止痛药与其他药物合用时，应注意药物的相互作用可能带来的影响，应遵医嘱用药。鼓励老年人适当活动以缓解慢性疼痛，运动锻炼在改善全身状况的同时，可调节情绪，振奋精神，缓解抑郁症状。

四、护理评价

患者及家属能恰当使用各种有效的止痛方法。老年人的生活未受到明显的影响，表现为睡眠良好，饮食、活动能正常进行，情绪稳定。

（宋　玲）

第五节　老年人低血压的护理

一、疾病简介

什么是低血压？无论是由于生理或病理原因造成血压收缩压低于 13.3 kPa(100 mmHg)，那就会形成低血压，平时我们讨论的低血压大多为慢性低血压。慢性低血压据统计发病率为 4% 左右，老年人群中可高达 10%。慢性低血压一般可分为 3 类。①体质性低血压，一般认为与遗传和体质瘦弱有关，多见于 20～50 岁的妇女和老年人，轻者可无任何症状，重者出现精神疲惫、头晕、头痛，甚至昏厥。夏季气温较高时更明显。②直立性低血压：直立性低血压是从卧位到坐位或直立位时，或长时间站立，出现血压突然下降超 2.7 kPa(20 mmHg)，并伴有明显症状。这些症状包括头昏、头晕、视力模糊、乏力、恶心、认识功能障碍、心悸、颈背部疼痛。直立性低血压与多种疾病有关，如多系统萎缩、糖尿病、帕金森病、多发性硬化病、围绝经期障碍、血液透析、手术后遗症、麻醉、降压药、利尿剂、催眠药、抗精神抑郁药等，或其他如久病卧床，体质虚弱的老年人。③继发性低血压：由某些疾病或药物引起的低血压，如脊髓空洞症、风湿性心脏病、降压药、抗抑郁药和慢性营养不良症、血液透析患者。

二、主要表现

病情轻微症状可有头晕、头痛、食欲缺乏、疲劳、脸色苍白、消化不良、晕车船等；严重症状包括直立性眩晕、四肢冷、心悸、呼吸困难、共济失调、发音含糊，甚至昏厥、需长期卧床。这些症状主要因血压下降，导致血液循环缓慢，远端毛细血管缺血，以致影响组织细胞氧气和营养的供应，二氧化碳及代谢废物的排泄。尤其影响了大脑和心脏的血液供应。长期如此使机体功能大大下降，主要危害包括视力、听力下降，诱发或加重老年性痴呆，头晕、昏厥、跌倒、骨折发生率大大增加。乏力、精神疲惫、心情压抑、忧郁等情况经常发生，影响了患者生活质量。据国外专家研究显示，低血压可能导致脑梗死和心肌梗死。直立性低血压病情严重后，可出现每当变换体位时血压迅速下降，发生晕厥，以致被迫卧床不起，另外诱发脑梗死、心肌缺血，给患者、家庭和社会带来严重问题。

三、治疗要点

低血压轻者如无任何症状，无需药物治疗。主要治疗为积极参加体育锻炼，改善体质，增加营养，多喝水，多吃汤，每天食盐略多于常人。重者伴有明显症状，必须给予积极治疗，改善症状，提高生活质量，防止严重危害发生。近年来推出 α 受体激动剂管通，具有血管张力调节功能，可增加外周动、静脉阻力，防止下肢大量血液瘀滞，并能收缩动脉血管，达到提高血压，加大脑、心脏等重要脏器的血液供应，改善低血压的症状，如头晕、乏力、易疲劳等症状。其他药物还有麻黄碱、双氢麦角胺、氟氢可的松等，中药治疗等效果和不良反应有待进一步考察。

四、护理措施

(1)适当增加食盐用量,同时多饮水,较多的水分进入血液后可增加血容量,从而可提高血压。

(2)增加营养,吃些有利于调节血压的滋补品,如人参、黄芪、生脉饮等。此外,适当喝些低度酒也可提高血压。

(3)加强体育锻炼,提高机体调节功能。体育锻炼无论对高血压或低血压都有好处。

(4)为防止晕倒,老年低血压平时应注意动作不可过快过猛,从卧位或坐位起立时,动作应缓慢一点。排尿性低血压还应注意,在排尿时最好用手扶住一样较牢固的东西,以防摔倒。

(5)药物治疗,可选用米多君、哌甲酯、麻黄碱等升压药及三磷腺苷、辅酶 A、B 族维生素及维生素 C,以改善脑组织代谢功能。

五、保健

(1)平时养成运动的习惯,均衡的饮食,培养开朗的个性,及足够的睡眠。所以低血压的,应过规律的生活。

(2)低血压入浴时,要小心防范突然起立而晕倒,泡温泉也尽量缩短时间。

(3)对血管扩张剂、镇静降压药等慎用。

(4)有直立性低血压的人可以穿弹性袜。夜间起床小便或早晨起床之前先宜活动四肢,或伸一下懒腰,这样活动片刻之后再慢慢起床,千万不要一醒来就猛然起床,以预防短暂性大脑缺血。也可以在站立之前,先闭合双眼,颈前屈到最大限度,而后慢慢站立起来,持续约 10～15 秒后再走动,即可达到预防直立性低血压的目的。

(宋　玲)

第六节　老年人贫血的护理

一、疾病简介

贫血是老年人临床常见的症状。随着年龄的增加,贫血发病率也会上升,因为老年人的某些生理特点与贫血的发生也有一定的关系。老年人贫血主要是缺铁性贫血和慢性疾病性贫血,其次为营养性巨幼细胞贫血。在经济条件较差的人群中易发生营养性贫血。老年人贫血的发生较为缓慢、隐蔽,常会被其他系统疾病症状所掩盖。如心悸、气短、下肢水肿及心绞痛等症状在贫血及心血管疾病时均可出现,临床上多考虑为心血管疾病而忽视了贫血的存在。实际上,也可能是贫血加重了心血管的负担,使原有的心脏病症状加重。此外,贫血时神经精神症状常较为突出,如淡漠、无欲、反应迟钝,甚至精神错乱,常被误诊为老年精神病。

贫血是一种症状,造成贫血的原因比较复杂,对老年人贫血应该寻找出造成贫血的真正原因。老年人贫血常见原因是营养不良或继发于其他全身性疾病。再生障碍性贫血及溶血性贫血不多见。营养不良性贫血中以缺铁性贫血最常见。食物缺铁,吸收不良或慢性失血均可造成铁的缺乏。老年人咀嚼困难,限制饮食,胃酸缺乏,吸烟喝酒,饭后饮茶等都可造成铁吸收障碍。慢性失血以胃溃疡出血、十二指肠溃疡出血、消化道肿瘤出血、痔疮、鼻出血及钩虫感染为常见。继发性贫血的常见原因是老年人肿瘤、肾炎和感染。有些药物如某些降糖药、氯霉素、抗风湿药、利尿剂等,除可直接影响骨髓造血功能,还可通过自身免疫机制造成溶血性贫血。

二、主要表现

老年人贫血进展缓慢,其症状、体征与贫血本身及由引起贫血的原发病共同所致,其表现与贫血的程度、发生的进度、循环血量有无改变有关。

(一)皮肤黏膜

皮肤黏膜苍白最为常见,苍白程度受贫血程度、皮内毛细血管的分布、皮肤色泽、表皮厚度以及皮下组织水分多少的影响。苍白比较明显的部位有睑结膜、口唇、甲床、手掌及耳轮。

(二)肌肉

主要表现为疲乏无力,是由骨骼肌缺氧所致。

(三)循环系统

表现为活动后心悸、气短,严重贫血可出现心绞痛、贫血性心脏病、心脏扩大乃至心力衰竭。

(四)呼吸系统

表现为气短和呼吸困难。

(五)中枢神经系统

缺氧可致头昏、头痛、耳鸣、眼花、注意力不集中及记忆力减退、困倦、嗜睡乃至意识障碍。

(六)消化系统

常见食欲减退、腹胀、恶心、腹泻、便秘、消化不良等。

三、治疗要点

老年人贫血的治疗原则与年轻人相同,首先针对病因。一般用药原则是针对性强,尽量单一用药,剂量要充足,切忌盲目混合使用多种抗贫血药。老年人贫血一般多为继发性贫血,当然是要以治疗原发病为主,只有治好了原发病,贫血症状才有可能得到纠正。

四、护理措施

(一)休息

可视贫血的严重程度及发生速度而定,对严重贫血并伴有临床症状的,要采取适当休息,限制下床活动,卧床或绝对卧床休息。对有一定代偿能力的,要给予一定的关照。休息的环境应清洁、安静、舒适、阳光充足,空气流通。温湿度适宜,并与感染隔离。

(二)病情观察

观察体温、脉搏、呼吸、血压情况的变化,及可能合并出现的出血与感染的早期临床表现,及时处理。

(三)营养

应给予高热量、高蛋白、高维生素及含无机盐丰富的饮食。通过适当调整饮食以协助改善胃肠道症状。

（四）症状护理

心悸、气短应尽量减少活动,降低氧的消耗,必要时吸氧。头晕是脑组织缺氧所致,应避免突然变换体位,以免造成晕厥后摔倒受伤。有慢性口腔炎及舌炎时应注意刷牙,用硼酸溶液定时漱口,口腔溃疡时可贴溃疡药膜。

（五）皮肤毛发护理

定期洗澡、擦澡、保持皮肤和毛发清洁。

（六）心理护理

耐心、细致地做好思想工作,关心体贴,解除的各种不良情绪反应及精神负担,增强战胜疾病的信心。心力衰竭或烦躁、易怒、淡漠、失眠,面色、手掌和黏膜苍白。

五、保健

（1）平时应注意膳食的均衡,食物中应有充足的新鲜蔬菜、肉类、奶类及蛋类制品,菠菜、芥蓝菜、黑木耳、桂圆、红枣、海带、猪肝等富含铁质食物,经常调配食用,对预防营养不良性贫血有较好的作用。对已查明正在治疗原发病的贫血老人,有辅助配合治疗的效果。

（2）对老年人来讲,许多急性、慢性疾病,特别是常见的感染性疾病都可引起继发性贫血,如肿瘤、慢性支气管炎、结核、胆囊炎、肾盂肾炎、前列腺肥大、尿路感染、糖尿病及慢性肝炎或肝硬化等。因此,积极有效地预防这些疾病,一旦患有疾病应及时进行治疗,不让疾病长期不愈,就可减少继发性贫血的发生率。

（宋　玲）

第七节　老年人慢性淋巴细胞白血病的护理

一、疾病简介

白血病的发病率随增龄而增加,老年人中以慢性淋巴细胞白血病为多见。病因至今未明,许多因素被认为与白血病发生有关:病毒感染可能是主要因素,此外尚有遗传因素、放射、化学毒物或药物等。但科学证实了遗传因素是白血病的肯定病因。白血病是造血系统的恶性疾病,俗称"血癌",是国内十大高发恶性肿瘤之一。我国白血病为 3～4 人/10 万人口,小儿的恶性肿瘤中以白血病的发病率最高,每年至少以3 万～4 万的速度增加。据调查,我国＜10 岁小儿白血病的发病率为 2.28/10 万,任何年龄均可发病,男性的发病率高于女性。随着医学技术飞速发展,"血癌"不再难缠,只要及时发现、及时治疗,白血病完全可以治愈。

二、主要表现

（一）感染

感染是机体免疫功能低下的结果。特别是肺炎和胃肠道感染可导致败血症或脓毒血症,致患者全身发热,体温常常＞38.5 ℃,是引起患者死亡的主要原因。

(二)出血

白血病患者的出血发生率为 67%~75%,其原因主要有血小板计数减少,白血病细胞浸润小动脉和小静脉使血管壁损伤,凝血因子缺乏和抗凝物质增多。出血以皮肤瘀点、瘀斑、齿龈渗血、鼻出血最常见。若患者发生颅内出血和蛛网膜下腔出血时常可突然死亡。

(三)贫血

有 60%以上的白血病患者存在贫血。贫血的病理基础是血红蛋白的减少。

(四)淋巴结和肝脾大

约有一半的白血病患者可在颈、锁骨上等处触摸到肿大的淋巴结。腹部深触诊可触及肿大的肝脾。此体征在急性淋巴细胞性白血病中最为显著。

(五)剧烈头痛

当白血病细胞浸润脑组织和蛛网膜下腔时,患者会出现神经系统的症状和体征。

(六)肺感染

60%以上的严重白血病有白血病细胞的肺浸润。1%常以并发感染为表现,如低热、轻咳、咯痰等。

(七)骨髓疼痛

以急性淋巴细胞白血病最常见,又以儿童患者居多。其原因主要有骨髓腔内压增加。

三、治疗要点

急性白血病的治疗主要是以化疗为主的综合治疗。治疗原则为早诊、早治,严格分型,按型选方案,尽可能采用强烈诱导方案,争取尽快达完全缓解;采取多药(3~5 种)联合,足量、间歇、交替用药,坚持长期治疗的方针;重视支持疗法;早期预防髓外白血病复发。

四、护理措施

(一)病情观察

(1)观察皮肤黏膜苍白程度,有无牙龈肿胀、肝大、脾大、淋巴结肿大、中枢神经系统损害等白血病细胞浸润症状。

(2)观察体温,注意各系统可能出现的感染症状。

(3)观察有无出血倾向,如皮肤黏膜瘀斑、消化道出血、泌尿道出血、颅内出血等症状时,警惕弥散性血管内凝血的发生。

(二)护理要点

1.贫血

限制活动,卧床休息,注意安全,补充足够营养,有心悸气促的可给予氧气吸入,做好输血护理。

2.出血

(1)鼻出血:鼻部冷敷,用 1:1 000 肾上腺素棉球填塞压迫止血,严重时用油纱条止血粉做后鼻道填塞止血。

(2)牙龈出血:保持口腔卫生,饭后漱口,或口腔护理,避免刷牙损伤黏膜。局部可用吸收性明胶海绵止血剂贴敷止血。

(3)消化道出血:可有呕血、黑便,出现头晕、心悸、脉细速、出冷汗、血压下降时应及时抢救,给予止血和补充血容量。

（4）头面部出血：有眼眶周围瘀斑，眼底出血时应卧床休息，减少活动，按医嘱给予及时治疗。

（5）颅内出血：平卧位，高流量吸氧，保持呼吸道通畅，按医嘱应用止血药物及降低颅内压药物，输注成分血。头部可给予冰袋或冰帽，严密观察病情，及时记录。

3.预防和控制感染

（1）保持病室环境清洁，定期做空气消毒。大病房可戴口罩做自我保护，避免呼吸道感染。

（2）白细胞计数低下时可采取保护性隔离措施，有条件者入无菌洁净层流室，防止交叉感染。

（3）口腔护理危重者每天 2 次做口腔护理，经常用漱口液漱口，口腔黏膜有溃疡时可用锡类散涂敷，真菌感染时可涂制霉菌素甘油，每天 3 次。

（4）保持全身皮肤清洁，特别要注意会阴、肛门的清洁，防止肛周脓肿。

（5）高热应执行高热护理常规，但要避免乙醇溶液擦浴及应用能引起白细胞计数减少的退热药物。

（6）严格执行无菌操作，防止院内感染。

（7）遵医嘱合理应用抗生素。

五、保健

（1）指导出院学会自我观察，自我防护的知识，避免接触有害物质。

（2）坚持用药，定期强化治疗，巩固和维持疗效；定期复诊，病情变化应及时就诊。

（宋　玲）

第八节　老年人胃癌的护理

一、疾病概念

胃癌是我国最常见的消化道肿瘤，占恶性肿瘤死亡率的第一位。

二、流行病学资料

好发年龄在 50 岁以上，男女发病率之比为 2：1。

危险因素包括以下几点。

（一）饮食因素

通过不良饮食习惯和方式摄入某些致癌物质，如亚硝胺、亚硝酸盐、硝酸盐类等。

（二）幽门螺杆菌（*Helicobacter pylori*，Hp）感染

胃癌高发区成人 Hp 感染率明显高于低发区。

（三）癌前病变

癌前病变是指一些增高胃癌发病危险的良性胃病和病理改变。

（四）遗传和基因

胃癌患者有血缘关系的亲属为癌发病率高于对照组。

三、临床表现与并发症

（一）一般表现

（1）早期多数人无明显表现，少数人有恶心、呕吐或是类似溃疡病的上消化道症状。

（2）进展期疼痛与体重减轻是最常见症状。常见有较为明显的上消化道症状，如进食后饱胀感、上腹部不适，逐渐会出现上腹疼痛加剧、食欲下降、乏力、消瘦、恶心呕吐症状加重等表现。

（二）并发症

根据肿瘤位置不同，会出现特别的临床表现：贲门胃底癌可出现胸骨后疼痛和进行性吞咽障碍；幽门附近肿瘤会导致幽门梗阻表现；肿瘤破坏血管后会出现呕血、黑便等消化道出血症状；肿瘤扩展超出胃壁会出现腹部持续疼痛。

（三）老年胃癌特点

随着老龄化社会的形成，老年胃癌患者的年龄逐渐增，老年人各脏器储备功能下降，并合并多种基础疾病，因此在术前护理时应对患者营养、皮肤、活动以及安全等情况进行全面评估。据研究显示老年胃癌患者男性居多，比例明显高于非老年组，老年胃癌常见为胃底贲门癌，临床表现上常伴有明显消瘦症状，此症状比例明显高于非老年组，并且起病比较隐匿，这与老年人储备能力及营养情况下降，痛觉减退，自觉症状轻微等特点相关。

四、治疗原则

以外科手术为主。

（一）手术治疗

1.根据术式分类

早期胃癌因病变淋巴结转移较少，行 D_2 以下的胃切除术即可治愈。局部进展期胃癌行 D_2 淋巴结清扫的胃癌根治术已被认为是标准模式。扩大的胃癌根治术适用于胃癌浸及周围组织脏器。胃癌根治术可分为开腹及腹腔镜辅助两种术式。开腹手术优点在于术野暴露更彻底，便于病灶切除、淋巴结清扫、术中止血等。腹腔镜辅助下胃癌根治术可有效减轻术后疼痛，加快术后肺功能恢复，对于老年患者，明显降低了术后出血、感染等并发症的发生率。不同的手术方式由患者病灶位置、大小、手术范围、患者病情以及术中情况而定。

2.根据消化道重建方式

（1）Billorth Ⅰ式吻合：为胃剩余部分与十二指肠断端缝合。

（2）Billorth Ⅱ式吻合：十二指残端闭合，而将胃的剩余部分与空肠上段吻合。

（3）病灶范围较大者行胃全切手术，术后可行食管空肠吻合，或是十二指肠食管间空肠间置手术。

3.根据淋巴结清扫范围

胃周围淋巴结可分为五站，根据胃癌的分化及转移程度，决定淋巴结清扫范围。第一站未全部清除者为 D_0，第一站淋巴结全部清除为 D_1 术，第二站淋巴结完全清除称为 D_2 术，依次为 D_3、D_4。

（二）姑息性胃切除术

即原发病灶无法切除，为了减轻各种并发症引起的症状（如梗阻、穿孔、出血等）行胃切除术。

(三)化疗

用于根治性手术的术前、术中和术后。晚期胃癌患者采用适量化疗,能减缓肿瘤的发展速度,改善症状。

五、护理干预

(一)胃癌术前护理

1.评估患者营养状况

老年胃癌患者储备能力下降,且受病变影响,出现食欲缺乏、呕吐等症状,易发生水、电解质紊乱、营养缺乏等,因此术前评估患者营养情况较重要。指导患者进食清淡易消化的高营养食物,遵医嘱给予患者术前肠内或肠外营养支持。

2.协助完善各项检查

除一般常规检查外,胃癌患者还应进行胃镜、X线钡餐、腹部超声、腹部增强 CT 等检查,以便更好地了解肿瘤具体情况。

3.术前胃肠道准备

术前一天患者进食低渣流食,并应用导泻药物进行肠道清理。导泻药物为机械性刺激肠腔使其蠕动排便,目前临床常用口服聚乙二醇电解质散导泻,以减少对患者电解质平衡的影响。但老年胃癌患者术前本身就存在营养不良、乏力等症状,频繁腹泻会增加其跌倒、体力不支等风险,还会增加术前焦虑,甚至影响睡眠质量,因此在临床常适当减少药量或用 110 mL 甘油灌肠剂代替。有研究提到也可应用肠内营养乳剂辅助给予肠道准备,效果与聚乙二醇电解质散差异不大。

4.术前指导

指导患者练习深呼吸、咳嗽,以进行术后肺部护理。协助患者进行床上翻身、活动,并指导患者进行规律的下肢活动,自下向上活动脚趾、脚踝,屈膝,收缩股四头肌等。

5.皮肤护理

因老年患者皮肤松弛,长期处于营养缺乏状态,会出现消瘦,因此在入院后应评估患者皮肤情况以及影响皮肤受损的因素,避免出现压疮。指导患者注意翻身,保持床单位清洁、干燥。

6.心理护理

老年癌症患者对于病情及治疗带来的心理困扰中,带有"担心"条目所占比例最高(73.9%),其次是情绪低落(55.6%)、疼痛(54.2%)、经济问题(52.3%)、害怕(49.7%)。因此术前做好心理护理对于老年癌症患者及其家属十分重要,不仅让患者了解手术大致方案,术后注意事项,还应帮助患者树立自信心,对术后生活抱有希望。可以介绍相同病例的患者相互交流,提高其对"手术"的认知。对于不知病情的患者应遵从其自身及家人的要求,给予充分安慰。

(二)胃癌术后护理

1.全麻术后护理

麻醉未清醒时取去枕平卧位,协助患者头偏向一侧。麻醉清醒后,可指导患者半坐卧位。若患者主诉恶心,通知医师,及时用药。一旦患者发生呕吐,立即清理口腔等处的呕吐物,避免误吸。严密监测患者生命体征,若发生异常,及时通知医师。老年患者既往基础疾病较复杂,常伴高血压、肺功能下降、心律不齐、带有起搏器等特殊情况,应更加关注血压、心率、血氧饱和度的变化,有条件时应使用输液泵,控制总量和速度。

2.伤口和引流管的护理

(1)伤口护理:术后观察伤口情况,是否包扎完好,敷料表面有无渗血,若有异常及时通知医师给予换药。告知家属购买大小合适的腹带,环绕腹部,以保护伤口,减轻患者活动时对伤口的牵拉,同时可减轻疼痛。护士应及时协助患者整理腹带,保持平整及干净,同时观察伤口敷料变化。

(2)胃管护理:术后给予患者持续有效的胃肠减压,减少胃内积气、积液。术中刺激迷走神经和膈神经,术后留置胃管刺激胃壁或胃内积气、积液等因素诱发膈肌痉挛,可导致患者出现顽固性呃逆而感到不适。保持有效胃肠减压,可缓解此症状。但胃术后负压不可过大,最好维持在$-7\sim-5$ kPa,既能保证有效引流,又能避免引流管堵塞。胃管的有效固定十分重要,脱管或任意改变胃管末端在胃中位置均会影响手术效果。因此在临床中常用特定胶布在鼻翼处蝶形螺旋固定,并在脸颊处再次固定。术后24小时后,每天低压脉冲式冲洗胃管4~5次,保持胃管通畅。冲洗同时观察患者面色变化,倾听有无不适主诉。患者翻身活动时注意避免管路打折。若胃液为血性,引流速度大于100 mL/h,则提示可能有活动性出血,指导患者卧床休息,通知医师并监测生命体征。如术后经过顺利,一般在术后3~4天可拔除胃管,拔管指征是:①肠蠕动恢复正常,肠鸣音恢复,肛门排气后;②胃肠引流液逐渐减少,24小时少于300 mL;③拔管前可行闭管试验,闭管后如无恶心、呕吐或腹胀,方可考虑拔管。

(3)引流管护理:胃癌根治术后常见引流管为十二指肠残端、吻合口等腹腔引流管。术后应评估引流管是否妥善固定,固定时采用胶带蝶形螺旋交叉固定法。老年人神志受麻醉影响较大,可能会出现谵妄、躁动等现象,必要时应给予有效约束。每天观察引流管引流情况,定时挤压引流管,避免打折、堵塞,患者下床活动时,协助患者将引流袋固定在腹部伤口以下,并向老年患者及家属或看护人员做好宣教,避免管路滑脱。每天更换引流袋,并准确记录引流量。密切观察引流液颜色及性质,正常情况下在术后第1天,腹腔引流管可引出,100~300 mL 的血性渗液,以后逐日减少,一般在术后3~4天,每天引流量降至20 mL以下时,可以取下引流管。

(4)空肠造瘘术后妥善固定好空肠造口管,并注意固定空肠造瘘管时的管口端向上,防止逆流。翻身前后检查空肠管的位置,防止造瘘管的扭曲、打折或脱出,无菌敷料覆盖,胶布固定。第一次进行空肠灌注时抬高床头,少量慢速滴入,若条件允许,可使用灌注泵,速度少于 30 mL/h。再滴入的同时,密切观察患者反应,若出现腹痛腹胀立即停止灌入。早期少量灌入能够起到刺激肠道蠕动的作用。后期营养治疗时根据患者情况调速和逐渐加量,护理原则为,先少后多,先慢后快,每天灌注总量至少于 2 000 mL。由于肠内营养液黏稠、或粉碎不全的药物碎片黏附于管腔内而堵管,灌注前后以及每 4 小时应冲洗一次管道。老年人理解记忆力会随着年龄增长而减低,因此术后给予不同治疗时,应有醒目标识区分,肠内灌注与静脉滴注或微量泵入等分杆挂置。营养液温度应加热到 30~35 ℃再使用,加热仪器尽量夹在输注管下端,近患侧的一侧,但要避免烫伤患者。鼓励患者早期下床活动,促进肠道蠕动。

(5)三腔喂养管应用:三腔喂养管优势在于同一根管路可分别进行胃肠减压和肠内营养灌注。共三个腔,"A"为负压吸引腔:96 cm 长,用于胃肠减压;"B"为小肠喂养腔:150 cm 长,用于空肠喂养;"C"为压力调节腔:打水、打气,防止减压腔吸附到胃壁上。三腔喂养管有以下禁忌证:①食管静脉曲张;②食管出血;③肠道吸收障碍;④严重肠梗阻;⑤急腹症。留置最长时间不超过 8 周。其护理与空肠造瘘管相似,每天观察管路情况,避免堵管或管路脱落。

(6)导尿管护理:术后持续观察患者尿液颜色、性质、量变化,严格计录 24 小时尿总量,评估患者出入量是否平衡。若 8 小时内患者尿量少于 300 mL，则应通知医师，给予对症处理。留置导尿管期间每天给予患者会阴擦洗 2 次，并观察尿道口有无红肿、渗出脓性分泌物以及导尿管压疮等。

3.疼痛护理

评估患者疼痛因素，程度，频率等，及时给予药物支持，向患者及家属宣教术后麻醉泵的使用，或遵医嘱给予止疼药物。进行日常护理时操作动作轻，尽量集中操作。保持病房环境安静，做好晨、午、晚间护理，使床单位平整干净。

4.术后活动

手术当日协助患者床上翻身，并进行有效下肢活动，如活动脚踝，屈膝，收缩股四头肌等。术后 1~2 小时后协助患者翻身，避免受压部位皮肤发生压红或破溃。提倡腹部手术后患者次日尽早下床活动，但对于老年人可根据其术前活动情况，手术时长，术中出血等因素适当延缓下床时间。第一次下床活动前，护士应进行跌倒风险评估，下床活动前遵守"起床三部曲"，静卧半分钟，静坐半分钟，在护士搀扶下站立半分钟。首次下床活动时间最好不超过半小时，避免过度劳累或引发疼痛出血等意外。术后活动应遵守循序渐进原则。

5.下肢血栓的预防

老年患者普遍存在各种血管问题，一部分患者长期服用或注射一些降血脂、抗凝药物，为避免增加术中出血量，术前停止抗凝类药物的服用，并且受到术中麻醉、低温等影响，患者术后出现血栓概率增大。在术前应告知患者诱发血栓的危险因素，指导患者进行平卧时的下肢运动，评估患者掌握程度。手术当天帮助患者使用抗血栓梯度压力带（俗称预防血栓袜），并告知患者术后第三日后开始在夜间休息时脱去血栓袜。术后指导患者及家属下肢运动方法，并密切观察患者下肢皮肤温度、足背动脉搏动情况、是否发生下肢肿胀。若出现下肢麻、胀，并持续加重无缓解，应及时通知医师。术后 24~48 小时后遵医嘱应用抗凝、预防血栓药物。

6.营养支持

（1）肠外营养：患者长期禁食、持续胃肠减压，可能出现体液丢失，营养缺乏，水、电解质失衡等情况。术后应及时给予患者补充水、电解质及必需营养素。临床除葡萄糖、葡萄糖氯化钠注射液等晶体补液外，常见脂肪乳氨基酸葡萄糖混合注射液以补充营养。老年人经静脉大量补液时应注意输液速度不可过快。并评估患者心肾功能，准确记录出入量，保证出入量平衡。若患者出现尿少、主诉胸闷憋气、下肢水肿等现象及时通知医师，并减缓或暂停输液。老年胃癌患者外周血管情况较差，尽量选择粗直、弹性好的手臂血管。穿刺时应选择留置针，并给予妥善固定，密切观察穿刺点情况，避免外渗。若有条件，应选择深静脉进行输液。

（2）肠内营养：经空肠造瘘或三腔喂养管而进行肠内营养时注意管路的维护，防止脱管。灌注时注意患者有无腹痛腹胀等不适。老年患者本身胃肠蠕动功能较差，经历手术后，更应注意胃肠蠕动是否恢复，避免发生梗阻现象。传统观念认为胃肠术后患者应禁食至肛门排气后方可进食，但研究表明腹部手术后数小时就有肠蠕动，术后胃肠道麻痹仅局限于胃和结肠，术后 6~12 小时小肠就有消化、吸收功能。因此，早期进行肠内灌注可有效增强患者营养情况及免疫力。

7.并发症

（1）术后胃出血：术后从胃管可引流出暗红色或咖啡色胃液，属手术后正常现象。如果胃管内流出鲜血每小时 100 mL 以上，甚至呕血或黑便，多属吻合口活动性出血，应密切观察出血量及患者生命体征变化，必要时需要再次行手术止血。

（2）十二指肠残端破裂：表现为右上腹突发剧痛和局部明显压痛、腹肌紧张等急性弥漫性腹膜炎症状，需立即进行手术治疗，术后妥善固定引流管，持续负压吸引保持通畅，观察记录引流的性状、颜色和量。

（3）胃肠吻合口破裂或瘘：临床比较少见，多发生在术后5～7天，多数由于缝合不良，吻合口处张力过大、低蛋白血症、组织水肿等原因所致。一旦发生常引起严重的腹膜炎，必须立即进行手术修补。若周围组织已发生粘连，则形成局部脓肿和外瘘，应给予脓肿外引流，并加强胃肠减压，加强营养和支持疗法，促进吻合口瘘自愈，必要时再次手术。

（4）术后梗阻：按照梗阻部位可分为输入段、吻合口及输出段梗阻，表现为大量呕吐，不能进食。

（5）倾倒综合征：倾倒综合征一般表现为进食特别是进食甜的流食后，患者出现上腹部不适、心悸、乏力、出汗、头晕、恶心、呕吐，甚至虚脱，并伴有肠鸣音亢进和腹泻等。其原因是胃大部切除后丧失了幽门括约肌的约束作用，食物过快排入上段空肠，未经胃肠液充分混合、稀释而呈现高渗状态，将大量细胞外液吸入肠腔，循环血量骤减所致，也与肠腔突然膨胀，释放5-羟色胺，刺激肠蠕动剧增等因素有关。可通过饮食调节，告知患者进食高蛋白、高脂肪、低碳水化合物的食物，少食多餐，细嚼慢咽，避免饮用过甜过热的流质食物，餐后最好能平卧30分钟，经过调节后，该症状可逐步减轻或不再发作。

（6）低血糖综合征：低血糖综合征多发生在进食后2～4小时，表现为心慌、无力、眩晕、出汗、手抖、嗜睡，严重者可导致虚脱。其原因在于食物过快地进入空肠，葡萄糖被过快地吸收，血糖呈一过性增高，刺激胰腺分泌过多的胰岛素，随即引起了反应性低血糖。可通过饮食调节少食多餐，进食高蛋白、高脂肪和低碳水化合物饮食，通常在术后6个月至1年后能逐步自愈。

（7）心理护理：胃癌根治术后患者通常有过于敏感、过于关注自我、对生活缺乏乐观自信等表现，需得到医护人员及患者家属的支持与关心。术后要积极疏导患者敏感、焦虑等心理情绪，帮助其恢复对生活的信心和希望，并积极配合护理、治疗，以尽快康复出院。同时可鼓励患者多放松自己、多参加集体活动，通过愉悦自身而调整自己的心态，从而提高免疫力、尽早恢复健康。老年胃癌患者应根据患者的文化程度、对疾病的认识程度，有针对性地做好心理护理与心理疏导。可以介绍相同疾病患者相互讨论，增强患者归属感。老年人性格较易偏激、倔强，对于疾病或家人的照顾存在拒绝感，易逞强，因此在心理护理时首先要着重告知患者"可以做什么"，而非"不能做什么"。

六、延续护理

（一）成立延续护理小组

统一规范化培训责任护士有关患者出院指导知识，根据老年人群特点制定完善的健康教育材料。

（二）延续护理的方式

在患者恢复期间，对其进行详细的出院指导，指导后向患者提问简单问题，评估患者对出院后注意事项掌握情况。并准确、详细记录患者相关信息，建立回访档案，根据患者不同手术方式以及出院时健康状况，在出院后10天进行回访，并给予相关健康宣教。

（三）延续护理的主要内容

1.饮食指导

饮食对胃癌术后恢复尤为重要，出院前对患者进行详细的饮食指导。不仅清楚地介绍饮食种类,如清流饮食、流食、半流食等,还要列举出每种饮食大致包含哪类食物。对于一些常食用的食物要详细讲解。强调饮食原则:少食多餐,循序渐进。

2.回访

告知患者定期复诊,有异常情况随时就诊。对出院后患者,在其出院 10 天后,进行电话回访,询问恢复情况,并对患者提出的疑问进行有效解答,若发现有就诊必要,应指导患者及时就诊。

3.特殊护理

对未拆线或带有管路出院的患者,在其回科换药、拆线、拔管时,进行相应恢复时间的健康饮食宣教。对带有 PICC 出院的患者,如本地患者,告知他来院换药的流程,以及发生意外事件后首要的处理方式;如外地患者,在电话随访时询问管路情况,有无并发症或意外事件发生,再次给予管路的护理指导。

七、居家护理

胃癌术后患者可能会因为饮食种类及习惯的改变与周围人群产生距离感,因此在进行饮食指导时不仅要详细,还要长远为患者简单制订饮食规划。为患者举例说明正确饮食的重要性,同时指导家属养成良好的家庭饮食环境,加强患者归属感,为其建立信心。出院后若无异常情况发生,则 2 年内每 3 个月复查一次,2~5 年每半年复查一次。

(宋　玲)

第九节　老年人尿失禁的护理

尿失禁是指尿液不能自行控制而自尿道口溢出或流出。引起尿失禁的原因可因年老而排尿功能减退、膀胱容量减少、盆底支持组织松弛等造成,也可由神经性疾病、泌尿系统感染、精神及环境因素所致。尿失禁极度困扰老年人,不仅造成皮肤损伤,反复尿路感染,还可引起老年人的心理问题。

一、护理评估

(一)健康史

询问老年人是否患有泌尿系统感染、糖尿病、脊髓疾病、老年性痴呆、脑卒中等疾病;询问诱发尿失禁的原因,如咳嗽、打喷嚏等,失禁时有无尿意及流出的尿量;询问有无尿道手术史、分娩史及外伤史及饮酒和服药情况。评估老年人的居住环境,如卫生间是否靠近卧室,照明及设施情况。

(二)身体状况

1.尿失禁的临床分类

临床上尿失禁分为急性尿失禁和慢性尿失禁两类。

(1)急性尿失禁:常见于急性意识障碍、急性泌尿系统感染、阴道感染、心理异常以及粪便嵌塞或使用某些镇静剂、利尿剂等,病因祛除尿失禁即可消失。

（2）慢性尿失禁：是由多种原因导致的膀胱功能障碍而出现持久性尿失禁,可分为三种类型。①压力性尿失禁：是指短暂的腹压增高而引起的反射性尿液流出。表现为咳嗽、打喷嚏、大哭、开怀大笑或运动时出现不自主地尿液流出。与老年人组织松弛,膀胱尿道括约肌张力减低有关;老年女性症状明显。②急迫性尿失禁：患者有强烈尿意,并迫不及待地排出大量尿液。尿失禁往往突然发生,几乎没有或完全没有先兆。③充盈性尿失禁：是由于膀胱过度充盈,在膀胱逼尿肌没有收缩的情况下尿液不自主地溢出。

2.评估尿失禁的方法

（1）直肠指诊：了解肛门括约肌张力、球海绵体肌反射、前列腺大小和质地、有无粪便嵌顿。

（2）女性外生殖器检查：了解有无阴道前后壁膨出、子宫下垂、萎缩性阴道炎等。

（3）尿道压力测试：在老年人膀胱充盈情况下,于站立位时咳嗽或举重物,观察是否有漏尿情况,用于确定压力性尿失禁。

（三）辅助检查

尿常规、尿培养,了解有无泌尿系统感染。有多尿现象时应做血糖等检查。

（四）心理-社会状况

尿失禁对老年人的影响包括躯体、心理、社会和生活质量。尿失禁老年人容易患会阴部湿疹、压疮、反复尿路感染,影响睡眠和性生活;因害怕漏尿或身体有异味而不愿与人交往,常害怕被别人嫌弃,易造成家庭关系紧张;老年人极易产生苦恼、自卑、耻辱、沮丧、退缩、孤独等心理问题,甚至出现绝望感。用于治疗和护理的费用增加使老年人及家庭的经济负担加重,生活质量下降。

二、常见护理诊断与医护合作性问题

（一）尿失禁

尿液不自主流出与骨盆肌肉和支持结构退行性改变有关。

（二）有皮肤完整性受损的危险

会阴部皮肤糜烂、压疮与尿失禁有关。

（三）社交障碍

不愿与人交往与窘迫、异味、不适有关。

（四）潜在并发症

尿路感染、压疮。

三、护理计划与实施

治疗和护理目标：①增强老年人自信心,能主动配合,积极治疗;②能合理饮食和活动锻炼,并坚持行为训练;③正确使用外引流和护垫,不发生会阴部皮肤损伤;④定期参与社交活动。

（一）一般护理

在病情允许的情况下,鼓励老年尿失禁者适当参加活动,生活自理或部分自理,避免疲劳。保证营养的供应,合理补充水分。指导老年人保持会阴部皮肤的干燥、清洁,尿湿后及时用温水清洗会阴部,更换被污染的衣裤和被褥,以防局部皮肤因尿液刺激造成糜烂、破溃。生活不能自理的老年人,可使用尿片或尿不湿,每天2次用温水清洗会阴部,并保持会阴部干燥。

（二）心理及家庭支持

尊重老年人的人格自尊,注意保护其隐私,做好家庭工作,共同配合给予老年人安慰、鼓励和心理支持,减轻老年人的窘迫感和自卑感。全面评估老年人的现状,及时发现造成尿失禁的原因,与老年人及家属共同制定护理措施。

(三)行为训练

教会老年人功能锻炼的方法。

(1)进行排尿训练,让老年人每次排尿时,做排尿与终止尿流交替进行的练习,告诉老年人每次排尿时都应练习数次。

(2)教会老年人有意识地进行收腹提肛动作,躺着或坐着时,有意识地紧缩肛门括约肌(如同紧缩肛门尽量不让大便解出来一样)约 5 秒钟,放松后再重复练习数次,以加强盆底肌肉的张力。

(3)教会老年人每天早晚进行自我按摩,用手掌揉小腹 20～30 次,可增加腹肌紧张度,刺激盆腔肌肉和膀胱肌肉的收缩,加强排尿的自控能力。

(四)用药护理

对女性压力性尿失禁者多采用雌激素与 α 受体拮抗剂如丙咪嗪联合应用。积极祛除诱发因素,及时发现尿路感染的症状,并按医嘱给予抗感染治疗。

(五)健康教育

(1)向老年人及家属讲解可能引起尿失禁的生理和心理因素,强调对老年尿失禁应重视预防,积极控制相关疾病。告知老年人有尿意应及时排尿,避免长时间憋尿,并告知家属提醒老年人莫忘按时上厕所。

(2)指导和帮助改善老年人的居住环境,使老年人及家属懂得积极和友善的环境对控制尿失禁的重要性。居室应光线良好,座椅应高矮适宜,因为老年人从低矮的椅子上站起来比从高的椅子上站起来更困难、紧张和费时。卫生间应靠近老年人的卧室,坐便器和走道应有扶手。合理布局尤其是厕所的位置,有助于减少尿失禁的发生。

(3)指导老年人建立良好的生活习惯。①穿宽松、柔软、舒适且易解易系的衣裤,减轻对腹部的压力。②夜间便器放在伸手容易拿到的地方,以利老年人及时排尿。③定时开门窗,通风换气,保持室内空气清新,使患者舒适。④合理安排饮水,一般晚餐后应适当控制水的摄入,保证充分的睡眠时间,也可避免夜尿增多而引起尿失禁。⑤忌食刺激性饮食,如咖啡、茶、碳酸饮料等。

(4)提醒老年人注意药物对尿失禁的影响,利尿剂应避免夜间使用,镇痛剂和酒精会降低括约肌对排尿反应的敏感性,尽量减少使用。

(5)鼓励老年人参加各种社交活动和适当运动。

四、护理评价

老年人能主诉尿失禁的次数减少;能主动参与治疗护理活动;局部皮肤清洁、干燥;愿意参与社交活动。

（宋　玲）

第十节　老年人皮肤瘙痒的护理

皮肤瘙痒是指因为皮肤受到刺激所引起的一种皮肤感觉,产生一种搔抓的欲望。皮肤瘙痒是老年人皮肤病中最常见的症状。痒本身并不造成对生命的直接威胁,因此常被忽略,但是皮肤瘙痒可严重影响老人的生活质量,应值得高度重视和积极防治。引起皮肤瘙痒的病因有皮肤瘙痒症和具有痒感的各种皮肤病两类。皮肤瘙痒症在老年人中患病率达 10.47%,因为老年人皮肤萎缩,皮脂和汗腺分泌减少,皮肤干燥,对外界刺激抵抗力弱,轻的刺激即引起痒感。其特征是无原发皮疹而有痒感,搔抓后留有抓痕、血痂和色素斑。全身各部位皆发痒,但以下肢和背部为重,为阵发性发作,一般夜间较为严重。另外,某些刺激如风吹、局部汗渍、痔疮、肛裂、直肠或者阴道分泌物、过多洗澡、嗜辛辣食物、情绪变化、昆虫叮咬等也是引起瘙痒的原因。全身性疾病如糖尿病、缺铁性贫血、胆汁性肝硬化、某些肿瘤及肠道寄生虫病等也可伴有皮肤瘙痒症状。有痒感的皮肤病患病率达 13.57%,最常见的是皮炎湿疹类皮肤病,如接触性皮炎、钱币形湿疹、瘀积性皮炎、慢性单纯性苔藓、脂溢性皮炎、老年性红皮病,其特征是多有原发疾病及典型皮损表现。

一、护理评估

(1)询问瘙痒开始的时间、频率、严重程度,抓痒行为发生率;瘙痒一般发生在什么部位,是否影响睡眠,食辛辣、海鲜等食物后瘙痒是否加重,间隔多长时间淋浴一次,一般使用什么样的洗浴液;瘙痒发生对其日常生活的影响,有无体温升高、皮损出现。

(2)了解既往疾病史和引起瘙痒的诱因,如有无荨麻疹、尿毒症、糖尿病、缺铁性贫血、下肢静脉曲张、皮炎、湿疹、疥疮、昆虫咬伤等病史;有无接触过化妆品、清洁剂、花粉等变应原;从事的职业有无与酸碱及溶剂等化学物质接触;近来有无外出旅游,居家环境清洁与否,有无在过冷或过热的气候下活动的病史。

(3)评估患者及家属对皮肤瘙痒知识的了解程度和认识能力,皮肤瘙痒对患者情绪的影响和心理反应,如是否出现烦躁、焦虑、紧张、恐惧。

(4)视诊皮肤有无皮损、干燥、粗糙,皮损形态、大小、表面、边缘、颜色、分布,有无抓痕、血痂、糜烂、色素沉着。触诊皮肤弹性、温度,有无压痛,有无黏液性水肿,有无淋巴结肿大。外阴、肛门指检了解有无念珠菌感染、肛裂、痔疮等。

(5)检查全血红细胞、血红蛋白、白细胞及分类、血细胞比容,以了解有无贫血、真性红细胞增多症。大便检查包括常规及潜血,了解有无肠道寄生虫及肠道肿瘤。查血糖、肝肾功能、甲状腺激素,了解有无糖尿病、尿毒症、甲状腺功能异常。肿大的淋巴结穿刺活检,了解有无淋巴系统恶性肿瘤。

二、护理措施

(1)创造良好的居室环境,室内通风良好,整洁卫生,陈设雅致。根据老年人的兴趣和爱好,摆放花卉,创造有生气的空间,令人心情舒畅。室温维持在 20～25 ℃,室内相对湿度在50%～60%,使皮肤柔韧,增强对外环境刺激的抵抗力,预防皮肤干燥、裂口等。多休息,保持安静,减少活动,可减少出汗。

(2)加强皮肤清洁与保养。①定期清洁或浸浴:一般每天至少洗脸两次(早、晚),餐后漱口,睡前洗脚。每周洗澡一次,夏天可增加。注意清洗颈部、腋下、腹股沟、会阴部等皮肤皱褶处。不用或少用浴皂,浴皂宜选用硼酸、羊脂香皂,否则会引起皮肤干燥、瘙痒。洗浴水温以35～40 ℃为宜,过热会引起血管扩张,导致头晕。浴巾应选用质地柔软的棉质毛巾。皮肤干燥者可用

15～30 mL的润肤油加入浴缸,浸泡15～30分钟以滋润皮肤。瘙痒明显者可将250～450 g的玉米粉加入小壶热水中,调和成胶体状,倒入浴缸,浸润15～30分钟,对止痒有效。②皮肤保养:平时穿长袖衣服或戴帽子防晒,穿质地柔软、光滑、吸湿性强、通风性好的纯棉、麻丝织品内衣。衣裤要穿着宽松,以减少对皮肤的摩擦和利于皮肤的排泄。瘙痒者平时保持指甲平整,睡眠时带上棉质手套,避免抓伤皮肤。瘙痒难耐时,以手掌根部按压方式,或用指腹按摩,代替抓痒,免除皮肤受损伤。当皮肤干燥时,应减少淋浴次数,并于浴后用润肤液润滑皮肤。平时常用润肤油或乳液抹在完好的皮肤上,以滋润皮肤。对光敏感的皮肤,慎用含香料的化妆品。

(3)合理饮食。因某些食物会使机体产生致痒的疾病如荨麻疹、过敏性皮炎、银屑病,应指导患者避免食用,如酒、葱、蒜、姜等辛辣食物或海鲜、奶品、蛋。勿饮浓茶、咖啡、可可、巧克力等饮料,因为这些饮料会刺激神经中枢,或导致血管扩张,增加痒的感觉。帮助患者选择利于病情恢复的饮食,多吃绿色、黄色、红色等新鲜的蔬菜及水果,以补充维生素 A、维生素 E、维生素 C,防止皮肤粗糙,延缓皮肤老化。

(4)维持良好的情绪。向患者说明情绪不稳定,可使痒感加重,应保持心胸开阔、豁达、乐观向上,加强自我调适,保持愉快的心情,学会调整情绪的技巧,避免情绪波动。如果瘙痒在夜间发生,以致烦躁而无法入睡时,可在睡前作一短暂的温水淋浴帮助入睡。瘙痒致焦虑、紧张者,可指导患者采取放松或冥想等技巧,以缓解压力,或提供转移注意力的方法,如阅报、听音乐、看电视、与好友聊天,来分散患者瘙痒不适感。

(5)遵医嘱服用抗组胺药如苯海拉明和镇静药。外用止痒药膏或皮质类固醇制剂,但禁用强效类固醇涂擦脸部、外生殖器官或皮肤皱褶处。如痒感难止且为局部发痒者,可以考虑使用针灸或经皮电刺激等方法治疗。原发疾病引起者,则应治疗原发病。皮肤破损者,加用抗生素治疗。

(6)根据患者及家属的文化接受能力选择恰当的宣教方式,组织患者和患者家属参加关于皮肤瘙痒知识的宣教讲座,现场解说止痒技巧,树立战胜疾病的信心。指导患者生活有规律,参加社区各项公益性活动和体育锻炼,增添生活乐趣,调节患者心情,有利于缓解病情。

(7)教会患者评估类固醇类药物的不良反应及应用时的注意事项,并说明及时门诊随访,调整治疗方案的重要性。

(宋 玲)

第十一节　老年人压疮的护理

压疮是由于身体局部组织长期受压,血液循环障碍,造成皮肤及皮下组织持续缺血、缺氧,营养不良而导致组织溃烂坏死。压疮一旦发生将给患者增加新的痛苦,加重病情,延长病程,若继发感染可导致严重败血症而危及老年人的生命。

一、护理评估

(一)危险因素
老年人发生压疮的原因复杂多样,一般可概括为两大类。

1.外源性因素

(1)力学因素:包括压力、摩擦力和剪切力。通常是2~3种力联合作用所致。

(2)潮湿:汗液、尿液、大小便、伤口渗液及引流液等的浸渍、刺激,导致皮肤抵抗能力下降,局部皮肤易破损而发生压疮。

(3)石膏绷带、夹板使用不当:使用石膏绷带、夹板或牵引固定时,松紧不适宜,衬垫不当,致使局部血循环不良,组织缺血坏死。

2.内源性因素

(1)老化:随年龄增长,皮肤变得松弛干燥,缺乏弹性、出现皱褶,皮下脂肪萎缩变薄,血流缓慢,对压迫的耐受力下降,而发生压疮。

(2)营养不良:老年人常因摄入及吸收不足、低蛋白血症、患慢性疾病、恶性肿瘤等原因出现消瘦、全身营养不良,造成皮下脂肪减少、肌萎缩,对压迫的缓冲力降低发生压疮。

(3)感觉、运动功能减退:老年人常因年龄大,合并瘫痪、老年性痴呆、意识障碍及关节炎等,出现感觉、运动功能减退,对压迫的感受性和躲避能力降低,发生压疮。

通过评分的方式对老年人发生压疮的危险性进行评估(表8-2)。评分≤16分时,易发生压疮;分数越低,发生压疮的危险性越高。

表 8-2 压疮危险因素评估表

	4分	3分	2分	1分
神志状态	清醒	淡漠	模糊	昏迷
营养状况	好	一般	差	极差
运动情况	运动自如	轻度受限	重度受限	运动障碍
活动情况	活动自如	扶助行走	依赖轮椅	卧床不起
排泄控制	能控制	尿失禁	大便失禁	两便失禁
循环	毛细血管再灌注迅速	毛细血管再灌注减慢	轻度水肿	中度至重度水肿
体温	36.6~37.2 ℃	37.2~37.7 ℃	37.7~38.3 ℃	大于38.3 ℃
使用药物	未使用镇静剂和类固醇	使用镇静剂	使用类固醇	使用镇静剂和类固醇

(二)健康史

仔细询问老年人有无伴发与长期卧床相关的疾病或因素;平素的饮食营养状况、活动情况和精神状态;姿势、体位及其更换的频率和方法;居室的温湿度;衣被的面料和质地,皮肤及床单位的清洁度;护理用具的完好程度;家属对老年人的关心照顾情况等。询问有无皮肤受损及其特点,如出现的时间、部位、病灶数目、创面大小、分期;有无寒战、发热、疼痛、意识模糊等伴随症状。

(三)身体状况

压疮一般仅表现局部症状和体征,严重者可因继发感染而出现发热、寒战、食欲缺乏、意识障碍、皮肤黏膜淤点等全身反应。

压疮是老年护理过程中常见的问题之一,老年人压疮的特点如下。

1.比较隐蔽

老年人感觉及反应迟钝、痴呆等原因,使早期发现压疮相当困难。

2.易继发感染

老年人机体免疫力下降,压疮局部及其周围组织易继发感染,严重者可并发全身感染而危及生命。

3.全身反应不明显

老年人因感觉迟钝、身体虚弱及机体免疫力低下,即使继发全身感染时,中毒表现也常不典型、不明显,易贻误治疗时机。

4.愈合困难

老年人由于营养不良、皮肤老化、组织修复能力差、合并慢性病等原因,一旦发生压疮,很难愈合。

(四)辅助检查

根据压疮的局部及全身症状和体征选择相应检查方法,如可疑压疮合并感染时,可行创面和血液的细菌学培养及药敏试验。

(五)心理-社会状况

老年人发生压疮后,除增加老年人新的痛苦外,同时可因其创面难以愈合、分泌物产生的异味,出现焦虑、自卑自责、不愿与人交往、悲观、绝望、强化患者角色的被动性心理、情感和行为的改变。

二、常见护理诊断及医护合作性问题

(一)皮肤完整性受损

与局部组织长期受压、营养不良等有关。

(二)潜在并发症——感染

与局部组织破损、老年人机体抵抗力下降、营养不良等因素有关。

三、护理计划与实施

治疗和护理目标:消除产生压疮的因素,患者在住院期间能保持皮肤的完整性,未发生压疮或经过精心护理后压疮愈合未发生感染等并发症;患者及家属掌握预防压疮的有关知识与护理技能,能参与压疮的自我护理。压疮的发生可以预防,预防的关键是消除其发生的原因。护士需将预防压疮的有关知识与技能教给老年人及其家属,使之配合护士加强对老年患者的护理,做到勤观察、勤翻身、勤按摩、勤整理、勤更换和营养好;同时应做好交接班工作,严格细致交接老年人局部皮肤情况及护理措施落实情况;对已发生压疮的老年人,应立即给予治疗和护理。其具体的护理措施如下。

(一)去除危险因素

如采取措施解除局部压迫,积极治疗原发病等。

(二)改善全身营养,促进压疮愈合

良好的营养是压疮愈合的重要条件。应加强老年人的营养,增加优质蛋白质和热能的摄入,纠正负氮平衡,补充富含维生素和微量元素的食物。遵医嘱使用药物,促进创面的愈合。对于水肿患者,应根据水肿的程度限制水、钠摄入。

(三)压疮局部的护理

1.淤血红肿期

此期护理原则是去除危险因素,加强预防,避免压疮继续发展。如增加翻身次数,防止局部继续受压、受潮;采用湿热敷、红外线照射等方法促进局部的血液循环。

2.炎性浸润期

此期护理原则是保护皮肤,预防感染。对未破的小水疱要减少摩擦,防破溃感染,促进水疱自行吸收;大水疱在不剪去表皮的情况下,用无菌注射器抽出疱内液体,涂以消毒液,用无菌敷料包扎,并可继续采用红外线照射。

3.溃疡期

此期护理原则是清洁创面,促进愈合。避免局部组织继续受压,保持创面清洁干燥,创面感染较轻者,用无菌生理盐水、0.02%呋喃西林、0.1%～0.3%依沙吖啶清洁创面,再用凡士林纱布及敷料包扎,1～2天更换敷料一次;对于溃疡较深、引流不畅者,先清洁创面,去除坏死组织,用3%过氧化氢溶液冲洗,防止厌氧菌的生长,促进愈合。感染的创面应每周采集分泌物做细菌培养及药敏试验,按结果选用药物。另外,可用红外线灯照射或局部高压氧辅助治疗,达到促进创面愈合的目的。

(四)积极防治并发症

压疮若处理不及时或处理不当均可并发全身感染,引起败血症。护士应协助医师在全面提高老年人抵抗力的基础上,正确处理创面,加强外源性感染的预防,密切观察压疮局部,动态监测生命体征的变化。一旦发生感染,遵医嘱给予抗生素治疗。

(五)健康指导

向老年人、家属讲解有关压疮的发生、发展、预防及治疗、护理的一般知识,使老年患者及家属能积极参与自我护理。

四、护理评价

(1)是否有效地消除了产生压疮的因素,老年人未发生压疮;或经过积极有效的处理,压疮愈合,老年人感觉舒适,皮肤保持完好状态。

(2)老年人及家属学会了预防压疮的相关知识和技能,并能参与压疮的自我护理。

(宋　玲)

第十二节　老年人骨质疏松症的护理

一、基本概念

骨质疏松症(osteoporosis,OP)是一种以低骨量和骨组织微结构破坏为特征,导致骨脆性增加或骨折的全身性代谢性疾病。OP是一种由多因素所致的慢性疾病,分为原发性和继发性,其中老年人骨质疏松主要是原发性骨质疏松。原发性骨质疏松又分为2种亚型:Ⅰ型由雌激素缺乏导致;Ⅱ型多见于60岁以上的老年人,主要累及的部位是脊柱和髋骨。继发性骨质疏松症多继发于其他疾病,如性腺功能减退、甲亢、1型糖尿病、尿毒症等。

二、流行病学

随着年龄的增长,骨质疏松患病率增加,女性多于男性,60岁以上人群的患病率约为50%,

75岁以上人群患病率可达到80%,患病后致残率高达53%,其中原发Ⅰ型骨质疏松女性的发病率是男性的6倍以上,以绝经后发病为主;Ⅱ型多见于60岁以上的老年人,女性的发病率是男性的2倍以上。

三、临床表现与并发症

(一)骨痛和肌无力

早期无症状,多数患者在严重的骨痛或者是骨折之后才确诊骨质疏松。较重者常诉腰背疼痛或全身骨痛。骨痛通常为弥漫性,无固定的部位,劳累或活动后加重,不能负重或负重能力下降。

(二)身高变矮

椎体骨折可引起驼背和身高变矮。腰椎压缩性骨折常导致胸廓畸形,可出现胸闷、气短、呼吸困难等,严重的畸形可引起心排血量下降,心血管功能障碍。

(三)骨折

当骨量丢失严重时会发生骨折。老年骨质疏松患者常常因轻微活动或创伤诱发骨折。骨折部位多见于脊柱、髋部和前臂。其中髋骨骨折最常见,危害也最大。

四、治疗原则

(一)一般治疗

1.适当运动

适当的运动可以增加和保持骨量,老年人的躯体和四肢的协调性和应变力会在运动中得以加强,从而减少意外的发生。

2.合理膳食

老年人的饮食中应适当增加含钙丰富的食物,减少饮酒和咖啡等刺激性饮料,少吸烟。

3.补充钙剂和维生素D

老年骨质疏松患者应适当补充钙剂,并同时补充维生素D,以利于钙的吸收。

(二)对症治疗

对于疼痛的老年骨质疏松患者,应给予对症治疗,给予适当的非甾体类镇痛药,如阿司匹林或吲哚美辛,随后也可考虑短期应用降钙素制剂。出现骨骼畸形者应局部固定或用矫形器矫形。有骨折时给予牵引、固定、复位或者是手术治疗。

(三)药物治疗

1.性激素补充疗法

雌激素是女性绝经后骨质疏松的首选药物。妇女绝经后如无禁忌证可应用激素替代治疗。雄激素则可用于老年男性患者。按患者的具体情况选择性激素的种类、用药剂量和途径。

2.抑制骨吸收药物

二磷酸盐能抑制破骨细胞的生成和骨吸收,增加骨密度,缓解骨痛。服药期间不加钙剂,停药期间则可给予钙剂和维生素D。

3.其他

降钙素对骨质疏松患者有镇痛作用,能抑制骨吸收,促进钙在骨中的沉着。对继发性OP应针对病因治疗。

五、护理干预

老年骨质疏松患者的护理干预以减轻疼痛和保障安全为主。老年骨质疏松患者同时也会存在一定的心理负担，护理人员要及时发现老年骨质疏松患者的心理问题，并采取有效措施，增强老年骨质疏松患者战胜疾病的信心。

(一)疼痛的护理

1.卧床休息

使用硬板床或者是加薄垫的木板床，取仰卧或者是侧卧位，可以缓解腰部和脊柱肌肉的紧张。

2.对症护理

合理使用骨科的辅助用物，必要时使用背架、紧身衣等，以限制脊椎的活动度和给予脊椎支持，从而减轻疼痛。此外，还可以进行物理疗法，对疼痛部位进行热湿敷，或者给予局部按摩，以减少肌肉僵直所引发的疼痛。也可以采取超短波、微波或分米波疗法，电频疗法等理疗。

3.用药

药物的使用包括止疼药、肌肉松弛剂和抗炎药物，要正确评估患者疼痛的程度，遵医嘱用药。

(二)安全护理

保证生活环境的安全，在楼梯、卫生间设置扶手；保持地面干燥，生活环境的灯光明暗适宜。家具简单，且不可经常变换位置。指导患者合理变换体位，改变姿势宜缓慢。衣服鞋子大小适宜，且有利于活动。加强巡视、照顾。当患者使用利尿剂、降糖药、镇静剂或扩血管药物时，注意宣教，保障活动的安全。

(三)饮食

饮食中宜增加富含钙质和维生素 D 的食物，补充足够的维生素 A、维生素 C 及含铁的食物，以利于钙质的吸收。适度摄取蛋白质及脂肪。戒烟酒，避免咖啡因摄入过多。

(四)用药护理

1.钙剂

服用钙剂时应增加饮水量，以增加尿量，减少泌尿系统结石形成的危险。因空腹时钙剂的吸收效果最好，故服用钙剂最好与用餐时间分开。钙剂应避免和绿叶蔬菜一起服用，以免形成钙螯合物而减少钙的吸收。

2.激素

激素必须在医师指导下使用，剂量要准确，不可自行停药。激素与钙剂、维生素 D 同时服用时，效果更好。服用雌激素应定期进行妇科检查和乳腺检查，若出现反复阴道出血应及时就诊，在医师指导下减少用药或停药。使用雄激素的患者应定期检测肝功能。

3.二磷酸盐

护士应指导患者空腹服用，同时饮清水 200～300 mL，服药结束保持站位或坐位至少半小时，且不能进食或喝饮料，以减轻药物对食管的刺激。同时，应嘱患者不可咀嚼或吸吮药片，以防止发生口咽部溃疡。此外，服用该药物还易引起发热、呕吐、皮疹、腹泻、头晕、腹痛、肌肉骨骼痛、头痛、过敏样反应，应及时给予对症处理。

4.降钙素

观察是否出现不良反应，如食欲减退、恶心、颜面潮红等。

(五)运动干预

老年骨质疏松患者应减少不合理的运动,适量活动,避免不良的姿势及长时间跑、跳、蹲,减少或避免爬楼梯。每周进行4~5次负重运动,比如快步走、哑铃操等。每周进行2~3次抗阻力运动,比如划船、蹬踏运动等。每次运动时间以30分钟左右为宜。同时要接受适量阳光照射,促进体内维生素D的生成,每天下午4时以后到傍晚时分,是晒太阳的最佳时段,每天晒太阳20~30分钟,并要根据天气进行合理的调节。

(六)心理干预

老年骨质疏松患者常因疼痛或活动不便而不敢运动或影响日常生活。护士应和老年人倾心交谈,鼓励其表达内心感受,并对其进行疏导,增强面对疾病的信心。

六、延续护理

延续护理是为老年骨质疏松患者提供一种延伸式的健康教育形式,护士的健康教育从医院走到家庭,为老年骨质疏松患者及家庭成员提供康复知识,培养患者养成良好的生活习惯,指导用药和日常护理,从而帮助患者和家属更好地进行护理。

(一)建立老年骨质疏松延续护理管理小组

小组成员包括主治医师、护士、药剂师、营养师、老年骨质疏松患者及家属等,延续护理小组的医师、护士、药师、营养师应对患者进行分组负责,对患者进行培训。医师及护士应向患者讲解骨质疏松相关知识,确保老年骨质疏松患者对疾病有正确的认识,并鼓励患者积极配合治疗与康复。药剂师与医师根据老年骨质疏松患者的具体情况,为其制订用药方案,并与患者进行沟通。确保其能够正确使用药物。营养师应根据老年骨质疏松患者的具体情况,为其制订可行性的饮食方案。

(二)根据老年骨质疏松患者情况,确定延续护理开展的方式

在患者出院前应评估老年骨质疏松患者对疾病知识的了解情况,建立随访资料方案,针对个体差异,确定延续护理的方法及内容。小组成员在患者出院后定时对患者进行回访。

(三)延续护理的主要内容

1.药物指导

根据患者的治疗方案,向患者详细解释所用药物的相关机制、使用方法、不良反应等,嘱患者及家属观察药物治疗效果及反应。注意对不良反应的观察。骨质疏松的用药比较特殊,护士应重点强调用药的事项,确保老年骨质疏松患者能够掌握用药方法。

2.饮食指导

营养科医师应根据患者的情况,为患者制订详细的饮食计划,饮食中注意进食含钙高的食物。护士应向患者介绍饮食方案,并对患者的遵医情况进行的评估。

3.运动指导

针对患者的情况,制订适宜的运动方案。必要时对患者进行运动示范。

4.心理指导

倾听患者主诉,多与患者进行沟通与宣教。加强与患者及家属的沟通,增强患者战胜疾病的信心。

七、居家护理

老年骨质疏松患者的居家护理至关重要,家庭的环境、饮食等对老年骨质疏松患者的影响是极大的。

(一)改善居家环境

老年人生活的环境需以安全、方便为首要条件。患者及家属应在日常生活中,特别关注安全。老年骨质疏松患者的生活环境需要注意保持地面干燥,及时清理过道上的杂物。老年人的座椅不能软,太低、太软的椅子或沙发均不适合老年人。浴室及厕所应有防滑地垫,应加装稳固的扶手。老年人应选择合脚的鞋子和合适的衣物,必要时外出使用手杖。

(二)合理饮食

老年骨质疏松患者的饮食应首选含钙量高的食物,如奶制品、豆类、海产品、芝麻酱等。此外,还应摄入足够的维生素 C 和维生素 D,保证每天蛋白质的摄入。少食用含磷高的食物和饮料,如可乐、汽水等。老年人应养成良好的生活方式和习惯,戒烟、限制饮酒、少喝咖啡。

(三)药物指导

老年骨质疏松患者应按照医师指导服药,不可过量服用钙剂,避免高钙血症出现,增加肾结石和心血管疾病的风险。

(四)生活方式调整

老年骨质疏松患者应坚持锻炼及日光浴,从而增强骨骼和肌肉力量。

(五)心理支持

家属及社会支持对患者的疾病治疗起着关键的作用,老年骨质疏松患者作为社会的弱势群体,需要家人及社会的支持,从而帮助老年人妥善处理各种不良情绪,减轻精神压力。

(宋　玲)

第十三节　老年人神经系统疾病的护理

一、概述

老年人各组织器官随增龄而出现不同程度的老化,尤以神经系统老化具有重要意义。神经系统老化首先表现为脑的老化,出现脑萎缩,尤其额叶和顶叶及颞叶明显。表现为细胞数量减少,尤其大脑皮质和小脑较明显。有人认为,人类脑神经细胞总数为 140 亿～200 亿,30 岁以后平均每天损失 10 万个左右,77 岁时减少到出生的 2/3,90 岁时仅剩下出生的 1/2。

随着年龄增长,老年人常出现明显的语言障碍及记忆力减退。最初表现近事记忆障碍,后期则远记忆力也减退,随着年龄增加出现渐进性智能减退与痴呆。健康人在 65 岁以前有一稳定期,有人认为在 80 岁以后几乎无例外地表现智能低下。老年期常有明显的人格和情感改变,其特点是不安、孤独、猜疑、嫉妒、顽固、保守、不洁以及不活泼等倾向,也可表现重人情、重情面和兴趣减退等特征,由此造成社会活动范围缩小。性格改变表现有浮夸、吝啬。情感障碍表现为忧郁、呆滞、退缩、易激怒和冲动行为等。

老年运动功能表现为肌肉松弛、肌肉萎缩、动作缓慢、精细动作差。走路时步基加宽,步幅缩短,步态不稳。老年人感觉功能随年龄增加,皮肤感觉迟钝,视觉、听觉、嗅觉、味觉、触觉、痛觉、温觉、压觉、振动觉及位置觉等均随增龄而阈值上升,平衡觉及内脏觉亦有迟钝,多有四肢远端麻木感。老年人自主神经功能障碍的发生率较高,表现为血压增高、不稳或易于发生直立性低血压,多汗或少汗,怕冷或怕热,尿便控制障碍,便秘等。

二、短暂性脑缺血发作

(一)概述

短暂性脑缺血发作(TIA)是指颈动脉或椎-基底动脉系统一过性供血不足,表现为突然发病,在数秒、数分钟及数小时,最长不超过 24 小时内完全恢复正常,而不留任何症状和体征。常反复发作。一般认为 TIA 是脑卒中的重要危险因素,其发病原因多与高血压动脉硬化有关,必须高度重视。

(二)主要表现

本病好发于中年以后,50~70 岁多见,突然起病,历时短暂,多能在 24 小时内恢复正常,发作间歇不等,多则一日多次,少则数周、数天至数年 1 次,大多无障碍,能叙述其症状。

1.颈内动脉系统 TIA

颈内动脉系统 TIA 症状多样,单瘫、偏瘫,偏身感觉障碍,失语、单眼视力障碍等。

2.椎-基底动脉系统 TIA

椎-基底动脉系统 TIA 最常见症状为眩晕,伴恶心、呕吐,很少伴有耳鸣。可以发生言语不清,双眼视物模糊、复视,声音嘶哑,吞咽障碍等。

(三)治疗要点

1.病因治疗

针对引起 TIA 的病因进行治疗,尤其是预防和治疗动脉粥样硬化、高血压、高血脂、糖尿病、心脏疾病、贫血和颈椎病等。

2.抗凝治疗

在短期内出现频繁发作或存在发展性卒中的可能性时,应确诊后即刻进行抗凝治疗。

3.药物治疗

(1)抗血小板聚集药物:如阿司匹林、双嘧达莫、噻氯匹定等。

(2)钙通道阻滞剂:有防止脑动脉痉挛、扩张血管、维持红细胞变形能力等作用,如尼莫地平、尼卡地平、氟桂利嗪等。

4.血管介入治疗和手术治疗

导致 TIA 发作的严重动脉狭窄或闭塞可采用经皮血管成形术、颈动脉内支架置入术等。

(四)护理措施

1.病情观察

密切观察病情变化,定时测量体温、脉搏、呼吸、血压。

2.护理要点

(1)对有失明、眩晕、共济失调,猝倒发作的患者,应及时给予生活需求,避免受伤。

(2)对伴有腹泻、大汗高热等症状的患者,应及时补液,防止低血压、血液浓缩而诱发脑血栓形成。

(3)本病发作时可出现较严重的神经症状,虽为一过性,但大部分患者会产生恐惧心理,应引导患者放松心理,对其疾病有正确的认识。

(4)药物护理:应用抗凝剂治疗的患者,有其作用及不良反应,应密切观察出血倾向,如皮肤

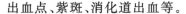

出血点、紫斑、消化道出血等。

3.健康教育

(1)积极治疗已有的高血压、冠心病、高脂血症、糖尿病。

(2)生活规律,适当运动。合理安排起居,坚持适当的体育运动。

(3)避免吸烟、饮酒及食用辛辣食物。

(4)定期到医院体检各项指标,发现异常,积极治疗。

三、脑血栓形成

(一)概述

脑血栓形成,又称动脉硬化性脑梗死,是供应脑部的动脉系统中的粥样硬化和血栓形成使动脉管腔狭窄、闭塞,导致急性脑供血不足所引起的局部脑组织坏死。本病是老年人的常见病、多发病。临床表现为突然发生的偏瘫、失语等症状,其发病率随年龄增高而增高。脑血栓形成的首要病因是动脉粥样硬化,而引起动脉粥样硬化的最常见疾病是长期高血压、糖尿病和高脂血症以及高龄,其次为动脉炎、动脉畸形、血液成分的改变等。

(二)主要表现

本病多见于患有动脉硬化的老年人,常伴高血压、冠心病或糖尿病。多于静态发病,约1/4的患者病前有 TIA 发作史。多数病例症状经数小时至1～2天达高峰。通常意识清楚、生命体征平稳,但有些病例病情进展快,病情危重。

1.颈内动脉闭塞

颈内动脉闭塞的表现可复杂多样,有时可无症状。如突然发生闭塞,可出现一侧视力丧失,对侧偏瘫,偏身感觉障碍,优势半球病变时可有失语。

2.大脑中动脉主干闭塞

大脑中动脉主干闭塞时出现"三偏"症状,即对侧偏瘫、偏身感觉障碍和同向偏盲;主侧半球病变有失语。

3.椎-基底动脉闭塞

椎-基底动脉闭塞常出现眩晕、眼震、复视、吞咽障碍,还可出现四肢瘫、意识障碍,常病情危重。

4.小脑下后动脉闭塞

小脑下后动脉闭塞表现为突然眩晕,恶心、呕吐,眼球震颤,吞咽障碍,面部痛觉、温度觉障碍等。

(三)治疗要点

1.溶栓治疗

溶栓治疗适用于发病在 6 小时以内的超早期患者,常用药物尿激酶溶于 0.9%氯化钠溶液静脉滴注。

2.抗凝治疗

抗凝治疗主要为防止血栓继续进展,适用于进展性卒中,常用药物肝素等,治疗期间注意出血并发症。

3.防治脑水肿

常用药物有 20%甘露醇、地塞米松等。

4.药物治疗

(1)血管扩张剂:罂粟碱、曲克芦丁等。

(2)钙通道阻滞剂:尼莫地平、氟桂利嗪、桂利嗪等。

(3)脑代谢活化剂:可用三磷腺苷、辅酶 A、胞磷胆碱、维生素 E 等。

(四)护理措施

1.一般护理

(1)应保持安静、卧床休息,加强基础护理。

(2)密切观察病情变化,应定时检查意识、瞳孔、生命体征、肌力、肌张力等。

2.饮食护理

给予营养丰富饮食,多吃新鲜蔬菜和水果,以保持大便通畅,如有吞咽障碍,可给予流质或半流质,进食时要慢,以免呛咳,出现误吸。

3.预防压疮

呼吸道感染昏迷或瘫痪患者应定时翻身拍背、吸痰、加强口腔护理,保持室内空气新鲜。

4.药物护理

静脉应用扩血管药物时,滴速要慢,每分钟 30 滴左右,并注意血压的变化。使用改善微循环的药物,如右旋糖酐-40,可有变态反应如发热、荨麻疹等。用溶栓、抗凝药物时严格注意药物剂量,注意有无出血倾向。口服阿司匹林患者应注意有无黑便。如患者再次出现偏瘫或原有症状加重等,应考虑是否为梗死灶扩大及合并颅内出血。如有腹痛、肢体血运障碍、皮肤肿胀、发绀等,应考虑是否有栓子脱落引起的栓塞。

5.心理护理

脑血栓形成的患者,因偏瘫、失语,常常使患者产生自卑、消极心理,因偏瘫失语生活不能自理而致性情急躁,甚至发脾气,这样常常会使血压升高,病情加重。护士及家属应主动关心患者,告诉患者简单的哑语,从思想上开导患者,训练患者定期排便,嘱家属要给予患者物质和精神上的支持,鼓励患者多交流,以消除患者异常心理。

6.康复护理

患者病情一旦稳定,应尽早协助进行康复治疗,积极促进神经功能恢复。

(1)保持良好的卧位。①患侧卧位:患侧上肢前伸、使肩部向前,确保肩胛骨的内缘平靠于胸壁,肘关节伸展,手指张开,掌心向上,手中不要放置任何东西。健侧上肢可放在身上或身后的枕头上,放在身前则是错误的,因带动整个躯干向前而引起患侧肩胛骨后缩。患侧下肢在后,健侧髋关节微后伸,膝关节略屈曲。②健侧卧位:健侧在下,患侧在上,头部枕头不宜过高。患侧上肢下垫一个枕头,上举约 100°。使患侧肩部前伸,肘关节伸展、前臂旋前、腕关节背伸。患侧骨盆旋前,髋、膝关节呈自然半屈曲位,置于枕上。患足与小腿尽量保持垂直位,注意足不能内翻悬在枕头边缘。身后可放置一枕头支撑,有利于身体放松。健侧下肢平放在床上,轻度伸髋,稍屈膝。③仰卧位:头下置一枕头,但不宜过高,面部偏向患侧。患侧肩后部垫一个躯干略高的枕头,将伸展的上肢置于枕上,防止肩胛骨后缩。前臂旋后,手掌心向上,手指伸展、张开。在患侧臀部及大腿下垫枕,以防止患侧骨盆后缩。枕头外缘卷起可防止髋关节外展、外旋,利用枕头下角,使膝关节呈轻度屈曲位。不应在足底放置任何东西。这种体位下,骶尾部、足跟和外踝等处发生压疮的危险性增加,应注意加强护理。

(2)肢体训练:给患者讲解早期训练及活动的重要性,使之主动配合。早期应保持关节功能位,防止关节变形而失去正常功能。每2~3小时翻身1次,以免皮肤长期受压,翻身时应加强肢体运动,做一些主动或被动锻炼。教会患者及家属锻炼和翻身技巧,训练患者平衡和协调能力,在训练时环境安静,使患者注意力集中。肢体肌力恢复较好时,可进行床上和床下的移动训练。

（3）失语和构音障碍的患者,应语言训练,如练习发音、朗读等。练习时应从简单的单音开始,逐渐过渡至双音和句子。

7.健康教育

（1）对于老年人应该时常警惕和预防脑血管病的发生。积极防治高血压、糖尿病、冠心病和动脉硬化等疾病。

（2）避免情绪波动和重体力劳动。

（3）戒烟、戒酒,饮食应低盐低脂。

（4）老年人晨间睡醒后不要急于起床,最好静卧10分钟,然后缓缓起床。

（5）坚持参加适当的体育锻炼。

四、震颤麻痹

（一）概述

震颤麻痹,又称帕金森病,是发生于中老年人的锥体外系统进行性变性疾病,以震颤、肌强直、运动减少和体位不稳为主要特征,为黑质和黑质纹状体系统变性的一种慢性疾病。其发病因素与遗传有一定关系,老年进程而助长发病。但单纯老年化并非病因。

（二）主要表现

1.震颤

震颤常从一侧上肢开始,呈现有规律的拇指对掌和手指屈曲的不自主震颤。静止时震颤明显,动作时减轻,入睡后消失等特点,故称为"静止性震颤"。

2.运动减少

患者随意动作减少、减慢,精细动作很难完成,语声单调、低沉,进食、饮水可致咳。

3.强直

强直多从一侧的上肢或下肢的近端开始,逐渐蔓延至远端、对侧和全身的肌肉。面肌强直使表情和瞬目动作减少,造成"面具脸"。颈肌、躯干肌强直而躯体前屈姿势,行走时上肢协同摆动动作消失或减少。

4.其他症状

由于自主神经受累可出现唾液和皮脂分泌增加,汗分泌增多或减少,大小便排泄困难和直立性低血压,也可有精神症状,如忧郁和痴呆等。

（三）治疗要点

适当的药物治疗可不同程度减轻症状,并可因减少并发症而延长生命。药物治疗以替代性药品如复方左旋多巴、多巴胺受体激动剂等效果较好,但不能抑制疾病的进行,且都存有不良反应和长期应用后药效衰减的缺点。其他如抗胆碱剂、金刚烷胺等,仅适用于症状轻微的患者。

（四）护理措施

1.体位护理

指导患者保持良好的身体姿态,如坐位和站位时尽量保持上身挺直,走路时注意昂头、摆臂、腿抬高不拖地,睡觉时不要用高枕等。

2.鼓励患者自理

鼓励患者进食、穿衣、移动等，做自己力所能及的事情，增加独立性，避免过分依赖他人。应注意以下几点。

(1)给患者足够的时间，患者不仅表现为动作的开始困难，而且不灵活地变换动作方向，动作缓慢而笨拙，用时要比正常时长许多。

(2)及时表扬其进步，禁忌责怪抱怨，增强患者自理的信心。

(3)教育家属，不要急于帮助和替代，应认识到完成日常生活活动对患者是很好的肢体锻炼，同时也能提高患者的生活信心。

3.预防感染和外伤

移动环境中的障碍物，行走时启动和终止应给予必要的保护。

4.饮食指导

因患者常伴有自主神经受累，出现大便困难，应指导其多食蔬菜和水果。因患者手指震颤常不能用筷，可用柄把较长的勺子，或多提供适合用手拿取的食物，对于吞咽障碍者，可给予高热量半流质饮食，鼓励其细嚼慢咽，必要时可用吸管。

5.预防压疮

对病情较重的患者，应协助完成自理活动，经常进行温水擦浴及按摩，防止压疮。

6.药物护理

密切观察病情变化及药物不良反应，如消化道反应、心血管系统的不良反应。

7.运动指导

主动运动配合被动运动，每天各关节活动 2～3 次，鼓励患者大声说话。

8.心理护理

同情、关心、体贴患者，加强与患者的沟通交流时应避免急躁，以免引起患者紧张，鼓励患者倾诉自己的感受，解除其心理负担，积极地配合治疗。

五、癫痫

(一)概述

癫痫是由多种原因引起的慢性脑功能障碍临床综合征，是大脑神经细胞群反复超同步放电所引起的发作性、突然性、反复性、短暂性脑神经系统功能紊乱。

(二)主要表现

1.癫痫发作前精神状态

大发作前几小时或几天约 10％的患者有前驱症状，表现为情绪焦虑抑郁、头痛、胸闷、疲乏、嗜睡，一般意识清晰。但在发作前几秒有 50％患者有感觉、运动、精神、神经方面的先兆。此期有意识障碍，并能提示癫痫病灶的部位。

2.癫痫时急性精神障碍

此类精神障碍一般持续数小时、数天、数周或更长，均有不同程度的意识障碍。

(1)发作性朦胧状态：为癫痫发作本身所表现的一种独立发作类型，有的可发生在癫痫大发作之后，可伴有精神紊乱或自动症表现，可有生动的幻觉，有时出现暴怒、冲动、逃跑、攻击等。

(2)癫痫性自动性：50％的患者有颞叶病变，突然发生意识模糊，表现为简单的或复杂的自动性动作，面色苍白，目光呆滞，对外界反应迟钝，动作笨拙、重复，无目的性。

（三）治疗要点

（1）尽量早期治疗。已经有多次发作的历史，一旦诊断成立，即应开始治疗。

（2）根据发作类型选药。

（3）治疗先由一种药物开始。

（4）抗癫痫药先从小量开始，及时调整药量。

（5）长期服药，停药过程要慢。一般主张发作控制后继续再服药2～4年，然后经过半年至1年的减药过程再停药。

（6）注意药物毒副作用。

（四）护理措施

1.病情观察

癫痫若是小发作一般不需特别护理，以静卧、安慰为主。若是大发作，应让患者平卧，并守护在身边，注意防止碰伤、摔伤，但不宜强行约束，以免骨折。发作时应用较快的速度将患者的领口、腰带解开放松；压舌板用纱布包好，或将小毛巾叠成条状塞在患者的上、下磨牙间，以免咬破舌头。

2.护理要点

（1）发病后尚有一时不同程度的意识障碍或精神症状，仍需注意看护，以防自伤或他伤。癫痫持续状态须高度重视并保护好患者，防止外伤及舌咬伤。发作时应将其头偏向一侧，以免分泌物吸入气管；随时吸痰，保持呼吸道通畅；注意口腔清洁，保护角膜，注意皮肤护理，预防压疮。患者若有尿潴留，应定时在膀胱部位按摩排尿，无效时可用导尿管留置导尿，持续接尿。但出现此种情况时应即送医院治疗。

（2）督促癫痫患者必须按医嘱长期地适量服药治疗。但要留意药物的不良反应，若不良反应较重，应与医师联系，以便及时调整。

3.健康教育

（1）不能过于劳累并避免意外打击与精神刺激，能适当安排些较为轻松的工作最好。

（2）不让患者参加带有一定危险性的活动，如攀高、游泳、驾驶车辆、带电工作等。

（3）指导患者自我调节，适宜地开展心理治疗，增强战胜疾病的信心，配合治疗。

（4）正确使用治疗癫痫的药物，每天按时按量服药（提醒不可忘记）。如果患者行动不便，家属或其他健康人一定亲自服待患者把药吃完。

（5）注意了解所服用药物的毒副作用，做到心中有数。

（6）抗癫痫药要坚持长期连续服用，不可中途间断。病情比较严重的患者要连续服药两三年以上，以后经医师检查征得医师同意，再逐步减量以至停服。

（7）在服用某种药物无效需更换另一种药物时，应逐步渐进替换，不可突然停药或更换。

（8）多数抗癫痫药会产生胃肠道反应，所以在饭后服用，有出现皮疹和发热者可暂停服药，有出现剥脱性皮炎或出血性表现如皮肤有出血性小红丘疹或刷牙时齿龈出血，须即刻换用他药。

（9）服药期间每月到医院查血常规，每季度查肝、肾功能，有变化时应请教医师。

（10）持续发作抽搐者，要及时到医院急救治疗。

六、重症肌无力

（一）概述

重症肌无力是一种神经-肌肉传递障碍的获得性自身免疫性疾病。重症肌无力是神经-肌肉接头处传递障碍的慢性疾病,由于患者体内存在乙酰胆碱抗体,该抗体作用于运动神经元末梢和骨骼肌细胞所构成的运动终板,尤其是突触后膜的乙酰胆碱受体,结果使功能性乙酰胆碱受体数量减少从而导致动作电位产生障碍,乃至神经-肌肉传导障碍,所以临床上就出现了眼外肌无力。

(二)主要表现

1.眼外肌受累表现

一侧或两侧眼睑下垂、复视、斜视等。我们可以看到患者眼皮抬不起来,因此眼裂变小,或一只眼大、一只眼小,眼球转动不灵活,甚至不能动,看东西成双影。

2.面部表情肌和咀嚼肌受累表现

闭眼不紧,患者面无表情,常常见到苦笑面容,称为"面具样面容",有的不能鼓腮不能吹气,吃东西时咀嚼无力,尤其是进干食时更为严重。

3.四肢肌群受累表现

上肢受累时,两臂上举无力,梳头、刷牙、穿衣困难;下肢受累时,上、下楼梯两腿无力发软,抬不起来,提东西时下肢感到疲劳无力,上台阶或上公共汽车困难易跌倒,下车或下楼时易跌倒,蹲下后起立困难,行走困难等。

4.延髓肌(包括吞咽肌)受累表现

患者常吐字不清,言语不利,讲话鼻音,伸舌不出和运动不灵,以至于食物在口腔内搅拌困难,讲话声音也会随讲话时间延长而逐渐变小,严重时,患者仅有唇动听不到声音,食物吞咽特别困难,吃一顿饭需要很长时间,喝水也容易呛咳,重者水从鼻孔流出等。

5.颈肌受累表现

患者颈项酸软,头重,和头竖直困难,将头部靠在墙上或垂下休息后有好转。

6.呼吸肌群受累表现

患者早期表现为用力活动后气短,严重时静坐、休息也觉得气短、胸闷、呼吸困难、口唇发紫,甚至危及生命。

7.肌无力危象

重症肌无力患者,如果急骤发生呼吸肌严重无力,以致不能维持换气功能时,称为肌无力危象。肌无力危象为重症肌无力疾病本身发展所致,在重症肌无力危象中约占95%,表现为全身骨骼肌无力、吞咽障碍、咳嗽不能、呼吸窘迫直至停止呼吸。

(三)治疗要点

诱发病情缓解并使其维持在缓解状态。达到这些目的要满足成本-效益比最小化原则,另一方面,治疗会给患者带来多长时间及多大的不良反应。重症肌无力治疗的最终目的是使患者的临床症状缓解,目前的治疗措施可以使许多患者都能达到这个目的,而以前多数重症肌无力患者甚至终身患病。

(四)护理措施

1.病情观察

(1)注意观察抗胆碱酯酶药物的疗效和不良反应。

(2)严格执行用药时间和剂量,以防因用量不足或过量导致危象的发生。

2.护理要点

(1)一旦出现重症肌无力危象,应迅速通知医师;给氧、吸痰,做好气管插管或切开、人工呼吸机的准备工作;备好新斯的明等药物,尽解除危象。

(2)避免应用一切加重神经-肌肉传递障碍的药物,如吗啡、利多卡因、链霉素、卡那霉素、庆大霉素和磺胺类药物。

(3)轻症者适当休息,避免劳累、受凉、感染、创伤、激怒。病情进行性加重者,须卧床休息。

(4)给予高热量、高蛋白饮食。吞咽障碍或咀嚼无力者,给予流质或半流质,必要时鼻饲。进食宜在口服抗胆碱酯酶药物后 30~60 分钟,以防呛咳。

3.健康教育

(1)患者出院后应随身带有卡片,包括姓名、年龄、住址、诊断证明、目前所用药物及剂量,以便在抢救时参考。

(2)指导患者及家属掌握疾病相关知识。

七、急性脊髓炎

(一)概述

急性脊髓炎系脊髓急性非化脓性炎症,可能为病毒感染引起的自身免疫性疾病。急性脊髓炎又称急性横贯性脊髓炎,可能因病毒直接感染或感染后引起的自体免疫反应所致。常见发病诱因是病前 1~2 周有上呼吸道感染、劳累、负重或扭伤等。本病起病较重,首先表现为背痛、腹痛、腰背束带感,继之很快出现截瘫损害平面以下肢体肌肉无力或瘫痪等表现。早期为脊髓休克状态,肌张力降低、腱反射消失、病理反射阴性;急性期后逐渐表现为肌张力增高、腱反射增强、病理反射阳性。脊髓休克期间大小便往往潴留,不久转为失禁。损害平面以下躯干和肢体深、浅感觉均消失。

(二)主要表现

本病常为急骤发生,往往先有胸背或腹部酸痛、束带感。双下肢软弱乏力,行走困难,并在数小时或数天内发展至完全瘫痪。同时,两下肢也感觉麻木,在脊髓病变节段水平以下的皮肤感觉减退或消失。并伴有大小便功能障碍,大小便潴留或失禁。在病损节段水平以下有皮肤无汗或少汗、苍白、干燥、趾(指)甲松脆等表现。如颈段脊髓也受到损害,则上、下肢都可瘫痪,甚至还可出现呼吸困难,这是因为高颈段脊髓受累后导致呼吸肌也瘫痪。此为十分严重的情况,应将患者迅速送医院抢救。

瘫痪的肢体,在病程的早期为弛缓性瘫痪,亦称软瘫,此时肢体肌张力减低,腱反射消失。经 1~3 周后,逐渐转变为痉挛性瘫痪,亦称硬瘫,肌张力增高,腱反射亢进,病理反射巴宾斯基征阳性。患者经适当的治疗后,度过了急性期,多数患者其瘫痪肢体的肌力可逐渐恢复,约有半数患者在病后几个月内可以站立、行走。

(三)治疗要点

(1)早期用氢化可的松 100~200 mg 或地塞米松 5~10 mg 静脉滴注,每天 1 次,7~10 天后如病情稳定改为泼尼松 30 mg 口服。随病情好转可逐渐减量。

(2)20％甘露醇 250 mL 静脉滴注,1 次/天,脱水;羟乙基淀粉 40(706 代血浆)500 mL 静脉滴注,1 次/天,改善脊髓微循环。

(3)给予大剂量 B 族维生素制剂和胞磷胆碱等神经营养药物。

(4)适当选用抗生素预防呼吸道及泌尿系统感染。

(5)定时翻身拍背,预防压疮。加强患肢功能锻炼,防止肢体畸形。

(四)护理措施

1.病情观察

(1)本病的病因不清,多数患者出现脊髓症状前1～4周有上呼吸道感染、发热、腹泻等病毒感染症状,且起病急,认真的病情观察是十分重要的。以利于及早发现问题及早采取措施。

(2)密切观察体温、脉搏、呼吸、血压及神志的变化,尤其注意观察神志和呼吸的变化。

(3)注意有无上升性脊髓炎的征象,如呼吸困难和吞咽障碍。观察感觉平面的部位,下肢肌力、肌张力、腱反射的改变及异常感觉等。

(4)注意观察合并症,如肺炎、泌尿系统感染、压疮、败血症及腹胀等。发现病情变化,应及时通知医师采取措施。

2.合并肺感染的护理

病变累及脊髓的任何节段,且多数患者有上呼吸道感染的病史,控制炎症发展是非常重要的。协助患者采取舒适卧位,并保持呼吸道通畅,每2小时翻身拍背1次,以利排痰,必要时给予及时吸痰,雾化吸入每天2～4次。嘱患者多饮水,最好为热偏凉的白开水。正确留取痰培养,依据不同的致病菌采取相应的抗生素治疗。

3.合并泌尿系统感染的观察与护理

保持床单位的清洁整齐,严格无菌操作下进行导尿术,留置导尿管的患者每天冲洗膀胱2次,患者应经常排空膀胱,可除去感染的尿液。留置导尿管应2～3小时开放1次,以避免尿液淤积和膀胱过度膨胀。嘱患者多饮水,每天的饮水量应在3 000 mL以上,以增加尿量。观察尿色及尿量,并观察有无尿路刺激症状。留置导尿管的患者尿道内分泌物较多,每天应用2%安尔碘擦拭尿道口2次。加强心理护理,给予心理支持和鼓励,增加营养,防止便秘,女性应保持外阴清洁,会阴冲洗每天2次。排便后清洁会阴部,使用卫生纸时由前往后擦拭。避免不必要的泌尿系统机械检查。

4.合并压疮的观察与护理

压疮的发生会增加机体的感染概率,使病情进一步加重,所以一定要避免压疮的发生。保持皮肤的清洁干燥,床单位整洁平整,每天温水擦浴1～2次,并轻轻按摩肩胛部、骶尾部、足跟及脚踝等骨突处。每2小时翻身1次,以免皮肤长期受压。可在小腿部垫一气圈,将足部悬起,促进血液循环。有经济条件者可用电动充气气褥。加强营养,增强机体的抵抗力。长期卧床的患者应保持足部功能位,以利于愈后的康复锻炼。

5.机械通气的护理

急性脊髓炎的患者起病急,发展迅速,常在数小时至2～3天内发展到完全性瘫痪,由于病变累及脊髓的任何节段,出现呼吸困难。应用呼吸机辅助呼吸。注意呼吸机的湿化瓶应及时添加蒸馏水,以达到呼吸道的湿化作用。气管套管的气囊应保持充气状态,每6小时放气1次,放气时间小于10分钟。保证呼吸机管路的清洁,每周消毒1次,气管切开伤口每天换药1次。保证伤口的清洁干燥。由于严格的无菌操作和精心的护理,伤口未有感染。

6.排便的护理

由于患者长期卧床,食欲减退,食量减少,胃肠蠕动减慢抑或无力排便,易引起排便困难和便秘导致腹胀等许多临床症状。嘱患者多食蔬菜和水果及粗纤维食物,并给予番泻叶代茶饮,口服通便灵,开塞露射肛,必要时给予肥皂水清洁灌肠以助排便。

7.睡眠的护理

由于受各种监护仪器的影响,患者睡姿的不舒适,翻身不便等机体状态的约束,心情烦躁,同室患者的影响,使患者不能有完整的睡眠。我们应将护理工作时间安排紧凑,尽量集中时间进行护理操作,向患者和家属讲明作息时间和探视时间,定时放窗帘,认真做好晚间护理。严格探视时间,做好病房环境的管理,护士巡视病房时动作要轻,提高个人素质,不可在病房内大声喧哗。

8.健康教育

自患者入院开始,我们就应利用图片及一些医院编写的疾病手册,结合患者实际情况,向患者进行有计划的健康宣教。教会他们认识疾病的危害性,懂得护理、治疗、饮食、药物和卫生等方面的知识。讲明各种检查、治疗、用药的目的,注意事项及配合方法,让患者面对疾病,做到心中有数。积极配合治疗和护理。健康教育使人得到了实惠,护患关系密切,患者满意度上升。同时也培养和训练了护士,护士自身业务素质得到了提高。护理人员应不断提高自身理论水平,适应新的医学模式的发展,以最大限度满足人们预防疾病、增强健康、提高生存质量的需要。

八、老年期痴呆

(一)概述

老年期痴呆的发生率很高。单就老年性痴呆而言,在65岁以上的老年人中的患病率就达5%。由于痴呆的发病和发展缓慢,有时很难察觉,早期的症状常常难以被患者和家人重视,即使感到患者的反应能力、生活能力下降,也认为"老人傻点不是病"。正是由于这种错误的认识,使得上医院就治的老人,其痴呆的症状往往已很严重,从而丧失了控制病情发展的机会。老年人痴呆的原因与危险因素有以下几点。①高龄:随着年龄的增长痴呆的发病率增高。②女性:可能与老年女性绝经后,体内雌激素不足有关。③文化程度低。④精神刺激。⑤遗传因素。⑥颅脑外伤史等。

(二)主要表现

不同类型的老年期痴呆有不同的表现,也有各自的特点。

1.早期

早期患者主要表现在健忘、心不在焉、易疲劳、回想熟悉的词汇发生困难,学习新的事物能力降低,判断力和社交能力下降。

2.中期

中期患者逻辑、记忆和运动能力明显降低甚至丧失,性情急躁、坐卧不安,有时会产生过激行为,语言、计算能力下降,社交能力下降。

3.晚期

晚期患者大小便控制能力下降,性情暴躁或对任何事情麻木不仁,行动缓慢,有时会有幻觉,部分日常生活产生困难。

(三)治疗要点

目前尚无根治的方法,仅仅是改善某些症状,延缓病情进展。常用的药物有:①乙酰胆碱酯酶抑制剂,如他克林、多奈哌齐、利斯的明等。②益智药,如喜德镇、吡拉西坦。③卵磷脂。④神经营养因子及钙通道阻滞剂和抗精神行为异常的药物。

(四)护理措施

(1)许多痴呆患者有焦虑、抑郁症状以及自信心下降,对待这些老人时态度要特别亲切、尊重他们,使他们有安全感。

(2)痴呆老人常常动作缓慢、反应迟钝,在护理时要注意配合老人的慢节奏,不能急于求成,不能勉强老人去干力所不能及的事情,要注意鼓励和赞扬老人进行生活自理及参加社会及集体活动,以便加强与周围对环境的联系,减缓痴呆的恶化。

(3)痴呆老人各方面功能减退,在安全方面的护理尤为重要,在家庭、病房以及老年设施中都应该把老人生活、活动的房间安排得整洁、简单、防滑,防止老人摔跌、骨折等。要有专人随时护理,不能单独外出活动,防止迷路或走失,预防发生各种意外。

(4)细微观察老人的饮食、起居等各种变化,要测量体温、脉搏、血压等,定期进行必要的化验及检查,要及时发现各种躯体疾病,如心绞痛、高血压、脑血管意外以及谵妄状态等,以便及时处理,进行抢救。

(5)对精神症状明显的痴呆老人,要根据精神症状的不同,区别对待,如有焦虑、抑郁的老人,要耐心、热情加以劝解,安排一些活动,分散其注意力,并严防自伤等意外,对兴奋、躁动、有攻击行为的老人,要安排安静的环境,防止发生伤人意外。

(6)对晚期痴呆的老人,基础护理十分重要,要注意饮食及大小便的护理,保证营养摄入等,对卧床患者要定时翻身、清洁,预防压疮及其他合并症。

(7)对于老年性痴呆的预防关键是"三早"——早发现、早诊断、早治疗。预防痴呆,要在老年期就加以注意,如培养广泛的兴趣爱好、开朗的性格、锻炼身体等。老年期之后,更要坚持学习,坚持运动及参加社会活动,保持乐观、积极向上的情绪。同时预防高血压、脑血管病等,注意合理饮食、忌烟酒等。

(宋　玲)

第十四节　老年人呼吸系统疾病的护理

一、概述

人体各器官中,肺脏是出现老化功能减退最早的器官之一。人类的呼吸功能一般在30岁以后随着年龄的增长逐渐衰退,60岁以后衰退的速度更加明显。老年慢性肺部疾病的发生率、病死率也随增龄而增高,这些现象都与肺老化有关。呼吸系统的老化包括外部结构的改变及生理功能减退。

(一)老年呼吸道解剖结构变化

1.上呼吸道

老年人鼻黏膜变薄,腺体萎缩,分泌、加温和湿化气体功能减弱。鼻黏膜的萎缩使嗅觉迟钝。喉黏膜感觉减退,反应迟钝,喉头反射和咳嗽反射减弱。因此,上呼吸道的防御和保护功能降低。这是造成老年人极易发生误吸、误咽的生理基础。

2.下呼吸道

老年人支气管上皮细胞萎缩,其纤毛粘连、倒伏、排列紊乱或纤毛脱失,因而阻挡尘粒入肺的能力减弱。这在长期吸烟与有害气体环境中生活和工作的老年人中更加明显。不仅如此,由于老年人支气管上皮细胞脱落损伤,更容易受到刺激致支气管反应增高,而易发生喘息。

老年人支气管的慢性炎症主要累及小气道、小气道的炎症向整个管壁及周围扩散,由于小气道没有软骨,受炎症侵蚀后很易发生塌陷和扩张,从而导致部分小气道阻塞,引起阻塞性通气功能障碍和引流不畅以及肺通气不均的后果。

3.肺的退行性变

老年人的肺脏随着年龄增长不断发生退行性变,肺组织弹力纤维中弹性蛋白减少,其性质也有所改变。周围肺泡与肺泡管周围的弹力纤维趋于老化,所以肺泡扩张、弹力降低、回缩力减退,因而使老年肺有效呼吸面积减少。

(二)老年呼吸系统的特点

1.呼吸节律的生理变化

老年人在睡眠期间,即使没有心肺疾病,也常发生呼吸紊乱。老年人睡眠中呼吸道肌肉力量减弱,而致下呼吸道塌陷,尤其是在熟睡时,骨骼肌完全松弛,形成呼吸道狭窄而影响通气,故老年人打鼾者甚多,并发现其中 28% 有睡眠呼吸暂停综合征。

2.呼吸驱动力的减弱

二氧化碳是调节呼吸运动最重要的因素,健康人吸入浓度 6% 的二氧化碳,通气量可增加6倍以上。老年人呼吸中枢对二氧化碳的通气反应的敏感度降低,尤其是老年慢性阻塞性肺疾病患者可由于呼吸中枢对高碳酸血症的适应使得反应更加迟钝。

3.肺与胸廓的顺应性下降

老年人肺组织一方面由于弹力纤维的退行性变,肺泡的弹性回缩力变小。另一方面肺泡表面活性物质合成和释放减少,肺泡表现张力增大,因此肺的弹性阻力变大,也即顺应性下降。老年人由于骨质疏松,椎骨塌陷,常会发生脊柱后突,加之骨关节韧带钙化,致使胸廓可活动幅度受到限制。胸廓的弹性阻力增加。肺与胸廓的顺应性下降,必然导致呼吸费力,通气储备能力大大下降。

4.气道阻塞改变

肺脏是一个开放性器官,长年累月受到外界各种不利因素的影响,迄至老年气道不仅发生退化性变,而且多伴有慢性炎症。老年人气道阻力增加,特别是在呼气过程中,小气道更易陷闭,气体滞留于肺泡,不易被呼出。

5.呼吸肌衰退

老年人呼吸肌与全身其他部位的肌肉一样,也在逐渐发生退行性变。吸气力量减弱,耐力下降,易疲劳。由于胸廓的顺应性下降,逐渐倾向于腹式呼吸代偿。呼吸肌强度和耐力下降,由于老年人膈肌变薄、重量减轻、活动度与肌肉的能量储备比中年人差,如果合并肺气肿,这种现象更加明显。

6.通气功能与气体交换减弱

老年人由于胸廓以及肺组织衰退,其通气功能减退,气体交换功能也随着年龄的增长而逐渐衰退。这是由于肺泡量在减少,通气不均,通气/血流比例失调的缘故。加之肺泡壁的退行性变,可引起弥散功能减退,所以老年人血氧分压也随增龄而减退。

二、上呼吸道感染

(一)概述

上呼吸道感染是由多种病毒引起的一种呼吸道常见病,亦是老年人的常见病,俗称"感冒"。

其中 30%～50%是由某种血清型的鼻病毒引起。普通感冒虽多发于初冬,但任何季节,如春天、夏天也可发生,不同季节的感冒的致病病毒并非完全一样。感冒病例分布是散发性的,不引起流行,常易合并细菌感染。普通感冒起病较急,早期症状有咽部干痒或灼热感、喷嚏、鼻塞、流涕,开始为清水样鼻涕,2～3 天后变稠;可伴有咽痛;一般无发热及全身症状,或仅有低热、头痛。一般经 5～7 天痊愈。

(二)主要表现

该病起病急,全身症状为主,局部症状较轻。可出现、鼻塞、流涕、轻咳、食欲缺乏、呕吐、腹泻等。全身症状较轻,无热或轻度发热,自诉头痛、全身不适、乏力。极轻者仅鼻塞、流稀涕、喷嚏、微咳、咽部不适等,多于3～4 天内自愈。

(三)治疗要点

1.对症治疗

病情较重或发热者或年老体弱者应卧床休息,忌烟,多饮水,室内保持空气流通。如有发热、头痛,可选用解热止痛片如复方阿司匹林、索米痛片等口服。咽痛可用消炎喉片含服,局部雾化治疗。鼻塞、流鼻涕可用 1%麻黄碱滴鼻。

2.抗菌药物治疗

如有细菌感染,可选用适合的抗生素,如青霉素、红霉素、螺旋霉素、氧氟沙星。单纯的病毒感染一般可不用抗生素。

化学药物治疗病毒感染,尚不成熟。吗啉胍(ABOB)对流感病毒和呼吸道病毒有一定疗效。阿糖腺苷对腺病毒感染有一定效果。利福平能选择性抑制病毒 RNA 聚合酶,对流感病毒和腺病毒有一定的疗效。近年发现一种人工合成的、强有力的干扰素诱导剂——聚肌苷酸-聚胞苷酸胞可使人体产生干扰素,能抑制病毒的繁殖。

(四)护理措施

1.病情观察

(1)注意体温的变化及呼吸道症状。

(2)注意有无并发症症状,如头痛、耳鸣等。

2.护理要点

(1)保持室内空气新鲜,每天通风 2 次,每次 15～30 分钟。

(2)保证患者适当休息,病情较重或年老者应卧床休息。

(3)多饮水,饮水量视患者体温,出汗及气候情况而异。给予清淡、易消化、含丰富维生素、高热量、高蛋白的饮食。

(4)体温超过 38.5 ℃给予物理降温。高热时按医嘱使用解热镇痛片。出汗多的患者要及时更换衣物,做好皮肤的清洁护理。

(5)寒战时,要注意保暖。

(6)按医嘱用药。

(7)注意呼吸道隔离,预防交叉感染。

3.健康教育

(1)嘱患者忌烟。

(2)指导患者保持充足的营养、休息、锻炼,增加机体抵抗力。

(3)指导患者坚持冷水洗脸,提高机体对寒冷的适应能力。

三、慢性支气管炎

(一)概述

慢性支气管炎是指支气管黏液分泌过度增加,至少连续 2 年,每年咳痰 3 个月或更长时间,而没有其他可以引起咳痰的疾病存在。它是一种常见病、多发病,尤以老年人为多见。主要致病因素与长期吸烟有密切关系,吸烟时间越长,吸烟量越大,慢性支气管炎的患病率越高,戒烟可使病性减轻。长期反复感染是慢性支气管炎发生和加重的重要因素。另外大气污染、过敏体质、自主神经紊乱,反复受凉,过度疲劳,年老体弱都可以是本病的诱因。

(二)主要表现

1.咳嗽

慢性咳嗽是最常见的症状,初起时往往为清晨起床时咳嗽,以后发展为晚上也有明显咳嗽,每当吸烟或接触冷空气或其他刺激性烟雾、粉尘时更易引起咳嗽。

2.咳痰

初起咳痰量少,且多为黏液性痰,随着病情加重,痰量亦可能渐多,合并感染时,痰变为脓性。

3.气促或喘息

初起病时并无呼吸困难的感觉,可能仅有胸闷、呼吸费力、容易产生疲劳感。随着病情的发展,出现活动后呼吸困难,严重者静坐时亦会气喘吁吁。少数患者亦可有阵发性喘息,伴胸闷不适,并能听到哮鸣音。

4.炎症

慢性支气管炎患者容易反复发生急性呼吸道感染,尤其在气候多变寒冷季节,表现为发热、咳脓痰和喘促加重等急性全身和呼吸道症状。

(三)治疗要点

1.急性发作期

(1)抗菌治疗:慢性支气管炎之所以急性发作,主要原因是继发呼吸道感染。尽管有不少患者起源于病毒感染,但由于呼吸道黏膜的受损,紧接着即是继发细菌感染。在急性发作时,患者有咳嗽和气急,痰量增多或痰少不易咳出,喘息型患者则喘息加重,此时需用抗菌药物,轻者可口服,较重者用肌内注射或静脉滴注,疗程一般为 7～10 天。

(2)支气管扩张剂:常选用氨茶碱、特布他林(博利康尼)等口服或用特布他林(喘康速)等吸入剂,以减轻支气管平滑肌的痉挛。

(3)糖皮质激素:如喘息较重,应用支气管扩张剂后,气急仍未减轻则在继续使用抗生素的同时加用糖皮质激素如甲强龙等。

(4)祛痰、镇咳:用祛痰剂可使痰液稀化、容易咳出,老年人常用的药物有淋舒坦等。要鼓励患者多饮水或做雾化吸入,使气道湿化,有助于咳痰。但要避免应用强镇咳剂,如可待因等,以免抑制中枢,加重呼吸道阻塞,导致病情恶化。

(5)氧疗:用双侧鼻导管或用面罩给氧。

2.稳定期

(1)停止吸烟:患有慢性支气管炎的患者必须戒烟,包括尽量避免被动吸烟。

(2)抗生素的应用:慢性支气管炎患者的黏痰是由于病变支气管黏膜增生和分泌增多所形成。因此,咳痰不一定是急性炎症,无需应用抗菌药物。盲目使用抗生素,非但无效,反而导致耐药性,使治疗更加困难。

(3)祛痰药:慢性支气管炎患者痰液增多,且不易咳出。容易继发感染,影响气道通畅。祛痰药主要有两类:黏液溶解剂可使黏蛋白破坏;痰液调节剂通过改变黏蛋白合成以减少黏稠度,使痰液易于咳出。常用的有乙酰半胱氨酸和氨溴索等。

(4)长期氧疗:长期氧疗对具有低氧血症的患者能达到延年益寿的目的。吸氧时间每天须达 15 小时左右,流量 2 L/min,包括睡眠时间。

(5)康复治疗:包括呼吸生理治疗、肌肉训练、营养支持和精神治疗教育等多方面措施。

(6)预防急性呼吸道感染:包括病毒、支原体或细菌感染。在秋冬季进行肺炎链球菌疫苗或流感病毒疫苗预防接种,对预防急性呼吸道感染有积极意义。其他如转移因子、气管炎疫苗、卡介苗核酸注射液对提高机体对呼吸道感染的抵抗力,预防和减轻呼吸道感染亦有很好的效果,应在医师指导下合理应用。

(四)护理措施

1.急性发作期

(1)病情观察:要注意患者的痰量、痰颜色、是否黏稠不易咳出、意识状态、呼吸频率,测体温、血压、脉搏,有无发绀,突然发生憋气时要注意有无痰栓阻塞,剧烈疼痛警惕气胸发生。

(2)卧床休息:注意多变动体位,有利于痰液排出,可间断时间床边坐位或室内走动。憋气时应鼓励患者采取坐直或半坐卧位的姿势,使膈肌容易下降,利于呼吸。

(3)饮食:老年患者急性期发热、咯痰、体内消耗较大,而消化能力又减弱,故保证营养摄入极为重要,要求患者进食高热量、高蛋白、高维生素饮食,少量多餐,多饮水,饮水量每天大于2 000 mL,可促使痰液变稀薄,易于咳出。

(4)吸氧:低流量持续吸氧。

(5)药物护理:给予有效抗生素,注意药物不良反应及静脉滴注速度,老年人补液速度易慢,以免诱发心力衰竭。

(6)协助排痰。①雾化吸入:吸入液内应加入庆大霉素、γ-糜蛋白酶、地塞米松,如患者出现吸入时憋气可能是由于冷刺激所致的支气管痉挛,亦在吸入前先喷入喘康速再行雾化吸入。②老年患者无能力咳嗽时,做呼吸练习前可先做胸部叩击。护士或家属两手手指并拢,拱成杯状,腕部放松,规律地在背部进行自下而上地拍背叩击 10 分钟左右。在餐前进行,患者穿单层布衣操作方便。叩击时注意患者感受,叩击力量适中,不可使患者有疼痛感觉。③咳嗽练习:有助于患者排痰。协助患者坐起,做深而慢的呼吸,做第 2 次深呼吸时,吸气后屏住呼吸,2 次短而有力咳嗽,从胸部咳出痰液。

2.慢性迁延期

迁延期仍应继续用药如(抗生素、祛痰剂、止喘药等)注意保暖,多休息,少活动,保证营养。

3.缓解期

(1)建立规律养病生活方式:坚持每天适量活动,情绪稳定,防寒保暖,保证营养。吸烟者一定要戒烟。

(2)呼吸训练。①腹式呼吸:目的是加强腹肌,膈肌训练,以提高呼吸效率。具体方法:体位以卧位或半卧位,双膝半屈曲为宜,用鼻吸气用口呼气,呼吸要慢且均匀,吸气时腹部鼓起,呼气时腹部下陷,可将一手放在腹部,可感到腹部起伏,呼与吸时间比例为(2～3):1,每天训练 2 次,每次10～15 分钟。熟练后可增加训练次数,且各种体位均可练习。②缩唇呼吸:目的是使患者

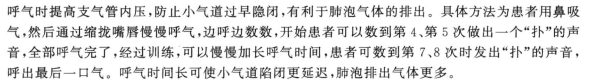

呼气时提高支气管内压,防止小气道过早隐闭,有利于肺泡气体的排出。具体方法为患者用鼻吸气,然后通过缩拢嘴唇慢慢呼气,边呼边数数,开始患者可以数到第4、第5次做出一个"扑"的声音,全部呼气完了,经过训练,可以慢慢加长呼气时间,患者可数到第7、8次时发出"扑"的声音,呼出最后一口气。呼气时间长可使小气道陷闭更延迟,肺泡排出气体更多。

4.健康教育

(1)老年患者抵抗力下降,生活环境中一定要注意保暖勿受凉,室内定时通风,避开室内打扫时多尘及油烟。必须戒烟,同时吸烟者也应避开老年患者。

(2)老年患者避免到人群多的地方,少接触灰尘、烟雾及刺激性气体,户外活动多去空气新鲜,人少花草树木多的地方。

(3)老年人要增强体质,首先保证营养,以高蛋白、高维生素、高热量饮食为主。试用冷水洗脸以增强耐寒锻炼,坚持运动如散步、打太极拳、做保健操等,有利于提高心肺功能。活动量及运动时间均应从小量开始,自觉呼吸困难较活动前明显加重时应即停止活动。

(4)坚持腹式呼吸及缩唇呼吸训练,最好每天3～4次,每次15～20分钟。

(5)有条件者应做家庭氧疗,每天吸氧不少于15小时,包括睡眠时吸氧,有利于延长寿命。

四、老年人肺炎

(一)概述

老年人感染性疾病中,肺炎最为常见,是老年人的重要死亡原因之一。老年人由于机体抵抗力降低及患慢性支气管炎、肺气肿、糖尿病等基础疾病者较多,肺炎的发生率和病死率较一般人群高。

老年人肺炎绝大多数由微生物引起,其中以细菌性肺炎最为多见,如肺炎球菌、金黄色葡萄球菌、革兰阴性菌、真菌等。病毒、支原体也是老年肺炎的常见病原体。这些病原体常常是复合致病。近年来,革兰阴性菌在老年人肺炎中的发病率有所增加,其中以铜绿假单胞菌、克雷伯杆菌为多见。此外,放射、物理、化学等因素也可引起肺炎。老年人解剖结构有生理功能变化引起上呼吸道保护性反射减弱,病原体易进入下呼吸道;免疫功能下降;口咽部细菌寄生增加,也更易进入下呼吸道发生肺炎。临床中常遇到的无明显诱因而发生吸入性肺炎患者,多见于年老体弱,各系统及器官功能下降,行动障碍或长期卧床及吞咽动作不协调者,易误吸而致的肺部感染。

(二)主要表现

大多数患者特别是老年人症状不典型,起病多缓慢而隐袭。发热不显著或有中度不规则发热,很少畏寒或寒战。全身症状较重,乏力倦怠、食欲锐减。轻度咳嗽,痰多黏稠,咳出困难,量不大,有些患者的起始症状是嗜睡或意识模糊、腹泻。脉速、呼吸急促,肺突变体征不典型,常发现呼吸音减低,肺底部啰音。

本病可并发心力衰竭和休克,严重者可出现弥散性血管内凝血、急性肾衰竭等并发症。

(三)治疗要点

1.控制感染

细菌性肺炎合理的治疗应该做痰培养及药敏试验,痰培养是哪种细菌,对哪种抗菌药敏感,就选用哪种抗生素,这样在治疗上才有针对性。但在痰培养结果未出现以前,或因某些因素的影响培养不出阳性结果时,经验治疗也很重要。临床上一般地细菌性肺炎分为革兰阳性球菌肺炎和革兰阴性杆菌肺炎。起病急剧,血白细胞计数明显增高、中性粒细胞计数增高,再结合临床表现,一般可考虑为革兰阳性球菌肺炎,可选用哌拉西林钠、头孢唑林钠、阿米卡星、环丙沙星等药物治疗。年老体弱、久病卧床,白细胞计数不增高或略增高,一般以革兰阴性杆菌肺炎的可能性大,选用氨基苷类加第二代头孢菌素或第三代头孢菌素等药物治疗。

2.支持疗法

患者应卧床休息。鼓励其翻身、咳嗽、咯痰,对痰黏稠不易咳出者加用止咳化痰药。有缺氧及呼吸困难症状者给予吸氧。给予高热量、高蛋白、高维生素饮食,酌情静脉给予清蛋白、血浆、氨基酸等。

3.并发症治疗

老年肺炎并发症有时可引起严重后果,积极治疗并发症极为重要。呼吸衰竭发病率较高,应加强氧疗,如仍不改善可行气管插管,机械通气。心力衰竭是肺炎死亡的重要原因,一旦发生心力衰竭应立即给予强心、利尿治疗。休克多见于低血容量休克和感染性休克,应补充血容量,并合理选用血管活性药物。

(四)护理措施

在老年肺炎整个过程中精心护理极为重要。

1.病情观察

严密观察病情变化,注意患者的神志改变警惕感染性休克的发生。定时测生命体征,记出入量,注意出入量平衡。

2.护理要点

(1)急性期应多卧床休息,活动困难者应定时翻身,急性期后应加强活动。

(2)给予高蛋白、高维生素、高热量流质饮食,适当食用纤维蔬菜水果以保持大便通畅,鼓励患者多饮水。

(3)对急性期患者,应加强氧疗,给予低流量持续吸氧。

(4)高热者应给予物理降温:如酒精擦浴、冰袋。使患者体温控制在 38 ℃ 以下,必要时可给予药物降温。

(5)鼓励患者咳嗽,咯出痰液。房间空气湿化,给予祛痰药或雾化吸入,定时进行叩背、咳嗽练习,以利排痰。

(6)留取痰标本:尽量在抗生素使用前或停止使用抗生素 2 天以上留取痰标本,患者晨起用白开水漱口3～4 次,患者用力从肺深部咳出痰液,留置在消毒痰盒中,及时送检。

3.健康教育

(1)嘱患者避免受寒,过度疲劳,酗酒等诱发因素。

(2)老年人应重视合理饮食,保证充足营养,坚持户外活动,并学会心理调节,对增强体质,预防呼吸道感染都非常重要。

(3)对于易感人群如慢性肺疾病,糖尿病慢性肝病,以及年老体弱者,应使用多价肺炎球菌疫苗、流感病毒疫苗,对提高免疫力预防或减轻疾病的发生,都会产生积极的效果。

五、肺癌

(一)概述

肺癌的发病率随着年龄的增长而提高,近年来,恶性肿瘤中死亡率上升最快的是肺癌。因此,肺癌是威胁老年人生命的一个重要疾病,应引起足够的重视。其主要致病因素与长期大量吸烟有关,且随吸烟年限、吸烟量的增长而患病率增加。同时与空气污染,职业因素、病毒感染,以及家庭遗传因素有关。

(二)主要表现

1.呼吸系统症状

(1)咳嗽:常以阵发性、刺激性干咳为首发症状,当支气管阻塞,继发感染时痰量增多,变为脓性痰。

(2)咯血或血痰:多为间断或持续性痰中带血,偶有大咯血。

(3)胸痛:轻度胸痛常见,当胸膜或胸壁受侵犯时常出现严重持续、剧烈的疼痛。

2.全身症状

全身症状包括发热及恶病质,当合并有阻塞性肺炎或肺不张时常有发热,肺部炎症可以反复发生,可因肿瘤组织坏死出现癌性发热。晚期肺癌可以出现疲乏、无力、消瘦、贫血和食欲缺乏。

3.肺外表现

肺外表现是指与肺癌有关所引起的内分泌、神经肌肉、结缔组织及血液、血管异常改变,又称副癌综合征。

4.转移的表现

当肺癌出现转移,可出现相应的表现如声音嘶哑、咽下困难、胸腔积液、胸闷、气憋等。

(三)治疗要点

1.手术治疗

手术仍为非小细胞肺癌的首选治疗,因为手术治疗可为患者提供最大的治愈的可能性。凡是无远处转移,不侵犯胸内主要脏器或胸膜腔,心肺功能可以耐受手术者,都应采取手术治疗。

2.化疗

化疗仍是当今小细胞肺癌的首选治疗。

3.放疗

放射是一种局部治疗手段,主要起辅助治疗作用。

4.免疫治疗

免疫治疗是继手术、化疗和放疗三大治疗措施之后的一种新的治疗方法。主要有干扰素、白细胞介素-2、植物多糖等。可与任何治疗措施配合应用。

5.中药治疗

中药可改善临床症状和生存质量,提高生存率,减轻对化、放疗的不良反应,预防肿瘤复发转移。

6.介入治疗

介入治疗是指在X线设备的监视下,将抗肿瘤药物和/或栓塞剂经动脉导管注入,对肿瘤病变进行直接治疗。

(四)护理措施

老年患者由于衰老,患病后身心变化与青壮年不同,尤需重视下列措施。

1.饮食

进食高蛋白、高维生素、高热量易消化饮食,少量多餐,向患者说明保证营养的重要性,鼓励主动进餐。

2.休息与活动

保证身心休息,以降低基础代谢率,间断起床活动,到室内或室外空气新鲜,人群稀少的地方,活动量以自觉无疲劳为度,少量多次活动为好。

3.症状护理

肿瘤压迫出现呼吸困难、肺炎、疼痛均应及时吸氧,姑息放疗、给予止痛。

4.化疗、放疗护理

(1)化疗药物静脉注射速度要慢,以减轻对血管的刺激。若有血管外渗应即刻停止静脉注射,并予以局部普鲁卡因封闭。

(2)化疗前注射止吐药以减轻恶心呕吐反应,化疗期间患者出现心悸胸闷应及时听心率,做心电图;化疗、放疗均应定时查白细胞和血小板。

(3)患者均可能脱发,使患者有思想准备,并解除思想顾虑。

(4)放疗中患者出现咳嗽、呼吸困难加重,应考虑放射性肺炎的可能,应及时吸氧,保持呼吸道通畅;进食吞咽不适有可能发生放射性食管炎,应给予流质饮食。

5.健康教育

(1)吸烟与肺癌的发生有一定关系,首先应嘱患者忌烟。我国已重视"三废"的处理,严格控制工业和机动车所产生的废气,对预防有重要的意义。

(2)肺癌的关键在于早期发现,早期治疗,因此要定期查体,特别是 40 岁以上长期吸烟者要每半年或一年做胸部 X 线片检查,以便早期发现及时手术,取得好的效果。

六、阻塞性肺气肿

(一)概述

阻塞性肺气肿是终末细支气管远端部分(包括呼吸性细支气管、肺泡管、肺泡囊和肺泡)膨胀,并伴有气腔壁的破坏。近年来阻塞性肺气肿的发病率显著增高。阻塞性肺气肿病因极为复杂,简述如下。

1.吸烟

纸烟含有多种有害成分,如焦油、尼古丁和一氧化碳等。吸烟者黏液腺岩藻糖及神经氨酸含量增多,可抑制支气管黏膜纤毛活动,反射性引起支气管痉挛,减弱肺泡巨噬细胞的作用。吸烟者并发肺气肿或慢性支气管炎和死于呼吸衰竭或肺源性心脏病者远较不吸烟者为多。

2.大气污染

尸检材料证明,气候和经济条件相似情况下,大气污染严重的地区肺气肿发病率比污染较轻地区为高。

3.感染

呼吸道病毒和细菌感染与肺气肿的发生有一定关系。反复感染可引起支气管黏膜充血、水肿,腺体增生、肥大,分泌功能亢进,管壁增厚狭窄,引起气道阻塞。肺部感染时蛋白酶活性增高与肺气肿形成也可能有关。

4.蛋白酶-抗蛋白酶平衡失调

体内的一些蛋白水解酶对肺组织有消化作用,而抗蛋白酶对于弹力蛋白酶等多种蛋白酶有抑制作用。蛋白酶和抗蛋白酶的平衡是维持肺组织正常结构免于破坏的重要因素。消化肺组织的蛋白酶有两种来源,外源性来自细菌和真菌等病原体,内源性来自中性粒细胞和肺泡巨噬细胞。吸烟使弹性蛋白酶活性增加,并使抗蛋白酶失活。

(二)主要表现

阻塞性肺气肿的临床表现可分为两种类型——支气管炎型(BB 型)和气肿型(PP 型)。当然还有不少患者并不符合某一种类型的典型表现。

1.支气管炎型

支气管炎型,亦称发绀臃肿型(BB 型)。支气管病变较重,黏膜肿胀,黏液腺增生,肺气肿病变轻微。患者常有多年吸烟史及慢性咳嗽、咳痰史。体检肥胖、发绀、颈静脉曲张、下肢水肿,两肺底闻及啰音。胸部 X 线片检查肺充血,肺纹理增粗,未见明显肺气肿征。肺功能测验通气功能明显损害,气体分布不匀,功能残气及肺总量增加,弥散功能正常,动脉血氧分压降低,二氧化碳分压升高,血细胞比容增高,易发展为呼吸衰竭和/或右心衰竭。

2.肺气肿型

肺气肿型,亦称无绀喘息型(PP 型)。肺气肿较严重,但支气管病变不严重。多见于老年,体质消瘦,呼吸困难明显,无发绀。患者常取特殊的姿态,如两肩高耸、双臂扶床、呼气时两颊鼓起和缩唇。胸部 X 线片两肺透明度增加。通气功能虽亦有损害,但不如支气管炎型那样严重,气体分布均匀,残气占肺总量比值增大,肺泡通气量正常甚至有通气过度,因此动脉血氧分压降低不明显,二氧化碳分压正常或降低。

(三)治疗要点

1.改善患者一般状况

肺气肿患者每因呼吸道感染而症状进一步加重,肺功能也更趋减损。因此提高机体抵抗力,防止感冒和下呼吸道感染至关重要,可采取耐寒锻炼、肌内注射核酪或卡介苗素等。

阻塞性肺气肿患者由于呼吸负荷加重,呼吸功能增加,能量消耗增高。但饮食摄入由于气急、缺氧、右心衰竭或使用药物等原因不能相应增加甚至反而减低,因此常常合并营养不良。营养不良不仅损害肺功能和呼吸肌功能,也能削弱机体免疫机制。故应重视营养素的摄入,改善营养状况。全身运动如步行、踏车、活动平板、做广播操、打太极拳等不仅增加肌肉活动度,而且也锻炼呼吸循环功能。

2.呼吸训练

指导患者做深而慢的腹式呼吸和缩唇呼气。

(1)腹式呼吸:肺气肿患者常呈浅速呼吸,呼吸效率差。指导患者做深而缓的腹式呼吸,使呼吸阻力减低,潮气量增大,无效腔通气比率减少,气体分布均匀,通气/血液比例失调改善。

(2)缩唇呼气:肺气肿患者因肺泡弹性回缩力减低,小气道阻力增高、等压点向末梢小气道移动,呼气时小气道提早闭合,致使气体滞留在肺内,加重通气/血流比例失调。缩唇呼气增加气道外口段阻力,使等压点移向中央大气道,可防止气道过早闭合。

3.呼吸肌锻炼

因肺气肿患者肺过度充气、营养不良和缺氧等因素,对呼吸肌产生不良影响。在肺部感染等情况下,呼吸负荷进一步加重,可引起呼吸肌疲劳,是呼吸衰竭的诱因之一。通过阻力呼吸或等二氧化碳过度通气等锻炼,可改善呼吸肌功能。

4.家庭氧疗

经过抗感染、祛痰和支气管解痉剂治疗,缓解期动脉血氧分压仍在 7.3 kPa(55 mmHg)以下者应进行家庭氧疗。对于那些继发性红细胞增多症或顽固性右心衰竭的肺气肿患者可适当放宽氧疗指征。氧疗可以改善患者症状,提高工作效率,增加活动强度,扩大活动范围。每天坚持15小时吸氧效果比间断吸氧为好。为防止高浓度吸氧对通气的抑制作用,应采用低流量吸氧。供氧器械也有改进,常规使用压缩气体钢筒,因体积大又笨重,搬动不便,故在家庭中应用并不方便。氧浓缩器可以将空气中氧气浓缩,使用方便。液氧贮器将氧气在超低温下以液态保存,故体积小,重量也轻,可以随身携带,为其优点。同步吸氧装置由患者吸气触发供氧,呼气相不供氧,可以节约氧气。近年国外有采用经环甲膜留置导管吸氧的报告。

5.其他

非创伤性机械通气的开展为阻塞性肺气肿患者家庭机械通气提供了条件。一般经鼻罩或口鼻罩或呼吸机连接,也可应用负压通气机。家庭间断机械通气可以使呼吸肌休息,缓解呼吸肌疲劳,改善呼吸肌功能。

(四)护理措施

1.病情观察

(1)观察患者生命体征,呼吸形态。

(2)观察患者咳痰的颜色、性状、黏稠度、气味及量的变化。

(3)观察患者脱水状况:皮肤饱满度、弹性、黏膜的干燥程度。

2.护理要点

(1)协助患者端坐位或半坐位,利于呼吸。

(2)鼓励患者咳嗽,指导患者正确咳嗽,促进排痰。痰液较多不易咳出时,遵医嘱使用祛痰剂或超声雾化吸入,必要时吸痰。

(3)合理用氧,采用低流量给氧,流量1~2 L/min,吸入前湿化。

(4)遵医嘱给予抗感染治疗,有效地控制呼吸道感染。

(5)嘱患者多饮水,给予高热量、高蛋白质、高维生素的流质、半流、软食,少量多餐,少吃产气食品,防止产气影响膈肌运动。

(6)护士应聆听患者的叙述,疏导其心理压力,必要时请心理医师协助诊治。

(7)按医嘱定期使用BIPAP呼吸机。①使用前用通俗易懂的语言向患者介绍机器的性能,使用方法,使患者了解其优越性,安全性,必要性。②根据患者脸型选择密闭程度好的面罩,气囊充气后,以手感有弹性感即可,用尼龙头带固定,密闭扣于口鼻区。③遵医嘱调节呼吸模式及参数。④调节面罩适宜的松紧度,鼻梁、颧骨处用纱布、海绵衬垫,连续使用者每2个小时放松1次,每次10~15分钟。⑤严防鼻梁根部漏气,预防刺激性角膜炎,抗生素眼药水滴眼。⑥湿化气道,协助患者翻身,拍背,及时排痰,确保呼吸道通畅。⑦备好吸引器及抢救器材。

(8)呼吸训练:腹式呼吸(仰卧位,一手放在胸部,一手放在腹部经口缓慢吸气,升高顶住手,缩唇缓慢呼气,同时收缩腹部肌肉,并收腹)和缩唇呼吸。

(9)咳嗽的技巧:身体向前倾,采用缩唇式呼吸方法做几次深呼吸最后1次深呼吸后,张开嘴呼气期间用力咳嗽,同时顶住腹部肌肉。

(10)指导患者全身运动锻炼结合呼吸锻炼,可进行步行、骑自行车、练气功、打太极拳、家务劳动等,锻炼方式、锻炼时速度、距离根据患者身体状况决定。

3.健康教育

(1)嘱患者首先应戒除吸烟习惯。

(2)注意环境卫生,加强劳动保护,消除烟雾、粉尘和刺激性气体对呼吸道的影响。

（3）加强体育锻炼,提高身体耐寒抗病能力,在寒冷季节或气候骤变时,注意保暖,避免受凉。

（4）积极防治各种呼吸道疾病。

（5）对缓解期的患者,给予预防复发的治疗,如选用气管炎菌苗、核酪注射等。

七、呼吸衰竭

（一）概述

任何原因引起的呼吸功能严重损害,导致机体缺氧,伴有或不伴有二氧化碳潴留,从而发生一系列病理、生理变化和临床表现的综合,称为呼吸衰竭。

（二）主要表现

除引起慢性呼吸衰竭的原发症状外,主要是缺氧和二氧化碳潴留所致的多脏器功能紊乱的表现。

1.呼吸困难

呼吸困难表现为频率、节律和幅度的改变。如中枢性呼吸衰竭呈潮式、间歇或抽泣样呼吸;慢性阻塞性肺疾病是由慢而较深的呼吸转为浅快呼吸,辅助呼吸肌活动加强,呈点头或提肩呼吸;中枢神经药物中毒表现为呼吸匀缓、昏睡;严重肺源性心脏病并发呼吸衰竭二氧化碳麻醉时,则出现浅慢呼吸。

2.发绀

发绀是缺氧的典型症状。当动脉血氧饱和度低于85%时,可在血流量较大的口唇指甲出现发绀;另应注意红细胞增多者发绀更明显,贫血者则发绀不明显或不出现;严重休克末梢循环差的患者,即使动脉血氧分压尚正常,也可出现发绀。发绀还受皮肤色素及心功能的影响。

3.精神、神经症状

急性呼吸衰竭的精神症状较慢性为明显,急性缺氧可出现精神错乱、狂躁、昏迷、抽搐等症状。慢性缺氧多有智力或定向功能障碍。二氧化碳潴留出现中枢抑制之前的兴奋症状,如失眠、烦躁、躁动,但此时切忌用镇静或安眠药,以免加重二氧化碳潴留,发生肺性脑病,表现为神志淡漠、肌肉震颤、间歇抽搐、昏睡,甚至昏迷等。

4.血液循环系统症状

严重缺氧和二氧化碳潴留引起肺动脉高压,可发生右心衰竭,伴有体循环淤血体征。二氧化碳潴留使外周体表静脉充盈、皮肤红润、湿暖多汗、血压升高、心搏量增多而致脉搏洪大;因脑血管扩张,产生搏动性头痛。晚期由于严重缺氧、酸中毒引起心肌损害,出现周围循环衰竭、血压下降、心律失常、心跳停搏。

5.消化和泌尿系统症状

严重呼吸衰竭对肝、肾功能都有影响,如谷丙转氨酶与非蛋白氮升高、蛋白尿、尿中出现红细胞和管型。常因胃肠道黏膜充血水肿、糜烂渗血,或应激性溃疡引起上消化道出血。

以上这些症状均可随缺氧和二氧化碳潴留的纠正而消失。

（三）治疗要点

1.分型

呼吸衰竭按照动脉血气分析分为以下两型。

（1）Ⅰ型呼吸衰竭:即缺氧型呼吸衰竭。$PaO_2 < 8.0$ kPa(60 mmHg),$PaCO_2$ 正常或降低。主要见于换气障碍疾病。

（2）Ⅱ型呼吸衰竭：即高碳酸呼吸衰竭。$PaO_2 < 8.0$ kPa（60 mmHg），$PaCO_2 > 6.7$ kPa（50 mmHg），系肺泡通气不足所致。

2.治疗

治疗包括：①保持呼吸道通畅。②氧疗。③增加通气量，减少二氧化碳潴留。④纠正酸碱失衡和电解质紊乱。⑤抗感染治疗。⑥防治消化道出血。⑦病因治疗。

（四）护理措施

1.病情观察

（1）观察患者神志、血压、呼吸、脉搏、体温、皮肤色泽等。

（2）观察患者有无肺性脑病症状及休克。

（3）观察患者尿量及粪便颜色，有无上消化道出血。

（4）观察各类药物作用和不良反应（尤其是呼吸兴奋剂）。

（5）观察动脉血气分析和各项化验指数变化。

2.护理要点

（1）饮食护理：鼓励患者多进高蛋白、高维生素食物。

（2）保持呼吸道通畅。①鼓励患者咳嗽、咳痰，更换体位和多饮水。②危重患者每2～3小时翻身拍背1次，帮助排痰。如建立人工气道患者，应加强气道管理，必要时机械吸痰。③神志清醒者可做雾化吸入，每天2～3次，每次10～20分钟。

（3）合理用氧：对Ⅱ型呼吸衰竭患者应给予低浓度（25％～29％）低流量（1～2 L/min）鼻导管持续吸氧。如配合使用呼吸机和呼吸中枢兴奋剂可稍提高给氧浓度。

（4）危重患者或使用机械通气者应做好特护记录，并保持床单位平整、干燥，预防发生压疮。

（5）使用鼻罩或口鼻面罩加压辅助机械通气者，做好该项护理有关事项。

（6）病情危重患者建立人工气道（气管插管或气管切开）应按人工气道护理要求。

（7）建立人工气道接呼吸机进行机械通气时应按机械通气护理要求。

（8）用药护理：①遵医嘱选择使用有效的抗生素控制呼吸道感染。②遵医嘱使用呼吸兴奋剂，必须保持呼吸道通畅。注意观察用药后反应，以防药物过量；对烦躁不安、夜间失眠患者，慎用镇静剂，以防引起呼吸抑制。

3.健康教育

（1）教会患者做缩唇腹式呼吸以改善通气。

（2）鼓励患者适当家务活动，尽可能下床活动。

（3）预防上呼吸道感染，保暖、季节交换和流感季节少外出，少去公共场所。

（4）劝告戒烟，如有感冒尽量就医，控制感染加重。

（5）严格控制陪客和家属探望。

（宋　玲）

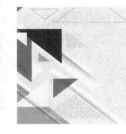

第九章 康复科护理

第一节 颅脑损伤的康复护理

一、概述

颅脑损伤是指头颅部特别是脑受到外来暴力打击所造成的脑部损伤,可导致意识障碍、记忆缺失及神经功能障碍。由于颅脑损伤具有损伤部位的多发性、损伤的复杂性等特点,其康复不仅涉及肢体运动功能的康复,同时更多地涉及对记忆力、注意力、思维等高级中枢功能的康复,因此,更需要家庭成员了解和参与到患者的康复训练和护理中,使患者的功能得到最大限度的恢复。

和康复医疗的其他方面相比,脑外伤康复的发展相对滞后。在美国,脑外伤康复20世纪70年代进入有组织的阶段,其标志是脑外伤治疗与康复示范中心体系的建立。我国迄今为止尚未建立脑外伤的康复医疗体系,没有脑外伤康复专科医院,综合医院没有脑外伤康复的亚专科设置,跨学科合作团队和学科内团队工作模式尚未有效建立,因此脑外伤康复是康复医疗服务体系的一块短板。治疗体系还必须考虑特殊教育的要求、生活自理能力、职业训练和支持,以及家庭成员的支持等问题。脑外伤患者,特别是重型患者的自然病程可能相当长,甚至影响终身。脑外伤的康复期比其他获得性损伤和神经系统疾病的康复时间更长。因此,外伤治疗体系必须认识到康复治疗的长期性。要正确认识脑外伤的自然病程,在不同阶段采用个体化的康复治疗和服务措施,避免不必要和无效的治疗手段。

(一)流行病学

美国每年新增脑外伤患者5万人死亡,23万人住院治疗,8万人遗留长期残疾,存活的脑外伤残疾者总数达到530万人(2%总人口)。根据世界卫生组织的保守估计,1990年全球新增的脑外伤患者总数可能在950万以上。我国脑外伤发病率已超过100/10万人口,仅次于西方发达国家,重型脑外伤的病死率和致残率居高不下,总病死率达30%~50%。大部分生存下来的颅脑外伤患者,常常遗留不同程度的神经功能障碍,如意识、运动、语言、认知等方面的障碍,给患者及其家庭带来痛苦和沉重的负担。因此,对颅脑损伤患者给予积极的康复训练和护理是十分必要的。

(二)病因

颅脑损伤是创伤中发病率仅次于四肢的常见损伤,其死亡率和致残率均居各类创伤首位。随着社会主义现代化的加速,城市人口更为密集,机动车辆急剧增加,导致交通事故发生频繁;施工规模扩大,房屋建筑向高层发展,使工伤事故增加;体育运动日趋普及,且竞技对抗程度剧烈,运动创伤也有所增多;此外,自然灾害等意外事故也频频发生,因而包括颅脑损伤在内的各种创伤发生率大幅度增加。为此,交通事故、工伤事故、高处坠落、失足跌倒、各种钝器对头部的打击是产生颅脑损伤的常见原因。

(三)临床分类

颅脑损伤可以分为闭合性伤和开放性伤两类。闭合性损伤时,头皮、颅骨和硬脑膜三者中至少有一项保持完整,脑组织与外界不沟通。如果头皮、颅骨和硬脑膜三者均有破损,颅腔与外界沟通,即为开放性损伤。脑组织不仅可因暴力的直接作用产生原发性损伤,如脑震荡、脑挫裂伤、原发性脑干损伤和弥漫性轴索损伤,还可在原发性损伤的基础上产生脑水肿、颅内血肿、脑移位和脑疝等继发性脑损伤,其症状和体征是在伤后逐步出现或加重,严重程度并不一定与原发性损伤的严重程度一致。脑损伤后所致的残疾种类繁多,如意识障碍、智能障碍、精神心理异常、运动障碍、感觉障碍、语言障碍,以及视觉、听力和嗅觉障碍等。

二、临床表现

颅脑损伤患者可因损伤部位和伤情轻重不同而出现多种多样程度不同的神经功能障碍和精神异常,轻者如头痛、眩晕、失眠、烦躁、记忆力减退,重者如意识障碍、智能障碍、感觉障碍、言语障碍和精神心理异常。有些患者甚至长期昏迷不醒,或呈植物状态生存。颅脑损伤能引起的神经功能障碍和精神异常,有些可以逆转而暂时存在,通过适当治疗能获得不同程度的改善,甚至完全恢复;但有些则属不能逆转而长期存在,从而成为长久性障碍。有些患者由于伤后处理不当,如昏迷和瘫痪患者因未能重视合理体位、肢位的维持和及早进行活动,可导致关节肌肉萎缩挛缩和畸形而出现二次性损害。

颅脑损伤的临床表现是由受伤的轻重程度决定的,轻微颅脑损伤可仅有头皮血肿,严重的脑外伤的症状可出现以下表现。

(一)重度颅脑损伤的临床表现

(1)急性期损伤发生至 1 个月,中枢神经系统损伤后 72 小时就开始出现可塑性变化。头痛、恶心、呕吐,头痛呈持续性胀痛,呕吐一般为喷射性呕吐。

意识障碍:遗忘症,易疲劳与精神萎靡或行为冲动,亦可出现谵妄状态。

生命体征改变:如血压、心率、呼吸、瞳孔大小等。自主神经功能失调,表现为心悸、血压波动、多汗、月经失调、性功能障碍等。

其他表现:如头晕、目眩、耳鸣、记忆力减退、注意力难以集中、智能减退、失眠等。

颅脑损伤恢复的早期阶段,患者可能表现出行为上的紊乱和心理社会能力方面的功能低下,包括情绪不稳,攻击性行为、冲动和焦虑不安、定向力障碍、挫败感、否认和抑郁等。

(2)恢复期 1～3 个月为中枢神经系统自然恢复期,可塑性尤为明显。

急性期常见症状有所减轻,生命体征趋向稳定。同时既有局灶性症状,如偏瘫、失语等,又有全面性脑功能障碍,如昏迷、认知障碍等。

恢复期和慢性期的精神障碍则多伴有器质性损害的病理基础,如脑瘢痕、囊肿、脑膜粘连、弥漫性神经元退变等,表现为各种妄想、幻觉、人格改变和性格改变(如情绪不稳定、固执、易激惹、易冲动或淡漠、对周围事物缺乏兴趣等),亦可出现记忆衰退、语言含糊、语调缓慢、寡言或计算和判断能力减退等情况。

(3)后遗症期 3 个月以后。

脑外伤后综合征,仍然存在或者出现的一系列神经精神症状,患者表现为头昏、头痛、疲乏、睡眠障碍、记忆力下降、精力及工作能力的下降、心悸、多汗、性功能下降等。神经系统检查没有阳性的体征。

复杂多样的功能障碍,如运动障碍、言语障碍、感觉障碍、心理社会行为障碍等。

长期制动导致的失用综合征,可涉及身体各大系统。

(4)可分为轻度、中度及重度(表 9-1),急性重度颅脑损伤应尽早诊断,尽早干预。①轻度损伤者伤后昏迷在半小时以内,仅有短暂脑功能障碍而无器质性改变。②中度损伤者有脑器质性损伤,昏迷在 12 小时以内,可有偏瘫、失语等症状。③重度损伤者昏迷在 12 小时以上,神经系统阳性体征明显。④特重型损伤者可出现生命危险甚至死亡。

表 9-1　颅脑损伤病情分度

分度标准	轻度	中度	重度
脑 CT	正常	正常/异常	异常
意识丧失(LOC)	0～30 分钟	>30 分钟且<24 小时	>24 小时
意识/精神状态转换(AOC)	一瞬间到 24 小时内	>24 小时,严重程度根据其他标准确定	
创伤后失忆症(PTA)	0～1 天	>1 天且<7 天	>7 天
格拉斯哥昏迷评分 (最好 24 小时内评分)	13～15 分	9～12 分	<9 分

(5)并发症造成的继发性运动功能障碍。传统观念认为重型颅脑损伤患者必须静卧或镇静制动,昏迷患者更是长期卧床不起。由于缺少活动,加之关节长期处于非功能位置,久而久之可发生关节活动度受限、关节强直、挛缩变形和肌肉软弱无力,从而产生包括运动功能障碍在内的一系列二次性损害,妨碍功能恢复,导致残疾或使残疾加重。

(二)癫痫

癫痫是颅脑损伤后常见的并发症。各种类型的颅脑损伤皆可导致癫痫发作,但开放性颅脑损伤后癫痫发生率明显高于闭合性颅脑损伤。闭合性颅脑损伤患者中有 1％～5％发生癫痫;而开放性颅脑损伤患者的癫痫发生率可达 20％～50％。

三、主要功能障碍

颅脑损伤时大脑皮质常常受累,因而是导致认知功能障碍的重要原因,可出现意识改变、记忆力障碍、听力理解异常、失用症、失认症、忽略症、体象障碍、皮质盲、智能障碍等情况。昏迷是颅脑损伤后的常见症状之一。虽然总的说来颅脑损伤导致的昏迷持续时间多属短暂,但有些患者可以长期昏迷不醒,有些还可以演变为植物状态。

(1)运动障碍包括肢体瘫痪、共同运动、肌张力异常、共济障碍。

(2)感觉障碍包括浅感觉、深感觉障碍。

(3)言语障碍包括失语症和构音障碍。

（4）认知障碍包括意识障碍、智力障碍、记忆障碍、失认症、失用症等。

（5）心理和社会行为障碍包括抑郁心理、焦躁心理、情感障碍及行为障碍等。

（6）日常生活活动能力障碍。

（7）其他障碍如大小便障碍、自主神经功能障碍、面肌瘫痪、延髓麻痹、失用综合征、误用及过用综合征及其他脑神经功能障碍等。

四、康复评定

（一）脑损伤严重程度的评估

1974 年 Fennett 根据患者的睁眼（E）、语言表现（V）和肢体运动（M）三个因素建立了一个判断意识状态的系统，即著名的格拉斯哥昏迷评分标准，用以判断患者的伤情。总分 15 分，8 分以下为昏迷，3～5 分为特重型损伤，6～8 分为严重损伤，9～12 分为中度损伤，13～15 分为轻度损伤。

（二）运动功能评估

评定内容：肌力、肌张力、协调能力、平衡能力、步行能力等。评定方法：徒手肌力评定、Ashworth 肌张力（痉挛）分级、指鼻试验和跟-膝-胫试验、定量平衡功能评定、步态分析等。

由于颅脑损伤后常发生广泛和多发性损伤，可出现瘫痪、共济失调、震颤等。其中瘫痪可累及所有肢体，初期多为软瘫，后期多为痉挛。肢体的运动功能常采用 Brunnstrom 6 阶段评估法，可以简单分为：Ⅰ 期-迟缓阶段；Ⅱ 期-出现痉挛和联合反应阶段；Ⅲ 期-连带运动达到高峰阶段；Ⅳ 期-异常运动模式阶段；Ⅴ 期-出现分离运动阶段；Ⅵ 期-正常运动阶段。

（三）脑神经功能评估

评估患者嗅神经、视神经、面神经、听神经等功能是否出现障碍，检查有无偏盲或全盲、有无眼球活动障碍、面神经瘫痪或听力障碍等。

（四）言语功能评估

失语和构音障碍的评估方法与脑卒中相同。颅脑损伤另有一种常见的言语障碍，即言语错乱，其特点为词汇和语法的运用基本正确，但时间、空间、人物定向障碍十分明显，不配合检查，且不能意识到自己的回答是否正确。

（五）认知功能评估

记忆障碍包括近记忆障碍和远记忆障碍。近记忆障碍可采用物品辨认—撤除—回忆法评估，远记忆障碍可采用 Wechsler 记忆评价试验。知觉障碍可采用 Rivermead 知觉评价表评估。

（六）情绪行为评估

颅脑损伤患者常见焦虑、抑郁、情绪不稳定、攻击性、神经过敏、呆傻等情绪障碍，亦可有冲动、幼稚、丧失自知力、类妄想狂、强迫观念等行为障碍，可做相关的评估。

（七）日常生活活动能力评定

日常生活活动能力（activities of daily living，ADL），MBI 指数，对进食、洗澡、修饰、穿衣、控制大小便、如厕、床椅转移、平地行走及上下楼梯 10 项日常生活活动的独立程度评定，满分100 分，＞60 分有轻度功能障碍，能独立完成部分日常生活活动，需要部分帮助；60～41 分有中度功能障碍，需要极大的帮助方能完成日常生活活动；≤40 分有重度功能障碍，大部分日常生活活动能力不能完成，依赖明显。

五、康复治疗

(一)康复治疗措施

(1)建立相应的康复治疗组由护士、治疗师和医师共同组成。

(2)制订合理的康复计划,根据病情和功能状况制订康复治疗计划并实施。

(3)心理康复尽快消除患者和家属的消极情绪,取得患者和家属高度配合。

(4)预防性康复皮肤保护、预防挛缩、鼓励活动。

(5)综合康复对移动、持物、自身照顾、认知、交流、社会适应、精神稳定、娱乐和就业等日常生活的需求牵涉到的基本方面进行指导和训练。

(6)早期介入、综合治疗、循序渐进、个别对待、持之以恒的康复治疗原则。

(二)康复治疗

功能锻炼、整体康复和重返社会是颅脑损伤康复治疗的三大主要任务。由于颅脑损伤的类型、并发症和后遗症较多,康复治疗具有复杂、繁重和需时较长等特点,因此,康复治疗必须贯穿整个颅脑损伤治疗的全过程。在早期就要注意加强康复护理,以减少并发症和后遗症,为今后的康复创造良好的条件;一旦出现精神障碍和肢体功能障碍,就必须及早而有针对性地制订出康复治疗计划。

(1)加强颅脑外伤初期的处理,尽早采取措施避免发生严重的脑缺血、缺氧,严密监测颅内压和血气值,及时排除颅内血肿,控制脑水肿,降低颅内压,防止一切可能发生的并发症,使病情尽快趋于稳定,防止持续性植物状态的发生。

(2)及时给予促神经营养和代谢活化剂或苏醒剂,改善脑组织代谢,促进神经细胞功能恢复,可静脉输注三磷酸腺苷、辅酶 A、谷氨酸、核苷酸、吡拉西坦等。

(3)为改善脑血液供应和提高氧含量,行高压氧治疗,并维持营养支持;如果口服和鼻饲还不能达到基本营养要求,可行胃造瘘进食。为防止关节变形和肌肉萎缩,应有计划地摆放体位、良肢位处理、定期翻身、关节活动度训练、低中频电疗等物理因子治疗、矫形具治疗以及推拿、按摩、针灸;预防感染、失水、便秘、尿潴留及压疮等并发症的发生。

(4)运动功能障碍的康复运动功能的训练一定要循序渐进,对肢体瘫痪的患者在康复早期即开始做关节的被动运动,以后应尽早协助患者下床活动,先借助平衡木练习站立、转身,后逐渐借助拐杖或助行器练习行走。

(5)言语障碍训练言语功能的训练,护理人员应仔细倾听,善于猜测询问,为患者提供诉说熟悉的人或事的机会,并鼓励家人多与患者交流。

(6)认知功能障碍训练包括以下。

记忆力训练:记忆是大脑对信息的接收、贮存及提取的过程,记忆恢复主要依赖于脑功能的恢复。训练原则为患者每次需要记住的内容要少,信息呈现的时间要长,两种信息出现的间隔时间亦要长些。可采用记忆训练课(姓名和面容记忆、单词记忆、地址和电话号码记忆、日常生活活动记忆等)和记忆代偿训练(日记本、时间表、地图、清单、标签等)。

PQRST 法:此方法为一系列记忆过程的英文字母缩写。P:先预习(preview)要记住的内容;Q:向自己提问(question)与内容有关的问题;R:为了回答问题而仔细阅读(read)资料;S:反复陈述(state)阅读过的资料;T:用回答问题的方式来检验(test)自己的记忆。

编故事法:把要记住的内容按照患者的习惯和爱好编成一个小故事,有助于记忆。也可以利用辅助物品来帮助记忆,如日记本、记事本,鼓励患者将家庭地址、常用电话号码等记录于上,并经常查阅。在训练过程中,康复护理人员应注意:建立固定的每天活动时间,让患者不间断地重复和练习;细声缓慢地向患者提问,耐心等候他们回答;训练从简单到复杂,从部分到全部;利用视、听、触、嗅和运动等多种感觉输入来配合训练;每次训练时间要短,回答正确要及时给予鼓励;多利用记忆辅助物帮助训练,如墙上悬挂时间表、用毛笔写的家属姓名,让患者携带记事本等。

注意力训练:注意力是指将精神集中于某种特殊刺激的能力。可采用平衡功能测评训练仪、猜测游戏、删除游戏、时间感训练等方式进行训练。

平衡功能测评训练仪:利用平衡功能训练仪加强认知注意力训练,通过监视屏向患者提供身体重心变化,利用视觉和听觉反馈信息来实现对身体重心的控制,训练项目中蕴含了注意、记忆、知觉等方面内容,患者通过前后左右方向上的重心摆动及主动调整注意力进行训练。在认知注意力训练中包含了五大注意基本特征的训练:注意维持、警觉、注意转移、注意分配、注意选择、注意广度。

猜测游戏:取一个玻璃球和两个透明玻璃杯,护士在患者的注视下将一杯扣在玻璃球上,让患者指出有球的杯子,反复进行无误后,改用不透明的杯子重复上述过程。

删除游戏:在纸上写一行大写的英文字母如 A、C、G、H、G、U、I,让患者指出指定的字母如C,成功删除之后改变字母的顺序再删除规定的字母,患者顺利完成后将字母写得小些或增加字母的行数及字数再进行删除。

时间感训练:要求患者按命令启动秒表,并于 10 秒时主动停止秒表,然后将时间逐步延长至1 分钟,当误差<2 秒时,让患者不看表,用心算计算时间,以后逐渐延长时间,并一边与患者交谈一边让患者进行训练,要求患者尽量控制自己不因交谈而分散注意力。

感知力训练:感知力障碍主要表现为失认症(半侧空间失认、疾病失认、Gerstman 综合征、视失认、身体失认等)和失用症(结构失用、运动失用、穿衣失用、意念和意念运动性失用等)。可采用对患者进行各种物体的反复认识和使用训练、加强对患者的感觉输入等方式进行训练。

解决问题能力的训练:解决问题的能力涉及推理、分析、综合、比较、抽象、概括等多种认知过程的能力。简易的训练方法包括指出报纸中的信息、排列数字、物品分类等。

指出报纸中的信息:取一张当地的报纸,让患者浏览后,首先问关于报纸首页的信息,如报纸名称、日期、大标题等。回答正确后,请患者找出文娱专栏、体育专栏或商业广告的所在版面。回答无误后,再训练患者寻找特殊信息,如某个电视台的节目预告、气象预报结果、球队比赛得分等。

排列数字:给患者 3 张数字卡,让他由高到低按顺序排好,然后每次给他 1 张数字卡,让其根据数字的大小插进已排好的 3 张卡之间,正确无误后再增加给予数字卡的数量。在排列数字的同时,可询问患者有关数字的各种知识,如哪些是奇数、哪些是偶数、哪些互为倍数等。

物品分类:给患者一张列有 30 项物品名称的清单,要求患者按照物品的共性进行分类,如这些物品分属于家具、食物、衣服。如果患者有困难,可给予帮助。训练成功后,可增加分类的难度,如将食物细分为植物、动物、奶类、豆制品等。

六、康复护理

(一)康复护理目标
(1)稳定病情,并保留身体的整合能力;定期检查和定量评估患者的状态。

（2）实施各种相应的康复护理措施,调控其心理状态,发现即使极为轻微的进步也应当重视,以此鼓励患者,增强患者康复的信心。

（3）指导、督促功能训练,促进功能恢复,使其具有较好的独立生活能力。

（4）防治各种并发症,最大限度地降低死亡率、致残率,使患者少依赖或不依赖别人,提高日常生活活动能力,使患者具有较好功能的生命质量,重归家庭、社会。

（二）康复护理

指导患者进行全面康复,在功能评定的基础上,合理安排康复治疗计划,制订出切实可行的近期目标、中期目标和远期目标。既要选择适当的运动疗法进行反复训练,又必须进行认知、心理等其他康复训练,并且持之以恒。

1.预防性康复护理

（1）预防压疮:颅脑损伤患者的皮肤保护包括两个方面,一是预防压疮,应用特殊的病床诸如气垫床、水垫床等,定时翻身,保持床单清洁平整干燥,骨突出和易受压部位要垫以棉垫,一旦发现皮肤发红或发生压疮,应及时处理和治疗;二是避免因躁动不安引起的皮肤擦伤,必要时踝部可应用有良好衬垫的石膏夹板进行保护。

（2）预防挛缩:及早进行关节的主动和被动活动,并维持良好的肢位和体位。

（3）鼓励活动:颅脑损伤和其他神经疾病一样,不活动不仅使肌肉力量逐渐丧失,还导致心肺功能障碍。除加强身体的支持治疗外,更重要的是对患者进行适当刺激,鼓励其尽早参与自身照顾活动,如在床上翻身;及早下床坐到椅子上是增强肌力、恢复心肺功能、防止挛缩畸形和缓解皮肤压力等一系列重要康复措施的起始点。

（4）预防并发症的康复护理:早期功能训练,被动运动和按摩肢体,预防关节挛缩、肩-手综合征、肩关节半脱位、直立性低血压、深静脉血栓形成、肺部感染等并发症。

2.综合康复护理

（1）维持营养,保持水、电解质平衡,以增强体质。

（2）维持合理体位:头的位置不宜过低,以利于颅内静脉血回流。肢体置于功能位,尤其注意防止下肢屈曲挛缩和足下垂畸形。

（3）肢体被动活动和按摩:定时活动肢体各关节,在被动活动时,动作要轻柔,以防损伤关节和发生骨折,具体方法同脑血管意外后康复护理。

（4）患者的促醒:昏迷患者有计划的感觉刺激,每一次与患者的接触过程中直接对患者说话就是一种有益的刺激。在患者耳边放录音机以合适的音量放送其平时熟悉喜爱的音乐、戏曲。

（5）肢体功能康复护理:方法同脑血管意外后康复护理。

（6）日常生活练习:进行日常生活活动练习,以逐步达到生活自理。

3.心理康复护理

颅脑损伤常因突然发生的意外所致,致残率高,患者从过去健康的身体,正常的工作、生活情况下,突然转变为肢体功能障碍,需要他人照顾,身体和心理方面面临巨大的打击和压力,常表现出情绪低落、意志消沉、抑郁、悲观和焦虑,甚至会产生轻生的念头及其他异常的行为举止。尤其是情绪消极、行为障碍的患者,护理人员应多与其交谈,在情感上给予支持和同情,鼓励患者积极面对现实,树立信心,以积极的态度配合治疗,共同努力恢复和/或代偿其失去的功能,早日回归家庭和社会。对患者进行行为矫正疗法,通过不断地再学习,消除病态行为,建立健康行为,使患者能面对现实,学会放松,逐步消除恐惧、焦虑与抑郁。鼓励患者尽可能做力所能及的事情,逐步学会生活自理。

4.康复健康教育

(1)急性期:颅脑损伤是因外界暴力作用于头部而引起,由于发病突然,患者有不同程度的意识障碍,家属难以接受现状,表现为急躁、恐慌和不知所措。另外多数颅脑损伤患者均有不同程度的原发性昏迷,失去自我表达能力、接受能力,教育对象主要是家属。

内容:颅脑损伤疾病相关知识、病情观察合作要点、饮食指导、体位指导、气管切开护理指导、各种管道护理指导、康复训练指导、输液指导、用药指导以及对可能出现并发症的预防和处理等。

(2)恢复期。①教育家属及患者树立战胜疾病的信心:正确面对现实,积极配合康复训练,争取早日康复。②在训练过程中讲解相关训练技巧、方法:使其了解功能康复是一个缓慢渐进的过程,需要有足够的信心、耐心,使家属及患者主动协助医护人员对患者实施康复训练,提高患者的康复质量和生活质量。③对自我健康维护的指导:指导患者及家属掌握日常生活自理方面的护理技能,积极进行关节活动训练、言语训练、吞咽训练;学习生活自理,自己洗脸、刷牙、梳头、洗澡等。④指导合理营养:安排清淡、高蛋白、高热能、低脂肪易消化、富含维生素的膳食,提高患者的抵抗力,减少并发症,促进康复,缩短住院时间。⑤患者家属承担着对患者长期照顾的责任,其对相关知识的了解和掌握,直接影响患者的康复和生活质量。如患者后遗智障,根据患者家属在患者出院前对健康教育的需求,把家属纳入健康教育对象,提供他们最需要掌握和了解的相关消息。

(高淑珍)

第二节　周围神经疾病的康复护理

一、概述

周围神经疾病是指周围运动、感觉和自主神经的结构和功能障碍。周围神经疾病的表现多种多样,其分类依赖于解剖结构、病理和临床特征。常见的周围神经病有很多,常见的有 Bell 麻痹、三叉神经痛、Guillain-Barre 综合征等。对周围神经病损进行康复护理时,首先要明确诊断,了解病因,然后在根据症状的不同有针对性地进行护理干预。康复是周围神经疾病恢复期中的重要措施,有助于预防肌肉挛缩和关节畸形。

(一)病因

1.特发性

如急性和慢性炎症性脱髓鞘性多发神经病,可能为自身免疫性。

2.营养性及代谢性

慢性酒精中毒、慢性胃肠道疾病、妊娠或手术后等引起营养缺乏;代谢障碍性疾病,如糖尿病、尿毒症、血卟啉病、肝病、黏液性水肿、肢端肥大症、淀粉样变性继发营养障碍和 B 族维生素缺乏,以及恶病质等。

3.药物及中毒

(1)药物如氯霉素、顺铂、乙胺丁醇、甲硝唑等可诱发感觉性神经病,胺碘酮、氯喹、戒酒硫、呋哚美辛、呋喃类、异烟肼、苯妥英、青霉胺、长春新碱可诱发运动性神经病。

（2）酒精中毒。

（3）有机农药和有机氯杀虫剂。

（4）化学品：如二硫化碳、三氯乙烯、丙烯酰胺等。

（5）重金属（砷、铅、铊、汞、金和白金）。

（6）白喉毒素等。

4.传染性及肉芽肿性

如艾滋病、麻风病、莱姆病、白喉和败血症等。

5.血管炎性

如结节性多动脉炎、系统性红斑狼疮、类风湿关节炎、硬皮病等。

6.肿瘤性及副蛋白血症性

如淋巴瘤、肺癌和多发性骨髓瘤等引起癌性远端轴索病、癌性感觉神经元病等，以及副肿瘤综合征、副蛋白血症（如 Poems 综合征）和淀粉样变性等。

7.遗传性

（1）特发性：如遗传性运动感觉神经病、遗传性感觉神经病、Friedreich 共济失调、家族性淀粉样变性等。

（2）代谢性：如卟啉病、异染性脑白质营养不良、Krabbe 病、无 β 脂蛋白血症和遗传性共济失调性多发性神经病（Refsum 病）等。

（二）分类

Sedden 将周围神经病分为三类。

1.神经失用

神经失用为暂时的神经功能传导阻滞，通常多见于机械压迫、牵拉伤等，一般在 6 周内神经功能可以恢复。

2.轴索断裂

轴突在鞘内发生断裂，神经鞘膜保存完好，多见于严重的闭合性神经挤压伤，如肱骨干骨折所导致桡神经损伤。轴索断伤时，损伤部位远端神经的感觉、运动和自主神经功能全部丧失，并发生沃勒变性。由于神经膜保存完好，轴突再生时一般不会发生迷路，其神经功能恢复接近正常，但在神经被牵拉的部位，尤其臂丛，可能由于扭转力的关系，被扭转的神经出现结构瓦解，再生时出现轴索迷途，因而交叉支配会不可避免地发生。

3.神经断裂

神经断裂是指神经束或神经干的断裂，即除了轴索、髓鞘外，包括神经膜完全横断，必须经过神经缝合和/或神经移植，否则功能不能恢复。

二、临床表现

（一）活动能力障碍

周围神经疾病表现为弛缓性瘫痪、肌张力降低、肌肉萎缩、抽搐。日常生活、工作中某些功能性活动能力障碍，如臂丛神经损伤者，由于上肢运动障碍可不同程度地影响进食、个人卫生、家务活动以及写字等手精细动作，坐骨神经损伤者可出现异常步态或行走困难。

(二)感觉异常

1.主观感觉异常

主观感觉异常是在没有任何外界刺激的情况下出现的感觉异常。①局部麻木、冷热感、潮湿感、震动感,以麻木感多见。②自发疼痛:有刺痛、跳痛、刀割痛、牵拉痛、灼痛、胀痛、触痛、撕裂痛、酸痛、钝痛等,同时伴有一些情感症状。③幻痛,周围神经损伤伴有肢体缺损或截肢者有时出现幻肢痛。

2.客观感觉丧失

①感觉丧失,深浅感觉、复合觉、实体觉丧失。②感觉减退。③感觉过敏,即感觉阈值降低,小刺激出现强反应,以痛觉过敏最多见,其次是温度觉过敏。④感觉过度,少见。⑤感觉倒错,如将热的误认为是冷的,也较少见。

(三)反射均减弱或消失

周围神经病损后,其所支配区域的深浅反射均减弱或消失。

(四)自主神经功能表现

(1)皮肤发红、皮温升高、潮湿、角化过度及脱皮等。

(2)有破坏性病损时皮肤发绀、冰凉、干燥无汗或少汗、菲薄,皮下组织轻度肿胀,指甲(趾甲)粗糙变脆,毛发脱落,甚至发生营养性溃疡。

三、主要功能障碍

(一)运动障碍

迟缓性瘫痪、肌张力低、肌肉萎缩。

(二)感觉障碍

局部麻木、灼痛、刺痛、感觉过敏、实体感缺失等。包括:①感觉缺失;②感觉异常;③疼痛。

(三)反射障碍

腱反射减弱或消失。

(四)自主神经功能障碍

局部皮肤光润、发红或发绀、无汗、少汗或多汗,指(趾)甲粗糙、脆裂等。

四、康复评定

(一)运动功能的评定

1.肌力评定

对耐力、速度、肌张力予以评价。

2.关节活动范围测定

注意对昏迷患者可进行瘫痪试验、坠落试验。

3.患肢周径的测量

观察畸形、肌肉萎缩、肿胀的程度及范围,必要时用尺测量或容积仪测量对比。

4.运动功能恢复等级评定

由英国医学研究会(EMRC)提出,将神经损伤后的运动功能恢复情况分为六级,简单易行,是评定运动功能恢复最常用的方法(见徒手肌力测定)。

（二）感觉功能评定

由于传入纤维受损，表现为痛觉、温度觉及本体感觉减退、过敏或异常。感觉功能的测定，除了常见的用棉花或大头针测定触觉、痛觉外，还可做温度觉试验，VonFrey 单丝压觉试验，Weber 两点辨别觉试验，手指皮肤皱褶试验，皮肤定位觉、皮肤图形辨别觉、实体觉、运动觉和位置觉试验，Tinel 征检查等。

对感觉功能的恢复情况，可参考英国医学研究会的分级评定（表 9-2）。

表 9-2　周围神经病损后感觉功能恢复评定表

恢复	等级	评定标准
0 级	（S_0）	感觉无恢复
1 级	（S_1）	支配区皮肤深感觉恢复
2 级	（S_2）	支配区浅感觉和触觉部分恢复
3 级	（S_3）	皮肤痛觉和触觉恢复，且感觉过敏消失
4 级	（S_3+）	感觉达到 S_3 水平外，两点辨别觉部分恢复
5 级	（S_4）	完全恢复

（三）反射检查

患者常表现为反射改变，深反射、浅反射减弱或消失，早起偶有深反射亢进。反射检查时需患者充分合作，并进行双侧对比检查。常用反射有肱二头肌反射、肱三头肌反射、桡骨骨膜反射、膝反射、踝反射等。

（四）自主神经检查

自主神经功能障碍，血管扩张，汗腺分泌减少、增强或停止分泌，表现为皮肤潮红、皮温升高或降低、色泽苍白、指甲粗糙脆裂等。常用发汗试验，包括 Minor 淀粉-碘试验、茚三酮试验。

（五）日常生活能力评定

周围神经病损后，会不同程度地出现日常生活活动（ADL）能力困难。ADL 评定对了解患者的能力，制订康复计划，评价治疗效果，安排重返家庭或就业都十分重要。

（六）电生理学评定

评定神经肌电图、直流-感应电检查，对周围神经病损作出客观、准确判断，指导康复并估计预后。常用方法如下。

1.直流感应电测定

应用间断直流电和感应电刺激神经、肌肉，根据阈值的变化和肌肉收缩状况来判断神经肌肉的功能状态。

2.强度-时间曲线

强度-时间曲线是一种神经肌肉兴奋性的电诊断方法。通过时值测定和曲线描记判断肌肉为完全失神经支配及正常神经支配，并可反映神经有无再生。它可对神经损伤程度、恢复程度、损伤的部位、病因进行判断，对康复治疗有指导意义。

3.肌电图检查

对周围神经病损有重要的评定价值，可判断失神经的范围与程度以及神经再生的情况。由于神经损伤后的变性、坏死需要经过一定时间，失神经表现伤后 3 周左右才出现，故最好在伤后 3 周进行肌电图检查。

4.神经传导速度的测定

对周围神经病损是最为有用的。可以确定传导速度、动作电位幅度和末梢潜伏时。既可用于感觉神经，也可用于运动神经的功能评定，以及确定受损部位。

5.体感诱发电位检查

体感诱发电位(SEP)是刺激从周围神经上行至脊髓、脑干和大脑皮质感觉区时在头皮记录电位，具有灵敏度高、对病变进行定量估计、对传导通路进行定位测定、重复性好等优点。对常规肌电图难以查出的病变，SEP可容易作出诊断，如周围神经靠近中枢部位的损伤、在重度神经病变和吻合神经的初期测定神经的传导速度等。

五、康复治疗

(一)康复治疗目标

早期防治各种并发症(炎症、水肿等)；晚期促进受损神经再生，以促进运动功能和感觉功能的恢复，防止肢体发生挛缩畸形，最终改善患者的日常生活和工作能力，提高生活质量。康复治疗应早期介入，介入越早，效果越好。治疗时根据病情的不同时期进行有针对性的处理，包括理疗、肌力训练、运动疗法、ADL能力训练、作业治疗、感觉训练、手术治疗等。

(二)康复治疗原则

(1)闭合性神经损伤常为挫伤所致的神经震荡或轴突中断，多能自愈。应作短期观察，若3个月后经肌电图检查仍无再生迹象方可手术探查。

(2)开放性神经断裂，一般需手术治疗。手术时机及种类需外科医师决定。

(3)神经功能恢复慢，应及早康复治疗，以促进周围神经修复，减缓肌肉萎缩和关节僵硬。

(三)康复治疗

1.早期康复

早期一般为发病后5～10天。首先要针对致病因素去除病因，减少对神经的损害，预防关节挛缩的发生，为神经再生做好准备。

(1)受损肢体的主动、被动运动：由于肿胀、疼痛等因素，周围神经损伤后常出现关节挛缩和畸形，受损肢体各关节早期应做各方向的被动运动，每天1～2次，保证受损各关节的活动范围。若受损范围较轻，要进行主动运动。

(2)受损肢体肿痛的护理：水肿与病损后血液循环障碍，组织液渗出增多有关。可抬高患肢、弹力绷带包扎、做轻柔的向心方向按摩及被动运动或冷敷等。

(3)受损部位的保护：由于受损肢体的感觉缺失，易继发外伤，应注意对受损部位的保护，如戴手套、穿袜子等。若出现外伤，可选择适当的物理方法，如紫外线、超短波、微波等温热疗法。

(4)矫形器的应用：周围神经损伤早期使用夹板，可以防止挛缩畸形发生。例如上肢腕、手指可使用夹板固定。足部肌力不平衡所致足内翻、外翻、足下垂，可用下肢短矫形器，大腿肌群无力致膝关节支撑不稳、小腿外翻、屈曲-挛缩，可用下肢长矫形器矫正。

2.恢复期康复

急性期5～10天，炎症水肿消退后，进入恢复期。早期的治疗护理措施仍可选择使用，此期的重点是促进神经再生、保证肌肉的质量、增强肌力、促进感觉功能。

(1)神经肌肉点刺激疗法：周围神经受损后，肌肉瘫痪，可采用神经肌肉点刺激疗法保护肌肉质量。应注意治疗局部皮肤的观察和护理，防治感染或烫伤。

（2）肌力训练：受损肌肉肌力为 0～1 级时辅助患者进行被动运动，应注意循序渐进。受损肌肉肌力为 2～3 级时，进行助力运动、主动运动及器械性运动，但应注意运动量不宜过大，以免肌肉疲劳。随肌力逐渐增强，助力逐渐减小。受损肌肉肌力为 3～4 级时，可协助患者进行抗阻力练习，以争取肌力的最大恢复。同时进行速度、耐力、灵敏度、协调性与平衡性的专门练习。

（3）作业疗法：根据功能障碍的部位及程度、肌力及耐力情况进行相关的作业治疗，如进行木工、编织、打字、雕刻、缝纫、修理仪器等。注意逐渐增加作业难度和时间，在肌力未充分恢复之前，用不加阻力的方法，要防止由于感觉障碍引起机械摩擦性损伤。

（4）感觉功能训练：如果患者存在浅感觉障碍，可选择不同质地的旧毛巾、丝绸、石子，不同温度的物品分布刺激健侧及患侧皮肤，增加感觉输入。开始训练时让患者睁眼观察、体会，逐渐过渡到让患者闭眼体会、辨别。如存在深感觉障碍，在关节被动运动或肌力训练过程中，应强调局部的位置觉及运动觉训练，让患者在反复比较中逐渐体会。

（5）促进神经再生：可选用神经生长因子、维生素 B_1、维生素 B_6 等药物，以及超短波、微波、红外线等物理因子，有利于损伤神经的再生。

（6）手术治疗：对保守治疗无效而又有手术指征的周围神经损伤患者应及时进行手术治疗。如神经探查术、神经松解术、神经移植术、神经缝合术。

六、康复护理

（一）康复护理目标

1.早期目标

止痛、消肿、减少并发症、预防伤肢肌肉和关节的挛缩。

2.恢复期目标

促进神经再生，恢复肌力，增加关节活动度，促进感觉功能的恢复，对于不能完全恢复的肢体，使用支具，促进代偿，最大限度恢复其生活能力。

（二）康复护理

1.早期康复护理

保持功能位：应用矫形器，石膏托等，将受损肢体的关节保持在功能位。如垂腕时，将腕关节固定于背伸 20°～30°，垂足时，将踝关节固定于 90°。

2.指导 ADL 训练

在进行肌力训练时，结合日常生活活动训练，如上肢练习洗脸、梳头、穿衣等训练；下肢练习踏自行车、踢球动作等。训练应逐渐增加强度和时间，以增强身体的灵活性和耐力。

3.心理康复护理

周围神经病损患者，往往伴有急躁、焦虑、抑郁、躁狂等心理问题，担心病损后不能恢复、就诊的经济负担、病损产生的家庭和工作等方面的问题。可采用医学教育、心理咨询、集体治疗、其他患者示范等方式来消除或减轻患者的心理障碍，使其发挥主观能动性，积极地进行康复治疗。

4.康复健康教育

对周围神经损伤的患者应做如下的康复健康教育。

（1）使患者和家属了解疾病的概况、病因、主要临床表现，以及各种功能障碍的状态和预后情况等。

（2）向患者及家属介绍康复治疗措施：包括正确的肢体功能位置、如何保持关节活动度、主要的物理治疗以及感觉功能是如何促进和恢复的。

（3）感觉障碍的患者教育：对于感觉障碍的患者要关注夹板内皮肤的完整情况观察以及关节活动度的范围等。

（4）注意保护，防止伤害：教会患者在日常生活活动中，注意保护肢体，防治再损伤。如患手接触热水壶、热锅时，应带厚手套，避免烫伤；外出或日常生活活动时，应避免他人碰撞患肢，必要时佩戴支具使患肢保持功能位。

（5）尽快适应生活：指导患者学会日常生活活动自理，患者肢体功能障碍较重者，应指导患者如何进行生活方式的改变，指导患者如何单手穿衣、进食等。

（6）向患者及家属讲解健康饮食的重要性：要多吃含高蛋白、高热量、高维生素食物。同时注意原发性疾病如高血压、糖尿病的控制情况。

（7）改善心理状态：指导患者减轻或解除因损伤带来的焦虑、忧虑、躁狂等。

（高淑珍）

第三节　脊髓损伤的康复护理

一、概述

脊髓损伤是由于各种致病因素引起脊髓结构和功能损害，造成损伤水平以下脊髓功能障碍，包括感觉和运动功能障碍，反射异常及大、小便失禁等相应的病理改变，也就是常见的四肢瘫（颈段脊髓损伤）、截瘫（胸、腰段脊髓损伤），是一种严重致残性损伤。脊髓损伤是一种引起患者生活方式变化的严重疾病，很多患者因此生活不能自理，需要有人照料，如护理不当，还会发生压疮、泌尿系统感染、呼吸系统感染等严重并发症。现代医学在脊髓损伤的药物治疗、手术治疗、康复治疗方面有重大进展。在脊柱脊髓损伤患者的诊治过程中，脊髓损伤康复就显得尤为重要，脊髓损伤康复能够使患者在尽可能短的时间内，用较少的治疗费用，得到最大限度的功能恢复，提高患者的生活质量、减轻家庭、社会负担，为患者回归社会奠定基础。

（一）病因

脊髓损伤的原因依时代及地区、国情或文化习惯的不同而异，过去以战伤、煤矿事故为多，近年来交通事故、工农业劳动灾害事故急剧增加，而运动外伤与日常生活中的损伤亦引起了人们的注意。概括起来有：①外伤（交通事故、坠落、跌倒等）有时伴有脊柱骨折脱位，有时不伴有脊柱损伤而单纯脊髓损伤；②脊柱、脊髓发生的肿瘤及血管畸形；③分布到脊髓的血管阻塞；④脊髓的炎症；⑤脊髓被压迫：韧带骨化、椎间盘突出、变形性退行性脊柱疾病等；⑥其他疾病，如先、后天畸形、脱髓性变性疾病、代谢性疾病、脊柱结核等。

（二）构建新型康复服务模式

脊髓损伤者治疗困难，伤后障碍多，并发症多，是残疾人中最为困难的一个群体。目前，我国有脊髓损伤者超过120多万人，并以每年约1万人的速度递增。为了改善脊髓损伤者的生活质量，我国正在积极构建立足社区的新型康复服务模式"中途之家"。

从2009年起，中国肢残人协会在上海、浙江、河南、广西等地的12家单位开展了脊髓损伤者

"中途之家"试点工作。借鉴国外和我国台湾地区的康复模式,立足社区,利用现有社会政策和康复资源,实现了机构训练和社区训练相结合、专业指导与病友互助相结合、集中训练与自主训练相结合的新型康复模式。在上海召开的"中途之家"试点工作总结大会上,中国残疾人联合会主席张海迪表示,目前脊髓损伤在世界范围内都是一个医学难题,还没有最好的医疗方法。但试验和实践表明,正确的康复训练可以帮助患者重建功能,提高生活自理能力。"中途之家"成为脊髓损伤者从病床回归到社会途中的"家",许多脊髓损伤者通过积极的治疗和训练,重新回归社会,潜能得到了发挥,精神也获得了解放。

(三)分类

1.按损伤的部位分

(1)四肢瘫:指由于脊髓腔内脊髓神经组织的损伤造成颈段运动、感觉功能的损害和丧失。四肢瘫引起上肢、躯干、大腿及盆腔脏器的功能损害,不包括臂丛病变或椎管外周围神经的损伤。

(2)截瘫:指椎管内神经组织的损伤造成脊髓胸、腰或骶段的运动、感觉功能损害或丧失,其上肢功能完好,不包括腰骶丛病变或椎管外周围神经的损伤。

2.按损伤的程度分

(1)不完全损伤:如果发现神经损伤平面以下包括最低位骶段保留部分感觉或运动功能,这种损伤为不完全损伤。骶部感觉包括肛门黏膜皮肤连接处和深部肛门的感觉,运动功能检查是用手指肛检确定肛门外括约肌的自主收缩。

(2)完全性损伤:是指骶段感觉、运动功能完全消失。

3.按脊髓功能损害分级

脊髓功能损害分级见表 9-3。

表 9-3　ASIA 脊髓功能损害分级

功能损害分级	临床表现(体征)
A.完全性损害	在骶段无任何运动或感觉功能保留
B.不完全性损害	损伤平面以下包括骶节段($S_1 \sim S_5$)还存在感觉功能,但无运动功能
C.不完全性损害	损伤平面以下存在运动功能,并且大部分关键肌的肌力<3 级
D.不完全性损害	损伤平面以下存在运动功能,并且大部分关键肌的肌力≥3 级
E.正常	运动和感觉功能正常

二、临床表现

(一)运动障碍表现

表现为肌力、肌张力、反射的改变。

1.肌力改变

主要表现为脊髓损伤平面以下肌力减退或消失,造成自主运动功能障碍。颈段脊髓中央管周围神经组织的损伤导致的运动、感觉功能损伤和丧失称四肢瘫,表现为上肢、躯干、大腿及盆腔脏器的功能障碍。椎管内神经组织的损伤造成脊髓胸、腰或骶段的运动、感觉功能损害或丧失称截瘫,截瘫不涉及上肢功能。

2.肌张力改变

主要表现为脊髓损伤平面以下肌张力的增强或降低,影响运动功能。

3.反射功能的改变

主要表现为脊髓损伤平面以下反射消失、减弱或亢进,出现病理反射。

(二)感觉障碍表现

主要表现为脊髓损伤平面以下感觉(痛温觉、触压觉及本体觉)的减退、消失或感觉异常。

1.不完全性损伤

感觉障碍呈不完全性丧失,病变范围和部位差异明显;损伤部位在前,表现为痛、温觉障碍;损伤部位在后,表现为触觉及本体觉障碍;损伤部位在一侧,表现为对侧浅感觉障碍、同侧触觉及深部感觉障碍。

2.完全性损伤

损伤平面以上可有痛觉过敏,损伤平面以下感觉完全丧失,包括肛门周围的黏膜感觉也丧失。

(三)括约肌功能障碍表现

主要表现为膀胱括约肌和肛门括约肌功能障碍,如尿潴留、尿失禁和排便障碍。脊髓损伤早期膀胱无充盈感,呈无张力性神经源性膀胱,膀胱充盈过度时出现尿失禁。排便功能障碍是因结肠反射缺乏,肠蠕动减慢,导致排便困难,称神经源性大肠功能障碍。如排便反射破坏,发生大便失禁,称弛缓性大肠。

(四)自主神经功能障碍表现

表现为排汗功能和血管运动功能障碍,出现高热及 Guttmann 征,张口呼吸,鼻黏膜血管扩张、水肿而发生鼻塞,心动过缓,直立性低血压,皮肤脱屑及水肿、指甲松脆和角化过度等。

(五)临床综合征

1.中央综合征

病变几乎只发生于颈段,尚存骶部感觉,上肢肌力减弱重于下肢。

2.布朗-塞卡综合征

病变造成较为明显的同侧本体感觉和运动的丧失,对侧的痛温觉丧失。

3.前柱综合征

病变造成不同程度的运动和痛温觉丧失,而本体感觉存在。

4.圆锥综合征

脊髓骶段的圆锥损伤和锥管内的腰神经根损伤,常可引起膀胱、肠道和下肢反射消失。

5.马尾综合征

椎管内的腰骶神经根损伤引起膀胱、肠道及下肢反射消失。

(六)临床并发症表现

呼吸系统并发症、深静脉血栓形成、疼痛、异位骨化、压疮、关节挛缩等。

三、主要功能障碍

(一)运动障碍

表现为肌力、肌张力、反射的改变。

(二)感觉障碍

主要表现为脊髓损伤平面以下感觉(痛温觉、触压觉及本体觉)的减退、消失或感觉异常。

(三)括约肌功能障碍

主要表现为膀胱括约肌和肛门括约肌功能障碍,如尿潴留、尿失禁和排便障碍。

(四)自主神经功能障碍

表现为排汗功能和血管运动功能障碍。

(五)颈段脊髓损伤

四肢瘫;胸、腰段脊髓损伤-截瘫。

(六)日常生活活动能力障碍

严重影响生活质量。

四、康复评定

评定的内容:首先掌握患者的全身状态及心理状态,然后以各种方法判明患者的残疾程度,即残存的恢复能力,并判明妨碍恢复的因素,计算两者之差,即可正确判明其恢复潜力。把一个动作从各个角度分析,使脊髓损伤患者能够完成这些动作并进行训练。

(一)肌力测定

肌力测定通常使用:0级,不能动;1级,能动;2级,良;3级,优;4级,正常。5~6级分级采用徒手肌力检查法。徒手肌力分级评价标准见康复评定章节。

(二)关节活动度测定

不让关节活动,可使肌肉及肌腱短缩,关节周围软组织的柔软性减少或消失,导致关节挛缩,活动范围减少。关节活动范围受限将成为生活动作的极大障碍。使用关节活动度测定仪测定并记录。

(三)感觉测定

感觉评定用于确定感觉平面。大致分为浅部感觉测定、深部感觉测定和固有感觉测定等使用器械或徒手检查并记录。

(四)呼吸测定

脊髓损伤患者(特别是颈髓损伤患者)中,由于储备肺活量低下而引起咳痰能力及耐久性低下,这对功能训练的内容或质量将产生较大的影响。对呼吸型和咳嗽的力量进行评定,对最大呼气及吸气时,胸廓扩张以及肺活量进行测定。

(五)功能独立性测定

为了反映脊髓损伤对个体患者的影响,评估患者功能恢复的变化和通过治疗所取得的进步,必须要有一个标准的日常生活能力的测定,即功能独立性测定(functional independence measure,FIM),包括评价入院时、住院中、出院时6个方面的内容、18个项目。每一项按完成情况评为7个等级,最高为7级,最低1级,最后计算FIM总分。FIM基本反映了患者的生活能力及需要借助依赖的程度,体现出脊髓损伤后主要的功能障碍在患者生活能力方面表现。

(六)平衡测定

脊髓损伤的完全麻痹区,因感觉消失,不能辨认位置。平衡测定,大致分为伸腿坐位评定和轮椅上评定。伸腿坐位的测定分为六个阶段来观察姿势保持能力,故主要评定保持时间的长短和徒手抵抗。

(七)其他评定和测定

反射的检查、痉挛的检查、制作支具及轮椅时的评定、住宅构造评定等。

(八)心理、社会状况评估

脊髓损伤患者因有不同程度的功能障碍,患者会产生严重的心理负担及社会压力,对疾病康复有直接影响。要评估患者及家属对疾病及康复的认知程度、心理状态、家庭及社会的支持程度。

五、康复治疗

(一)脊髓损伤康复目标

每个患者的康复目标都有所不同。最有效的康复路线取决于:损伤的类型(疾病或创伤-颈段、胸段或腰段);患者的现有功能水平;患者的需求和个体化目标;患者的社会经济学和环境状态。

(1)完全性脊髓损伤患者的康复目标为维持残存功能,并学会如何在以后的生活中防止并发症(意即如何适应新的生活方式)。这类患者需要足够的心理支持,还要对其房屋进行适应性修改,并提供相应的支具或其他永久性辅助器具以助行走、吃饭、写字等。

(2)不完全性损伤患者康复目标的设定则需针对其想要重获的功能,因为对他们而言,部分功能的恢复更有可能。

(3)短期目标应根据患者的现有情况每周制订1次。长期目标的制订则需参照评定结束后患者的主观愿望,每两周评价1次,如果没有达到目标,就要继续治疗或调整原定目标。

(4)如果能在正确评价的基础上进行有效的训练,最大限度地发挥残存功能,使患者早日回归家庭并重返社会。脊髓损伤后,通过患者及康复工作者的共同努力,依其损伤平面及轻重,其恢复程度只能达到如下的目标。完全性损伤及不完全性损伤的功能预后大不相同,在制订康复目标时要注意损伤水平(平面)以功能最大限度水平(平面)为准。

(二)脊髓损伤外科治疗

外科治疗的主要目标是:①对骨折脱位进行复位,纠正畸形。②椎管减压,有利于脊髓功能恢复。③坚强内固定重建脊柱稳定性。④有利于开展早期康复。颈脊髓完全性损伤存在脊髓受压者减压后还可促进颈脊神经根性恢复,从而改善上肢功能,为进一步提高患者康复水平创造条件。手术仅是脊柱脊髓损伤治疗的重要环节,而非全部,其主要目的是重建脊柱的稳定性、椎管减压以促进脊髓功能的恢复,为早期康复训练创造条件。在正确及时的急救处理、外科治疗和药物治疗的同时,开展早期康复可以最大限度地减少脊髓损伤并发症,并促进神经功能恢复。如果术后不及早开展康复治疗,外科治疗就失去了其重要意义,这对完全性脊髓损伤患者尤其重要。

(三)脊髓损伤功能训练

1.训练计划

动作训练应尽早开始。伤后尚不能来训练室时,应在床边开始进行动作训练。动作训练要达到的目标,在伤后与回归社会之前的内容有所不同。一般将伤后脊柱骨折脱位治疗的卧床期称为急性期,身边的活动能自立时的训练为离床期,设计好出院后的生活而进行训练为社会回归准备期。

2.关节活动范围(ROM)的训练

(1)急性期关节活动范围的训练:急性期以维持伤前正常的关节活动范围为目标,此时瘫痪为弛缓性,故暴力操作易引起软组织的损伤,有可能形成异位骨化。缓慢活动关节。

(2)离床期关节活动范围的训练:离床期为经内固定及治疗,脊柱骨折部位已经稳定,允许坐起的时期。急性期由治疗者被动进行,而离床期则由患者自己动作以扩大关节的活动范围。关节活动范围训练的目的在于动作训练能够顺利地进行,如有关节挛缩阻碍动作训练时则应由康复治疗师积极采取对策。

(3)回归社会准备期关节活动范围的训练:此期的患者即将出院,出院后的健康管理则由患者自己去完成,与排泄及皮肤管理的方法相同,有必要指导患者自己去进行关节活动范围的训练。

3.肌力增强训练

肌力增强训练如同关节活动范围训练,按照各个时期进行。

(1)急性期肌力增强训练:此时的训练在于预防卧床期间产生的肌力下降。训练时以不引起疼痛为准,行等长运动及左右对称性运动。

(2)离床期肌力增强训练:离床期要积极进行肌力强化训练,目的是为了有助于获得各种动作,尤其是脊髓损伤者,要想达到用上肢支撑体重,需要有足够的肌力来达到肩及肘关节的稳定。方法有:胸腰髓损伤者用铁哑铃等行逐渐增强训练,颈髓损伤者用重锤、滑轮、橡皮带,或康复治疗师的徒手阻力法,坐位训练及支撑动作,或驾驶增加负荷的轮椅,反复地进行动作训练,以达到肌力的增强。

(3)回归社会准备期的肌力增强训练:此期患者身边动作已能自理,乘坐轮椅的时间已增长,故与入院初期相比已大不相同。训练内容有一对一动作训练及由各种运动而提高肌力及耐力,应积极参与集体训练并与其他患者进行竞争。

4.翻身、支撑、起坐、坐位移动训练

(1)翻身动作训练。为易于完成翻身动作,许多患者利用上肢的反作用来加大上半身的旋转动量,抓住床栏和床单而使上半身强力旋转。

翻身的训练:不抓物品的翻身方法:交叉两下肢→施行肘伸展双上肢向翻身相反方向水平旋转→肘伸展双下肢努力向翻身方向摆动,旋转→继上身而旋转骨盆,完成翻身。变俯卧位时,先旋转上身,用双肘撑住,然后再旋转骨盆及下肢,完成到腹卧位的翻身动作。

(2)支撑动作训练。支撑动作的必要条件:上肢要有充分的肌力,尤其肩胛带周围的肌力是必需的。四肢瘫者中,斜方肌在使躯干上提时起重要作用,支撑使躯干前倾则三角肌等肩关节屈肌群起重要作用。四肢瘫臀部不能向后上方抬起。腘绳肌的紧张对增加坐位姿势的稳定性是必要的,支撑动作是预防压疮和自己变换姿势和位置的基本动作。

截瘫者支撑动作训练:手撑在大粗隆的侧方,肘伸展,肩胛带下牵,抬起臀部。开始训练时用支撑台,由此便有效上肢长度加长,易于完成上提动作。然而在抬起状态下,臀部向左右前后活动,在抬臀训练动作练习中,在足跟与垫子之间铺上易滑动板而减轻摩擦,由康复治疗师帮助完成。臀部能高抬后练习向高处转移,此时为保护臀部皮肤,要把垫子铺在台上。膝手位(即匍匐爬位)进行骨盆控制的练习,有助于上肢肌力及平衡能力的改善。

四肢瘫者的训练:四肢瘫者中,将失去的姿势予以恢复的能力很重要。为此,运动开始时仅能做些残存能力小的动作,为提高姿势复原的能力,在垫上、轮椅上向前后、左右破坏平衡,然后做恢复姿势的训练。四肢瘫者不能充分抬起臀部时,可在屈膝状态下练习抬起动作。

(3)起坐动作训练。截瘫患者起坐动作的训练:为完成起坐动作需要力量将接近水平的躯干训练到接近于坐位的姿势,起坐后再训练返回水平位的姿势,逐渐减少倾斜的角度。用肘的起坐方法:①仰卧位将头抬起;②头颈部屈曲的同时肩部伸展与内收使肘呈支撑位;③用单侧肘移动

体重并伸展对侧肘；④手撑在后方承重，另一侧肘亦伸展，用两手支撑。

截瘫患者翻身起坐的方法：截瘫者的翻身起坐训练。①利用反作用进行动作，准备向翻身相反方向摆动上肢。②上肢用大力气向翻身侧摆动并翻身。③用翻身侧的肘支撑体重，然后在躯体转动时以对侧的手支撑。

四肢瘫痪者的坐位训练：颈髓损伤者坐位训练开始的早期多出现直立性低血压症状，此时用站立斜台慢慢增加直立性低血压的耐受。从将头抬起30°开始，如有不适就立即回到仰卧位。轮椅坐位训练为得到稳定性，为应对直立性低血压，多使用高靠背轮椅。坐位稳定、低血压症状减少后再由高靠背轮椅换至普通型轮椅。

四肢瘫者起坐训练：四肢瘫者起坐动作的方法有数种，根据瘫痪水平和残存肌力，关节活动范围等来选择合适的方法进行训练。为了能够在任何情况下都能坐起，要学会多种方法。①抓住几根绳的起坐方法：利用右前臂将绳子卷起，拉起躯干的同时，左肘靠近躯干并拉起身体，手移向躯干近处，上半身拉成直角；放下绳子，手撑于床面，双手支撑躯干。②抓住床栏的起坐方法：翻向右侧的前臂事先拉住床栏，翻身到半侧卧位，左手背屈钩住床栏，用双上肢用力拉起上身，屈伸头颈部，利用反作用将右肘的位置慢慢地移蹭向下肢侧。

（4）移动与转移动作训练。截瘫者的训练：坐位移动（支撑动作中的移动），在支撑状态下上抬臀部，向前、后、左、右移动，亦可用此方法上下阶梯。

轮椅与床间的转移：①轮椅与床斜对着放，不使用扶手，向轮椅垫的前方移动，在轮椅座位上横向移动。②臀部旋转向床上移动，康复治疗师站在患者的前方辅助及指导。

轮椅与垫子及地面的间转移。①从轮椅转移到地面：轮椅与垫子成直角，尽可能接近，转移动作中，重量加于前方而后轮浮起，双手放在扶手上，或单手及肘放在垫上，向前方移动下降，足板为帆布时，用它来下降，完成从轮椅转移到地面。②从垫子上到轮椅的方法：利用上肢及背肌肌力，臀部向后上方抬起，与轮椅成向后并稍斜向接近。尽可能把扶手压在垫子下，臀部上抬并转移，也有先乘坐到帆布上再做的方法。

四肢瘫者的训练：肱三头肌残存者臀部上提的动作不充分时，如同截瘫者将轮椅斜向接近，亦可指导在下肢屈曲位完成转移动作。

（5）坐位平衡训练：截瘫者在无靠背的情况下能保持轮椅的坐位，由背阔肌及残存的骶棘肌的作用，躯干从前倾位回到站立位，则动作易于完成，故有效使用上肢肌力，可大旋转扶手轮（扶轮）。四肢瘫者，躯干的动态平衡难以维持，因而对四肢瘫者要调整轮椅坐垫及靠背的角度与高度，以得到稳定姿势的坐位。由于对轮椅的改善而在某种程度上补充了四肢瘫者平衡能力的不足。

5.步行训练

步行训练、站立：站立对于心理、生理、职业、休闲等均有益。站立可使心脏得到强化，改善周身循环，站立使内脏得到适当的位置关系，改善呼吸及消化功能，有利于尿从膀胱排出，有利于尿路感染的预防，站立使下肢及背部肌肉伸展而减少坐位时承重部位的压力。站立训练首先是由斜台站立开始，逐渐使之达到站立位，这样即可避免直立性低血压引起的眩晕或晕厥。站立在心理上亦居重要地位，利用站立轮椅则可与其他人在同一高度相接触或接近环境。站立可增加社交、休闲和劳动的机会，回到原工作岗位，并提高了在家庭环境内的活动性。

(四)辅助器具康复训练

1.颈髓损伤

根据患者功能情况选配高靠背轮椅或普通轮椅,上颈髓损伤可选配电动轮椅。早期活动时可佩戴颈托,对需要的患者可配制手功能位矫形器、踝足矫形器(AFO)等,多数患者需要进食、穿衣、打电话、书写等自助具,坐便器、洗澡椅可根据情况选用。

2.胸1～4脊髓损伤

常规配制普通轮椅、坐便器、洗澡椅、拾物器。符合条件者可配备截瘫步行矫形器(RGO等)或髋膝踝足矫形器(HKAFO),配合助行架、拐杖、腰围等进行治疗性站立和步行。多数患者夜间需要踝足矫形器(AFO)维持足部功能位。

3.胸5～腰2脊髓损伤

大部分患者可通过截瘫步行矫形器(RGO)或膝踝足矫形器(KAFO)配合步行架、拐杖、腰围等进行功能性步行,夜间使用踝足矫形器(AFO)维持足部功能位。常规配制普通轮椅、坐便器、洗澡椅可根据情况选用。

4.腰3及以下脊髓损伤

多数应用踝足矫形器(AFO)、四脚拐或手杖等可独立步行,但部分患者仍需要轮椅、坐便器、洗澡椅。

六、康复护理

(一)急性期康复护理

此期第一目标是使受伤部位安静固定,同时还要防止压疮、尿路感染、呼吸系统疾病及关节挛缩等并发症;在此基础上在床边进行过渡到下一步离床期的功能训练。

1.抗痉挛体位的摆放

各种原因所致的肢体瘫痪性疾病的急性期,因生命体征不平稳、瘫痪肢体不能活动或肢体制动等原因,患者被迫卧床。此时,为了防止压疮,预防肢体挛缩,维持良好血液循环,应注意正确的肢体摆放位置,并每隔1～2小时翻身1次。

四肢瘫的患者,肩关节应处于外展位,肘关节伸直,前臂外旋,腕背伸,拇指外展、背伸,手指微屈。如病情允许应定期俯卧位,伸展髋关节。踝关节保持垂直。

2.关节被动活动

指导对瘫痪肢体的关节每天应进行1～2次的被动运动,每次每个关节应至少活动20次,防止关节挛缩、畸形。

3.体位变换

脊髓损伤患者应根据病情变换体位,一般每2小时变换1次,变换前向患者或家属说明目的和要求,取得患者的理解和配合。体位变换时,仔细检查全身皮肤状态:有无局部压红、破溃,皮温情况,肢体血液循环情况,并按摩受压部位。对颈髓损伤患者应注意轴向翻身以维持脊柱的稳定性。

4.呼吸及排痰

颈脊髓损伤波及呼吸肌的患者,应协助并指导训练腹式呼吸运动及咳嗽、咳痰能力,预防肺感染,促进呼吸功能。

5.大、小便的处理

脊髓损伤后1～2周内多采用留置导尿的方法,指导并教会定期开放尿管,一般3～4小时开放1次,嘱患者做排尿动作,主动增加腹压或用手按压下腹部使尿液排出。应保证每天水摄入量在2 500～3 000 mL,预防泌尿系统感染,以后可根据病情采用间歇导尿法。便秘可用润滑剂、缓泻剂、灌肠等方法。

(二)恢复期康复护理

在恢复期康复护士应配合物理治疗(PT)师、作业治疗(OT)师监督、保护、辅导患者去实践已学习到的日常生活动作,不脱离整体训练计划,指导患者独立完成功能训练。

1.增强肌力促进运动功能恢复指导

脊髓损伤患者为了应用轮椅、拐杖或自助器,在卧床或坐位时均要重视并协助患者进行肩带肌的训练、上肢支撑力训练及握力训练。肌力Ⅰ级时,给予辅助运动;肌力Ⅱ～Ⅲ级时,可进行较大范围的辅助运动、主动运动及器械性运动,肌力逐渐恢复,可逐步减小辅助力量,肌力达Ⅲ～Ⅳ级时,可进行抗阻力运动。

2.坐位训练的康复护理

病情重的患者可分为长坐位和端坐位训练,可在床上进行。应在康复治疗师的指导下协助患者完成坐位训练,包括坐位静态平衡训练、躯干向前、后、左、右及旋转活动时的动态平衡训练。在坐位平衡训练中,应逐步从睁眼状态过渡到闭眼状态下的平衡训练。

3.转移训练的康复护理

转移训练是日常生活及康复锻炼过程中,有目标、有质量、有意义的体位转换及身体移动。转移训练可增强患者回归社会的信心。主动转移可以提高独立生活的能力,减少患者对他人的依赖,但前提是要有足够的上肢肌力。脊髓损伤患者,尤以 T_{12}～L_1 节段水平损伤的患者需强化训练,争取达到非常熟练的程度,获得完全独立转移的能力,包括帮助转移和独立转移训练,是脊髓损伤患者必须掌握的技能。在协助患者进行转移训练前,康复护士应先演示、讲解,并协助患者完成训练。

(1)床-轮椅转移:由床上移动到轮椅或由轮椅移动到床。

(2)坐-站转移:从坐位转移到站立位。患者应该首先具备1或2级站立平衡能力才可以进行坐-站转移训练。要训练使用矫形器坐起站立,先用双手支撑椅子站起,膝关节向后伸,锁定膝关节,保持站立稳定。用膝踝足支具者,锁定膝关节后,可以开始步行。

(3)辅助转移:需要器械帮助,部分或全部需要他人帮助,才能够完成转移动作。

滑板:四肢瘫患者在上肢肌力不足以支撑躯体并挪动转移时,可以采用滑板(牢固的塑料板或木板)垫在臀下,从滑板上将躯体滑动到轮椅,或滑动到床上。

助力:患者如果上肢肘关节屈肌力3或4级,但手腕无力时不能通过滑板完成转移,则可以用于搂住辅助者的头颈或背部,身体前倾;辅助者头置于患者一侧腋下,两手托患者臀部,同时用双膝关节固定患者的两膝,使用腰部后倾的力量将患者臀部拉向自己的躯干,使者的膝关节伸直并稳定,然后侧身将患者转移到床上,或从床转移到轮椅上。

转移训练的康复护理要点:①做好解释工作,取得配合;②训练时仅给予最小的辅助,并依次减少辅助量,最终使患者独立翻身;③据患者的实际肌力和关节控制能力,选择适宜的转移方式;④有脊柱内固定或骨折愈合不充分时,注意不要产生显著的脊柱扭转剪力;⑤转移动作后注意身体下面的床垫和裤子等必须平整,避免造成局部压力过大而导致压疮;⑥辅助转移操作者尽量采

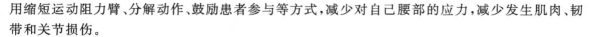

用缩短运动阻力臂、分解动作、鼓励患者参与等方式,减少对自己腰部的应力,减少发生肌肉、韧带和关节损伤。

4.站立训练的康复护理

病情较轻的患者经过早期坐位训练后,无直立性低血压等不良反应即可在康复治疗师指导下进行站立训练。训练时应注意协助患者保持脊柱的稳定性,协助佩戴腰围训练站立活动。患者站起立床,从倾斜20°开始,逐渐增加角度,约8周达90°。

5.步行训练的康复护理

伤后3~5个月,已完成上述训练,或佩戴矫形器后进行。先在平行杠内站立,要协助患者训练,并注意保护患者安全;后在平行杠内行走训练。可采用迈至步、迈越步、四点步、二点步方法训练,平稳后移至杠外训练,用双拐来代替平行杠,方法相同,训练结束,可获得独立的站立和行走功能。

6.ADL能力训练的康复护理

指导和协助患者床上活动、就餐、洗漱、更衣、排泄、移动、使用家庭用具等,训练前应协助患者排空大小便,如患者携带尿管、便器等,应在训练前协助患者妥善固定好。训练后,对患者整体情况进行观察,如有不适感及时与康复医师联系,调整训练内容。

(1)对于手不能抓握的患者,需要配合必要的助具,或进行食具改良来协助进食,如在餐饮具下面安装吸盘,以防止滑动,佩戴橡皮食具持物器等。

(2)对于手功能受限的患者在刷牙、梳头时可用环套套在手上,将牙刷或梳子套在套内使用。

(3)拧毛巾时,可指导患者将毛巾中部套在水龙头上,然后将毛巾双端合拢,再将毛巾向一个方向转动,将水挤出。

(4)沐浴时应辅助患者借助长柄的海绵刷擦洗背部和远端肢体。

7.假肢、矫形器、辅助器具使用的康复护理

康复护士在PT师、OT师指导下,熟悉并掌握其性能、使用方法和注意事项,监督、保护患者完成特定动作,发现问题及时纠正。

8.离床期康复护理训练指导

瘫痪者日常动作的基础是坐位,白天的所有活动都以这种姿势进行。轮椅是其新的腿和脚,同时也是保持这种坐位姿势的装置。已渡过急性期的患者应尽早重新获得坐位功能,争取身边动作的自立,并做好下一步回归社会的准备。

功能训练的要点:为了达到上述目标,在训练室进行集中训练回病房要进一步训练、练习。训练的主要目的是通过积极的残存肌肉的增强和关节活动范围的训练,以促进残存部位的活动。同时,使瘫痪部位的躯干和下肢获得适当的柔软性也很重要。在基本条件齐备之后,即可在轮椅或垫上开始各种动作的训练。

开始指导动作时,即使从安全管理方面着想,康复护士不应离开患者。

(1)起身动作训练指导:健康人能用腹肌和髋关节屈肌的力量立起上身。这些肌肉瘫痪的脊髓损伤者则利用上肢剩余肌肉的作用做些动作。最重要的肌肉是肩关节伸展、内旋及肘关节伸展与颈部屈曲的肌肉。躯干柔软性受损害时,此动作困难。

(2)坐位平衡训练指导:不仅在躯干肌瘫痪的高位胸髓损伤,就连低位胸髓、腰髓损伤,其保持坐位也不能说容易。这是因有髋关节周围肌肉麻痹的缘故。若上身的重心离开髋关节轴,则向前后方向倒下,故上肢的支持很必要。因此,坐位时为使上肢自由,必须练好将重心的位置正好保持在支持面上。

（3）用支撑动作移动身体训练指导：在保持坐位成功之后，下一个目标是移动身体。胸腰髓损伤者移动动作的基本点是两手按在床上而抬起臀部的支撑动作。为了充分地做此动作，需加强肩胛骨下牵肌及肩关节屈曲肌等的力量。

9.回归社区家庭准备期康复指导

此时期能从床上自由地移坐到轮椅，身边动作可以自主，患者在医院内的动作随之增多。从这一期开始应积极地鼓励其外出和外宿。由于接触了社会环境，能使患者本人真正地感觉到今后需要做什么。在这个基础上，针对其回归社会的准备，应规定一些具体的目标。如患者年轻，或无重大阻碍因素，应能达到下列一些指标。

（1）应用性的轮椅操作训练指导：①每段 10～15 cm 的升降；②8～10 m 的登坡能力；③抬高前轮达到平衡。

（2）应用性的转移动作训练指导：①轮椅与平常坐位处之间；②轮椅与汽车之间；③轮椅与床之间。④轮椅与轮椅之间。

（3）在轮椅上能持续做各种活动的耐久性训练指导：功能训练的要点：应用性的转移动作及轮椅操作训练须在离床期后紧接着做面对面的指导。除此以外，在此时期以集体形式作活动性高的运动训练及室外步行训练。多种运动能使平衡能力和轮椅操作能力得到增强。此外，通过以回归社会为目标的室外步行训练，取得上肢肌力及持久力的提高。

（4）步行能力训练指导：颈髓损伤上肢残留部分功能者，只要无并发症，以轮椅为主的日常生活是能自立的。脊髓损伤者站立、步行有以下好处，即经常使用轮椅者易出现下肢挛缩、骨质疏松、下肢血液循环低下、挛缩致痉挛加重等。如能站立、步行、上下阶梯等则其受益甚大，能有稳定的站立，在社交场面上，对树立自己形象很有作用，其精神效果将是巨大的。对此应加强站立及步行的康复训练。

通过上述集体活动，使其从过去的被动训练转变为由患者自身积极参加的训练。正是这种积极性才是回归社会的第一步。可以认为其心理上的巨大效果，更能超过功能上的训练效果。此外，在出院后继续进行运动活动的也有很多，这不但在保持体力上，而且在脊髓损伤者的生存质量（QOL）方面的意义也是很大的。

10.患者及家属的康复健康教育

教育患者和家属/陪护并取得他们的合作应作为一套完整的康复计划的一部分。康复过程的每一步都应同他们进行讨论并对每一项选择的原因作出解释，这能够让患者更深刻地理解损伤及其结局，从而在康复治疗中更好地配合，还有助于他们以积极的态度解决伤后必须面对的一系列问题。

（1）对家属康复教育：家属是患者的陪护者、监护者和重返社会的支持者，在患者的康复过程中起重要作用。对家属或陪护进行康复技能的健康教育，主要包括疾病的相关知识、康复训练项目、心理护理、日常活动的护理技巧等内容。

家属也会在这场巨变中受创（活动和参与），因此在康复程序中家属扮演着至关重要的角色。康复护理应该教会家属/陪护：①如何进行关节活动度练习；②如何进行安全转移或辅助转移；③如何预防压疮及肺部疾病；④如何管理膀胱功能及预防尿路感染；⑤如何在日常生活动作训练中寻求辅助患者及训练患者之间的平衡。

家属最初对患者的过度护理及保护是可以理解的。应该让家属/陪护知道患者现有的和能够重获的功能,应该让他们认识到:患者自己做的及尝试的动作越多,他的独立性就越强。积极的、现实的功能预测对患者日后的生活很重要。

(2)自我观察的教育:患者截瘫部位感觉障碍,出现问题不易发现,因此,应教会患者自我观察,以便及早发现,如压迫部位皮肤的颜色、尿道口是否清洁干燥、大小便外观是否正常、肌肉痉缩的程度是否加重等。

(3)皮肤护理教育:脊髓损伤由于卧床时间长,皮肤抵抗力有所减退,要教育患者及家属定时翻身,更换体位,按摩骨突处,保持床单清洁平整,预防压疮形成。做到勤翻身、勤观察、勤按摩、勤换洗。

(4)预防肺部并发症教育:为防止呼吸道分泌物淤积,引发肺部感染,教育患者要经常变换体位,翻身拍背,指导患者正确的胸腹式呼吸入有效的咳嗽排痰,痰液排出困难时,采用体位排痰法或进行雾化吸入。

(5)预防泌尿系统感染教育:留置尿管期间,指导家属每天清洗尿道口 2 次,每周换尿袋 2 次,导尿管定时开放,尿管拔除后,训练排尿功能,教会患者自己做膀胱按摩,轻轻按压下腹部,协助排尿,同时鼓励患者多饮水,每天 2 000～2 500 mL。为提高患者的自我管理能力,减少尿路感染,提高患者的生活质量,对神经源性膀胱患者进行系统健康教育,教会间隙导尿方法。

(6)肠道的护理教育:指导家属给患者以高纤维素饮食,多食蔬菜、水果,在床上适当增加活动量,促进肠蠕动,指导患者进行顺结肠方向腹部按摩,定时排便,必要时使用缓泻剂,以防便秘或灌肠等确保肠道畅通。

(7)预防失用综合征教育:指导患者保持良好的体位,保持关节的功能位置,预防足下垂,教会患者及家属经常对肢体进行主动和被动活动,以保持关节活动度,防止关节变形、强直、肌肉萎缩;对没有瘫痪的上肢,可利用举哑铃、拉弹簧等方法,增强肌力训练。

(8)功能重建的教育:主要围绕功能锻炼和恢复自理能力两方面,下肢截瘫的患者指导在床上练习自己搬动下肢翻身,练习起坐及坐稳;坐位练习穿脱衣服、鞋子,双上肢撑起躯干;站立练习扶床站立,带支具站立站稳、行走,不带支具站立站稳,从轮椅与床上之间的活动,在轮椅上完成生活需要的动作,如洗漱、进食;截瘫者的练习主要锻炼捏与握的功能,练习捏住汤匙进食,增加力量握住更重的物品。

通过康复健康教育,教会一些生存、生活技能,尽量使其达到最大限度的自理,恢复患者的自尊、自信、自我价值感,为其以后的生存、生活奠定基础,尽快回归家庭、社会。

11.脊髓损伤患者心理康复护理

几乎所有的脊髓损伤的患者因伤残所造成的生活、工作和活动能力的障碍和丧失,产生悲观、焦虑、急躁或绝望情绪,疾病康复受到严重影响。对于脊髓损伤患者产生的各种心理问题,通常运用支持、认知和行为等心理学方法帮助患者尽早渡过心理的危险期,树立康复的信心,使他们顺利回归家庭和社会。同时,在心理康复护理和治疗过程中,还要针对脊髓损伤患者的病情和心理特点,注重心理康复策略。

(1)明确康复训练的价值和意义:帮助脊髓损伤患者正确认识康复训练的重要性,引导他们将注意力集中于康复训练,是患者康复的关键,同时也有利于患者心理能量的正确释放,缓解心理压力。一般情况下,对康复训练意义的评价要切合实际,既不能夸大康复训练的功效,给患者造成"只要积极训练就可以完全康复"的概念;也不能贬低康复训练的作用,认为康复训练无足轻重,有则练之,无则不练,这样会影响患者的康复进程和康复效果。

　　（2）重建患者的价值取向：残疾并不等于失去自由及一切，也不等于没有作为和价值。但是，患者由于受不合理认知观念的困扰，认为残疾等于失去了一切和做人的尊严，无法享受生活，不能参加工作，不能进行社会交往，家人、社会和朋友不会再接纳自己等。产生这些想法的原因是这部分患者的价值观存在偏差，对残疾本身带有偏见所致。所以，对这部分患者进行心理康复护理的一个主要任务就是重新建立患者的价值取向，正确认识残疾和残疾后的人生价值，树立正确的价值观，重新找回人生的幸福感，坦然面对残疾和未来。

　　（3）心理康复护理。

　　震惊阶段的心理康复护理：由于患者情感麻木，思维反应迟钝，所以周围人的关心和安慰，可以给患者积极的支持。合理运用心理防御机制，运用体贴性的语言，向患者正面解释脊髓损伤的知识。收集对患者恢复有利的信息，让他们相信脊髓损伤的恢复仍有希望，缓解患者对残疾的恐惧感，减轻其心理压力。同时，指导家属或朋友给患者更多的关心和照顾。

　　否认阶段的心理康复护理：对处于否认期的患者，一切要顺其自然，不要操之过急，允许患者有一个适应、领悟的过程，逐渐接受残疾的现实。要认真倾听他们的想法，注意建立良好的医患关系。对有较强自制力又愿意接受帮助的患者，可在患者情绪较平静后，有计划、有策略地逐步向患者透露病情，使其在不知不觉中逐步接受自己的病情。有些不太愿意接受帮助的患者，则鼓励他们多接触病友，逐渐从周围病友、医护人员处了解病情。对于只相信药物治疗、手术治疗，甚至偏方、秘方，对康复治疗不了解、不接受的患者，可举一些错失康复治疗时机的典型病例，实事求是地宣传脊髓损伤的康复知识，使他们明白康复治疗的重要性，早日接受康复治疗。

　　抑郁或焦虑反应阶段的心理康复护理：有研究认为截瘫患者有自杀意念。由于截瘫患者有自杀意念者大部分发生在抑郁期，所以预防自杀是抑郁期健康教育的重点，一些患者表面装得若无其事，其实可能对自杀已有准备，所以要求医护人员、家属、陪护密切注意患者的情绪变化，防止意外事件的发生。抑郁期患者一般都有自卑心理，无法正确评价自己的价值，对残疾生活过分悲观，所以要引导患者积极面对残疾的现实，让患者逐步明白，残疾并不等于残废，脊髓损伤只要坚持康复，可以重新回归家庭和社会，还可以用角色转换的方式，让患者自己思考，让他放弃轻生的念头。

　　对抗独立阶段心理康复护理：该期患者的情况比较复杂，心理障碍的关键是与所处社会环境之间协调不当，在行为上表现为不适应，对治疗易产生抵触情绪。要对患者的行为表示同情和理解，不要一味指责。可以和患者将心比心进行交谈，劝患者认真思考一下，假如为了有依靠，自己什么也不动，也不参加康复训练，吃亏的最终是自己。利用社会支持系统共同做好心理康复。

　　适应阶段心理康复护理：适应期最突出的心理障碍是患者面对新生活感到选择职业困难。多数患者已无法从事原来的工作，需要重新选择。因此求职咨询和职前培训已成为主要问题，治疗者应在这方面给患者提供信息，同时帮助他看到自己的潜能，扬长避短，努力适应环境。其次，患者残疾后多数在医院或家中长期治疗休息，很少接触社会，对重返社会心理压力较大，害怕旁人讽刺和嘲笑，所以在出院之前要帮助他们学习一些人际交往技巧，学会处理残疾生活可能遇到的一些特殊情况，指导他们处理好和家人的关系。

　　在实际康复过程中以上5个阶段的划分也不是绝对的，不是所有的患者都经过全部5个阶段，有的患者跨过某一阶段，直接进入另一个阶段，有些患者具有相连两个阶段的心理行为特点。心理康复护理，一定要注意辨别患者的情绪变化，准确判断他们的心理特点，有的放矢，灵活掌握心理康复护理策略，只有这样才能给患者行之有效的帮助。

（高淑珍）

第四节 支气管哮喘的康复护理

一、概述

支气管哮喘,简称哮喘,是由多种细胞(特别是肥大细胞、嗜酸性粒细胞和 T 细胞、中性粒细胞、气道上皮细胞等)参与的慢性气道炎症性疾病。这种慢性炎症导致气道高反应性和广泛多变的可逆性气流受限,此种症状还伴有气道对多种刺激因子反应性增高。在易感者中此种炎症可引起反复发作的喘息、气促、胸闷和咳嗽等症状,多在夜间或凌晨发作或加重,但可部分地自然缓解或经治疗缓解。支气管哮喘如贻误治疗,随病程的延长可产生气道不可逆狭窄和气道重塑。因此,合理的防治至关重要。

(一)流行病学

哮喘是全球性疾病,全球约有 1.6 亿患者,我国患病率为 1‰～4‰,其中儿童患病率高于青壮年,城市高于农村,老年人的患病率有增高的趋势。成人男女患病率相近,约 40% 的患者有家族史。支气管哮喘患病率在世界大部分地区正以惊人的速度上升,尤其是儿童支气管哮喘,已成为全球关注的公众健康问题和儿童最常见的慢性呼吸道疾病。许多地区在近 10 年哮喘患病率增加了 1 倍,全世界约 25 万/年哮喘患者死亡。其中年轻人占很大比例。我国儿童哮喘患病率为 0.12%～3.34%,平均 1.54%,较 10 年前平均上升了 64.84%。哮喘的危险因素主要包括遗传、肥胖、性别、变应原、感染、烟草烟雾、空气污染、饮食及其他因素。

(二)支气管哮喘发病病因

本病的病因还不十分清楚。目前认为哮喘是多基因遗传病,受遗传因素和环境因素双重影响。

1.遗传因素

哮喘患者的亲属患病率高于群体患病率,且亲缘越近、病情越严重,其亲属患病率越高。有研究表明,与气道高反应、IgE 调节和特应性相关的基因在哮喘的发病中起着重要作用。

2.环境因素

主要为哮喘的激发因素,包括以下 5 种因素。

(1)吸入性变应原:如尘螨、花粉、真菌、动物毛屑、二氧化硫、氨气等各种特异和非特异性吸入物。

(2)感染:如细菌、病毒、原虫、寄生虫等。

(3)食物:如鱼、虾、蟹、蛋类、牛奶等。

(4)药物:如普萘洛尔(心得安)、阿司匹林等。

(5)其他:气候改变、运动、妊娠等。

(三)支气管哮喘的分类、分型

1.根据免疫学分型

过敏性哮喘和非过敏性哮喘,以过敏性哮喘更为常见。过敏性哮喘又可分为 IgE 介导哮喘和非 IgE 介导过敏性哮喘,这是目前被广泛认可的哮喘病分类方法。

2.根据发病诱因分类

根据常见发病诱因的不同而将哮喘病分为过敏性哮喘、感染性哮喘、运动性哮喘、药物性哮喘、职业性哮喘、心因性哮喘以及某些特殊类型的哮喘(如月经性和妊娠性哮喘)等。

3.根据哮喘的病程分类

根据哮喘的病程长短将哮喘病分为缓解期和急性发作期,然后根据缓解期和急性期的不同特点进行病情严重程度的分类。

4.根据临床表现分类

(1)急性发作期:是指气促、咳嗽、胸闷等症状突然发生,常有呼吸困难,以呼气流量降低为其特征,常因接触刺激物或治疗不当所致。

(2)慢性持续期:在哮喘非急性发作期,患者仍有不同程度的哮喘症状。根据临床表现和肺功能可将慢性持续期的病情程度分4级。

(3)缓解期:是指经过或未经治疗症状、体征消失,肺功能恢复到急性发作前水平,并维持四周以上。

5.根据病情严重程度分类

临床上通常将慢性哮喘的病情依据严重程度分为4型:①轻度间歇性哮喘;②轻度持续性哮喘;③中度持续性哮喘;④重度持续性哮喘。根据患者是否有气道阻塞和阻塞的严重程度将哮喘病分为隐匿型哮喘、咳嗽变异性哮喘、难治性哮喘和脆性哮喘等。

6.根据发病的年龄分类

婴幼儿哮喘(2岁以下)、儿童哮喘(3～12岁)、青少年哮喘(13～20岁)、成年人哮喘(20～60岁)和老年性哮喘(60岁以上)。

7.根据发病时间分类

根据发病有无季节性可分为常年性哮喘和季节性哮喘。根据哮喘发病的昼夜变化又单独从哮喘病中分出夜间哮喘。

二、临床表现

(一)症状

1.急性发作时症状

典型表现为发作呼气性呼吸困难或发作性胸闷和咳嗽,伴有哮鸣音。严重者呈强迫坐位或端坐呼吸,甚至出现发绀等;干咳或咳大量白色泡沫痰。部分患者仅以咳嗽为唯一症状(咳嗽变异性哮喘)。在夜间及凌晨发作和加重常是哮喘的特征之一。有些青少年,可在运动时出现胸闷、咳嗽和呼吸困难,称为运动性哮喘。

2.发作间歇期症状

在此期患者常自觉胸闷不适,肺部听诊呼吸音减弱,无哮鸣音,但多数患者症状和体征全部消失。

3.咳嗽变异型哮喘的症状

气道高反应性是支气管哮喘发病的基础,由于气道高反应性的程度不同,临床上出现的症状也就不一样,少数患者只表现为呼吸道过敏的症状,如反复咳嗽、定时的阵咳及刺激后的痉咳。这些患者可以没有喘息,甚至没有干湿性啰音,但可能有变应性疾病病史,如湿疹、过敏性鼻炎或荨麻疹。其血清IgE可能升高,抗过敏药或平喘药有效。如果进行气道反应性测定(过去称支气管激发试验），可能会出现异常。这种以咳嗽为主要表现的哮喘，也称咳嗽变异型哮喘，往往起病较早，多在 3 岁前就有表现，如未经特殊处理，可以发展为典型哮喘，也可以一直表现为咳嗽变异型哮喘。

（二）发病特征

1.发作性

当遇到诱发因素时呈发作性加重。

2.时间节律性

常在夜间及凌晨发作或加重。

3.季节性

常在秋冬季节发作或加重。

4.可逆性

平喘药通常能够缓解症状，可有明显的缓解期。

（三）体征

发作时胸部呈过度充气征象，双肺可闻及广泛的哮鸣音，呼气音延长。严重者可出现心率加快、奇脉、胸腹反常运动和发绀。但在轻度哮喘或非常严重哮喘发作时，哮鸣音可不出现，称之为寂静胸。

（四）并发症

1.下呼吸道和肺部感染

哮喘患者约有半数因上呼吸道病毒感染而诱发，由于呼吸道的免疫功能受到干扰，容易继发下呼吸道和肺部感染。

2.水电解质和酸碱失衡

哮喘急性发作期，患者由于缺氧、摄食不足、大汗等，常常并发水、电解质和酸碱平衡失调，这些均是影响哮喘疗效和预后的重要因素。

3.气胸和纵隔气肿

由于哮喘急性发作时气体潴留于肺泡，使肺泡含气过度，肺内压明显增加，哮喘已并发的肺气肿会导致肺大疱破裂，形成自发性气胸。重症哮喘需要机械通气治疗时，气道和肺泡的峰压过高，也易引起肺泡破裂而形成气压伤，引起气胸甚至伴有纵隔气肿。

4.呼吸衰竭

严重哮喘发作造成肺通气不足、感染，治疗和用药不当，并发气胸、肺不张和肺水肿等，均是哮喘并发呼吸衰竭的常见诱因。

5.致命的心律失常

哮喘急性发作时可出现致命性的心律失常，原因可能是由于严重缺氧，水、电解质和酸碱平衡失调，也可能是由于药物的使用不当。

6.黏液栓阻塞与肺不张

哮喘急性发作缓解后可咯出支气管树状的痰，由黏液及嗜酸性粒细胞所组成。支气管因含有黏稠的痰液，在较小的支气管或细支气管内则经常可发现特殊的浓厚且黏稠的黏液栓。黏液栓阻塞了细支气管，并因支气管壁增厚及黏膜充血，水肿形成的皱襞而导致肺不张。

7.闭锁肺综合征

哮喘急性发作时，由于痰栓广泛堵塞了支气管，或频繁使用 β 受体激动剂造成气道平滑肌上

β受体功能下调,如异丙肾上腺素,该药代谢的中间产物 3-甲氧异丙肾上腺素,不仅不能兴奋β受体,而且还能引起β受体阻滞作用,引起支气管平滑肌痉挛而使通气阻滞。

8.肺气肿、肺动脉高压和慢性肺源性心脏病发生

与哮喘控制不佳导致的长期或反复气道阻塞、感染、缺氧、高碳酸血症、酸中毒及血液黏稠度增高等有关。

9.肺结核

长期使用皮质激素导致机体免疫功能减退,可诱发肺结核,出现结核症状。

10.发育不良和胸廓畸形

儿童哮喘,常常引起发育不良和胸廓畸形,究其原因是多方面的,如营养不足、低氧血症、内分泌紊乱等,有报道长期全身使用皮质激素的患儿,有 30% 发育不良。

三、主要功能障碍

(一)呼吸功能障碍

哮喘急性发作时呼吸动力学改变,对患者呼吸类型及潮气呼吸时的压力波动产生了影响,哮喘重度发作时,最大呼吸流速,尤其是最大呼气流速明显受限,当残气量增加时,要使潮气呼吸过程处于最适当的呼气流速,其潮气呼吸还应处在最大吸气状态,由于肺活量(VC)的降低,呼气流速的受限,因而潮气量必然减少,患者要维持足够的通气,只能增加呼吸频率,因而形成浅快的呼吸形式。产生用力呼气,导致严重的气促。

(二)通气/血流比例失衡和气体交换障碍

哮喘时气道病理学的改变也引起肺泡通气/血流比例失调(在某些肺泡区 V/Q 比值降低)以及氧的弥散距离增大,导致低氧血症,通气增加,$PaCO_2$ 正常,甚至降低。重症哮喘患者常见中度低氧血症。

(三)循环功能障碍

哮喘时由于过度充气,呼吸肌做功增加,胸膜腔内压波动幅度增大,影响循环系统。胸内负压增高可降低静脉的回流,最终将导致每搏输出量和收缩压的下降。患者通过增加心率以维持心排血量,胸膜腔内压增加,右心室后负荷增加,心搏耗功增加,心电图有时可见右心劳损。

(四)支气管哮喘伴发的精神障碍

1.情绪障碍型

患者在发作时常伴有恐惧、焦虑、烦躁、抑郁等不良情绪。

2.抑郁-妄想型

可出现妄想。可伴有幻听,也常伴有轻度意识模糊。

3.癫痫样意识障碍型

多为短暂的意识丧失,类似癫痫小发作。患者在哮喘发作时还可伴有癫痫样抽搐。

四、康复评定

(一)危险因素评估

1.宿主因素

(1)遗传因素:目前认为哮喘为多基因遗传与环境因素相互作用导致的疾病。据统计,哮喘的遗传度为 70%～80%,父母其中一方患有哮喘的儿童,其哮喘发病率是其他儿童的 2～5 倍。

（2）肥胖：多项流行病学研究证实肥胖和超体质量可增加哮喘发生的危险性。肥胖患者的潮式呼吸时小气道关闭，导致肺泡与支气管的黏附破坏，气道狭窄加重。而且这种小气道的关闭还能导致局部低氧性肺血管收缩，引起肺间质水肿，继而增加支气管周围的压力。肥胖和哮喘之间关联的基础可能与慢性全身性炎症以及能量调节激素等有关。

（3）性别：流行病学调查显示，男性是儿童哮喘的高危因素，我国 2010 年 0～14 岁儿童调查显示，男女患病率比为 1.67：1.0。随着成长，在性别中的差异随之减少，但最近研究显示成人女性患病比例可能超过男性。

2.环境因素

（1）变应原：包括引起哮喘发生和发展各种特异性和非特异性物质。特异性变应原，如尘螨、花粉、真菌、动物毛屑等。

（2）感染：感染对哮喘的发病具有两方面的作用。一方面，在婴儿期接触一些病毒和非典型病原体，如呼吸道合胞病毒（RSV）、流感病毒和支原体等，可诱导哮喘的发生。另一方面，婴幼儿早期接触一些特定的呼吸道感染，可以避免哮喘的发生。特异性体质和病毒感染之间的作用十分复杂，强烈的特异性体质可能影响下呼吸道对病毒感染的反应，病毒感染可以影响变应性疾病的发生和发展。

（3）空气污染：大气污染、汽车尾气（DEP）、烟草烟雾和电磁烟雾等空气污染使哮喘患者呼出气一氧化氮水平增加，降低第一秒用力呼气量（FEV_1），增加哮喘的急性发作。

（4）饮食：如抗氧化剂和 ω-3 多不饱和脂肪酸摄入减少，ω-6 多不饱和脂肪酸增加可使哮喘和变态反应性疾病增加；盐、冷饮、巧克力等食物摄入量增加亦可增强呼吸道高反应，从而引发或加重哮喘。引起过敏最常见的食物是鱼类、虾蟹、蛋类、牛奶等。

（5）药物：阿司匹林，2.3%～20% 哮喘患者因服用阿司匹林类药物而诱发哮喘，称为阿司匹林哮喘。患者症状多在用药后 2 小时内出现。普萘洛尔等 β 受体阻滞剂，可因阻断 β-肾上腺素能受体而引起哮喘。

（6）运动：有 70%～80% 的哮喘患者在剧烈运动后诱发哮喘，称为运动诱发性哮喘或称运动性哮喘。典型的病例是在运动 6～10 分钟，停止运动后 1～10 分钟内支气管痉挛最明显，许多患者在 30～60 分钟内自行恢复。剧烈运动后因过度通气致使气道黏膜的水分和热量丢失，呼吸道上皮暂时出现克分子浓度过高，导致支气管平滑肌收缩。

（7）气候改变：当气温、温度、气压和/或空气中离子等改变时可诱发哮喘，故在寒冷季节或秋冬气候转变时较多发病。

（8）精神因素：患者情绪激动、紧张不安、怨怒等都会促使哮喘发作，一般认为它是通过大脑皮质和迷走神经反射或过度换气所致。哮喘发病的第一高峰期为 0～14 岁，第二高峰期为 30～40 岁。

（二）实验室及其他检查

1.血液常规检查

发作时可有嗜酸性粒细胞增高，但多数不明显，如并发感染可有白细胞数增高，分类中性粒细胞比例增高。

2.痰液检查

涂片在显微镜下可见较多嗜酸性粒细胞，可见嗜酸性粒细胞退化形成的尖棱结晶（Charcort-Leyden 结晶体），黏液栓（Curschmann 螺旋）和透明的哮喘珠（Laennec 珠）。

3.肺功能检查

缓解期肺通气功能多数在正常范围。在哮喘发作时,由于呼气流速受限,表现为第一秒用力呼气量(FEV_1),第一秒用力呼气量/用力肺活量比值($FEV_1/FVC\%$)、最大呼气中期流速(MMER)、呼出50%与75%肺活量时的最大呼气流量(MEF50%与MEF75%)以及呼气峰值流速(PEFR)均减少。

4.血气分析

哮喘严重发作时可有缺氧、PaO_2和SaO_2降低,由于过度通气可使$PaCO_2$下降,pH上升,表现为呼吸性碱中毒。如为重症哮喘,气道阻塞严重,可有缺氧及CO_2潴留,$PaCO_2$上升,表现为呼吸性酸中毒。如缺氧明显,可合并代谢性酸中毒。

5.胸部X线检查

早期在哮喘发作时可见两肺透亮度增加,呈过度充气状态;在缓解期多无明显异常。如并发呼吸道感染,可见肺纹理增加及炎症性浸润阴影。同时要注意肺不张、气胸或纵隔气肿等并发症的存在。

6.特异性变应原的检测

可用放射性变应原吸附试验(RAST)测定特异性IgE,过敏性哮喘患者血清IgE可较正常人高2～6倍。在缓解期可做皮肤过敏试验判断相关的变应原,但应防止发生变态反应。

(三)呼吸功能评定

1.通气功能评定

发作时呈阻塞性通气功能障碍,呼气流速指标显著下降,FEV_1、$FEV_1/FEV\%$、最大呼气中期流速(MMEF)、呼气峰值流速(PEFR)均减少。

2.支气管激发试验

用以测定气道反应性。在设定的激发剂量范围内,如FEV_1下降>20%,可诊断为激发试验阳性。

3.支气管舒张试验

用以评定气道气流的可逆性。如FEV_1较用药前增加>15%,且绝对值增加>200 mL,可判断阳性。

(四)肺功能评定

肺功能评定见表9-4。

表9-4　哮喘慢性持续期肺功能分级标准

分级	临床表现	肺功能改变
间歇(第一级)	间歇出现症状,<每周1次,短暂发作(数小时至数天),夜间哮喘症状≤每月2次,发作间期无症状	FEV_1≥80%预计值或PET≥80%个人最佳值,PET或FEV_1变异率<20%
轻度持续(第二级)	症状≥每周1次,但每天1次,可能影响活动或睡眠,夜间哮喘症状>每月2次,但<每周1次	FEV_1≥80%预计值或PET≥80%个人最佳值,PET或FEV_1变异率<20%～30%
中度持续(第三级)	每天有症状,影响活动和睡眠,夜间哮喘症状≥每周1次	FEV_1为60%～79%预计值或PET为60%～79%个人最佳值,PET或FEV_1变异率>30%
严重持续(第四级)	每天有症状,频繁发作,经常出现夜间哮喘症状,体力活动受限	FEV_1<60%预计值或PET<60%个人最佳值,PET或FEV_1变异率>30%

(五)哮喘患者日常生活能力评定

哮喘患者日常生活能力评定见表 9-5。

表 9-5 哮喘急性发作时病情严重度的分级及日常生活能力评定

病情程度	临床表现	血气分析	血氧饱和度	支气管舒张剂
轻度	对日常生活影响不大,可平卧,说话连续成句,步行、上楼时有气短。呼吸频率轻度增加,呼吸末期散在哮鸣音,脉率<100 次/分。可有焦虑	PaO_2 正常,$PaCO_2$<6.0 kPa (45 mmHg)	>95%	能被控制
中度	日常生活受限,稍事活动便有喘息,喜坐位,讲话常有中断。呼吸频率增加,哮鸣音响亮而弥漫。脉率 100~120 次/分,可焦虑和烦躁	PaO_2 8.0~10.7 kPa(60~80 mmHg),$PaCO_2$≤6.0 kPa (45 mmHg)	>91%~95%	仅有部分缓解
重度	日常生活受限,喘息持续发作,只能单字讲话,端坐呼吸,大汗淋漓,呼吸频率>30 次/分,哮鸣音响亮而弥漫。脉率>120 次/分,常有焦虑和烦躁	PaO_2<8.0 kPa(60 mmHg),$PaCO_2$>6.0 kPa(45 mmHg)	≤90%	无效
危重	患者不能讲话,出现嗜睡、意识模糊,哮鸣音明显减弱或消失。脉率>120 次/分或变慢和不规则	PaO_2<8.0 kPa(60 mmHg),$PaCO_2$≥6.0 kPa(45 mmHg)	<90%	无效

(六)营养状态评定

营养状态是哮喘患者症状、残疾及预后的重要因素,应该高度重视,评估分良好、中等、不良 3 个等级(表 9-6)。

表 9-6 营养状态评定表

分级	临床表现
良好	黏膜红润,皮肤光泽,弹性良好,皮下脂肪丰满而弹性,肌肉结实,指甲毛发润泽,肋间隙及锁骨上窝深浅适中,肩胛部和股部肌肉丰满
中等	于两者之间
不良	皮肤黏膜干燥,弹性降低,皮下脂肪菲薄,肌肉松弛无力,指甲粗糙无光泽,毛发稀疏,肋间隙和锁骨上窝凹陷,肩胛骨和髂骨嶙峋突出

(七)心理-社会状态评定

哮喘是一种气道慢性炎症性疾病,患者对环境多种激发因子易过敏,发作性症状反复出现,严重时可影响睡眠、体力活动。应注意评估患者有无烦躁、焦虑、恐惧等心理反应。由于哮喘需要长期甚至终身防治,可加重患者及其家属的精神、经济负担。注意评估患者有无忧郁、悲观情绪,以及对疾病治疗失去信心等。评估家属对疾病知识的了解程度、对患者关心程度、经济情况和社区医疗服务状况等。

五、康复治疗

(一)康复治疗目标

(1)尽可能控制症状,包括夜间症状。

(2)改善活动能力和生活质量。

(3)使肺功能接近最佳状态。

(4)预防发作及加剧。

(5)提高自我认识和处理急性加重的能力,减少急诊或住院。

(6)避免影响其他医疗问题。

(7)避免药物的不良反应。

(8)预防哮喘引起死亡。

上述治疗目标的意义在于强调:①应该积极地治疗,争取完全控制症状;②保护和维持尽可能正常的肺功能;③避免或减少药物的不良反应。为了达到上述目标,关键是有合理的治疗方案和坚持长期治疗。

(二)康复治疗原则

消除病因,控制急性发作,巩固治疗,改善肺功能,防止复发,提高生活质量。

1.发作期

(1)一般的治疗:卧床休息,解除思想顾虑,保持安静,去除变应原及其他诱因,适当补液,有继发感染者积极抗感染治疗。

(2)控制急性发作:单用或联用支气管舒张剂。

2.哮喘持续状态

要积极解除支气管痉挛,改善通气及防治并发症。

3.缓解期

查找变应原进行脱敏治疗。

(三)康复治疗

尽管哮喘的病因及发病机制均未完全阐明,但目前的治疗方法,只要能够规范地长期治疗,绝大多数患者能够使哮喘症状能得到理想的控制,减少复发甚至不发作,与正常人一样生活、工作和学习。

1.药物治疗治疗

哮喘药物因其均具有平喘作用,常称为平喘药,临床上根据它们作用的主要方面又将其分为以下几种。

(1)缓解哮喘发作:主要作用是舒张支气管,即支气管舒张剂。

β_2 受体激动剂:为首选药物。常用的药物有:短效的作用时间为 $4\sim6$ 小时,有沙丁胺醇(舒喘宁,全特宁)、特布他林(博利康尼、喘康速)和非诺特罗。长效的作用时间为 $10\sim12$ 小时,常用的有福莫特罗、沙美特罗及丙卡特罗等。

茶碱类:增强呼吸肌的收缩,气道纤毛清除和抗炎的作用。

抗胆碱类:常用的有异丙托溴铵、噻托溴铵吸入或雾化吸入。

(2)控制哮喘发作:此类药物主要控制哮喘的气道炎症,即抗炎药。主要有糖皮质激素,白三烯拮抗剂及其他如色甘酸钠等。沙美特罗替卡松粉吸入剂以联合用药形式(支气管扩张剂和吸入皮质激素),用于可逆性阻塞性气道疾病的常规治疗,包括成人和儿童哮喘。

2.急性发作期的治疗

急性发作的治疗目的是尽快缓解气道阻塞,纠正低氧血症,恢复肺功能,预防进一步恶化或再次发作,防止并发症。一般根据病情的分度进行综合性治疗。

（1）脱离诱发因素：处理哮喘急性发作时要注意寻找诱发因素。多数与接触变应原、感冒、呼吸系统感染、气候变化、进食不适当的药物（如解热镇痛药、β 受体阻滞剂等）、剧烈运动或治疗不足等因素有关。找出和控制诱发因素，有利于控制病情，预防复发。

（2）正确认识和处理重症哮喘是避免哮喘死亡的重要环节。对于重症哮喘发作，应该在严密观察下治疗。治疗的措施包括：①吸氧，纠正低氧血症。②迅速缓解气道痉挛：首选雾化吸入 β_2 受体激动剂，其疗效明显优于气雾剂。③经上述处理未缓解，一旦出现 $PaCO_2$ 明显增高 [$\geqslant 6.7$ kPa（50 mmHg）]、吸氧状态下 $PaO_2 \leqslant 8.0$ kPa（60 mmHg）、极度疲劳状态、嗜睡、神志模糊，甚至呼吸减慢的情况，应及时进行人工通气。④注意并发症的防治：包括预防和控制感染；补充足够液体量，避免痰液黏稠；纠正严重酸中毒和调整水电解质平衡，当 pH<7.2 时，尤其是合并代谢性酸中毒时，应适当补碱；防治自发性气胸等。

3.运动治疗

支气管哮喘患者在哮喘缓解期或药物控制下可进行适当的体育锻炼，增强心肺功能，以达到减少、减轻支气管哮喘发作的目的。适合支气管哮喘患者的锻炼项目有游泳、划船、太极拳、体操、羽毛球、散步、骑车、慢跑等耐力性运动练习。

耐力运动的原则是做适当强度的运动，并持续一定的时间，具体方法视体力情况而定。体力较差时做散步、太极拳等低强度的运动练习，体力较好时练习较快的步行、慢跑、缓慢登楼、游泳等。运动强度应控制在运动时的最高心率为 170 减去年龄数字的水平，主观感觉以稍感气急，尚能言谈为宜。

4.呼吸训练

（1）放松训练。①前倾依靠位：患者坐于床前或桌前，桌上或床上放两床叠好的被子或 4 个枕头，患者两臂置于棉被或枕下以固定肩带并放松肩带肌群，头靠在被上或枕上放松颈肌。②椅后依靠位：患者坐于非常柔软舒适的有扶手的椅子或沙发上，头稍后靠于椅背或沙发背上，完全放松 5～15 分钟。③前倾站立位：自由站立，两手指互握置于身后并稍向下拉以固定肩带，同时身体稍前倾以放松腹肌，也可前倾站立，两手支撑于前方的低桌上以固定肩带，此体位不仅可起到放松肩部和腹部肌肉群的作用，还是腹式呼吸的有利体位。

（2）呼吸模式训练。①缩唇呼吸：也称吹口哨式呼吸法，经鼻吸气，呼气时缩唇，吹口哨样缓慢呼气，口唇缩小到以能够忍受为止，将气体均匀地自双唇之间逸出，一般吸气和呼气的时间比例为 1∶2 或 1∶3。利用这一方法可减少下呼吸道内压力的递减梯度，防止小气道过早闭塞。②腹式呼吸方法：患者取立位，也可取坐位或仰卧位，上身肌群放松做深呼吸，一手放于腹部，一手放于胸前，吸气时尽力挺腹，也可用手加压腹部，呼气时腹部内陷，尽量将气呼出，一般吸气 2 秒，呼气 4～6 秒。吸气与呼气时间比为 1∶2 或 1∶3。用鼻吸气，用口呼气要求缓呼深吸，不可用力，每分钟呼吸速度保持在 7～8 次，开始每天 2 次，每次 10～15 分钟，熟练后可增加次数和时间，使之成为自然的呼吸习惯。③主动呼气训练：主动呼气代替吸气训练，每次呼气后不要忙于吸气，要稍停片刻，适当延长呼气过程，使呼气更加完善，减少肺泡内残留的气量。然后放松肌肉，轻轻地吸气。这样，增加了呼气量，就增加了吸气量，使呼吸更加完全。

在进行上述呼吸训练时应注意：思想集中，肩背放松，吸鼓呼瘪，吸气时经鼻，呼气时经口，细呼深吸，不可用力。

5.肌力——耐力训练

（1）下肢训练。①方式：采用有氧训练的方法，如步行、划船、骑车、登山等。②强度：根据活动平板或功率车运动试验,得到最大心率及最大 MET 值,然后根据下表确定运动强度。运动后不应出现明显气短、气促或剧烈咳嗽(表 9-7)。

表 9-7　运动训练强度的选择

运动试验终止原因	靶心率	靶 MET 值
呼吸急促,最大心率未达到	75%～85%	70%～85%
达到最大心率	65%～75%	50%～70%
心血管原因	60%～65%	40%～60%

运动时间 30～45 分钟,准备及结束活动时间保证各 5～10 分钟。频率:3～5 次/周,尽可能终生坚持。运动合适的指征:无明显气短、气促。

(2)上肢训练:包括手摇车训练及提重物训练。①手摇车训练:从无阻力开始,每阶段递增5 W,运动时间 20～30 分钟,速度为 50 转/分钟,以运动时出现轻度气短、气促为宜。②提重物训练:患者手持重物,开始 0.5 kg,以后增至 2～3 kg,做高于肩部的各个方向运动,每次活动 1～2 分钟,休息 2～3 分钟,每天 2 次,监测以出现轻微的呼吸急促和上臂疲劳为度。

6.排痰训练

排痰训练包括体位引流、胸骨叩击、震颤和直接咳嗽,目的是促进呼吸道分泌物直接排出,降低气流阻力,减少支气管及肺的感染。

(1)体位引流:①心理护理排痰前消除患者的紧张情绪,使患者能很好地配合,令患者全身放松,自然呼吸。②采用触诊、叩诊、听诊器听诊等方法判断患者肺部哪一段的痰液需要引流。③引流时间应安排在早晨清醒后进行,因为夜间支气管纤毛运动减弱,气道分泌物易于睡眠时潴留。④将患者置于正确的体位排痰姿势,并且尽可能让患者舒适放松,应随时观察患者面色及表情。病变部位摆于高处,以利于痰液从高处向低处引流。⑤如果患者可以忍受,维持引流体位30 分钟左右,不要超过 45 分钟,避免患者疲劳。⑥体位排痰期间应配合饮温水、雾化吸入等,使痰液稀释,利于排出。⑦体位排痰过程中,有效咳嗽及局部的叩击可以增加疗效。⑧即使引流时没有咳出分泌物,告诉患者,训练一段时间后可能会咳出一些分泌物。⑨评估与记录评估在引流过的肺叶(段)上听诊呼吸音的改变;记录:痰液潴留的部位,痰液排出的颜色、质感、数量及气味,患者对引流的忍受程度,血压、心率情况,呼吸模式,胸壁扩张的对称性等。

(2)咳嗽训练:深吸气→短暂闭气→关闭声门→增加胸膜腔内压,使呼气时产生高速气流→声门开放,即可形成由肺内冲出的高速气流,促进分泌物移动,随咳嗽排出体外。

(3)理疗:超短波治疗和超声或氧气雾化治疗等。有利于消炎、抗痉挛、排痰及保护黏膜和纤毛功能。超短波治疗采用无热量或微热量,每天 1 次,15～20 次为 1 个疗程。超声雾化治疗每次 20～30 分钟,每天 1 次,7～10 天为 1 个疗程。氧气雾化治疗每次 5～10 分钟,每天 2 次,7～10 天为 1 个疗程。

六、康复护理

(一)康复护理目标

(1)呼吸困难症状减轻:呼吸形态、深度、节律、频率正常,动脉血气分析值正常。

(2)能进行有效呼吸:掌握呼吸功能锻炼的方法,能自行坚持有效锻炼。

(3)能进行有效咳嗽:掌握有效咳嗽的方法,排出痰液。

（4）能够自觉正确使用雾化吸入剂。

（二）康复护理

1.环境与体位

有明确变应原者,应尽快脱离。提供安静、舒适、温湿度适宜的环境,保持室内清洁、空气流通。根据病情给予舒适体位,如为端坐呼吸者提供床旁桌以支撑,减少体力消耗。病室、家庭不宜摆放花草,避免使用皮毛、羽绒或蚕丝织物。保持病室内空气新鲜,每天通风 1～2 次,每次 15～30 分钟,室内保持适宜的温度和湿度。温度为 20～22 ℃,湿度为 50%～70%。

2.缓解紧张情绪

哮喘新近发生和重症发作的患者,通常会情绪紧张,甚至惊恐不安,应多巡视患者,尽量陪伴患者,使患者平静,以减轻精神紧张。耐心解释病情和治疗措施,给以心理疏导和安慰,消除过度紧张情绪,这对减轻哮喘发作的症状和病情的控制有重要意义。

3.氧疗护理

重症哮喘患者常伴有不同程度的低氧血症,应给以鼻导管或面罩吸氧,氧流量为 1～3 L/min。吸入的氧浓度不超过 40%。吸入的氧气应尽量温暖湿润,以避免气道干燥和寒冷气流的刺激而导致气道痉挛。给氧的过程中,监测动脉血气分析。如哮喘严重发作,经一般药物治疗无效,或患者出现神志改变,$PaO_2 < 8.0$ kPa(60 mmHg),$PaCO_2 > 6.7$ kPa(50 mmHg)时,准备进行机械通气。

4.饮食护理

大约 20% 的成年患者和 50% 的患儿可以因为不适当饮食诱发或加重哮喘。应提供清淡、易消化、足够热量的饮食,避免进食硬、冷、油煎的食物。尽量避免食用鱼、虾、蟹、蛋类及牛奶等可能导致哮喘发作的食物。某些食物添加剂如酒石黄、亚硝酸盐亦可诱发哮喘发作,应当引起注意。同时戒烟戒酒。

5.口腔与皮肤护理

哮喘发作时,患者常会大量出汗,应每天用温水擦浴,勤换衣服和床单,保持皮肤清洁、干燥和舒适。鼓励并协助患者咳嗽后用温开水漱口,保持口腔清洁。

6.用药护理

观察疗效及不良反应。

（1）β_2 受体激动剂:指导患者按医嘱用药,不宜长期、规律、单一、大量使用。因为长期应用可引起 β_2 受体功能下降和气道反应性增高,出现耐药性;指导患者正确使用雾化吸入剂,保证药物疗效;静脉滴注沙丁胺醇时注意控制滴速(2～4 μg/min)。用药过程中观察有无心悸、骨骼肌震颤、低血钾等不良反应。

（2）糖皮质激素:吸入药物治疗,全身不良反应少,少数患者可出现口腔念珠菌感染、声音嘶哑或呼吸道不适,指导患者喷药后 2～3 分钟用清水漱口以减轻局部反应和胃肠道吸收。口服宜在饭后服用,以减少对胃肠道黏膜的刺激。气雾吸入糖皮质激素可减少其口服量,当用气雾剂替代口服剂时,通常同时使用两周后再逐步减少口服量,指导患者不得自行减量或停药。

（3）茶碱类:静脉注射时浓度不宜过高,速度不宜过快,注射时间宜在 10 分钟以上,以防中毒症状发生。其不良反应有恶心、呕吐等胃肠道症状;有心律失常、血压下降和兴奋呼吸中枢作用,严重者可致抽搐甚至死亡。用药时监测血药浓度,安全浓度为 6～16 μg/mL。发热,妊娠,小儿或老年有心、肝、肾功能障碍及甲状腺功能亢进者不良反应增加。合用西咪替丁、喹诺酮类、大环内酯类药物等可影响茶碱代谢而使排泄减慢,应该加强观察。茶碱缓释片有控释材料,不能嚼服,必须整片吞服。

(4)其他:色甘酸钠及奈多罗米钠,少数患者吸入后可有咽干不适、胸闷、偶见皮疹,孕妇慎用。抗胆碱药吸入后,少数患者有口苦或口干感。酮替芬有镇静、头晕、口干、嗜睡等不良反应,对高空作业人员、驾驶员、操纵精密仪器者应予以强调。白三烯调节剂的主要不良反应是较轻微的胃肠道症状,少数有皮疹、血管性水肿、转氨酶升高,停药后可恢复。

(三)康复健康教育与管理

哮喘患者的教育和管理是提高疗效、减少复发、提高患者生活质量的重要措施。根据不同的对象和具体情况,采用适当的、灵活多样的、为患者及其家属乐意接受的方式对他们进行系统教育,提高积极治疗的主动性,提高用药的依从性,才能保证疗效。哮喘患者通过规范治疗可以达到长期控制,保证良好的生活质量。在急性发作期,患者由于各种不适症状明显,甚至影响正常生活,所以治疗依从性较好。但是,在慢性持续期和缓解期,由于症状减轻甚至没有症状,很多患者就放松了警惕,甚至开始怀疑医师的诊断,擅自停药或减量,从而使症状加重或急性发作。与患者共同制订长期管理、防止复发的计划,对患者进行长期系统管理是非常必要的。对哮喘患者进行长期系统管理,包括以下相关的内容。

1.制订长期治疗方案

根据哮喘的严重程度,在医师的指导下制订长期治疗方案。护士指导患者每天做好哮喘日记,记录哮喘症状和出现的频次以及肺功能监测(PEF)值,判定哮喘控制的效果。通常达到哮喘控制并至少维持 3 个月,可试用降级治疗,最终达到使用最少药物维持症状控制的目的。

(1)通过规律的 PEF 客观地评价哮喘发作的程度。

(2)避免和控制哮喘促(诱)发因素,减少复发。

(3)制订哮喘长期管理的用药计划。

2.康复健康教育

(1)提供有关哮喘防治的科普书籍和科普文章供患者和家属翻阅;向患者和家属发放防治哮喘的宣传手册;组织哮喘患者座谈,交流防治经验和体会;责任护士对住院患者进行针对性的宣教。

(2)教育患者了解支气管哮喘目前并没有特效的治疗方法,治疗的目标是:控制症状,维持最轻的症状甚至无症状;防止病情恶化;尽可能保持肺功能正常或接近正常水平;维持正常活动(包括运动)能力;减轻(避免)哮喘药物的不良反应;防止发生不可逆气道阻塞;避免哮喘死亡,降低哮喘死亡率。

(3)教育患者了解哮喘控制的标准:①最少慢性症状,包括夜间症状;②哮喘发作次数减至最少;③无须因哮喘而急诊;④最少按需使用 β_2 受体激动剂;⑤没有活动限制;⑥PEF 昼夜变异率<20%;PEF 正常或接近正常。

(4)教育患者了解导致哮喘发病有关原因和诱发因素,使患者能够避免触发因素。①变应原,如花粉类、尘螨、屋尘和粉尘、真菌、蟑螂、纤维(丝、麻、木棉、棕等)、食物(米面类、鱼肉类、乳类、蛋类、蔬菜类、水果类、调味食品类、硬壳干果等)、动物皮毛、化妆品等;②烟草烟雾;油烟、煤烟、蚊香烟雾;③刺激性或有害气体,如油漆、杀虫剂、发胶、香水、煤气或天然气燃烧所产生的二氧化硫等;④职业性因素;⑤呼吸道感染,气候因素,气压的变化;⑥运动和过度通气;⑦过度的情感变化和精神因素。

(四)并发症的防治

1.下呼吸道和肺部感染

(1)在哮喘患者缓解期应提高免疫功能,保持气道通畅,清除气道内分泌物,保持室内清洁,预防感冒,以减少感染机会。

(2)一旦有感染先兆,应尽早经验性应用抗生素治疗,进一步根据药敏试验选用敏感抗生素治疗。

2.水、电解质和酸碱失衡

及时检测血电解质和动脉血气分析,及时发现异常并及时处理。除此,对于心功能较好的患者,应注意积极补液,在维持水、电解质平衡的基础上,也利于患者痰液的引流。

3.气胸和纵隔气肿

当哮喘患者出现下列情况时应警惕并发气胸的可能。

(1)病情加重发生于剧烈咳嗽等促使肺内压升高的动作之后。

(2)出现原发病无法解释的严重呼吸困难伴刺激性干咳。

(3)哮喘加重并出现发绀、突发昏迷、休克。

哮喘合并气胸治疗的关键在于尽早行胸膜腔穿刺或引流排气,加速肺复张,同时配合抗感染、支气管扩张剂和糖皮质激素等治疗。对于张力性气胸则应尽早采取胸腔闭式引流,特别是合并肺气肿的哮喘患者。对于张力性气胸和反复发作的气胸,可考虑行外科手术治疗。

哮喘并发纵隔气肿是哮喘急性加重、危及生命的重要原因之一。哮喘急性发作可造成肺泡破裂,气体进入间质,沿气管、血管末梢移行至肺门进入纵隔引起纵隔气肿。

4.呼吸衰竭

一旦出现呼吸衰竭,由于严重缺氧、二氧化碳潴留和酸中毒,哮喘治疗更加困难。要尽量消除和减少诱因,预防呼吸衰竭的发生。应注意观察患者治疗后的反应及监测动脉血气分析的变化。如症状持续不缓解,血气分析 pH 和 $PaCO_2$ 值进行性升高,应考虑及早机械通气治疗。

5.致命的心律失常

如并发心力衰竭时应用洋地黄制剂,为使支气管舒张频繁应用 β 受体激动剂、茶碱制剂等。如果静脉注射氨茶碱,血浓度＞30 mg/L 时,可以诱发快速性心律失常。在治疗早期,应积极纠正离子紊乱,保持酸碱平衡。目前,临床上常用多索茶碱替代普通的氨茶碱治疗,可有效地避免由氨茶碱引起的不良反应。雾化吸入 $β_2$ 受体激动剂也能有效地减低心动过速的发生。

6.黏液栓阻塞与肺不张

积极、有效地控制支气管哮喘,注意出入水量的平衡,防止脱水的发生,尽快地采取呼吸道引流和积极的体位引流及叩击背部等护理措施。经上述处理,约 75% 的患者可在 4 周内恢复,如果效果不佳,尽快应用纤维支气管镜支气管冲洗吸出黏液栓。

7.闭锁肺综合征

一旦发生闭锁肺综合征,提示预后不好,抢救不及时,常有生命危险。因此,在重症哮喘患者治疗中,应早期应用糖皮质激素和平喘药物,保持出入水量平衡,尽量避免其发生。

8.肺气肿、肺动脉高压和慢性肺源性心脏病

加强哮喘患者的教育,指导早期规律用药,避免气道发生不可逆的阻塞。

（高淑珍）

第五节　人工髋关节置换术后的康复护理

人工髋关节置换术是解除髋关节疾病患者的病痛、纠正畸形、恢复功能的一种行之有效的方法。人工髋关节置换术是用生物相容性与机械性能良好的材料制成的一种类似于人体骨关节的假体，来置换严重受损的髋关节的一种手术，是目前治疗髋关节疾病的有效手术方法之一，但人工髋关节置换术是一个较大的、技术要求较高的手术，置入的人工关节有其本身的使用寿命和术后容易发生的一些并发症。因此，此手术要严格掌握适应证，并不是适应所有髋关节疾病，更不能把此术看作是一种万能的手术方法。

人工髋关节置换的类型有股骨头置换术、人工全髋关节置换术、全髋关节翻修术和髋关节表面置换术等。置换的材料包括金属材料（钛、钛合金等）、高分子材料［超高分子聚乙烯（臼杯）和甲基丙烯酸甲酯（骨水泥）］和陶瓷材料。固定方式有骨水泥型和非骨水泥型（生物型）。其目的是切除病灶、消除疼痛、恢复关节的活动功能。

适应证：适用于因髋关节病变引起的关节疼痛、强直、畸形、严重功能受损，影响日常生活和工作，经其他治疗无效、复发或不适于其他方法治疗的患者。

禁忌证：有严重心、肝、肺、肾病和糖尿病不能承受手术者；髋关节化脓性感染，有活动性感染存在及合并窦道者；儿童一般禁做此术，年轻或 80 岁以上者要慎重考虑；因其他疾病估计置换术后患者也不可以下地行走者。

人工髋关节置换术患者的康复不仅与疾病本身有关，还与患者的全身状况、手术中的技术操作及患者的精神状态有密切的关系，术后的关节功能锻炼对功能恢复极为重要，术后功能锻炼指导及健康教育是保证手术治疗成功的重要因素。

一、临床表现

(一)全身性反应

由于关节置换手术损伤较大，可引起不同程度的全身性反应，影响人体各个系统，包括中枢神经系统、呼吸、血液、消化、内分泌及肌肉骨骼系统等，这些反应一般可通过"内环境调整"而逐步恢复。

(二)局部症状

(1)疼痛。

(2)长期制动会导致肌肉萎缩、骨质脱钙、关节僵硬、肌力减退，同时由于局部血流缓慢，静脉壁损伤和血液高凝状态，易引起深静脉血栓形成。

(3)当患者开始下肢负重和行走时，会出现下肢水肿，其原因除少数为手术后并发静脉血栓形成外，多数因整个下肢肌肉的失用性及反应性萎缩，使血管张力降低，下肢静脉回流缓慢，导致静脉压高，淋巴液淤滞。

(4)常见并发症：血栓形成及栓塞、术后感染、假体下沉、假体松动、柄断裂、异位骨化、假体脱位、术后髋关节疼痛等。

二、主要功能障碍

(一)肢体运动功能障碍

早期术后局部疼痛、肿胀,术后要求对肢体活动的限制,肢体对植入假体尚未适应等,都使肢体的活动受到影响;中后期锻炼不当,并发症的发生等,也会影响肢体的运动功能。

(二)ADL 能力障碍

更衣、如厕、转移、行走等功能不同程度受限。

(三)心理功能障碍

主要表现为心理承受力差,对假体的疑虑、不安、缺乏信心等。

三、康复评定

(一)一般情况

(1)原发疾病的情况,如原发疾病的病程、诊疗经过、效果等。

(2)患者的精神心理状况、对疾病及生活的态度、经济能力及社会背景。

(3)全身状况:包括心肺肝肾的功能、营养状况、水和电解质平衡状况,是否有其他系统疾病如高血压、糖尿病等。

(二)影像学检查

常规 X 线平片检查与术后复查非常重要,可了解骨关节病变的性质、范围和程度,确定治疗方案;判断疗效,如关节假体的位置、关节角度、假体有无松动等。MRI 用于早期诊断股骨头缺血坏死、膝关节病变等骨关节病。

(三)关节功能评定

关节置换术后关节功能评定的方法很多,髋关节置换术较普遍被接受的评定标准是 Charnley 标准(表 9-8)。

表 9-8　Charnley 髋关节疗效评分

得分	疼痛	运动	行走
1	自发性严重疼痛	0°～30°	不能行走,需双拐或手杖
2	起步即感疼痛,一切活动受限	60°	用或不用手杖,时间、距离有限
3	能耐受,可有限活动	100°	单杖辅助,距离受限(<1 小时)无杖很难行走,能长站
4	某些活动时出现,休息能缓解	160°	单杖能长距离行走,无杖受限
5	轻微或间歇性,起步时明显,活动后缓解	210°	无须支具,但跛行
6	无疼痛	260°	正常

(四)其他方面

主要包括疼痛的评定、关节活动度评定、肌力及耐力评定、步态及步行能力的评定、日常生活活动能力的评定等。

四、康复治疗

康复治疗的目的:尽可能减少术后并发症的发生;训练和加强关节周围的肌群,重建关节的稳定性;改善置换后关节活动范围,保证重建关节的良好功能;加强对置换关节的保护,延长关的使用寿命;改善和纠正患者因长期疾病所造成的不正常步态和姿势,恢复日常生活自理能力,提高患者术后生活质量。

康复训练应遵循个性化、渐进性和全面性三大原则。

(一)术前准备

行人工关节手术的患者绝大多数为高龄患者且平时活动较少,常伴有高血压、糖尿病、冠心病及脑血管性疾病等老年病、全身性疾病,术前需要在内科医师的配合下,将患者机体功能调节到最佳状态,有利于手术的顺利完成和术后关节功能的恢复。

1.功能训练指导

一方面能为患者接受手术做好体能上的指导,另一方面为术后康复训练做准备,包括以下内容。

(1)训练引体向上的动作,平卧或半卧,患肢外展中立,健侧下肢屈膝支撑于床面,双手拉住吊环,使身体整个抬高,臀部离床,停顿5~10秒后放下。

(2)肌力训练:由于多年的疼痛,患者活动减少,肌肉力量可能已经减弱,术前应进行简单的肌力训练,特别应加强髋外展肌、股四头肌等肌肉的力量,同时也应加强健侧下肢力量及双上肢力量,以便在术后使用拐杖及助行器行走。

下肢肌锻炼方法:①等长收缩训练(踝泵)。踝关节背屈,绷紧腿部肌肉10秒后放松,再绷紧、放松。②等张收缩训练:做直腿抬高、小范围的屈髋屈膝活动,小腿下垂床边的踢腿练习,直腿抬高时要求足跟离床20 cm,空中停顿5~10秒后放松。

(3)关节活动训练,指导其健肢、患足的足趾及踝关节充分活动,患肢屈膝屈髋时,髋关节屈曲度<45°,并避免患髋内收、内旋。

2.指导正确使用拐杖

准备合适的双杖,使拐杖的高度及中部把手与患者的身高、臂长相适宜,拐杖的底端配橡胶装置(防滑),拐杖的顶端用软垫包裹(减少对腋窝的直接压力)。对术前能行走者训练其掌握使用方法,练习利用双拐和健腿的支撑站立,以及在患肢不负重状态下行走。

(二)术后康复训练

康复训练是全髋关节置换术后的十分重要的环节和主要的治疗内容,它可以使治疗取得满意的疗效。单纯的治疗和一般性的活动是远远不够的,患者应该接受专业的康复训练和步态训练,以改善和纠正长期疾病所造成的不正常步态和姿势。应当强调,术后康复训练一定要个性化,根据患者的年龄、身体状况以及术式、假体材料及固定方式等具体情况安排训练内容及受力程度。

1.术后第1天

(1)在给予患者有效的止疼处理后,可帮助其患肢被动运动,如腿部肌肉的按摩,踝关节和膝关节的被动伸屈训练。

(2)在医护人员帮助下做患髋在安全范围内(一般在45°范围内)的被动屈伸活动3~4次,以刺激手术区的新陈代谢。活动时治疗师应托住患肢以减轻髋部的压力负荷。

(3)进行健侧下肢各关节的主动活动和肌力练习,上身和臀部做引体向上运动。

(4)患侧腿部包括腓肠肌、股四头肌、股二头肌、臀大肌等肌肉可进行少量的等长收缩练习。①腓肠肌训练:先让患者把足踝用力跖屈(脚趾向前伸直,脚跟向后拉),然后足踝呈背屈位(脚趾向后拉,把脚跟向前推),注意保持膝关节伸直。②股四头肌训练:让患者大腿股四头肌收紧,膝部下压,膝关节保持伸直5秒钟,再放松5秒。③股二头肌训练:患者下肢呈中立位,足后跟往下压,膝关节不能弯曲,保持5秒,放松5秒。④臀大肌练习:臀部收紧5秒,放松5秒。以上每组动作,在康复治疗师指导下,由患者在平卧位情况下独立完成这些练习,每组动作完成10次。训练时,治疗师可将手放在患肢运动收缩的肌肉上,以观察患者的运动效果,并向患者交代日常练习程序。

2.术后第2天

(1)加强患侧腿部的等长收缩练习,增加患侧踝关节主动屈伸活动或抗阻活动,增加健侧的主动活动量。注意活动量由小到大,活动时间由短到长,所有的床上活动均在患肢外展中立位状态下进行。

(2)关节持续被动活动(CPM)练习:拔除负压引流管,将患肢置于膝关节练习器上开始髋、膝关节的被动活动。根据患者的实际情况确定关节开始活动的范围,一般调节从膝关节的最大活动范围40°开始,此时髋关节的活动度为25°～45°,以后每天增加5°～10°,每天可训练3～4小时,至术后1周左右,膝关节练习器最大活动角度达90°以上,此时髋关节的被动活动范围已达到85°。1周后由于膝关节练习器已难以达到髋关节活动所要求的范围,即可去掉膝关节练习器。

3.术后第3天

(1)患侧髋关节在伸直位下,有医护人员协助进行小范围的内收和外展练习,并可逐步进行抗阻内收和外展方向等长肌力练习,即在股骨内侧和外侧给予阻力,让患者主动内收和外展患肢。

(2)由治疗师扶住患肢,协助患者进行患侧髋关节的内、外旋活动练习。

(3)有条件的开始站立斜床练习,每天1～2次,每次20～30分钟,逐渐增加斜床角度及站立时间。

4.术后第4～6天

术后第4天,患者可以在治疗师的协助下第一次在床边坐起。

5.术后第5天

骨水泥固定患肢的患者可开始离床练习,非骨水泥固定患肢的患者应延长离床时间。

(1)在医护人员协助下进行下床、上床练习。下床方法:患者先移至健侧床边,健侧腿先离床并使脚着地,患肢外展,屈髋不超过45°,由医护人员协助抬起上身使患腿离床并使脚着地,再拄双拐或扶助行器站起。上床方法:按下床相反方向进行,即患肢先上床。

(2)在平行杠内或使用助行器或拐杖的情况下练习站立和行走,站立时间及行走距离逐渐延长,须有医护人员在旁监护,假体的固定方式不同,患肢的负重时间也不一样。①假体完全采用骨水泥固定的患者可以完全负重,立即使用助行器和拐杖行走,至出院时可不借助任何器具,能够自行独立行走。②混合性固定(髋臼为非骨水泥固定而股骨假体为骨水泥固定)的患者,患肢从部分负重开始,最多为20 kg,这可以通过测量进行检查,在3周内逐渐增加负重量,最后过渡到使用拐杖行走,术后6周内患者需扶拐,以后可以不使用助行器,完全负重行走。③完全非骨水泥固定的患者一般需在6周以后才开始部分负重,因为过早负重将造成假体与骨间的相对活动,影响骨组织长入到假体表面,6个月以后达到完全负重。

(3)术后应测量下肢长度,对于两侧下肢绝对长度相等,术前有代偿性脊柱侧弯和骨盆倾斜的患者,应教会患者逐步学会正确的步态和姿势。任何程度的下肢长度差异最好通过鞋底的高度来调整,避免影响患者的步态和姿势。

6.术后第 7 天

在拐杖或扶持下进行上、下楼梯练习和跑台慢速走练习(适用于骨水泥固定的患者),上楼时,患者健腿先上患腿后上拐杖随后或同时。下楼时拐杖先下患腿随后健腿最后。这样可以减少患髋负重屈曲。跑台步行可进一步改善步态、步速和步行距离,提高实用步行距离。

7.术后第 2～4 周

在强化第 1 周训练的基础上,着重患侧髋关节活动度、患肢肌力、患肢负重、步行及日常生活活动能力的训练。

(1)在卧、坐、站等多方面进行患侧髋关节的活动度训练,在保证安全角度情况下,尽量加大关节的活动范围。

(2)患肢各大肌群在合理体位下抗阻练习,逐渐增加阻力。

(3)踏车练习,开始时坐垫调高些,能骑满圈后,再逐渐降低坐垫以增加髋关节屈曲度。身体前倾,可增加髋关节屈曲,双腿并拢或分开可使髋关节内、外旋。阻力、速度、时间也应根据患者情况进行调整,每次以 15 分钟为宜。

(4)其他训练,如平衡、协调训练。

(三)全髋翻修术后的康复训练

翻修术后的康复训练,除了治疗阶段要更长外与上述训练方法基本是一致的。需要加以注意的是卧床时间为 7～10 天,术后 3 周开始侧卧位,最初负重为 20 kg,负重量的增加要根据翻修假体的固定方式和手术中的具体情况(如是否劈开股骨等)来定。

五、康复护理

(一)术前指导

充分的术前准备,可加速患者术后的恢复过程。术前准备包括心理上、全身状况和局部条件等多方面的准备。

(1)心理上让患者了解自己的病情、手术的目的、方法、术中配合要点,术中和术后可能遇到的各种问题及康复训练程序等,帮助其减轻术前焦虑紧张情绪,增强战胜疾病的信心。

(2)指导呼吸体操并掌握排痰技巧:指导患者卧位下深呼吸训练,并掌握床上咳嗽排痰技巧,以便术后能保持良好的呼吸功能,防止肺部感染。

(3)床上体位指导:向患者说明术后为防假体脱位应采取的正确床上体位:平卧或半卧位,但患髋屈曲应<45°,不可侧卧,患肢外展 20°～30°并保持中立,两腿间放置外展架或厚枕,准备合适的丁字鞋或其他防旋支具。

(4)床上排便训练:目的是防止术后因体位不习惯而致尿潴留及便秘。在放置便盆、臀部抬高时注意避免患肢的外旋及内收动作。女性患者可使用特制的女式尿壶以避免过多使用便盆,增加髋部运动。

(5)均衡营养饮食,保持合理体重:肥胖是影响术后恢复的危险因素之一,减肥有利于术后关节功能的恢复,同时又可减少对人工关节的压力,减少松动等远期并发症的发生;相反身体过于消瘦,也不利于术后伤口的愈合和体力的恢复。

(二)术后康复护理及训练

1.术后第 1～3 天

(1)床上合适体位,术后第 1 天必须保持外展中立位,每 2 小时帮助患者抬臀 1 次,以防压

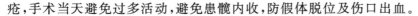

疮,手术当天避免过多活动,避免患髋内收,防假体脱位及伤口出血。

(2)定时进行深呼吸、有效咳嗽和排痰,必要时给予叩背。

2.术后第4～5天

协助患者在床边坐起,应避免髋关节屈曲超过90°,这会增加脱位的危险。除非有心血管疾病的禁忌或髋关节活动受限,患者可以在病房护士协助下坐在床边。因为患者在术后一直用泡沫塑料夹板固定以防止外旋,因此患者会要求将患肢放在不同的位置上。值得注意的是:患者第一次在床边坐起时,保持患肢外展是非常重要的。

3.术后第6～7天

(1)卧-坐-立转移训练,需坐高椅,保证髋关节高于膝关节;用加高的坐便器如厕,或在辅助下身体后倾患腿前伸如厕;要保持座椅牢固,最好有扶手,可适当加垫以增加高度;不要交叉两腿及踝,不要向前弯身超过90°,要学会坐起时身向后靠和腿向前伸;术后2周内不要弯身捡地上的东西;不要突然转身或伸手去取身后的东西。

(2)在医护人员帮助下进行床上翻身练习,协助者一手托臀部一手托膝部,将患肢和身体同时转为侧卧,并在两腿间垫上夹枕,严禁患肢内收内旋。

4.术后第2～4周

ADL训练,鼓励患者在床上进行力所能及的自理活动,如洗脸、梳头、更衣、进食等,能扶拐行走后进行进一步的日常生活活动能力训练。指导患者正确日常生活活动,如更衣(穿裤时先患侧后健侧)、穿袜(伸髋屈膝进行)、穿鞋(穿无须系鞋带的鞋)。指导患者借助一些辅助设备独立完成日常的穿脱衣裤鞋袜、洗澡、移动、取物等活动,尽量减少患者髋关节的屈曲度。常用辅助设备有助行器、拐杖、套袜器、穿鞋辅助器、持物器、洗澡用长柄海绵器等。必要时进行适当的环境改造,如加高床、椅、坐厕的高度,使用有扶手的座椅等。注意不可将患肢架在健侧下肢上或盘腿。

5.并发症的预防与护理

(1)深静脉血栓形成:①术后密切观察肢体温度、颜色、肿胀程度、静脉充盈情况及感觉,可与健侧肢体对比。如肢体远端有凹陷性水肿,皮肤发紫伴浅静脉充盈及活动受限,提示有深静脉血栓形成,应及时处理。②预防性用药:术后第2天开始选用低分子量肝素、肠溶阿司匹林、华法林、双嘧达莫等,以促进血肿的吸收,减少异位骨化。低分子量肝素要求最好用到术后3周。③术后抬高患肢,加压包扎,穿弹力长袜、压力套,下肢和足底静脉气泵的使用。④术后早期活动,股四头肌静态收缩、直腿抬高及踝关节主动背屈和跖屈运动、踝泵性运动。⑤早期关节持续被动运动。

(2)术后感染:①严格无菌操作。②抗生素的合理使用:强调术前和术后各用抗生素1次,术后根据情况一般用3～5天。③保持敷料清洁、干燥,若有污染及时更换,严密观察体温及伤口疼痛情况。④保持伤口引流有效,引流管妥善固定,保持引流通畅和负压状态。

(3)假体松动、脱位:①合理摆放体位,术后患足放在抬高的泡沫橡胶夹板内,保持20°～30°的外展、中立位,并且于术后3周内绝对避免患髋屈曲、内收和内旋的复合动作,尤其患肢位置,应避免髋关节屈曲超过90°。②科学训练,受力合适,避免运动量过大或过早负重,辅助器的合理使用。③控制体重,预防骨质疏松,适当使用预防骨质疏松药物。④严格限制禁忌动作。

(三)康复健康教育

(1)饮食:患者麻醉清醒后6小时即给予流质,术后第1天给予普食,宜选用高蛋白、高钙、高维生素饮食,并补充足够水分。

(2)指导患者了解什么动作是可以做的,什么是不能做的,并尽量做到。

(3)避免搬重物、跳跃及其他剧烈运动或重体力劳动。

(4)控制体重,防治骨质疏松,防止跌倒。

(5)避免长时间站立或行走,需长距离行走时最好使用手杖,中途适当休息,避免走崎岖或过于光滑的道路。

（高淑珍）

第六节　吞咽障碍的康复护理

一、概述

吞咽障碍是由于下颌、双唇、舌、软腭、咽喉、食管括约肌或食管功能受损,不能安全有效地把食物由口送到胃内取得足够营养和水分的进食困难。很多疾病与吞咽有关,如文献报道 51%～73% 的卒中患者有吞咽障碍;也有报道卒中患者吞咽障碍的发生率为 30%～50%。50% 的卒中患者都会发生吞咽障碍,部分患者吞咽障碍两周左右可以自行恢复。但是约 10% 的患者不能自行缓解,而且吞咽障碍可造成各种并发症,如肺炎,脱水,营养不良等,这些并发症可直接或间接地影响患者的远期预后和生活质量,因此,吞咽障碍的训练十分重要。

正常的吞咽活动分为 4 个期,即口腔准备期、口腔期、咽期、食管期。以上任何一个阶段发生障碍都会导致吞咽运动受阻,发生进食困难。与吞咽有关的脑神经主要是三叉神经、面神经、舌咽神经、迷走神经、副神经及舌下神经。所以,除了口、咽、食管病变外,脑神经、延髓病变,假性延髓性麻痹,锥体外系疾病等都可以引起吞咽障碍。针对吞咽障碍应采用系统化整体治疗模式处理,参与治疗小组成员包括耳鼻喉科医师、康复医师、语言和作业治疗师、营养师、护士、放射科医师、消化科医师及家庭成员等,其目的是多学科协作治疗提高吞咽安全性,改善患者营养状态,提高康复治疗的效果。

二、吞咽障碍的临床表现

吞咽障碍的患者有流涎、食物从口角漏出、咀嚼不能、张口困难、吞咽延迟、咳嗽、哽噎、声音嘶哑、食物反流、食物滞留在口腔和咽部、误吸及喉结构上抬幅度不足等临床表现。

并发症:体重减轻、反复肺部感染(误吸性肺炎或反流性肺炎)、营养不良等。

三、康复评定

当患者入院后,经过专业培训的护士应初步筛查出可能吞咽障碍的患者,再由康复医师或语言治疗师等对高危人群患者进行诊断性的吞咽检查和全面评估即临床评估和仪器检查。

(一)反复唾液吞咽试验

1.方法

患者取坐位或半卧位,检查者将手指放在患者的喉结和舌骨处,嘱患者尽量快速反复做吞咽动作,喉结和舌骨随着吞咽运动,越过手指后复位,即判定完成一次吞咽反射。

2.结果

观察在 30 秒内患者吞咽的次数和喉上抬的幅度,吞咽障碍者可能第一次动作能顺利完成,但接下来会出现困难或者喉不能完全上抬就下降。高龄患者 30 秒内能完成 3 次即可。口干患者可在舌面上蘸1~2 mL水后让其吞咽,如果喉上下移动<2 cm,则可视为异常。对于患者因意识障碍或认知障碍不能听从指令的,反复唾液吞咽试验执行起来有一定的困难,这时可在口腔和咽部做冷按摩,观察吞咽的情况和吞咽启动所需要的时间。

(二)洼田饮水试验

1.方法

先让患者依次喝下 1~3 汤匙水,如无问题,再让患者像平常一样喝下 30 mL 水,然后观察和记录饮水时间、有无呛咳、饮水状况等。饮水状况的观察包括啜饮、含饮、水从嘴角流出、呛咳、饮后声音改变及听诊情况等。

2.分级

Ⅰ级:能 1 次喝完,无呛咳及停顿。

Ⅱ级:分 2 次以上喝完,但无呛咳及停顿。

Ⅲ级:能 1 次喝完,但有呛咳。

Ⅳ级:分 2 次以上喝完,但有呛咳。

Ⅴ级:常常呛咳,全部饮完有困难。

3.诊断标准

正常:在 5 秒钟内将水 1 次喝完,无呛咳。

可疑:饮水时间超过 5 秒钟或分 2 次喝完,均无呛咳者。

异常:分 1~2 次喝完,或难以全部喝完,均出现呛咳者。

(三)胸部、颈部听诊

胸部和颈部的听诊对可能有吞咽障碍和误吸的患者来说都是非常重要的筛查和临床评估的方法,有助于筛查出需要进一步评估的高危人群。

1.颈部听诊

将听诊器放在喉的外侧缘,能听到正常呼吸、吞咽和讲话时的气流声,这种方法可给听诊者提供关于渗透和误吸的信息。检查者可用听诊器听呼吸的声音,在吞咽前后听呼吸音作对比,分辨呼吸道是否有分泌物或残留物。吞咽障碍的患者在进食期或吞咽后发生误吸时,所产生的声音质量就可能会发生改变,就像气体和液体混合时的声音,即水泡声、咕噜声和湿啰音等。

2.胸部听诊

对于辨认误吸和误吸性肺炎非常有帮助。如果在听诊时怀疑有肺炎则可以通过胸片来确认。

(四)临床评估

1.一般临床检查法

(1)患者对吞咽异常的主诉:吞咽障碍持续时间、频度、加重和缓解的因素、症状、继发症状。

(2)相关的既往史:一般情况、家族史、以前的吞咽检查、内科、外科、神经科和心理科病史、目前治疗和用药情况。

(3)临床观察:胃管、气管切开情况、营养/脱水、流涎、精神状态、体重、言语功能、吞咽肌和结构。

2.口颜面功能评估

(1)唇、颊部的运动:静止状态下唇的位置及有无流涎,做唇角外展动作以观察抬高和收缩的运动,做闭唇鼓腮,交替重复发"u"和"i"音,观察会话时唇的动作。

(2)颌的运动:静止状态下颌的位置、言语和咀嚼时颌的位置,是否能抗阻力运动。

(3)软腭运动:进食时是否有反流入鼻腔,发"a"音5次观察软腭的抬升,言语时是否有鼻腔漏气。

(4)舌的运动:静止状态下舌的位置,伸舌动作,舌抬高动作,舌向双侧的运动,舌的交替运动,言语时舌的运动,是否能抗阻力运动及舌的敏感程度。

3.咽功能评估

吞咽反射检查:咽反射、呕吐反射、咳嗽反射等检查。喉的运动:发音的时间、音高、音量、言语的协调性及喉上抬的幅度。

4.吞咽功能评估

常用的简单、实用、床边的吞咽功能评估法有:反复唾液吞咽试验和饮水试验。

(五)仪器检查

仪器检查能显示吞咽的解剖生理情况和过程,被应用于吞咽障碍的评估,包括吞咽造影检查、吞咽电视内镜检查、超声检查、放射性核素扫描检查、测压检查、表面肌电图检查、脉冲血氧定量法等。

1.吞咽造影检查

在食物中加入适量的造影剂,在X线透视下观察吞咽全过程。观察吞咽过程,是否有吞咽障碍及误吸发生。

2.吞咽电视内镜检查

将内镜经由一侧鼻孔抵达口咽部,直视舌、软腭、咽和喉的解剖结构和功能。

3.超声检查

通过放置在颏下的超声波探头,观察舌、软腭的运动、食团的运送、咽腔食物的残留情况以及声带的内转运动等。

四、康复治疗

(一)管饲饮食

管饲饮食能保证意识不清和不能经口进食患者的营养水分供给,避免误吸。2周内的管饲饮食采用鼻胃管和鼻肠管方法,2周以上的管饲饮食采用经皮内镜下胃造瘘术和经皮内镜下空肠造瘘术。对于管饲饮食患者需同时进行康复吞咽训练。

经皮内镜下胃造瘘术:是在内镜的协助下,经腹部放置胃造瘘管,以达到进行胃肠道营养的目的。手术只需在腹部切开约0.5 cm的小切口,然后经导丝通过胃镜送出约0.5 cm的造瘘管,固定于腹壁,手术即告完成。

(二)经口进食

吞咽障碍患者进行经口进食时,康复训练包括:间接训练,直接训练,代偿性训练,电刺激治疗,环咽肌痉挛(失弛缓症)球囊导管扩张术。

1.间接训练

(1)口唇运动:利用单音单字进行康复训练:如嘱患者张口发"a"音,并向两侧运动发"yi"音,然后再发"wu"音,也可嘱患者缩唇然后发"f"音。其他练习方式如吹蜡烛、吹口哨动作,缩唇、微笑等动作也能促进唇的运动,加强唇的力量。此外,用指尖或冰块叩击唇周,短暂的肌肉牵拉和抗阻运动、按摩等,通过张闭口动作促进口唇肌肉运动。

(2)颊肌、喉部运动。①颊肌运动:嘱患者轻张口后闭上,使双颊部充满气体、鼓起腮,随呼气轻轻吐出,也可将患者手洗净后作吮手指动作,或模仿吸吮动作,体验吸吮的感觉,借以收缩颊部及轮匝肌肉,每天2遍,每遍重复5次。②喉上提训练方法:患者头前伸,使颌下肌伸展2~3秒,然后在颌下施加压力,嘱患者低头,抬高舌背,即舌向上吸抵硬腭或发辅音的发音训练。目的是改善喉入口的闭合能力,扩大咽部的空间,增加食管上括约肌的开放的被动牵张力。

(3)舌部运动:患者将舌头向前伸出,然后左、右运动摆向口角,再用舌尖舔下唇后转舔上唇,按压硬腭部,重复运动20次。

(4)屏气-发声运动:患者坐在椅子上,双手支撑椅面做推压运动和屏气。此时胸廓固定、声门紧闭;然后,突然松手,声门大开、呼气发声。此运动不仅可以训练声门的闭锁功能、强化软腭的肌力而且有助于除去残留在咽部的食物。

(5)冰刺激:用头端呈球状的不锈钢棒醮冰水或用冰棉签棒接触咽腭弓为中心的刺激部位,左、右相同部位交替刺激,然后嘱患者做空吞咽动作。冷刺激可以提高软腭和咽部的敏感度,改善吞咽过程中必需的神经肌肉活动,增强吞咽反射,减少唾液腺的分泌。

(6)呼吸道保护手法。①声门上吞咽法:也叫自主气道保护法。先吸气后,在屏气时(此时声带和气管关闭)做吞咽动作,然后立即做咳嗽动作;亦可在吸气后呼出少量气体,再做屏气和吞咽动作及吞咽后咳嗽。②超声门上吞咽法:吸气后屏气,再做加强屏气动作,吞咽后咳出咽部残留物。③门德尔松手法:指示患者先进食少量食物,然后咀嚼、吞咽,在吞咽的瞬间,用拇指和示指顺势将喉结上推并处于最高阶段,保持这种吞咽状2~3秒,然后完成吞咽,再放松呼气。此手法是吞咽时自主延长并加强喉上举和前置运动来增强环咽肌打开程度的方法,目的可帮助提升咽喉,以助吞咽功能。

2.直接训练

即进食时采取的措施,包括进食体位、食物入口位置、食物性质(大小、结构、温度和味道等)和进食环境等。

(1)体位:进食的体位应因人因病情而异。开始训练时应选择既有代偿作用又安全的体位。对于不能坐位的患者,一般至少取躯干30°仰卧位,头部前屈,偏瘫侧肩部以枕垫起,喂食者位于患者健侧。此时进行训练,食物不易从口中漏出、有利于食团向舌根运送,还可以减少向鼻腔逆流及误咽的危险。颈部前屈是预防误咽的一种方法。仰卧时颈部易呈后屈位,使与吞咽活动有关的颈椎前部肌肉紧张、喉头上举困难,从而容易发生误咽。

(2)食物的形态:根据吞咽障碍的程度及阶段,本着先易后难的原则来选择。容易吞咽的食物特点是密度均匀、黏性适当、不易松散、通过咽和食管时易变形且很少在黏膜上残留。稠的食物比稀的安全,因为它能较满意地刺激、压觉和唾液分泌,使吞咽变得容易。此外,要兼顾食物的色、香、味及温度等。不同病变造成的吞咽障碍影响吞咽器官的部位有所不同,对食物的要求亦有所不同,口腔准备期的食物应质地很软,易咀嚼,如菜泥、水果泥和浓汤。必要时还需用长柄勺或长注射器喂饲;口腔期的食物应有内聚、黏性,例如很软的食物和浓汤;咽期应选用稠厚的液体,例如果蔬泥和湿润、光滑的软食。避免食用有碎屑的糕饼类食物和缺少内聚力的食物;食管期的食物为软食、湿润的食物;避免高黏性和干燥的食物。

根据食物的性状,一般将食物分为五类,即稀流质、浓流质、糊状,半固体(如软饭)、固体(如饼干、坚果等)。临床吞咽障碍患者进行康复训练实践中,应首选糊状食物。

(3)食物在口中位置:食物放在健侧舌后部或健侧颊部,有利于食物的吞咽。

(4)一口量:包括调整进食的一口量和控制速度的一口量,即最适于吞咽的每次摄食入口量,正常人约为 20 mL。一般先以少量试之(3～4 mL),然后酌情增加,如 3 mL、5 mL、10 mL。为防止吞咽时食物误吸入气管,可结合声门上吞咽训练方法。这样在吞咽时可使声带闭合封闭喉部后再吞咽,吞咽后咳嗽,可除去残留在咽喉部的食物残渣。调整合适的进食速度,前一口吞咽完成后再进食下一口,避免 2 次食物重叠入口的现象,还要注意餐具的选择,应采用边缘钝厚匙柄较长,容量 5～10 mL 的匙子为宜。

(5)培养良好的进食习惯也至关重要。最好定时、定量,能坐起来不要躺着,能在餐桌上不要在床边进食。

3.代偿性训练

代偿性训练是进行吞咽时采用的姿势与方法,一般是通过改变食物通过的路径和采用特定的吞咽方法使吞咽变得安全。

(1)侧方吞咽:让患者分别左、右侧转头,做侧方吞咽,可除去梨状隐窝部的残留食物。

(2)空吞咽与交替吞咽:每次进食吞咽后,反复做几次空吞咽,使食团全部咽下,然后再进食。可除去残留食物防止误咽,亦可每次进食吞咽后饮极少量的水(1～2 mL),这样既有利于刺激诱发吞咽反射,又能达到除去咽部残留食物的目的,称为"交替吞咽"。

(3)用力吞咽:让患者将舌用力向后移动,帮助食物推进通过咽腔,以增大口腔吞咽压,减少食物残留。

(4)点头样吞咽:颈部尽量前屈形状似点头,同时做空吞咽动作,可去除会厌谷残留食物。

(5)低头吞咽:颈部尽量前屈姿势吞咽,使会厌谷的空间扩大,并让会厌向后移位,避免食物溢漏入喉前庭,更有利于保护气道;收窄气管入口;咽后壁后移,使食物尽量离开气管入口处。

4.电刺激治疗

主要包括神经肌肉低频电刺激和肌电反馈技术。

5.球囊导管扩张术

用于脑卒中、放射性脑病等脑损伤所致环咽肌痉挛(失弛缓症)患者。方法是用普通双腔导尿管中的球囊进行环咽肌痉挛(失弛缓症)分级多次扩张治疗。此方法操作简单,安全可靠,康复科医师、治疗师、护士均可进行。

(1)用物准备:14 号双腔球囊导尿管或改良硅胶双腔球囊导管、生理盐水、10 mL 注射器、液状石蜡及纱布等,插入前先注水入导尿管内,使球囊充盈,检查球囊是否完好无损,然后抽出水后备用。

(2)操作步骤:由 1 名护士按插鼻饲管操作常规将备用的 14 号导尿管经鼻孔插入食管中,确定进入食管并完全穿过环咽肌后,将抽满 10 mL 水(生理盐水)的注射器与导尿管相连接,向导尿管内注水 0.5～10 mL,使球囊扩张,顶住针栓防止水逆流回针筒。将导尿管缓慢向外拉出,直到有卡住感觉或拉不动时,用记号笔在鼻孔处作出标记(长度 18～23 cm),再次扩张时或扩张过程中判断环咽肌长度作为参考点。抽出适量水(根据环咽肌紧张程度,球囊拉出时能通过为适度)后,操作者再次轻轻地反复向外提拉导管,一旦有落空感觉,或持续保持 2 分钟后拉出,阻力锐减时,迅速抽出球囊中的水。再次将导管从咽腔插入食管中,重复操作 3～4 遍,自下而上的缓慢移动球囊,通过狭窄的食管入口,充分牵拉环咽肌降低肌张力。

(3)操作后处理:上述方法 1～2 次/天。环咽肌的球囊容积每天增加 0.5～1 mL 较为适合。扩张后,可给予地塞米松＋糜蛋白酶＋庆大霉素雾化吸入,防止黏膜水肿,减少黏液分泌。

五、吞咽障碍康复护理

(一)急性期康复护理

(1)急性期患者如昏迷状态或意识尚未完全清醒,对外界的刺激反应迟钝,认知功能严重障碍,吞咽反射、咳嗽反射明显减弱或消失,处理口水的能力低下,不断流涎,口咽功能严重受损,应使用鼻饲或经皮内镜下胃造瘘术。早期进行吞咽功能训练,尽快撤销鼻饲或胃造瘘。

(2)吞咽障碍的患者首先应注意口腔卫生及全身状况的改善,膳食供给量可按体重计算出每天热量的需要给予平衡膳食,对于脱水及营养状态极差患者,应给予静脉补液、营养支持。糖尿病患者应注意进食流质食物的吸收问题,特别是应用胰岛素的患者,注意瞬时低血糖或高血糖的发生,加强血糖监测。

(二)食物的选择

选择患者易接受的食物,磨烂的食物最容易吞咽,糊最不易吸入气管,稀液最易。故进食的顺序:先磨烂的食物或糊→剁碎的食物或浓液→正常的食物和水,酸性或脂肪食物容易引起肺炎,清水不易引起肺炎,如用糊太久,则患者所得的水分过少可能脱水,所以有时也给清水。

(三)进食规则

进食时应采用半坐位或坐位;选择最佳食物黏稠度;限制食团大小,每次进食后,吞咽数次使食物通过咽部;通常禁饮纯液体饮料,饮水使用水杯或羹匙,不要用吸管;每次吞咽后轻咳数声;起初应是以黏稠的食物为主,黏稠的食物通常使用起来较安全,纯净的食物或口中变成流质的食物不会提供所需的刺激,以重新获得正常的口腔功能并且容易吸入。同时应给患者不同结构的食物和可咀嚼的食物。如果患者咀嚼困难,应将患者的下颌轻轻合上,有助于患者咀嚼。

(四)康复训练

可分为不用食物、针对功能障碍的间接训练(基础训练)和使用食物同时并用体位、食物形态等补偿手段的直接训练(摄食训练)。

1.基础训练

(1)口腔周围肌肉训练:包括口唇闭锁训练(练习口唇闭拢的力量和对称性)、下颌开合训练(通过牵伸疗法或振动刺激,使咬肌紧张度恢复正常)、舌部运动训练(锻炼舌上下、左右、伸缩功能,可借助外力帮助)等。

(2)颈部放松:前后左右放松颈部,或颈左右旋转、提肩沉肩。

(3)寒冷刺激法。①吞咽反射减弱或消失时:用冷冻的棉棒,轻轻刺激软腭、腭弓、舌根及咽后壁,可提高软腭和咽部的敏感度,使吞咽反射容易发生。②流涎对策:颈部及面部皮肤冰块按摩直至皮肤稍稍发红,可降低肌张力,减少流涎;1 天 3 次,每次 10 分钟。

(4)屏气-发声运动:患者坐在椅子上,双手支撑椅面做推压运动,或两手用力推墙,吸气后屏气。然后,突然松手、声门大开、呼气发声。此运动可以训练声门闭锁功能、强化软腭肌力,有助于除去残留在咽部的食物。

（5）咳嗽训练：强化咳嗽、促进喉部闭锁的效果，可防止误咽。

（6）屏气吞咽：用鼻深吸一口气，然后完全屏住呼吸，空吞咽，吞咽后立即咳嗽。有利于使声门闭锁，食块难以进入气道，并有利于食块从气道排出。

（7）Mendelsohn法：吞咽时自主延长并加强喉的上举和前置运动，来增强环咽肌打开程度的方法，具体操作可于咽上升的时候用手托起喉头。

2.摄食训练

基础训练后开始摄食训练。

（1）体位：让患者取躯干屈曲30°仰卧位，头部前屈，用枕垫起偏瘫侧肩部。这种体位食物不易从口中漏出、有利于食块运送到舌根，可以减少向鼻腔逆流及误咽的危险。确认能安全吞咽后，可抬高角度。

（2）食物形态：食物形态应本着先易后难原则来选择，容易吞咽的食物特征为密度均一，有适当的黏性，不易松散，容易变形，不易在黏膜上残留。同时要兼顾食物的色、香、味及温度等。

（3）每次摄食一口量：一口量正常人为20 mL左右，一口量过多，食物会从口中漏出或引起咽部食物残留导致误咽；过少，则会因刺激强度不够，难以诱发吞咽反射。一般先以少量试之（3～4 mL），然后酌情增加。指导患者以合适的速度摄食、咀嚼和吞咽。

（4）指导吞咽的意识化：引导患者有意识地进行过去习以为常的摄食、咀嚼、吞咽等一系列动作，防止噎呛和误咽。

（5）咽部残留食块去除训练：包括空吞咽、数次吞咽训练、交替吞咽训练等。

（6）其他：配合针灸、高压氧、吞咽障碍康复体操、心理康复护理等。

（五）注意事项

康复团队协作，对于吞咽障碍的患者来说是最好的治疗方法。护士作为团队成员之一，首诊时应实行初步筛查，除此之外，还需仔细地、持续地观察患者每次进食的情况以及为患者提供直接训练和代偿性的技术，防止渗漏和误吸，使患者安全进食。

（1）重视初步筛查及每次进食期间的观察，防止误吸特别是隐性误吸发生。

（2）运用吞咽功能训练，保证患者安全进食，避免渗漏和误吸。

（3）进食或摄食训练前后应认真清洁口腔，防止误吸。

（4）团队协作精神可给患者以最好的照顾与护理。

（5）进行吞咽功能训练时，患者的体位尤为重要。

（6）对于脑卒中有吞咽障碍的患者，要尽早撤鼻饲，进行吞咽功能的训练。

（7）重视心理康复护理。

（高淑珍）

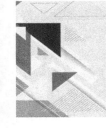

第十章 重症医学科护理

第一节 神经重症患者的电生理监测

神经重症监护室（neurosurgical intensive care unit，NSICU）中继发性脑损伤在急性重型脑损伤患者中十分常见。颅内压增高所致深部脑中线结构改变或病变组织周围术后水肿、再出血等情况均会导致患者病情恶化。因此，监测中早期发现并及时治疗这些并发症显得尤为重要，更是 NSICU 的重要中心工作。在一般神经系统检查有阳性发现之前，大脑功能或结构已经发生明显变化，而此时脑功能监测可以在神经功能紊乱的可逆期内提供诸多有效信息，能够帮助临床医师早期诊断、及时干预并阻止持续的脑损害，还可通过动态连续监测对治疗效果作实时评估。此外，神经电生理检查与动态监测也是生命中枢与广泛脑损害程度的客观评判指标，对于指导合理医疗投入及脑死亡鉴定、器官移植也具有重要意义。目前用于脑功能监测的主要技术有连续脑电图（continuous EEG，CEEG）、诱发电位（evoked potential，EP）、经颅多普勒（transcranial doppler，TCD）等。

一、神经重症监护中的脑电图监测

（一）脑电图监测基本原理

脑电图（EEG）与脑生物代谢密切相关，当脑血流量（cerebral blood flow，CBF）下降时，大脑皮质神经细胞突轴后电位发生改变，从而引起头皮脑电图的变化。因此，脑电图可先于临床检查发现处于可逆阶段的神经元功能障碍，早期预告低碳酸血症缺血和即将发生的血管痉挛。此外，EEG 还可探测脑损伤或癫痫患者痫样放电。

（二）EEG 在神经重症监护中的应用

CEEG 监测对于评价大脑功能、指导治疗剂量、评价治疗效果有重要意义，其作用主要有以下几方面。

1.协助脑死亡的诊断

除了临床指标外，脑死亡的确认试验还包括：脑电活动消失（平坦）、经颅脑多普勒超声呈脑死亡图形、体感诱发电位 P14 以上波形消失。

2.昏迷的诊断及预后评估

引起昏迷的原因依据神经学定位诊断的观点可分为：①幕上器质性或占位性病变,直接或间接地破坏或压迫中线深部结构；②幕下器质性或占位性病变,直接或间接地破坏或压迫脑干上部的上行激活系统；③代谢、中毒性疾病引起双侧半球和/或脑干弥漫性功能或器质性损伤。

对昏迷患者行 EEG 检查,其作用主要体现在以下几方面：①可提供客观评价脑功能障碍的指标；②有助于鉴别中毒-代谢因素与结构性损伤所致的昏迷,如 α 昏迷、θ 昏迷多见于广泛的缺血损害,提示缺血缺氧性脑病；阵发性广泛的 θ、δ 活动,尤其伴随三相波活动,常提示代谢性脑病；③协助判断昏迷深度,预测临床转归,如 EEG 对外源性刺激缺乏反应性,EEG 无自发性改变,脑电活动普遍抑制等均提示预后不良。

3.在癫痫诊断与治疗中的应用

癫痫是大脑神经元突发异常放电所致的短暂、反复发生的脑功能障碍的慢性临床综合征。这种异常放电可通过 EEG 描记到,故临床中 CEEG 可用于癫痫及癫痫发作类型的诊断。此外,对于难以控制的癫痫持续状态,CEEG 还可用于指导正确的麻醉治疗,即在 CEEG 监测下判断大脑功能受抑制的程度,使药物在最低的剂量下达到最好的控制效果。

4.在脑血管病中的应用

EEG 对于脑血管病的检测一般无特异性改变,但仍有着 CT 等影像学检查无法替代的作用。急性局灶性脑缺血时,EEG 检查在发病后即呈现脑波异常,早期发现即将出现的缺血可以为溶栓治疗争取时间。有研究表明蛛网膜下腔出血时,CEEG 显示持续弥漫的慢波为血管痉挛前兆,α 波明显减少也发生在血管痉挛的患者中,且早于 TCD 发现,当血管痉挛解除后 α 波可恢复正常。

5.在颅内压监护中的应用

研究发现伴有颅内压增高的患者,EEG 常表现为持续的慢波活动,而在使用甘露醇等脱水剂后 EEG 可显著改善。因此,CEEG 监测可间接反映脱水剂治疗脑水肿的脱水降颅压过程,提供药物治疗的早期效果。

（三）注意事项

EEG 检查时需注意：①EEG 表现必须与临床资料如病因学、年龄、神经系统检查等结合才能做出正确判断；②检查中 EEG 易受外界因素的影响,如各种电磁干扰、患者躁动不安或有颅骨损伤、软组织肿胀积液、安置颅内引流管等,故判定时需排除可能的干扰后综合分析结果。

二、诱发电位与事件相关电位

在神经科重症监护病房通常需要医师对昏迷患者在发病早期即做出预后判断。Glasgow 昏迷量表(GCS)是在 NSICU 临床中应用最广泛的评估手段,但其对预后的判断主要停留在临床观察水平,对植物状态和死亡的预后评估早期缺乏特异性。此时,神经诱发电位的监测和其他监测手段一同成为预后评估的重要工具。

（一）脑干听觉诱发电位

脑干听觉诱发电位(brainstem auditory evoked potential,BAEP)是在听觉短声刺激后 10 毫秒内发生的神经反应,由 6～7 个正相和负相的峰组成。Ⅰ波产生于靠近耳蜗的第 8 对脑神经,Ⅲ波主要产生于同侧的耳蜗神经核和同侧上橄榄复合体,Ⅴ波产生于脑桥上部或下丘部。因此,BAEP 监测可反映听觉传导通路功能,同时也是脑干功能的客观监测指标,广泛应用于术中与 NSICU 电生理监测。

由于 BAEP 受巴比妥类等安眠镇静药物的影响较小，可对昏迷的病因(药物中毒或脑干器质性损伤)有一定的鉴别作用，检查前需注意了解患者有无耳科疾病，以排除因听觉传导通路异常所致的 BAEP 变化。

BAEP 对昏迷患者预后的预测也有一定价值。研究表明，BAEP 图形分化差，缺少Ⅲ至Ⅴ波或Ⅳ、Ⅴ波的昏迷患者常最终死亡或处于不可逆的植物状态。需要注意的是，BAEP 监测只能反映部分脑区的功能，如病变局限于大脑半球而未影响脑干听觉传导通路，BAEP 可完全正常。此外，如出现 BAEP 各波均消失需检查设备以排除技术问题影响。

综上所述，监测中提倡连续 BAEP 监测，重复 BAEP 记录可获得稳定数据，所有进行临床判断时需要与其他检查(如其他神经电生理检查、临床症状体征、颅内压测定、头颅 CT 或 MRI)联合，进行综合分析，才可能做出更为准确的评判。

(二)事件相关电位

事件相关电位(event-related potential，ERP)，是由皮质下-皮质和皮质-皮质环路产生的长潜伏期电位(在刺激后 70～500 毫秒)，它比短潜伏期依赖更多的皮质和广泛的神经网络连接，可提供一种客观评估高水平认知功能的方法(如记忆和语言)，主要包括 P300、失配性负波(mismatch negativity，MMN)等。

P300 是一个正相 ERP 成分，波峰约在刺激之后 300 毫秒，这种刺激随机出现在序列标准听觉刺激之中，通常与注意、决策、记忆和认知片段的终止有关。引出 P300 的传统方法需要受试者主动参与，必须对靶刺激做出相应的反应(如计数或按按钮)。然而，研究显示 P300 也能在被动注意状态中记录，因此使它有可能用于研究昏迷患者的认知功能。P300 的出现是 GCS 高得分非外伤性昏迷患者预后的可靠评价指标。

MMN 为偏离刺激后 100～250 毫秒的负相成分，是受试者接受听觉刺激后对刺激物间差异变化的反应。研究发现，MMN 的引出无需受试者主动配合辨认偏差刺激。因此，在昏迷患者中存在 MMN，可表明某些前注意感觉记忆过程在这些患者中是活跃的。虽然 MMN 的存在并不能提供有关功能恢复及全面认知能力的信息，但对于交流功能显著减弱的患者仍有着重要价值。

P300 和 MMN 的常见局限性是易受到药理学因素的影响。多巴胺受体激动剂、拮抗剂和巴比妥类药物可以严重影响 P300 的潜伏期，镇静剂和巴比妥类药物可影响 MMN 波幅。因此，ERP 结果的解释必须在紧密联系患者临床评估和当前的治疗情况基础上进行。

(三)体感诱发电位

短潜伏期体感诱发电位(somatosensory evoked potential，SSEP)来源于躯体感觉皮质原发反应，可客观反映皮质及皮质下感觉传导通路的功能状态。Goldie 等首先报道正中神经 SSEP 双侧原发皮质反应(BLCR)缺失可以准确地预测昏迷患者死亡或植物状态存活的预后。也有部分病例显示，BLCR 缺失并非总是提示伴随结构损伤的广泛而不可逆的神经功能丧失。此外，SSEP 检测会遗漏从丘脑到额叶皮质的感觉传导通路。因此，使用 SSEP 进行早期预测时，为保证记录的可靠性最好在多次检测后再作出决定，同时应保证 SSEP 来自 Erb's 点(在臂丛神经之上)和高颈位感觉通路记录的电位(即 N9 和 N14)存在。

三、经颅多普勒超声(TCD)

TCD 监测中常用的参数有搏动指数(pulsatility index，PI)、脑血管阻力系数(resistance

index,RI)、收缩峰值血流速度(V_s)、平均血流速度(V_m)、舒张期末血流速度(V_d)及频谱形态等。其中 $PI=(V_s-V_d)/V_m$，主要反映脑血管的顺应性。当颅内压(intracranial pressure,ICP)增高时,PI、RI 增大;而 V_s 主要受收缩期血压影响,V_d 主要受血管阻力影响,脑血管阻力又取决于脑血管管径和颅内压,因此,这些参数可反映脑血流动力学的变化。

(一)TCD 对脑血管痉挛的评价

脑血管痉挛(cerebral vascular spasm,CVS)是指颅内局部或全部动脉在一段时间内呈异常的(非生理供血调节)收缩状态,是蛛网膜下腔出血后严重并发症之一,常发生于发病后 4～12 天。其显著特点是血管管径收缩变细,为维持脑组织一定的血流量,通过这一狭窄节段的血流速度增快。研究表明,当血管狭窄使其管腔截面积缩小至原管腔面积 80% 以上时,血流量及血流速度均会下降。

对于蛛网膜下腔出血患者,可通过 TCD 观察 Willis 环及其分支的血流动力学变化,动态观察脑血管痉挛的变化过程,对临床血管造影、手术治疗时机选择具有一定意义。此外,颅脑外伤后,大脑神经元对缺血、缺氧和代谢紊乱耐受程度明显降低。此时,早期发现颅内血管痉挛,及时纠正脑组织缺血,对防止继发性脑损害尤为重要。对重型颅脑损伤(GCS 评分:3～8 分)搏动指数增高的患者,尤其应注意颅内压增高时可能发生的血管痉挛,此时连续动态监测 TCD 中搏动指数及脑血流速度等血流动力学指标,有利于预防继发性损害的发生,防止病情恶化。

由于大脑中动脉是颈内动脉的主要直接延续,血管直径较大,走形变异较少,容易定位,而且能够反映颈内动脉系统的脑血流情况,通常将大脑中动脉作为监测目标血管。一般认为:MCA 的平均流速>90 cm/s 为血管痉挛的临界状态,流速<120 cm/s 为轻度痉挛,120～200 cm/s 为中度痉挛,>200 cm/s 为重度痉挛。

(二)判断颅内压增高及脑死亡

颅内压增高可影响脑的血液循环,使血管阻力增加,血流量减少。当脑血管自动调节功能存在时,伴随颅内压的升高,脑小动脉扩张,以保持脑血供恒定,此时舒张压比收缩压下降明显,导致脉压增大,搏动指数增高。因此,TCD 可间接无创监测患者颅内压的动态变化,有助于病情评估及预后判断。因颅内高压出现 TCD 异常的频谱常有以下表现:①搏动指数增高;②下降支的末端出现一显著的重搏波;③收缩峰高耸,可呈脉冲样;④舒张期及平均血流速度均降低或在正常值低限。

脑死亡是指包括脑干在内的全脑功能丧失的不可逆转的状态。其重要的病理生理机制是严重的颅内压增高。当颅内压接近全身动脉压时,脑内血液循环停止,大量代谢产物堆积,从而引起一系列的病理变化。TCD 是根据脑死亡时颅内、外血液循环的改变来诊断脑死亡的,其特征性频谱为:心脏的收缩期呈正向波和在舒张期呈负向波,表现为振荡波形。用 TCD 来诊断脑死亡时,必须由操作熟练及经验丰富的检查者进行,以防由于操作者的偏差而失误。此外,少数患者可因 TCD 不能穿透颅骨而得不到信号,需注意排除。

(单宝磊)

第二节　神经重症患者感染的预防

神经重症患者感染泛指因神经危重症疾病入院治疗或神经外科术后重症患者由于自身抵抗

力降低或者其他相关的原因所致的院内获得性感染(hospital-acquired infection,HAI)。

神经重症患者感染后往往会在原有神经疾病的基础上增加新的负担,严重的会因为各种不同程度的感染导致病情急剧恶化,甚至死亡。因此,加强神经重症患者感染的预防是临床工作的重要内容。常见的神经重症感染包括呼吸系统感染、泌尿系统感染、菌血症以及神经外科操作相关的中枢神经系统感染。

一、总体预防原则

(1)加强手卫生的管理策略:洗手是预防院内感染的重要和主要手段,尤其是近年来耐甲氧西林金黄色葡萄球菌(MRSA)和万古霉素耐药肠球菌(VRE)等多种耐药菌株的出现,更对医务人员的手卫生管理提出了更高的要求。手消毒以含酒精凝胶制剂使用最为方便且有效,但有些细菌如梭形艰难杆菌感染,酒精凝胶并无抗梭形杆菌芽孢作用,应仔细用肥皂水清洗。手消毒应该按医院感染控制的规范步骤进行操作。监护单元的适当位置以及每个床单位周围均应设置相关的手消毒制剂或者洗手设施。

(2)加强营养支持治疗:稳定重症患者的机体内环境,控制患者尤其是糖尿病患者的血糖水平,提高患者的免疫力。

(3)定期消毒重症单元内的相关设施及设备 定期消毒床单位,建立医院感染防治的一整套操作规程及医院感染警示和防控预案。

(4)尽量缩短手术前住院时间,减少院内获得性细菌定植、感染的机会。

(5)严格无菌管理:严格管理中心深静脉及动脉导管,呼吸道管理以及留置尿管的管理,防止因以上管理不善所致的菌血症。

二、呼吸系统感染的预防

(一)减少或消除口咽部和胃肠病原菌的定植和吸入

加强口腔护理,可使用氯己定口腔护理液,充分引流气管内分泌物及口鼻腔分泌物。控制胃内容物的反流,防止并避免肺误吸。

(二)加强气道管理

抬高床头 30°,合理吸痰和适当雾化吸入。合理管理人工气道及机械通气,使用消毒的一次性导管;如遇分泌物黏稠,可使用化痰药物并加强气道的湿化;冲洗液及盛装容器应及时更换;肺部痰液不易吸出时可经纤维支气管镜指导下吸痰;吸痰时严格无菌操作;遵循先气道后口腔的原则;重症患者预估短期内不能清醒或者需要长期呼吸支持患者可早期气管切开。

(三)合理使用抗生素

没有充分感染证据情况下,切忌无原则地使用抗生素预防呼吸道感染。

三、中枢神经系统感染的预防

(一)术前准备

开颅术前 1 天充分清洗头颅,可使用抗菌药皂;术前 2 小时内或在手术室备皮;不使用刮刀,建议使用电动备皮器或化学脱毛剂去除毛发;经鼻腔及经口腔手术,术前应充分进行清洁准备。

(二)根据手术类型可适当预防使用抗菌药物

(1)可选择安全、价格低廉且广谱的抗菌药物。①清洁手术:以一代或二代头孢菌素为首选;

头孢菌素过敏者,可选用克林霉素。②其他类型手术,宜根据相应危险因素和常见致病菌特点选择用药。③当病区内发生 MRS 株细菌感染流行时(如病区 MRS 株分离率超过 20% 时),应选择万古霉素作为预防用药。如选择万古霉素,则应在术前 2 小时进行输注。④经口咽部或者鼻腔的手术多有厌氧菌污染,须同时覆盖厌氧菌,可加用针对厌氧菌的甲硝唑。

(2)给药时机:在手术切开皮肤(黏膜)前 30 分钟(麻醉诱导期),静脉给药,30 分钟内滴完。如手术延长到 3 小时以上,或失血量超过 1 500 mL,儿童患者失血量超过体重的 25%,可术中补充一次剂量。

(三)手术规范

严格遵守"外科手消毒技术规范"的要求,严格刷手,严格消毒,严格遵守手术中的无菌原则,细致操作,爱护组织,彻底止血。

(四)术后引流

除非必需,否则尽量不放置引流物;尽量采用密闭式引流袋或者负压吸引装置,减少引流皮片的使用;各类引流管均须经过皮下潜行引出后固定;一般脑内、硬膜下或者硬膜外引流物应 48 小时内尽早拔除;腰大池引流以及脑室外引流要注意无菌维护,防止可能的医源性污染,留置时间不宜过久,必要时更换新管。

(五)其他

手术操作中如放置有创颅内压监测、脑微透析探头、脑氧及脑温探头等监测设备时应严格无菌操作,皮下潜行引出、固定并封闭出口(绝对避免脑脊液漏)。

(六)换药

术后严格按照无菌原则定期换药。

四、泌尿系统感染的预防

尿路感染,特别是导尿管相关尿路感染,也是常见的院内感染,占 ICU 所有 HAI 的 20%~50%。长时导尿管留置(>5 天)和导尿管处置不当,与院内获得性尿路感染明显相关。

(1)首先要尽量避免不适当导尿,不合理拔除导尿管后所致的重复性插管等。

(2)导尿操作时严格的无菌方法,并保证器械的无菌标准。

(3)使用尽可能小的导尿管,并与引流袋相匹配,从而最大程度减少尿道损伤。

(4)确保对留置导尿管的适当管理,尿道口局部的日常清洁,维持无菌的、持续封闭的引流系统。

(单宝磊)

第三节　神经重症患者的营养支持

神经重症患者的营养状况与临床预后密切相关,营养不足可使并发症增加、呼吸机撤机困难、病情恶化、ICU 住院时间延长及死亡率增加等。颅脑创伤患者如果没有充足的营养支持,每周体内的氮丢失可达 15%。加强营养支持可以改善患者预后已成共识。营养支持的观念已经由传统意义上的能量补充向营养治疗转化。合理的营养支持不仅能提供机体必需的能量,还可以起到减轻应激反应、防止氧化性细胞损伤和调节免疫系统的作用。神经重症患者营养支持应注意以下几项主要原则。

一、营养评估

传统的评估指标(体重等人体测量学指标、白蛋白、前白蛋白)不能有效全面的评估神经重症患者营养状况。应结合临床进行全面评估,包括体重减轻、疾病严重程度、既往营养摄入、并发疾病、胃肠功能等,临床常用的营养风险筛查与评估可选择营养风险筛查表等工具,根据营养风险程度决定营养支持策略。

二、营养支持途径

肠内营养与肠外营养是可选择的营养支持途径。经胃肠道的营养补充符合生理需求,是优选的途径。应尽早对患者进行吞咽功能检查,洼田饮水试验简单易行。但是,对需要长时间肠内营养的患者(>4周),营养途径推荐使用经皮内镜下胃造瘘,长时间经胃管肠内营养的患者需要定时更换胃管。早期进行肠内营养支持治疗可以减轻疾病严重程度、减少并发症的发生、缩短ICU住院时间,改善患者预后。耐受肠内营养的患者应首选肠内营养。

颅脑外伤合并严重胃肠应激性溃疡及不耐受肠内营养患者选择肠外营养。如果肠内营养支持不能达到能量需求目标,可采用肠内营养与肠外营养结合的方式联合提供营养。脑卒中、动脉瘤患者清醒后的24小时内,在没有对其吞咽功能进行评估的情况下,不能让患者进食,包括口服药物。颅脑损伤患者应该在伤后1周内达到营养支持目标。在患者病情有任何变化的时候,需要重新进行吞咽功能评估。对于伴有吞咽功能受损的患者,推荐接受吞咽障碍康复训练等相关治疗。

三、开始营养支持的时间

建议早期开始营养支持。应在发病后24～48小时内开始肠内营养,争取在48～72小时后到达能量需求目标。重型脑外伤患者72小时内给予足够的营养支持可以改善预后。对那些不能靠饮食满足营养需求的脑卒中患者,需要考虑在入院后7天内进行肠内营养支持。开始肠外营养支持时要考虑患者既往营养状况及胃肠功能。如果入院时存在营养不良,患者不能进行肠内营养,应及早开始肠外营养。此外,如果在5～7天肠内营养支持还不能达标,应联合肠外营养支持。

四、能量供给目标

重症神经外科疾病患者急性应激期代谢变化剧烈,能量供给或基本底物比例不适当可能加重代谢紊乱和脏器功能障碍,导致不良结局。重症患者应激期应降低能量供应,减轻代谢负担,同时选择合适的热氮比与糖脂比,并根据病情及并发症情况进行调整,通常重症应激期患者可采用20～25 kcal/(kg·d)作为能量供应目标,肠内营养蛋白质提供能量比例16%,脂肪提供20%～35%,其余是碳水化合物,热氮比在130∶1左右。肠外营养糖脂比5∶5,热氮比100∶1;肠外营养时碳水化合物最低需求为2 g/(kg·d),以维持血糖在合适的水平,静脉脂肪混乳剂1.5 g/(kg·d),混合氨基酸1.3～1.5 g/(kg·d)。

五、营养配方选择

肠内营养支持时应根据患者胃肠功能(胃肠功能正常、消化吸收障碍及胃肠动力紊乱等)、并发疾病(如糖尿病、高脂血症、低蛋白血症等)选择营养配方。可选用整蛋白均衡配方、短肽型或氨基酸型配方、糖尿病适用型配方以及高蛋白配方等。某些患者可选择特殊配方制剂(如补充精氨酸、谷氨酰胺、核酸、ω-3脂肪酸和抗氧化剂等成分的免疫调节营养配方)。但是,目前证据不支持免疫调节营养配方可以改善外伤性脑损伤的预后;促动力药对于改善喂养耐受性来说没有作用。肠外营养制剂应兼顾营养整体、必需、均衡及个体化的原则,制剂成分通常包括大分子营养素(碳水化合物、脂质及氨基酸)、电解质、小分子营养素(微量元素、维生素)及其他添加成分(如谷氨酰胺、胰岛素等)。

六、营养支持速度

肠内和肠外营养,要求24小时匀速输入,最好采用营养泵控制速度。开始一般输注速度为20~50 mL/h,能耐受则增加速度,以每8~12小时递增25 mL/h速度增加用量。需结合血糖、血脂、渗透压、心力衰竭、肺水肿等监测结果调整速度。另外胃内供给营养也可采取间断喂养的方式,每次100~480 mL,每天次数3~8次不等,以重力滴注30分钟以上为佳,大多数不适与速度过快有关。

七、营养支持的监测及调整

为达到营养支持的目的,提高营养支持效率,避免并发症及不良反应,在营养支持治疗的同时应加强监测,如营养供给速度、营养支持是否满足患者需求、患者是否出现不良反应(如呕吐腹泻、感染)等,决定是否需要调整营养支持方案。

营养支持的过程中需做如下监测:①24小时观察患者的反应;②血糖一定要<11.1 mmol/L最佳5.6~8.3 mmol/L;③液体平衡情况;④心衰、肺水肿症状体征;⑤其他实验室检查,包括肝肾功能、血尿渗透压、尿糖、血气分析、电解质、微量元素、血脂等。感染、栓塞、代谢紊乱是监测的重点。

(单宝磊)

第四节　神经重症患者的体位及约束护理

一、神经重症患者的体位护理

(一)体位护理的概念

体位护理是根据患者病情和舒适度的要求,协助患者采取主动、被动或强制体位,以达到协同治疗或减少相应并发症的目的。适当的体位对治疗疾病,减轻症状,进行各种检查,预防并发症,减少疲劳均有良好的作用。

（二）体位护理的临床意义及作用

1.体位与颅内压（ICP）、脑灌注压（CPP）

颅内压与体位关系密切，不恰当的体位可以通过影响颅内静脉回流、增加胸腹腔压力等因素导致 ICP 升高，CPP 下降。对颅内压增高患者，抬高床头 30°～45°，保持头部正中位，避免扭曲或压迫颈部，以利于颅内静脉回流，可达到降低颅内压的效果。此外，对通气使用呼气末正压机械通气（positive end-expiratory pressure，PEEP）治疗的患者，也可明显减轻 PEEP 对颅内压的影响。

2.体位与呼吸系统并发症

神经重症患者是呼吸系统并发症的高危人群，发病危险因素包括：意识障碍、气道保护性反射降低、气道机械性梗阻、中枢性呼吸肌无力等。此外，食物反流引起误吸是吸入性肺炎的重要危险因素。

对于肠内营养的患者，合理的体位护理可以减少吸入性肺炎的发生。经胃肠内进食时，需抬高床头至少 30°，对于气管切开患者可抬高至 45°，进食后继续保持半卧位 30～60 分钟，此体位借重力的作用有利于食物通过幽门进入小肠，减少胃内容物潴留，从而有效减少胃内容物反流，避免口咽部分泌物误吸，同时为了防止误吸、反流，在鼻饲前要清理气道内痰液，以免鼻饲后吸痰引起呛咳、憋气使腹内压增高引起反流。鼻饲后禁止立即翻身、叩背或外出检查，以避免因搬动患者使胃肠受到机械刺激而引起反流。半卧位还可借助重力使膈肌下降，胸腔容积相对增大，患者肺活量增加，有利于气体交换，降低肺部并发症的发生率。

同样，对于机械通气（mechanical ventilation，MV）的患者，体位护理是预防呼吸机相关肺炎（ventilator associated pneumonia，VAP）的重要措施。抬高床头 30°～45°（半卧位或斜坡卧位）能有效减少反流和误吸，预防 VAP 的发生。

（三）神经重症患者的体位护理

1.颅内占位性病变患者的体位护理

（1）全麻手术尚未清醒的患者应取去枕平卧位，头偏向健侧，以便于呼吸道分泌物排出；清醒后血压平稳者将床头抬高 15°～30°，以利于颅内静脉回流，减轻脑水肿，降低颅内压，改善脑循环代谢。

（2）幕上肿瘤切除术后的患者应取仰卧位或健侧卧位，抬高床头 15°～30°或斜坡卧位，有利于颅内静脉回流。①脑叶体积较大的肿瘤切除术后，24 小时内禁止患侧卧位，防止脑组织局部受压及移位。②侧脑室肿瘤术前取患侧卧位，头颈部避免过度活动，以免脑室内肿瘤移位阻塞室间孔，引起剧烈头痛。③经口鼻蝶入路垂体瘤切除术后，24 小时内严格保持仰卧位，翻身等变换体位时嘱患者头部向两侧转动的角度不应＞45°，以便促进术区软组织及伤口愈合，防止脑脊液鼻漏，如已合并脑脊液鼻漏，须适当延长仰卧位时间，一般术后第 2～3 天可酌情抬高床头，防止脑脊液逆流引起颅内感染。

（3）幕下肿瘤切除术后的患者应取侧卧位，手术当日枕下垫一软枕，保持头、颈、肩在一条水平线上，防止颈部扭曲。24 小时后给予抬高床头 15°～30°，翻身时应注意保护头颈部，避免头颈扭转角度过大，防止脑干和枕部受压，引起枕骨大孔疝。①肿瘤切除后残腔较大的患者术后 24 小时内要避免患侧卧位，以免发生脑干移位。②枕大孔区畸形颅后窝减压术后，搬动患者要固定好头部，不能过度屈伸，做到轴线翻身，以防发生寰枢椎脱位，出现呼吸骤停。③对有脑脊液鼻漏、耳漏患者应取患侧卧位，抬高床头 15°～30°避免脑脊液逆流引起颅内感染，同时借助重力作用使脑组织移向颅底贴附在硬膜漏孔区,促进伤口愈合,为此抬高床头患侧卧位要维持到脑脊液耳、鼻漏停止后 2～3 天。

2.颅脑外伤患者的体位护理

(1)开颅血肿清除术后,如术后患者已清醒,生命体征平稳时,为降低颅压,采用床头抬高 15°～30°的斜坡卧位,有利颅内静脉回流,减少脑组织的耗氧量,减少颅内充血及脑水肿的发生,降低颅内压。患者在急性期如无血容量不足,取头高足低仰卧位,以防止颅内压增高,对呕吐或昏迷患者多采用仰卧位,头偏向一侧,防止引起窒息或吸入性肺炎。

(2)颅底骨折合并脑脊液鼻漏的患者应抬高床头 15°～30°,耳漏患者应取患侧卧位,有利于引流,避免引起逆行性颅内感染,并有利于脑脊液漏口愈合。

(3)慢性硬膜下血肿行硬膜下钻孔引流术后应取去枕平卧位,直到拔出引流管,有利于淤血引出,也有利于防止引流液逆流造成颅内感染或颅内积气。

(4)颅脑外伤合并颈椎损伤的体位,对由于受到加速型或减速型损伤造成的颈椎骨折或由于受到挥鞭样损伤引起的脊髓震荡的患者,护理时宜给患者采取仰卧位,急性期或术后 24 小时内取平卧位,不给患者翻身,必要时带颈托保护,24 小时后头、颈、躯干轴线翻身,侧卧时加一棉垫垫在患者头部,高度大约为一侧肩峰至同侧颈部的距离,以防止颈部扭曲、脱位。

(5)去骨瓣减压术后患者应取健侧卧位,禁止患侧卧位,避免骨窗处受压,引起局部水肿或坏死,增高颅内压力。

3.脑血管疾病手术后体位

(1)介入手术后,经股动脉穿刺者,应取平卧位,穿刺点加压 6 小时,穿刺侧下肢制动 24 小时。若使用缝合器或封堵器,穿刺侧肢体制动时间为 3～8 小时。

(2)颈动脉内膜剥脱术后患者宜采取健侧卧位,床头抬高 15°～30°,防止术后患者头颈过度活动引起血管扭曲、牵拉及吻合口出血。

4.脊髓疾病术后的体位

手术麻醉清醒后 6 小时内取去枕平卧位,以利于压迫止血,防止过早翻身活动引起伤口活动性出血。若因术中脑脊液丢失过多,导致颅内压降低,为防止出现头痛、头晕,术后 24 小时内保持平卧位或将床尾垫高 8～12 cm。协助患者翻身时要保持头颈与脊柱在同一水平位,给予轴线翻身,且动作稳妥轻柔,特别是高颈段手术患者应颈部制动,颈托固定,注意颈部不能过伸过屈,以免加重脊髓损伤。在卧床期间应注意卧位的舒适度与肢体的功能位,并给予被动活动,预防压疮。

5.其他重症患者的体位护理

(1)合并气管切开、昏迷患者的体位护理:对于气管切开的患者,气管切开手术当日不宜过多变换体位,以防套管脱出,术后应注意头部位置与气管套管方向的成角,头不宜前屈,翻身时注意患者的头部与气管平行转动,如有异常应及时改变患者的体位,保持气道通畅。对于昏迷患者,因长期卧床,易采取抬高床头 15°～30°,并定时翻身、叩背,防止肺炎发生,定时变换体位,防止肢体发生挛缩、变形、压疮。

(2)行颅内压监测术患者:当术后连续颅内压监护时,观察 ICP 应在患者无躁动,无咳嗽,不吸痰、翻身,无其他外界刺激的情况下进行,以免影响数据的准确性,当观察患者有颅内压增高时,为减轻脑水肿,可将床头抬高 30°。

(3)腰椎穿刺术后:腰穿术后 6 小时内可采取平卧位,如释放脑脊液过多,可采取头低脚高位,可预防或减轻腰穿后低颅压性头痛。

正确有效的体位对神经重症患者的颅内压、脑灌注压、平均动脉压、相关并发症都有着直接的影响,结合临床病理生理变化及循证医学认证,在没有特殊要求或禁忌情况下一般将床头抬高30°或斜坡卧位(不要在急性期降低床头高度)是神经重症患者较为适宜的体位,既能显著降低颅内压,又能较好避免低血压和脑部供血不足等不良后果的发生。也作为临床上常规的体位护理。不正确的体位可能会导致严重的、甚至致命的后果。

体位护理是临床护理中一项不可忽视的护理措施,对一些传统的体位护理方法,将通过临床护理实践不断更新与扩展。

(四)体位护理的注意事项

(1)患者体位要求根据手术部位及病情而有所不同,在实施体位护理时必须遵循病情需要,了解患者的诊断、治疗及护理要求给予适合的体位。必要时遵照医师医嘱实施体位护理。

(2)体位变换前后必须评估患者体征,了解患者病情及生命体征变化。必要时向患者说明变换体位或限制体位的目的,取得患者或家属的配合。

(3)选择适宜的护理用具,借助两摇床、三摇床、电动床、靠背垫、体位垫、手脚圈、气垫、水袋、耳枕等辅助用具,协助患者摆放适合及舒适的体位。

(4)按医嘱定时更换体位,一般每两小时变换体位一次,而且要连续实施,避免因患者体位不当而引起病情加重或并发症的发生。

(5)注意评估患者体位是否舒适,被动体位患者应使用辅助用具支撑保持其躯体稳定、肢体和关节处于功能位。颈椎或颅骨牵引患者,翻身时不可放松牵引。

(6)对进行机械通气患者,将相关机器及管路放置在患者头侧,注意勿使呼吸机的回路或导管脱落、打折。在保持患者半卧位或斜坡卧位的同时,注意患者卧位的舒适度及安全。

(7)协助患者体位改变时,不要拖拉,注意节力。同时护士应站在患者的患侧,变换体位时使患者尽量靠近自己,以利于病情观察与患者安全。

(8)翻身或体位改变后注意评估受压部位皮肤情况,检查各种引流管(如动、静脉置管,尿管等)是否扭曲、受压、牵拉。如有异常及时处理,防止因实施体位护理而使治疗效果受到影响。

总之,体位护理是神经外科护理工作中的重要部分,加强体位护理的科学性和整体性管理,是促进患者全面康复的基础,是提高专科护理技术水平的重要途径。

二、神经重症患者的约束护理

神经科重症患者常伴有意识模糊、躁动不安,不配合治疗护理,很容易发生意外拔管、坠床、自伤等严重后果而影响治疗、预后甚至威胁生命。因此,为确保患者安全,保证治疗护理顺利进行,常对重症患者实施身体约束。

(一)概念

身体约束(约束)通常定义为使用任何物理或机械性设备、材料或工具附加于患者的身体,限制患者的自由活动,阻止患者自由移动身体、体位改变等。在治疗护理活动中身体约束被视为限制躁动患者的身体或肢体活动,预防和减少其干扰治疗及维持安全的临床保护性措施,也称为保护性约束。

(二)适应证与禁忌证

1.适应证

意识障碍、谵妄、躁动、烦躁、自伤或全麻未醒的患者通过约束限制其身体或肢体活动,防止患者出现坠床、撞伤、抓伤、拔管等意外而采取的一种保护性措施。

2.禁忌证

水肿、压力溃疡(皮肤损伤)、吸气和呼吸困难、肢体挛缩、骨折、麻痹,最重要的是未取得患者或家属的知情同意。

(三)应用原则

(1)目的是确保患者的安全,保证患者被约束时的安全、舒适、尊严和身体需求。

(2)约束应仅在其他方法都不能达到有效结果时才能实施,不可作为弥补人力资源不足而使用。

(3)应制订身体约束的工作流程与要求,并使医护人员严格掌握。

(4)约束前应告知患者、家属或监护人约束使用的原因、必要性、注意事项及可能的不利因素,使用后及时与家属沟通,共同评价效果。

(5)应严密观察并定时评估被约束者,正确记录约束部位、时间等情况。

(6)约束的使用应为限制最小,时间最短,尽量减少约束的使用。当患者病情趋于好转时,护士考虑应尽早停止使用约束。任何限制患者活动自由度的力量或程度应该符合患者的基本生理需求,并使其肢体保持功能位。

(四)部位与方法

最常见的为腕关节约束、踝关节约束、胸部约束及腰部约束。常采用约束带、拳击手套、连指手套等用具,它可以把手裹起来防止手指自由活动,防止患者拖拽管路及输液针。成人使用最多的为约束带,给予手及肢体约束。

(五)评估与护理

(1)护士评估患者约束的需要,在约束前评估患者年龄、病情、意识状态、配合程度、肢体活动情况和肢端循环等。只有当患者或他人安全及健康受到威胁时,才使用约束措施。

(2)在应用约束前,护士与患者和其家庭成员解释约束相关的需要、注意事宜及利弊因素,取得患者及家属的理解和知情同意,并得到家属的配合。

(3)护士遵守使用约束流程及要求,按照医师医嘱及主管护师的建议为患者做适当的约束。

(4)使用限制最小的、合理的、正确的约束方法,确保使用肢体约束的安全。注意保护患者身体薄弱的部位,约束松紧度以能容纳1个手指为宜,预留适当的活动空间。不宜过紧或过松,以免影响局部血液循环或约束效果,并在约束部位,特别是骨突处垫软垫,预防因约束造成皮肤损伤。

(5)约束期间加强巡视严密观察,特别注意其安全、舒适、尊严、隐私及身体精神状态。任何迹象如皮肤水肿、苍白、青紫、发冷,患者主诉刺痛、麻木、疼痛或破损,立即解开约束带给予肢体活动。使用胸带约束者应观察患者的呼吸、心率、血压、血氧饱和度等情况,如出现呼吸急促或缓慢、血氧饱和度下降等,立即停止约束,遵医嘱给予相应的处理或改用药物镇静。因此要动态评估者病情,及时调整约束方案,并能保持肢体功能位。

(6)应用约束后护理人员应及时做好约束记录,包括患者姓名、约束原因、约束带数目、约束部位及时间,建立相应的护理记录,认真落实床头交接班,重视患者感受和反应,做好基础护理,避免患者肢体受伤。

(7)对于意识清醒但不能完全配合且又须行保护性约束的患者,可用普通约束带约束双上肢或下肢。对情绪不稳、躁动及不配合治疗的患者进行持续约束,至少每两小时松解约束一次,间15~20分钟。并评估约束部位局部血循环及皮肤完整性,至少每8小时重新评估是否需要续使用约束。

（8）应用约束的患者，当抬高床头时，约束带应固定在床沿。不要将约束带系在床挡或其他部分，以免病床角度改变时约束效果受影响。

（9）患者约束的并发症：身体约束的患者失去肢体力量，易发生应激溃疡、失禁及绞窄（窒息）、严重不安、沮丧、愤怒、恐惧、困惑、惊慌失措、情绪改变、睡眠障碍、角色缺失、身体不适、行为混乱，血液的化学变化导致认知和行为问题，失去自信和自尊等。

（10）探索干预、实施及检索约束使用的替代方法，如严密评估患者，改善环境，开展临床工作经验分享交流。同时学会恰当、正确的约束方法，使实施效果良好，不断掌握保护性约束的最新知识与技术。

（六）身体约束的伦理学思考

护理应用约束涉及限制患者的自由。患者把这种干预看成一种攻击、殴打甚至是错误的囚禁。但是，众所周知，约束有时是必要的，是关系神经重症患者安全和有效治疗的重要问题之一。在患者法律观念和维权意识日益增强的形式下，约束措施的使用不当还将带来护患纠纷。鉴于其潜在的危害性及风险，临床上应尽量寻找其他替代手段，将身体约束作为防止身体伤害或保护患者安全的最后选择。在重视循证护理、人性化护理服务的临床护理实践中，道德与伦理的理念越来越被关注，因此，亟待展开约束的相关性研究，充分认识其对神经重症患者治疗和健康的影响。对患者的身体约束主要是保护性约束也称（行为约束治疗），其实质是限制患者的行为自由，以保障患者的安全，并保证治疗、护理工作的顺利进行，因此应明确规定应用身体约束的适应证，防止约束使用的盲目性、随意性。约束措施的应用会对患者的生理和社会心理方面带来许多负面影响，作为护理管理者更要关注并重新审视约束使用的正确性、合理性。同时形成相关护理模式和约束管理策略，为神经重症监护病房患者及医护人员创建一个相对安全的医疗环境。

（单宝磊）

第五节　神经重症患者的围术期护理

神经危重症患者的围术期是围绕神经外科手术的一个全过程，从患者决定接受手术治疗开始，到手术治疗直至基本康复，包含手术前、手术中及手术后的一段时间。手术前后护理是指全面评估患者生理、心理状态，提供身、心整体护理，增加患者对手术的耐受性，以最佳状态顺利渡过手术期，预防或减少术后并发症，促进早日康复，重返家庭和社会。

一、手术前患者的护理

（一）护理评估

1.健康史

（1）现病史：本次发病的诱因、主诉、主要病情、症状及体征（生命体征和专科体征）等。

（2）既往史：详细了解有关内分泌、心血管、呼吸、消化、血液等系统疾病史，创伤史、手术史、过敏史、家族史、遗传史、用药史、个人史，女性患者了解月经史和婚育史。

2.身体状况(生理状况)

(1)年龄:婴幼儿及老年人对手术的耐受力比成年人差。婴幼儿术前应重点评估生命体征、出入液量和体重的变化等。老年人术前应全面评估生理状态,包括呼吸、循环、消化、内分泌、泌尿等各个系统,掌握其病理生理变化。

(2)营养状态:根据患者身高、体重、肱三头肌皮肤褶襞厚度、上臂肌周径及食欲、精神面貌、劳动能力等,结合病情和实验室检查结果,如血浆蛋白含量及氮平衡等,全面评判患者的营养状况。

(3)体液平衡状况:手术前应全面评估患者有无脱水及脱水程度、类型,有无电解质代谢紊乱和酸碱平衡失调。常规监测血电解质水平包括 Na^+、K^+、Mg^{2+}、Ca^{2+} 等,有助于及时发现并纠正水、电解质失衡。

(4)有无感染:评估患者是否有上呼吸道感染,并观察皮肤,特别是手术区域的皮肤有无损伤及感染现象。

(5)重要器官功能,如心血管、肺、肾、肝等。①心血管功能:应评估患者的血压、脉搏、心率及四肢末梢循环状况,如有无水肿、皮肤颜色和温度等。术前作常规心电图检查,必要时行动态心电图监测。②肺功能:术前加强患者呼吸节律和频率的观察,了解有无吸烟嗜好、有无哮喘、咳嗽、咳痰,观察痰液性质、颜色等,必要时行肺功能检查,以协助评估。③肾功能:评估患者有无排尿困难、尿频、尿急、少尿或无尿等症状,通过尿常规检查,观察尿液颜色、比重和有无红、白细胞,了解有无尿路感染,通过尿液分析、血尿素氮或肌酐排出量等,评估肾功能情况。④肝功能:评估患者有无酒精中毒、黄疸、腹水、肝掌、蜘蛛痣、呕血、黑便等。对既往有肝炎、肝硬化、血吸虫病或长期饮酒者,更应了解肝功能情况,并注意有无乙型肝炎病史。⑤血液功能:应询问患者及家族成员有无出血和血栓栓塞史;是否曾输血,有无出血倾向的表现,如手术和月经有无严重出血,是否容易发生皮下瘀斑、鼻出血或牙龈出血等;是否同时存在肝、肾疾病。⑥内分泌功能:评估糖尿病患者慢性并发症(如心血管、肾疾病)和血糖控制情况,监测饮食、空腹血糖和尿糖等。甲状腺功能亢进患者手术前应了解基础血压、脉搏率、体温、基础代谢率的变化。

3.神经系统功能评估

(1)意识评估:意识障碍是中枢神经系统疾病的常见表现,且随病情变化而波动,有时意识状态的恶化是出现颅内并发症时唯一可以发现的临床表现。意识与脑皮质和脑干网状结构的功能状态有关,可表现为嗜睡、朦胧、半昏迷和昏迷。意识障碍的有无及深浅程度、时间长短和演变过程,是分析病情的重要指标。

这种意识障碍主观描述的主要缺点是缺乏确切的分级,由不同的评价者操作,可能得出截然不同的结果。为此,结合意识中觉醒和知晓两部分内容,创立了相应的意识评价量表系统,目的在于对意识障碍进行更为确切的分级。其中临床应用最为广泛的是格拉斯哥昏迷量表(GCS)。GCS 由睁眼(E)、体动(M)和语言(V)三部分组成,每项包含了不同等级,评为不同分值。总分为 15 分,代表完全清醒,最低为 3 分,代表觉醒和知晓功能完全丧失。护理相关的要点包括:①在护理记录时应分项计分,可表述为 E/M/V。这样,除可评价意识状态外,还便于提示患者是否存在一些特征性的病理状态,如去皮质强直和去大脑强直;②应建立定时 GCS 评估的护理常规,常定为每小时评估一次,整合在护理记录单上,便于评价病情的动态变化。

(2)瞳孔的观察:瞳孔的观察也是神经危重症患者重要的临床检测项目。瞳孔变化对判断病情和及时发现颅内压增高危象——小脑幕切迹疝非常重要。要观察双侧瞳孔的对光反射、瞳孔的大小、两侧是否对称、等圆,并应连续观察其动态变化。检查瞳孔应分别检查左右两侧,并注意直接对光反应与间接对光反应,这些对鉴别脑内病变与视神经或动眼神经损伤所致的瞳孔改变有参考意义。观察瞳孔的护理要点:在临床工作中,神经系统疾病变化迅速。因此对瞳孔的观察要做到"及时准确、前后对照、全面观察、综合分析"。①及时准确:对瞳孔的观察要及时准确,特别是昏迷或脑出血的患者。一般15～30分钟观察一次,并做好记录。②前后对照、双眼对比:瞳孔的动态观察,对病情的判断和预后更有价值。如果患者初时瞳孔正常,在观察过程中逐渐出现瞳孔变化,则更有意义。一般说来,病侧瞳孔短时间内缩小是动眼神经受刺激的表现,瞳孔散大则为动眼神经麻痹的表现。如果一个患者短时间内瞳孔发生变化,常常是脑出血或脑疝刺激或压迫动眼神经所致。③全面观察:对于神经危重患者,严密观察瞳孔是十分重要的,但瞳孔观察不是唯一的,还应包括意识、神经体征和生命体征的全面观察。必要时做一些辅助检查,才能做出正确的判断,有利于正确的治疗。④综合分析:对于一个不正常的瞳孔,除考虑神经系统的疾病外,还要排除药物对瞳孔的影响,以及眼科疾病引起的瞳孔变化。不可只根据瞳孔这一项指标,要仔细询问病史,结合临床,全面分析,才能做出正确的判断。

4.心理-社会状况

(1)心理状况:最常见的心理反应有手术焦虑、恐惧和睡眠障碍。焦虑、恐惧表现为对手术担心、紧张不安、害怕、乏力疲倦等,似有大祸临头之感。身体上也表现有相应的一些症状,如心慌、手发抖、坐立不安、食欲减退、小便次数增加、行为被动或依赖、脉搏呼吸增快、手掌湿冷等。睡眠障碍的患者表现为入睡困难、早醒、噩梦等。导致患者心理反应的主要原因有:①对手术效果担忧;②对麻醉和手术的不解;③以往手术经验;④医务人员的形象效应;⑤对机体损毁的担忧。因此.手术前应全面评估患者的心理状况,正确引导和及时纠正不良的心理反应,保证各项医疗护理措施的顺利实施。

(2)社会状况:了解亲属对患者的关心程度,心理支持是否有力,家庭经济状况,医疗费用承受能力。

5.手术耐受性

(1)耐受良好:全身情况较好,外科疾病对全身影响较小,重要器官无器质性病变或其功能处于代偿阶段,稍做准备便可接受任何手术。

(2)耐受不良:全身情况欠佳,外科疾病已对全身影响明显,或重要器官有器质性病变,功能已濒临失代偿,需经积极、全面的特殊准备后方可进行手术。通过对手术耐受的评估,可以对手术危险性作出估计,为降低危险性做好针对性的术前准备。

(二)护理措施

1.生理准备

(1)呼吸道准备:有吸烟嗜好者,术前2周戒烟。有肺部感染者,术前3～5天起应用抗生素;痰液黏稠者,可用抗生素加糜蛋白酶或沐舒坦雾化吸入,每天2～3次,并配合拍背或体位引流排痰;哮喘发作者,术前1天地塞米松或布地奈德雾化吸入,每天2～3次,以减轻支气管黏膜水肿,促进痰液排出。根据患者不同的手术部位进行深呼吸和有效排痰法的训练。深呼吸训练:先从鼻慢慢深吸气,使腹部隆起,呼气时腹肌收缩,由口慢慢呼出。有效排痰法训练:患者先轻咳数次,使痰液松动,而后深吸气后用力咳嗽。

(2)胃肠道准备:择期手术患者术前12小时起禁食,4小时起禁水。

(3)排便练习:绝大多数患者不习惯在床上大小便,容易发生尿潴留和便秘,尤其老年男性患者,因此术前必须进行排便练习。

(4)手术区皮肤准备:术前两小时充分清洁手术野皮肤和剃除毛发,若切口不涉及头、面部、腋毛、阴毛,且切口周围毛发比较短少,不影响手术操作,可不必剃除毛发。如毛发影响手术操作,则应全部剃除。手术前1天协助患者沐浴、洗头、修剪指甲,更换清洁衣服。备皮操作步骤:①做好解释工作,将患者接到治疗室(如在病室内备皮应用床帘或屏风遮挡),注意保暖及照明;②铺橡胶单及治疗巾,暴露备皮部位;③用持物钳夹取皂液棉球涂擦备皮区域,一手绷紧皮肤,一手持剃毛刀,分区剃净毛发;④剃毕用手电筒照射,仔细检查是否剃净毛发;⑤用毛巾浸热水洗去局部毛发和皂液。

(5)休息:充足的休息对患者的康复起着不容忽视的作用。促进睡眠的有效措施包括:①消除引起不良睡眠的诱因;②创造良好的休息环境,保持病室安静,避免强光刺激,定时通风,保持空气新鲜,温、湿度适宜;③提供放松技术,如缓慢深呼吸、全身肌肉放松、听音乐等自我调节方法;④在病情允许下,尽量减少患者白天睡眠的时间和次数,适当增加白天的活动量;⑤必要时遵医嘱使用镇静安眠药,如地西泮、水合氯醛等,但呼吸衰竭者应慎用。

(6)特殊准备,包括各类疾病的治疗。①营养不良:术前血清白蛋白在30～35 g/L时应补充富含蛋白质的饮食。根据病情及饮食习惯,与患者、家属共同商讨制定富含蛋白、能量和维生素的饮食计划。若血清白蛋白<30 g/L,则需静脉输注血浆、人体白蛋白及营养支持,以改善患者的营养状况。②脱水、电解质紊乱和酸碱平衡失调:脱水患者遵医嘱由静脉途径补充液体,记录24小时出入液量,测体重,纠正低钾、低镁、低钙及酸中毒。③心血管疾病:血压过高者,给予适宜的降压药物,使血压平稳在一定的水平,但不要求降至正常后才手术。对心律失常者,遵医嘱给予抗心律失常药,治疗期间观察药物的疗效和不良反应;对贫血者,因携氧能力差、影响心肌供氧,手术前应少量多次输血纠正;对长期低盐饮食和服用利尿剂者,加强水、电解质监测,发现异常及时纠正;急性心肌梗死者6个月内不行择期手术,6个月以上且无心绞痛发作者,在严密监测下可施行手术;心力衰竭者最好在心力衰竭控制3～4周后再进行手术。④肝疾病:轻度肝功能损害不影响手术耐受性;但肝功能损害较严重或濒临失代偿者,必须经长时间严格准备,必要时静脉输注葡萄糖以增加肝糖原储备;输注人体白蛋白液,以改善全身营养状况;少量多次输注新鲜血液,或直接输注凝血酶原复合物,以改善凝血功能;有胸腔积液、腹水者,在限制钠盐摄入的基础上,使用利尿剂。⑤肾疾病:凡有肾病者,应作肾功能检查,合理控制饮食中蛋白质和盐的摄入量及观察出入量,如需透析,应在计划24小时以内进行,最大限度地改善肾功能。⑥糖尿病:糖尿病患者对手术耐受性差,手术前应控制血糖于5.6～11.2 mmol/L、尿糖(＋)～(＋＋)。原接受口服降糖药治疗者,应继续服用至手术前1天晚上;如果服用长效降糖药如氯磺丙,应在术前2～3天停服;禁食患者静脉输注葡萄糖加胰岛素维持血糖轻度升高状态(5.6～11.2 mmol/L)较为适宜;平时用胰岛素者,术前应以葡萄糖和胰岛素维持正常糖代谢,在手术日晨停用胰岛素。糖尿病患者在术中应根据血糖监测结果,静脉滴注胰岛素控制血糖。⑦皮肤护理:预防压疮发生。

2.心理护理和社会支持

(1)心理护理:护士热情、主动迎接患者入院,根据其性别、年龄、职业、文化程度、性格、宗教信仰等个体特点,用通俗易懂的语言,从关怀、鼓励出发,就病情、施行手术治疗的必要性和重要性、术前准备、术中配合和术后注意点作适度的解释,建立良好的护患关系,缓解和消除患者及家属焦虑、恐惧的心理,使患者以积极的心态配合手术和手术后治疗。NCCU护士在术前到病房访视患者,对患者进行一对一交流,进行针对性的心理护理,有助于术后更加安全有效的实施监测治疗。探视时应鼓励患者倾诉术前的心理感受,全面地向患者及家属解释病情,向患者说明颅脑实施手术的必要性,保守治疗的局限性。术后疼痛是很多患者最担心的问题,可以告知患者,术后镇痛措施已较成熟,对于各种原因引起的、各种程度的、不同敏感程度的人群术后疼痛均有相应应对方法,其镇痛效果是令人满意的。

(2)社会支持:术前安排患者与手术成功者同住一室;安排家属及时探视;领导、同事和朋友要安慰、鼓励患者,只要有可能,应允许患者的家庭成员在场,这样可降低患者的心理焦虑反应。但要注意家庭成员的负性示范作用。因此患者和家属同时接受术前教育是非常重要的,只有这样才能起到社会支持作用。

二、手术后患者的护理

(一)护理评估

1.健康史

了解麻醉种类、手术方式、术中出血量、补液输血量、尿量、用药情况;引流管安置的部位、名称及作用。

2.身体状况

(1)麻醉恢复情况:评估患者神志、呼吸和循环功能、肢体运动及感觉和皮肤色泽等,综合判断麻醉是否苏醒及苏醒程度。

(2)呼吸:观察呼吸频率、深浅度和节律性;注意呼吸道是否通畅,舌后坠堵住呼吸道时常有鼾声,喉痉挛时可有吸气困难伴喘鸣音,支气管痉挛表现为喘息、呼气困难及呼气时相延长。

(3)循环:监测血压的变化,脉搏的频率、强弱及节律性;评估皮肤颜色及温度,观察患者肢端血液循环情况。

(4)体温:一般术后 24 小时内,每 4 小时测体温 1 次,以后根据病情延长测量间隔时间。由于机体对手术创伤的反应,术后患者体温可略升高,一般不超过 38 ℃,1~2 天后逐渐恢复正常。

(5)疼痛:评估疼痛部位、性质、程度、持续时间、患者的面部表情、活动、睡眠及饮食情况,用国际常用的疼痛评估法对疼痛作出正确的评估。

(6)排便情况:评估患者有无尿潴留,观察尿量、性质、颜色和气味等有无异常。评估肠蠕动恢复情况,询问患者有无肛门排气,观察患者有无恶心、呕吐、腹胀、便秘等症状。

(7)切口状况:评估切口有无渗血、渗液、感染及愈合不良等并发症。

(8)引流管与引流物:评估术后引流是否通畅,引流量、颜色、性质等。

3.心理-社会状况

手术后是患者心理反应比较集中、强烈的阶段,随原发病的解除和安全渡过麻醉及手术,患者心理上会有一定程度的解脱感;但继之又会有新的心理变化,如担忧疾病的病理性质、病变程度等;手术致正常生理结构和功能改变者,则担忧手术对今后生活、工作及社交带来的不利影响;此外,切口疼痛、不舒适的折磨或对并发症的担忧,可使患者再次出现焦虑,甚至将正常的术后反应视为手术不成功或并发症,加重对疾病预后不客观的猜疑,以致少数患者长期遗留心理障碍而不能恢复正常生活。

(二)护理措施

1.体位

根据麻醉及患者的全身状况、术式、疾病的性质等选择卧位,使患者处于舒适和便于活动的体位。麻醉未清醒前,应去枕平卧,头偏向一侧,以防呕吐物误入气道造成误吸;意识清醒血压平稳后,宜采用头高位,抬高床头 15°～30°,以利于颅内静脉回流,降低颅内压;椎管脊髓手术后,不论仰卧位或侧卧位都必须使头颈和脊柱的轴线保持一致,翻身时要防止脊柱屈曲或扭转;脑脊膜膨出修补术后,切口应保持在高位以减轻张力并避免切口被大小便所污染造成感染。

2.维持呼吸与循环功能

(1)生命体征的观察:根据手术大小,定时监测体温、脉搏、呼吸、血压。病情不稳定或特殊手术者,应送入重症监护病房,随时监测心、肺等生理指标,及时发现呼吸道梗阻、伤口、胸腹腔以及胃肠道出血和休克等的早期表现,并对症处理。①血压:手术后或有内出血倾向者,必要时可每15～30 分钟测血压一次,病情稳定后改为每 1～2 小时一次,并做好记录。②体温:体温变化是人体对各种物理、化学、生物刺激的防御反应。术后 24 小时内,每 4 小时测体温一次,随后每8 小时1 次,直至体温正常后改为 1 天 2 次。③脉搏:随体温而变化。失血、失液导致循环容量不足时,脉搏可增快、细弱、血压下降、脉压变小。但脉搏增快、呼吸急促,也可为心力衰竭的表现。④呼吸:随体温升高而加快,有时可因胸、腹带包扎过紧而受影响。若术后患者出现呼吸困难或急促,应警惕肺部感染和急性呼吸窘迫综合征的发生。

(2)保持呼吸道通畅,包括以下措施。①防止舌后坠:一般全麻术后,患者口腔内常留置口咽通气管,避免舌后坠,同时可用于抽吸清除分泌物。患者麻醉清醒喉反射恢复后,应去除口咽通气管,以免刺激诱发呕吐及喉痉挛。舌后坠者将下颌部向前上托起,或用舌钳将舌拉出。②促进排痰和肺扩张:a.麻醉清醒后,鼓励患者每小时深呼吸运动 5～10 次,每 2 小时有效咳嗽一次;b.根据病情每 2～3 小时协助翻身一次,同时叩击背部,促进痰液排出;c.使用深呼吸运动器的患者,指导正确的使用方法,促进患者行最大的深吸气,使肺泡扩张,并能增加呼吸肌的力量;d.痰液黏稠患者可用超声雾化吸入(生理盐水 20 mL 加沐舒坦 30 mg),每天 4～6 次,每次 15～20 分钟,使痰液稀薄,易咳出;e.呼吸道分泌物较多,体弱不能有效咳嗽排痰者。给予导管吸痰,必要时可采用纤维支气管镜吸痰或气管切开吸痰;f.吸氧:根据病情适当给氧,以提高动脉血氧分压。

3.静脉补液

补充患者禁食期间所需的液体和电解质,若禁食时间较长,需提供肠外营养支持,以促进合成代谢。

4.增进患者的舒适度

(1)疼痛:麻醉作用消失后,患者可出现疼痛。术后 24 小时内疼痛最为剧烈,2～3 天后逐渐缓解。若疼痛呈持续性或减轻后又加剧,需警惕切口感染的可能。疼痛除造成患者痛苦外,还可影响各器官的生理功能。首先,妥善固定各类引流管,防止其移动所致切口牵拉痛;其次,指导患者在翻身、深呼吸或咳嗽时,用手按压伤口部位,减少因切口张力增加或震动引起的疼痛;指导患者利用非药物措施,如听音乐、数数字等分散注意力的方法减轻疼痛;医护人员在进行使疼痛加重的操作,如较大创面的换药前,适量应用止痛剂,以增强患者对疼痛的耐受性。小手术后口服止痛片对皮肤和肌性疼痛有较好的效果。大手术后 12 天内,常需哌替啶肌内或皮下注射(婴儿禁用),必要时可 4～6 小时重复使用或术后使用镇痛泵。使用止痛泵应注意:①使用前向患者讲明止痛泵的目的和按钮的正确使用,以便患者按照自己的意愿注药镇痛;②根据镇痛效果调整预定的单次剂量和锁定时间;③保持管道通畅,及时处理报警;④观察镇痛泵应用中患者的反应。

(2)发热:手术后患者的体温可略升高,幅度在 0.5～1.0 ℃,一般不超过 38.5 ℃,临床称之为外科手术热。但若术后 3～6 天仍持续发热,则提示存在感染或其他不良反应。术后留置导尿容易并发尿路感染,若持续高热,应警惕是否存在严重的并发症如颅内感染等。高热者,物理降温,如冰袋降温、乙醇擦浴等;必要时可应用解热镇痛药物;保证患者有足够的液体摄入;及时更换潮湿的床单或衣裤。

(3)恶心、呕吐:常见原因是麻醉反应,待麻醉作用消失后自然停止。其他引起恶心、呕吐的原因如颅内压升高、糖尿病酮症酸中毒、尿毒症、低钾、低钠等。护士应观察患者出现恶心、呕吐的时间及呕吐物的量、色、质并做好记录,以利诊断和鉴别诊断;稳定患者情绪,协助其取合适体位,头偏向一侧,防止发生吸入性肺炎或窒息;遵医嘱,使用镇静、镇吐药物,如阿托品、奋乃静或氯丙嗪等。

(4)腹胀:随着胃肠蠕动功能恢复、肛门排气后,症状可自行缓解。若术后数天仍未排气,且伴严重腹胀,肠鸣音消失,可能为腹腔内炎症或其他原因所致肠麻痹;若腹胀伴阵发性绞痛,肠鸣音亢进,甚至有气过水音或金属音,警惕机械性肠梗阻。严重腹胀可使膈肌抬高,影响呼吸功能,使下腔静脉受压影响血液回流。可应用持续性胃肠减压、放置肛管等;鼓励患者早期下床活动;乳糖不耐受者,不宜进食含乳糖的奶制品;非胃肠道手术者,使用促进肠蠕动的药物,直至肛门排气。

(5)呃逆:手术后早期发生者,可经压迫眶上缘、抽吸胃内积气和积液、给予镇静或解痉药物等措施得以缓解。

(6)尿潴留:若患者术后 6～8 小时尚未排尿或者虽有排尿,但尿量甚少,次数频繁,耻骨上区叩诊有浊音区,基本可确诊为尿潴留,应及时处理。其次帮助患者建立排尿反射,如听流水声、下腹部热敷、轻柔按摩,用镇静止痛药解除切口疼痛,或用氨甲酸等胆碱药,有利于患者自行排尿;上述措施均无效时,在严格无菌技术下导尿,第一次导尿量超过 500 mL 者,应留置导尿管 1～2 天,有利于膀胱逼尿肌收缩功能的恢复。有器质性病变,如骶前神经损伤、前列腺肥大者也需留置导尿。

5.切口及引流管护理

(1)切口护理:观察切口有无出血、渗血、渗液、敷料脱落及局部红、肿、热、痛等征象。若切口有渗血、渗液或敷料被大小便污染,应及时更换,以防切口感染。

切口的愈合分为三级,分别用"甲、乙、丙"表示。①甲级愈合:切口愈合优良,无不良反应;②乙级愈合:切口处有炎症反应,如红肿、硬结、血肿、积液等,但未化脓;③丙级愈合:切口化脓需切开引流处理。

(2)引流管护理:各种引流管要妥善固定好,防止脱出,翻身时注意引流管不要扭曲、打折,应低于头部。交接班时要有标记,不可随意调整引流袋的高度,如发现引流不通畅及时报告医师处理。颅脑术后常见的引流有 4 种,即脑室引流、创腔引流、囊腔引流及硬膜下引流。①脑室引流:脑室引流是经颅骨钻孔侧脑室穿刺后,放置引流管,将脑脊液引流至体外。开颅术后放置引流管,引出血性脑脊液,减轻脑膜刺激征,防止脑膜粘连和蛛网膜颗粒的闭塞,早期起到控制颅内压的作用,特别是在术后脑水肿的高峰期,可以降低颅内压,防止脑疝发生。护理要点包括:a.严格在无菌条件下连接引流袋,并将引流袋悬挂于床头,高度为 10～15 cm,以维持正常的颅内压。当颅内压增高超过 15 cmH$_2$O 时,脑脊液即经引流管引流到瓶中,从而使颅内压得以降低。b.对于脑室引流,早期要特别注意引流速度,禁忌流速过快。术后早期为减低流速,可适当将引流瓶抬高,待颅内各部的压力平衡后,再放低引流瓶置于正常高度。c.注意控制脑脊液引流量。脑脊液由脑室内经脉络丛分泌,每天分泌 400～500 mL,引流量不超过 500 mL 为宜。如有颅内感染,脑脊液分泌过多,则引流量可以相应增加。应注意水盐平衡,因脑脊液中尚含有钾、钠、氯等电解质,引流量过多,易发生电解质紊乱,故应适量补液。同时将引流瓶抬高于距侧脑室高 20 cm高度,即维持颅内压于正常范围的最高水平。d.注意观察脑脊液的性状。正常脑脊液无色透明,无沉淀。术后 1～2 天脑脊液可以略带血性,以后转为橙黄色。若术后脑脊液中有大量鲜血或术后血性脑脊液颜色逐渐加深,常提示脑室内出血。脑室内出血多时,应紧急行手术止血。脑室引流时间较长时,有可能发生颅内感染。感染后脑脊液浑浊,呈毛玻璃状或有絮状物,为颅内感染征象。此时应放低引流瓶,距侧脑室 7 cm,持续引流感染脑脊液并定时送检脑脊液标本。e.保持引流通畅。引流管切不可受压、扭曲、成角。术后患者的头部活动范围应适当限制。翻身等护理操作时,应避免牵拉引流管。引流管如无脑脊液流出,应查明原因。在排除引流管不通畅后,可能有以下原因:确实系低颅压,可依然将引流瓶放置于正常高度;引流管放入脑室过深过长,致使在脑室内歪曲成角,可对照影像学检查结果,将引流管缓慢向外抽出至有脑脊液流出,然后重新固定;管口吸附于脑室壁,可将引流管轻旋转,使管口离开脑室壁;如怀疑为小血凝块或脑组织堵塞,可在严格消毒后,用无菌注射器轻轻向外抽吸,不可盲目注入生理盐水,以免管内堵塞物被冲至脑室系统狭窄处,引起日后脑脊液循环梗阻。上述处理后,如无脑脊液流出,应告知医师,必要时更换引流管。f.每天定时更换引流瓶,记录引流量,操作时严格遵守无菌原则,夹紧引流管,以免管内脑脊液逆流入脑室。接头处严密消毒后应无菌纱布包裹以保持无菌,如需行开颅手术,备皮时应尽量避免污染钻孔切口,剃刀需经消毒,头发剃去后,切口周围立即重新消毒然后覆盖无菌辅料。g.开颅术后脑室引流一般不超过 3～4 天,因脑水肿高峰期已过,颅内压开始降低。拔除前 1 天,可尝试抬高引流袋或夹闭引流管,以便了解脑脊液循环是否通畅,颅内压是否又再次升高。夹闭引流管后应密切观察,如患者出现头痛、呕吐等颅内压增高症状,应立即放低引流袋或开放夹闭的引流管,并告知医师。拔管前后切口处如有脑脊液漏出,应通知医师加以缝合,以免引起颅内感染。②创腔引流:创腔是指颅内占位病变,如颅内肿瘤手术摘除后,在颅内留下的腔隙。在腔隙内置入引流管,称创腔引流。引流填充于腔内的气体及血性液体,使腔隙逐渐闭合,减少局部积液或形成假性囊肿的机会。护理要点包括:a.术后 24 小时或 48 小时内,创腔引流瓶放置于与头部创腔一致的位置(通常放在头旁枕上或枕边),以保持创腔内一定的液体压力,避免脑组织移位,特别是位于顶层枕边的创腔。术后 48 小时内,绝不可随意放低引流瓶,否则腔内液体被引出后,脑组织将迅速移位,有可能撕裂大脑上静脉,引起颅内血肿。另外,创腔内暂时积聚的液体可以稀释渗血,防止渗血形成血肿。创腔内压力高时,血性液体可自行流出。b.术后 24 小时或 48 小时后,可将引流瓶逐渐降低,以期较快的速度引流出创腔内液体。此时脑水肿已进入高峰期,引流不良将影响脑组织膨起,局部无效腔也不能消失,同时局部积液的占位性又可加重颅内高压。c.与脑室相通的创腔引流,如术后早期引流量高,适当抬高引流袋。在血性脑脊液转为正常时,应及时拔除引流管,以免形成脑脊液漏。一般情况下,创腔引流于手术 3～4 天拔除。③硬膜下引流:放置硬膜下引流的目的在于解除脑受压和脑疝,术后排空囊内血性积液和血凝块,使脑组织膨起,消灭无效腔。慢性硬膜下积液或硬膜下血肿,因已形成完整的包膜,包膜内血肿机化,临床可采用颅骨钻孔、血肿钻孔冲洗引流术。术后应放引流管于包膜内连续引流,及时排空囊内血性液或血凝块,使脑组织膨起以消灭无效腔,必要时可行冲洗。术后患者采取平卧或头低脚高位,注意体位引流,引流瓶低于无效腔 30 cm。低颅内压会使硬膜下腔隙不易闭合,术后一般不使用脱水剂,不限制水分摄入。通畅引流管于术后 3 天拔除。④硬膜外引流:

硬膜外引流的目的在于减轻头部疼痛,降低颅内压,清除血肿。护理特点包括:术后将患者置于平卧位,引流管放置低于头部 20 cm,注意使头部偏向患侧,便于引流彻底。通常引流管于术后 2～3 天拔除。

6.心理护理

对于术后进入 ICU 的患者,以及在 ICU 接受治疗的其他危重患者,仍可表现为焦虑、恐惧不安、烦躁、抑郁等情绪的,应进行相应的护理。这时应加强心理生理支持,耐心解释插管造成不适的必然性,使患者积极配合,防止因患者不理解插管构造以及极度不适应而自行拔管造成喉头水肿,严重的可引起呼吸困难。应建议以人为本,关爱患者的理念。身体上的不适暂时缓解后,随之而来的是清醒后的"情感饥饿",护士应充分体现爱心、耐心、同情心、责任心,及时告诉患者手术已顺利完成,使其放心。术后患者切口疼痛在所难免,患者如果注意力过度集中、情绪过度紧张,就会加剧疼痛,意志力薄弱、烦躁和疲倦等也会加剧疼痛。护士不仅要关注监护仪上的数据,还要主动与患者交谈或边进行床边操作边询问患者有何不适或要求,为患者讲解,安慰患者,消除患者的孤独感,鼓励患者积极对待人生。必要时应进行认知行为干预。患者在罹患疾病后,一般无心理准备,对手术预后期望值过高。如果手术后监护时间超过预期值,患者往往会产生抑郁心理,认为术后恢复健康可能性小。长时间不与家属见面交流,认为家属将其遗弃,产生失落感和放弃心理。此时,护士应鼓励患者表达心声,适当满足其心理需求,可给家属短暂的探视时间,通过其亲人鼓励患者重树恢复健康的信心。同时,护士可为患者讲解相关疾病知识,提供相关的治疗及预后的信息,消除患者因认知障碍导致的心理障碍。同时,在日常工作中,应注重维护患者自尊心。有些患者文化背景深厚,地位、层次高,对护士对其约束不能接受,直接理解为住院还要受捆绑之苦。另外,操作时隐私部位不可避免的暴露,都是很多患者在全麻清醒后很不理解的事情。因此,护士应耐心解释原因并在涉及隐私部位操作时注意遮挡,维护患者自尊心,使其积极配合治疗。

三、手术后并发症的预防及护理

手术后常见的并发症有出血、切口感染、尿路感染、肺不张、深静脉血栓形成等。

(一)术后出血

1.检查

当伤口敷料被血液渗湿时,就应疑为手术切口出血。应及时打开、检查伤口,及时处理,严密观察意识、瞳孔、生命体征、肢体活动变化,及时发现有无颅内出血发生。

2.预防

预防包括:①手术时严格止血。确认手术野无活动性出血点;②术中渗血较多者,必要时术后可应用止血药物;③凝血机制异常者,可于围术期输注新鲜全血、凝血因子或凝血酶原复合物等。

3.护理

一旦确诊为术后出血,及时通知医师,完善术前准备,再次手术止血。

(二)切口感染

1.感染

术后常见的感染有切口感染、颅内感染。①切口感染:多在术后 3～5 天发生,患者感切口再度疼痛,局部有明显的红肿、压痛及脓性分泌物;②颅内感染:表现为外科热消退后,再次出现高热或术后体温持续升高,伴有头痛、呕吐、意识障碍,甚至出现抽搐等,严重者发生脑疝。对术后感染的患者,除给予有效的抗生素外,应加强营养、降温、保持呼吸道通畅及基础护理等。

2.预防

预防包括:①术前完善皮肤和肠道准备;②注意手术操作技术的精细,严格止血,避免切口渗血、血肿;③加强手术前、后处理,改善患者营养状况,增强抗感染能力;④保持切口敷料的清洁、干燥、无污染;⑤正确、合理应用抗生素;⑥医护人员在接触患者前、后,严格执行洗手制度,更换敷料时严格遵守无菌技术,防止医源性交叉感染。

3.护理

切口已出现早期感染症状时,采取有效措施加以控制,如勤换敷料、局部理疗、有效应用抗生素等;已形成脓肿者,及时切开引流,争取二期愈合。必要时可拆除部分缝线或置引流管引流脓液,并观察引流液的性状和量。

(三)肺部感染

1.检查

肺部感染表现为术后早期发热、呼吸和心率加快,继发感染时,体温升高明显,血白细胞和中性粒细胞计数增加。患侧的胸部叩诊呈浊音或实音,听诊有局限性湿啰音,呼吸音减弱、消失或为管样呼吸音,常位于后肺底部。血气分析示氧分压下降和二氧化碳分压升高。胸部 X 射线检查见典型肺不张征象。

2.预防

预防包括:①术前锻炼深呼吸;②有吸烟嗜好者,术前 2 周停止吸烟,以减少气道内分泌物;③术前积极治疗原有的支气管炎或慢性肺部感染;④全麻手术拔管前吸净支气管内分泌物,术后取头侧位平卧,防止呕吐物和口腔分泌物的误吸;⑤鼓励患者深呼吸咳嗽、体位排痰或给予药物化痰,以利于支气管内分泌物排出;⑥注意口腔卫生;⑦注意保暖,防止呼吸道感染。

3.护理

护理包括:①协助患者翻身、拍背及体位排痰,以解除支气管阻塞。②鼓励患者自行咳嗽排痰,对咳嗽无力或不敢用力咳嗽者,可在胸骨切迹上方用手指按压刺激气管,促使咳嗽;若痰液黏稠不易咳出,可使用蒸汽、超声雾化吸入或使用糜蛋白酶、沐舒坦等化痰药物,使痰液稀薄,利于咳出;痰量持续增多,可进行吸痰或支气管镜吸痰,必要时行气管切开。③保证摄入足够的水分。④全身或局部抗生素治疗。

(四)尿路感染

1.检查

尿路感染可分为上尿路和下尿路感染。前者主要为肾盂肾炎,后者为膀胱炎。急性肾盂肾炎以女性患者多见,主要表现为畏寒、发热、肾区疼痛,白细胞计数增高,中段尿镜检有大量白细胞和细菌,细菌培养可明确菌种,大多为革兰染色阴性的肠源性细菌。急性膀胱炎主要表现为尿频、尿急、尿痛、排尿困难,一般无全身症状;尿常规检查有较多红细胞和脓细胞。

2.预防

术后指导患者尽量自主排尿,预防和及时处理尿潴留是预防尿路感染的主要措施。

3.护理

护理包括:①保持排尿通畅,鼓励患者多饮水,保持尿量在 1 500 mL 以上;②根据细菌药敏试验结果,合理选用抗生素;③残余尿在 500 mL 以上者,应留置导尿管,并严格遵守无菌技术,防止继发二重感染。

(五)深静脉血栓形成

1.查体

患者主诉小腿轻度疼痛和压痛或腹股沟区疼痛和压痛,体检示患肢凹陷性水肿,腓肠肌挤压试验或足背屈曲试验阳性。

2.预防

预防包括:①鼓励患者术后早期离床活动;卧床期间进行肢体主动和被动运动,如每小时10次腿部自主伸、屈活动,或被动按摩腿部肌、屈腿和伸腿等,每天4次,每次10分钟,以促进静脉血回流,防止血栓形成;②高危患者,下肢使用抗血栓压力带或血栓泵治疗以促进血液回流;③血液高凝状态者,可口服小剂量阿司匹林、复方丹参片或用小剂量肝素;也可用右旋糖酐-40静脉滴注,以抑制血小板凝集。

3.护理

护理包括:①抬高患肢、制动;②忌经患肢静脉输液;③严禁局部按摩,以防血栓脱落。

(六)消化道出血

1.病因

消化道出血是足以威胁患者生命的并发症,多见于重型颅脑损伤,严重高血压脑出血,鞍区、三脑室、四脑室及脑干附近手术后,因下丘脑及脑干受损后反射性引起胃黏膜糜烂、溃疡。患者呕吐咖啡色物质,伴有呃逆、腹胀及黑便等,出血量多时,可发生休克。

2.护理

护理包括:①应密切观察血压、脉搏,呕吐物的颜色、量,大便的颜色及量等以判断病情;②立即安置胃管,行胃肠减压;③遵医嘱给予冰盐水加止血药胃管注入,全身应用止血剂,并根据出血量补充足量的全血。

(七)尿崩症

1.表现

尿崩症常见于第三脑室前部的肿瘤,尤其是蝶鞍区附近手术。患者表现为口渴、多饮、多尿,一般尿量24小时内在4 000 mL以上。

2.护理

护理包括:①应严格记录24小时出入量及每小时尿量,并观察尿的性质及颜色;②密切观察患者意识、生命体征的变化,配合医师监测钾、钠、氯及尿比重情况,及时判断有无电解质紊乱;③指导患者饮含钾高的饮料和含钾盐水,并多吃一些含钾、钠高的食物,预防低钾、低钠血症;④遵医嘱按时按量补充各种电解质;⑤按医嘱正确使用抗利尿药物,并注意观察用药的效果。

(八)中枢性高热

1.表现

下丘脑、脑干及高颈髓病变或损害,均可引起中枢性体温调节失常,临床以高热多见,偶有体温过低。常伴有意识障碍,脉搏快速,呼吸急促等自主神经紊乱的表现。中枢性高热不宜控制,一般采取物理降温如冰袋降温、温水擦浴、冰毯、冰帽降温,必要时采用冬眠、低温疗法。

2.护理

护理包括:①严密观察病情,加强监护:对患者进行心率、呼吸、血压和血氧饱和度的动态监测,严密观察意识、瞳孔变化及中枢神经系统的阳性体征等;②保持呼吸道通畅:及时吸痰,以减少肺部并发症的发生；持续有效吸氧；掌握正确的吸痰方法和吸痰时机，加强气道湿化和雾化，防止痰痂形成和气道干燥出血，必要时行气管切开；③加强基础护理，预防并发症，每天两次口腔护理；按时翻身、叩背，防压疮、冻伤、坠积性肺炎的发生；保持大小便通畅，必要时进行灌肠或使用缓泻剂；做好鼻饲护理，鼻饲前应吸净痰液，鼻饲 1 小时内暂缓吸痰，必要时抬高患者头部或摇高床头，防止食物逆流入呼吸道引起或加重肺部感染。

(九)顽固性呃逆

顽固性呃逆常见于第三脑室、第四脑室和脑干附近的手术。对发生呃逆的患者，应先检查上腹部，如有胃胀气或胃潴留，应先置胃管抽空胃内容物。在排除因膈肌激惹所致的呃逆后，可采用压迫眼球、眶上神经，刺激患者有效咳嗽，捏鼻，还可指导患者做深大呼吸等，有时可以获得暂时缓解，还可遵医嘱使用氯丙嗪 50 mg 或利他灵 10～20 mg，肌内注射或穴位注射。

（单宝磊）

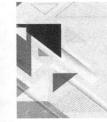

第十一章 烧伤科护理

第一节 慢性创面概述

一、慢性创面的定义与分类

(一)定义

皮肤和皮下组织的正常结构和功能受到破坏,即产生伤口。组织损伤后,机体的正常反应是恢复组织解剖与功能完整性,这是一个及时、有序的修复过程。

伤口愈合,作为一个动态、有序而且复杂的过程,大致可分为4个渐次发生而又相互重叠的过程,即止血期、炎症期、增殖期和重塑期。在各种系统或局部因素作用下,这种有序的过程受到干扰,愈合过程延长,最终导致解剖和功能上的缺陷,从而产生慢性伤口。

临床上根据愈合时间,将伤口分为急性伤口与慢性伤口,但确切的时间分界尚无定论。根据伤口部位、病因及患者年龄和生理条件的不同,伤口愈合的时间也随之变化。

经典的急性伤口——外科术后伤口,通常在2～4周完全愈合。根据这一规律,不同的学者和学会给予慢性伤口不同的时间定义。杨宗城将这个时间点定义为1个月,即临床上由于各种原因形成的伤口,接受超过1个月的治疗未能愈合,也无愈合倾向者。欧洲标准中,慢性伤口是指经过正确诊断和规范治疗8周后,伤口面积缩小不足50%的创面疾病。另外还有学者将超过2周,或者超过3个月未愈合的伤口定义为慢性。因此慢性伤口的定义目前尚未达成统一共识。

伤口愈合学会关于慢性伤口的定义:一个无法通过正常、有序、及时的修复过程达到解剖和功能上的完整状态的伤口。关于时间分界,一般认为6～8周未愈合的伤口被称为慢性伤口。但定义中是否应加入"经过正确诊断和规范治疗"限定,由于尚缺乏国家层面的指南和规范,仍值得商榷。

(二)分类

慢性伤口是在各种因素作用下,正常伤口愈合机制受损,微环境失衡、细胞生长和细胞外基质代谢等方面调控紊乱导致。因此,形成溃疡的病因多种多样,影响伤口愈合的因素纷繁复杂,对于慢性伤口的形成机制、发病机制仍在不断探讨之中,尚未形成统一认识,而对于慢性伤口的分类及分期也很难达成一致。

1.根据病因分类

根据病因将慢性伤口分为 8 类：压力性损伤、血液病、血管供血不足、恶性疾病、代谢性疾病、感染、炎性反应紊乱及其他（放射、烧伤、冻伤等）。

这一分类的优点是按照慢性伤口的原发病、基础病进行分类，分类后可以有针对性地进行系统性治疗。缺点是即使明确分类，由于分类大多数是按照组织系统进行的，分类中的疾病临床表现各异、治疗方案迥然，仍需要根据具体情况进行个性化治疗；同时该分类是针对病因学进行的分类，针对伤口局部治疗并无指导意义，因此在临床中并未得到广泛应用。

2.根据伤口愈合延迟的原因分类

按照伤口的正常愈合过程，慢性伤口以较长的异常炎症反应过程和伤口愈合受阻为特征。因此究其原因可以分为两大类：一类是伤口感染后，免疫细胞异常激活，大量炎性因子、蛋白水解酶和活性氧簇被释放出来，伤口处于一种过度炎症反应状态，而使表皮及肉芽组织长期无法形成；另一类是因伤口缺血缺氧，使胶原蛋白合成减少，同时大量细胞生长因子被异常激活的基质金属蛋白酶降解，使得成纤维细胞、表皮细胞等的增殖和迁移受限，导致伤口不愈。

另外皮肤溃疡的愈合主要包括 3 个机制：上皮形成、伤口收缩和细胞外基质沉积。慢性伤口患者中机体全身状况、局部血供、细胞迁移及增殖、各种生长因子的水平和功能活性等改变，对上述 3 个机制产生影响，从而延缓伤口愈合的进程。

目前常见的慢性伤口类型有静脉性溃疡、动脉性溃疡、糖尿病足溃疡、创伤性溃疡、压力性损伤及其他（肿瘤和结缔组织疾病、麻风等）。由于慢性伤口的复杂性和多样性，很难针对慢性伤口整体进行全面、有效的分类和分期。但针对慢性伤口中常见的类型，如糖尿病足溃疡、下肢静脉性溃疡、压力性损伤等，相关组织和学会进行了相应的分级和分期，制定了指南，规范了临床治疗。因此，在慢性伤口治疗过程中，首先应明确原发病、基础病，进行对因治疗，然后根据伤口的具体情况，进行对症治疗。

二、慢性伤口的病理生理变化

伤口如果按照正常的顺序愈合，就可以达到完全愈合。Rubin 和 Farber 研究发现这些独立而又相关的过程包括完整的止血和炎性反应，间质细胞向创伤部位的迁移、增殖，新生血管形成，上皮化，胶原形成及适宜的交联（提供创面张力）等（图 11-1）。一般认为慢性伤口与正常伤口的愈合过程类似，在止血期、炎症期、增殖期出现问题后都可能造成伤口愈合缓慢，甚至停滞，从而形成慢性伤口。

伤口最初由血液填充，继而形成凝血块，维持伤口的初步稳定。血浆纤连蛋白相互交联形成早期的细胞外基质，连接血块和组织。

伤口边缘的上皮细胞无法接触到其他上皮细胞（尤其是基底层）时，机体将释放信号，诱导细胞迁移。通过基底层的细胞分裂和迁移，逐渐覆盖缺损，修复伤口。受损细胞释放的分解产物、白细胞释放的纤连蛋白和溶菌酶作为诱导物，吸引巨噬细胞、肌成纤维细胞和成纤维细胞迁移至伤口。同时内皮细胞增生，新生血管形成。吞噬细胞移除血痂，成纤维细胞和肌成纤维细胞开始构建新的细胞外基质。

表皮细胞向心性迁移，覆盖伤口。当表皮细胞接触伤口后，形成新的基底层。同时协调成纤维细胞、肌成纤维细胞、巨噬细胞和内皮细胞填充缺损。伤口愈合后巨噬细胞、肌成纤维细胞数量下降，毛细血管逐渐消退，开始构建最终的细胞外基质。

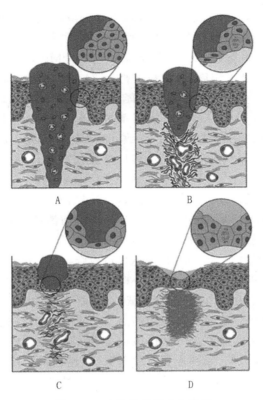

图 11-1　皮肤溃疡的愈合过程

　　表皮细胞的分裂恢复表皮厚度。真皮层缺损由致密、几乎无血管的细胞外基质填充,主要成分为 I 型胶原蛋白,缺损最终被修复。

(一)止血期

　　皮肤损伤后,伤口边缘回缩及组织收缩,导致小动脉和小静脉受压,小血管经历 5～10 分钟反应性持续收缩,血小板在血管断端及伤口表面凝聚,组织因子数分钟内激活凝血过程,凝血块开始填充伤口,同时激活生长因子、细胞因子等,启动愈合过程。较大血管的止血需要依靠压力、止血剂或电凝器等辅助完成。

　　血肿本身即可引起伤口无法愈合。若处理不当,出现活动性出血,形成皮下积血、血肿,尤其是闭合的伤口内压力进行性增加,可能造成周围正常组织坏死;同时如果血肿无法顺利机化,细菌通过伤口向血块移行、定植、感染,最终可能形成脓肿,造成伤口迁延不愈,形成慢性伤口。

　　出血性疾病是因先天性或获得性原因导致血管壁、血小板、凝血及纤维蛋白溶解等机制的缺陷或异常而引起的一组以自发性出血或轻度外伤后过度出血为特征的疾病。出血性疾病的患者都属于慢性伤口的高危人群。在处理这部分患者伤口时,尽可能在凝血功能障碍时避免不必要的有创操作。如果需要进行有创操作,之前应采取适当的预防措施,操作后应充分止血。

(二)炎症期

　　止血期后,炎症反应紧随而来,补体系统被激活,释放的趋化因子诱导粒细胞进入伤口,之后粒细胞很快被淋巴细胞取代。粒细胞的峰值出现在伤后 12～24 小时。粒细胞和淋巴细胞的主要作用是抑制细菌生长、控制感染。对于绝大多数简单伤口,3 天后粒细胞数显著下降,24～

48小时后巨噬细胞逐渐增加,5天时成为伤口区域主要的炎症细胞。这些白细胞可产生多种炎症介质,包括补体和激肽释放酶。伤口处聚集的巨噬细胞可吞噬少量细菌。但是如果存在大量细菌,特别是多形核白细胞(polymorphonuclear leukocyte,PMNs)减少的患者,则会出现临床感染。单核细胞在PMNs之后进入伤口,其数量在伤后24小时内达到峰值。单核细胞转变为巨噬细胞,并成为伤口清创的主要细胞。巨噬细胞能识别并清除坏死组织、细胞碎片和病原体,清理伤口,为修复进行准备。而另一方面,通过清除病原体和坏死组织,巨噬细胞可以限制炎症反应的强度。病原体和异物刺激的持续存在,将导致巨噬细胞过度激活,合成分泌促炎细胞因子增加,从而加重组织损伤。因此早期有效的清创,可以加速伤口愈合,避免炎症反应过度对伤口愈合的损害。

PMNs和巨噬细胞数量的减少和功能的下降,可能是各种因素造成的,如骨髓抑制、微量元素缺乏或肿瘤导致的合成障碍,以及感染、脾功能亢进导致的消耗增加,机体免疫功能的下降等。无论何种原因,PMNs和巨噬细胞数量减少、功能下降,都将导致炎症反应迟滞,同时无法有效清除细菌和异物,造成细菌定植并形成生物膜,延迟伤口愈合,形成慢性伤口。

开放性伤口,周围皮肤中的细菌可以在48小时内污染伤口。几乎所有慢性伤口中都能测到细菌,细菌毒性和宿主的免疫力决定是否出现临床感染症状。一般认为当伤口细菌量 $<10^5$ CFU/mm³时,细菌仅仅定植在伤口表面而对伤口愈合无明显延缓作用。Robson的经典研究表明伤口床的细菌量 $>10^5$ CFU/mm³时,植皮必将失败。减少细菌负荷的局部操作,如定期冲洗、灌洗、移除病变区域毛发、局部应用抗菌药物,慢性伤口可能快速愈合。从另一个角度说,严重定植本身足以形成慢性伤口。伤口内的细菌定植、感染往往与生物膜息息相关,而细菌生物膜对伤口愈合的影响可能是多方面的。

在自然界中,99%的细菌以生物膜的形式存在,人类65%的细菌感染与生物膜的形成有关。慢性伤口细菌生物膜实际上就是细菌附着于伤口床,与其自身分泌的细胞外聚合物(extracellular polymeric substance,EPS)成分相互融合形成的一种膜状组织。它由细菌及其产物、EPS、坏死组织等共同组成。生物膜结构中包含了细菌生长繁殖所需的营养物质,可以不受外界干扰进行自我复制和繁殖;同时生物膜的立体结构植根于伤口床,除了为细菌生长繁殖提供庇护环境外,还能抵御外力,所以临床上使用棉球擦拭、冲洗,甚至搔刮可能都难以清除细菌生物膜。在急性伤口中,细菌生物膜的形成和作用并不明显,仅有6%的伤口可以检测到这种生物膜的存在,因此细菌不是延缓急性伤口愈合的主要因素。但是当伤口由急性转变为慢性时,这种生物膜则可以在60%以上的伤口中检测到,当细菌数量达到一定程度的时候,细菌生物膜就可能起到决定性作用。当细菌量 $>10^5$ CFU/mm³时,特别是有多种细菌同时存在时,细菌便附着于伤口,在EPS中繁殖、包埋,进而形成生物膜,延缓伤口愈合。细菌生物膜通过黏附—繁殖—成熟—脱落,循环往复,反复感染,影响伤口愈合。生物膜能够限制PMNs的趋化和分泌,诱导成纤维细胞出现衰老表型、角质细胞凋亡,影响成纤维细胞的重建、上皮化,导致伤口难以愈合。生物膜产生的EPS中含有强抗原物质,刺激宿主免疫系统产生大量抗体,但这些抗体无法突破EPS对膜内细菌起到杀伤效应,而免疫复合物的沉积,诱导炎症反应,反而引起周围组织的损伤。生物膜长期存在于慢性伤口表面,容易造成伤口组织缺血、缺氧和微环境的改变。

另一种参与清创的生化过程是组织基质金属蛋白酶(matrix metalloproteinases,MMPs)的活化。在无组织损伤和炎症反应时,由于组织中MMP抑制剂(tissue inhibitor of metalloproteinases,TIMPs)的存在,这些蛋白水解酶通常处于静止状态。创伤后TIMPs的活性急剧下降,

MMPs 被激活。活化的 MMPs 与白细胞酶联合作用,分解周围基质蛋白(例如胶原蛋白和坏死细胞的大分子)。这些酶将无活力的组织结构分解,为下一步伤口愈合提供条件。

慢性伤口中细胞外基质(extracellular matrix,ECM)的合成-降解平衡方面出现了偏移,可能由于基质成分合成不足,也可能由于过度降解或降解酶抑制剂的减少。有试验证实,慢性伤口中基质降解酶增加而抑制剂减少,纤连蛋白降解增加,说明在 ECM 中含有较高的蛋白溶解活性。在慢性伤口分泌液中有许多蛋白酶(如明胶酶 MMP-2、MMP-9、血浆酶原激活剂等)的数量与活性增加。血浆酶原激活剂——尿激酶在压力性损伤中含量也很丰富。与急性伤口相比,压力性损伤和静脉性溃疡中含有较高的 MMP-1、MMP-8,更重要的是含有较高的胶原溶解活性。免疫学与底物特异性测定证明慢性伤口中主要表达的是 MMP-8,主要由 PMNs 分泌。对许多内源性蛋白酶抑制剂在慢性伤口中的含量也进行了测定,TIMP-1 在慢性伤口中的表达比正常愈合的伤口明显减少,MMP-1∶TIMP-1 在慢性伤口中是升高的。

上皮化过程并不局限在伤口愈合的最后阶段。实际上随着炎症反应,上皮细胞经历着形态改变和功能改变。12 小时内,伤口边缘的完整细胞形成伪足,促进细胞迁移。细胞复制,并在伤口表面移动,在凝血块下方跨越受损真皮。当这些细胞到达伤口内面,开始与其他扩增的上皮细胞接触,直至最终重建正常的表皮。伤口缝合初的 24~48 小时就可以发生最初的上皮化,但表皮结构及厚度会随着伤口成熟进程而持续改变。早期伤口的假性闭合,导致深部坏死组织、异物等无法及时排出,引流不畅,造成不必要的愈合延迟。

肥大细胞释放血管活性物质,增加小血管通透性,促进炎症介质通过,导致局部水肿。慢性伤口周围组织硬化、水肿可能影响组织灌注。水肿增加局部组织毛细血管间距,从而增加营养、氧气弥散的距离,加重局部组织营养不良和缺氧。压力治疗能有效消除下肢水肿,从而成为静脉性溃疡的首选治疗。负压创面治疗(negative pressure wound therapy,NPWT)可以有效降低局部水肿,促进伤口愈合。

(三)增殖期

增殖期一般认为发生在损伤后的第 4~21 天。临时的伤口基质逐渐被肉芽组织所替代,肉芽组织主要由成纤维细胞、巨噬细胞和内皮细胞组成,它们在肉芽组织形成过程中发挥着关键性和独立性作用,这些细胞形成细胞外基质和新的血管。

随着时间的推移,临时的伤口基质首先被Ⅲ型胶原替代,而Ⅲ型胶原将在重塑期逐渐被Ⅰ型胶原所替代。新生胶原处于无序、无定形状态。最初胶原只有很低的抗张强度。数月后,胶原持续重塑,通过胶原纤维交联,产生有组织的方平组织模式。伤后 7~10 天,伤口进入易损期,很容易出现伤口裂开。2 周时伤口抗张强度只有原来的 5%,1 个月时为 35%。数月后伤口的抗张强度最终也无法恢复原水平。

MMPs 的过度激活导致 MMPs 与 TIMPs 的失衡,严重影响了胶原合成,使伤口难以愈合。研究发现在慢性伤口中,MMPs 浓度增高,TIMPs 的水平却发生下降。降低静脉性溃疡中的 MMPs 后,伤口愈合速度加快,可见 MMPs 与其抑制剂 TIMPs 的失衡也是慢性伤口的形成机制之一。

伤口愈合并不是由一种细胞或细胞因子独自完成的过程,而是多种细胞及细胞因子参与的复杂的生物学过程,是炎症细胞、角质形成细胞、成纤维细胞和内皮细胞等及其所合成的各种生长因子协同作用完成的。慢性伤口渗出液与急性术后伤口相比,蛋白酶水平增加,促炎症的细胞因子水平升高,生长因子水平降低。Cooper 等证实慢性伤口中 PDGF、bFGF、EGF 和 TGF-β 含量均比急性伤口低。付小兵等研究发现 bFGF 在慢性溃疡创面并未减少,反而增多,故认为愈合延迟可能与 bFGF 活性改变或 bFGF 与其受体间信号传导障碍有关。Howdiswshell 等利用抗体中和试验证明 VEGF 的缺失严重阻碍了难愈性溃疡创面处的血管新生。曹卫红等研究发现,在急性放射性小鼠皮肤溃疡内 PDGF-A 及 PDGFR-α 表达明显减弱,可能是伤口难愈的机制之一。Scimid 等用原位杂交的方法证明慢性伤口中缺乏 TGF-β_1,但 TGF-β_2、TGF-β_3 并不少于正常皮肤和急性伤口组织。Brown 等将小鼠 TGF-β_1 基因敲除后,小鼠的血管新生、胶原沉积和表皮再生能力减弱,最终导致伤口迁延不愈。付小兵等研究发现 EGF 可诱导表皮干细胞快速定向分化,促进损伤皮肤的再生,加速伤口上皮化。相关细胞因子的研究仍在不断探索中,伤口内细胞因子的表达异常、功能减退可能与伤口愈合延迟存在一定关联。局部应用细胞因子在临床中也取得一定疗效,某种程度上证实了因子与慢性伤口间的关联。

慢性伤口中上皮化程度显著降低,可能与伤口边缘的上皮细胞老化、分裂活性下降、无法复制 DNA 有关,造成伤口边缘上皮堆积,虽然分裂活跃,但无法向心性迁移。细胞外基质的缺乏,同样影响上皮化的进程,延缓伤口闭合。另外对于大面积伤口,上皮细胞迁移速度有限,需要借助手术的方法加速愈合。

三、慢性伤口延迟愈合的原因

(一)局部因素

1.坏死组织

伤口渗液和坏死组织不仅充当细菌良好的培养基,构成细菌逃避宿主免疫反应的屏障,增加感染机会,同时释放蛋白酶类和毒素降解生长因子,侵害相邻正常组织,形成阻止参与创面修复的细胞移动和再上皮化的物理屏障。伤口内遗留的坏死物质(主要包括纤维蛋白、变性的胶原和弹性蛋白),也可以通过形成纤维蛋白网对生长因子产生滞留作用,使伤口愈合延缓。细菌定植和感染都能增加伤口内细菌毒素和蛋白水解酶,延长炎症反应,增加坏死组织。

2.异物

木屑、玻璃、金属等异物残留在体内,造成组织的炎症排异反应。通过 X 线检查明确部位和深度,清除异物及周围坏死组织,伤口才能愈合。

3.感染

感染是影响慢性伤口愈合最常见的原因,由于多种细菌混合感染、耐药性产生、生物膜的形成使其成为治疗难题。对于大多数细菌来说,能够引起感染的细菌量是 10^5 CFU/mm^3,如大于该值,伤口的闭合率为 19%,小于此值闭合率则为 94%。有研究证明仅仅出现大量的多种菌未必能影响创伤愈合。这是因为细菌的浓度、毒力、生长特性固然重要,但宿主的抵抗力也不可忽视。Cooper 等提出慢性伤口定植的细菌在 4 种及以上时更难治愈。

对于长期慢性不愈合的伤口,应考虑特殊细菌的感染,如快速生长的分枝杆菌、结核菌、放线菌等。这些细菌的检出对于培养技术有较高的要求,但简单的分泌物或组织涂片、抗酸染色能够在早期对致病菌进行分类,指导进一步治疗。深部组织的感染,应警惕厌氧菌感染。

慢性伤口内如能探及骨质,应考虑骨髓炎的诊断。骨外露和溃疡面积超过 2 cm^2,骨髓炎的可能性增高。X 线诊断骨髓炎敏感性的主要限制是皮层外观变化延迟,影像学检查异常落后于临床疾病高达 1 个月。磁共振成像(MRI)检查和核素显像的敏感度和特异性更高。骨髓炎诊断的标准是获取可靠的骨样本(采用尽量避免污染的措施),培养发现菌株,同时病理检查发现炎症细胞和坏死。

4.局部组织缺氧

氧在创伤修复中起着重要的作用。生理范围内的氧张力有利于组织内成纤维细胞的增殖，组织缺氧严重影响愈合。下肢经皮氧分压＜4.0 kPa(30 mmHg)时，伤口将无法愈合。动物试验中，将兔耳组织局部氧分压从 5.3～6.0 kPa(40～45 mmHg)降到 3.7～4.0 kPa(28～30 mmHg)，可导致伤口愈合率下降,7 天愈合率只有 80%。但缺血和组织缺氧并不一定完全同步。很多慢性伤口并未出现可测量的缺血，但组织内已出现缺氧情况，如贫血、水肿等。

5.组织灌注不良

组织灌注不良在慢性伤口形成中的作用已得到广泛认同，包括其引发的缺血缺氧、代谢产物堆积及缺氧诱发的中性粒细胞功能低下，这些都能造成伤口愈合延迟。

（1）外周动脉疾病（peripheral artery disease，PAD）：严重的 PAD，导致动脉多节段阻塞，动脉血流减少，组织氧气和营养供给减少，代谢产物无法移除。严重肢体缺血，最终发展为无法满足静息状态下的代谢需要，伴有极度疼痛、伤口无法愈合和组织丧失。

（2）镰状细胞疾病：是另一种形式的局部组织缺血。镰状细胞变形性差，不易通过毛细血管而使毛细血管内血流减慢，引起组织缺氧。血流缓慢又引起微血栓，导致不同部位的剧烈疼痛。镰状细胞性伤口类似缺血性、静脉性溃疡，外周血涂片有助于诊断。但镰状细胞性伤口愈合缓慢，极易复发。

（3）其他引起血管炎、微血管的血栓或栓塞的疾病：包括胆固醇栓塞、血管炎、坏疽性脓皮病、结节性多动脉炎、硬皮病、冷球蛋白血症、韦格纳肉芽肿、血栓闭塞性脉管炎、华法林相关坏死、肝素诱导性血小板减少症、蛋白 C 缺乏、蛋白 S 缺乏、抗磷脂抗体综合征等。

6.缺血-再灌注损伤、氧化应激反应

缺血-再灌注损伤是一系列复杂的分子、细胞学事件，在慢性伤口中有独特的作用。在组织缺血基础上反复发生的缺血-再灌注损伤也是影响慢性伤口形成的重要因素之一。缺血-再损伤的生物化学和细胞学特性是激活白细胞和补体、氧化应激和微血管功能异常引起广泛的细胞损伤。缺血在细胞水平造成线粒体氧化磷酸化能力受损，ATP 生成下降。ATP 的减少导致跨膜电位和离子流出下降，细胞膨胀。细胞质内钙离子浓度增加，激活信号传导通路，刺激产生细胞膜降解酶。另外缺血减少内皮黏附分子和细胞因子的表达。再灌注发生后，白细胞被激活，与内皮细胞相互作用，加剧炎症反应，引起细胞和组织受损。再氧化后，活性氧簇过量，进一步损伤血管和细胞，产生氧化应激反应，超过机体内源性防御机制，对周围组织造成损伤。再灌注损伤对微血管功能的影响体现在 N_2O 表达下降，血管无法舒张，伴随白细胞捕获，导致组织无灌流。出现"尽管存在再灌注，缺血组织内血流依然无法恢复"现象。这一过程反复发生，白细胞和补体的激活、氧化性损伤和微血管功能的紊乱导致组织反复受损，最终造成组织坏死。

下肢静脉性溃疡患者，小腿位置不断在静息和行走状态之间变化。下垂时局部组织缺血，抬高时再灌注，往复损伤，最终造成组织不可逆坏死。压力性损伤患者存在类似的缺血-再灌注损伤，重症患者或偏瘫患者定期翻身，皮肤组织受压时缺血，变换体位后血供恢复，反复的缺血-再灌注损伤比单独长时间缺血的损伤可能更大，这一假说已在动物试验中获得证实。

氧化应激是机体促氧化剂和抗氧化剂的稳态失衡，自由基产生增多，和/或机体或组织抗氧化能力下降的一种状态。过度的氧化应激可导致组织损害。慢性伤口有过多或持续的活性氧的产生，长期暴露于活性氧中，受活性氧毒性作用时间过长，对于伤口的愈合是不利的，这可能是慢

性伤口难愈的原因之一。

7.pH

大多数人体相关的致病菌在 pH＞6.0 时生长良好,低 pH 下生长受到抑制。保持皮肤正常的酸性环境可以有效地减少身体表面的生物负荷。急性炎症期时脓液为酸性,可以有效抑制细菌生长,清除无生机组织。但在慢性伤口中,伤口床 pH 持续呈弱碱性,而弹性蛋白酶、纤溶酶和 MMP-2 最佳 pH 是 8.0,导致分解代谢占主导地位,不利于伤口愈合。当伤口的 pH 降至 6.0,这些酶的活性下降 40％～90％。如何打破慢性伤口中的这种相对"稳定"状态,对于促进伤口愈合非常重要。

8.压力

长时间无法移动,特别是脊髓疾病、重症患者,慢性伤口的风险增加。这些压迫性溃疡,类似神经病变伤口,常发生于骨突部位,骶尾部、膝部踝部和足跟。在无压力存在的情况下,可能促进这种类型伤口的愈合,例如全接触石膏(total contact casting,TCC)治疗糖尿病足溃疡。

9.瘘管

感染、自身免疫性疾病、创伤、医源性损伤等原因导致的空腔脏器与皮肤之间形成的瘘管,包括肠瘘、肛瘘、尿瘘、胆瘘、胰瘘等。空腔脏器内液体持续分泌,造成瘘管周围组织及瘘口周围正常皮肤损伤甚至坏死,形成慢性伤口。治疗原则包括抑制分泌、充分引流、局部保护等,很多需要急性期后的手术修复,部分成为永久性瘘,处理方法参见皮肤造口。

(二)全身因素

1.高龄

老龄患者的皮肤、神经及血管的养分供应减少,皮肤变薄,胶原分泌减少,降解增加。这些生理改变必然导致老龄患者容易出现皮肤破损,溃疡愈合缓慢。细胞衰老不仅包括机体正常老化的细胞,还包括持续暴露于慢性伤口渗液中的衰老细胞。在几种慢性伤口(包括压力性损伤、静脉曲张性溃疡等)中,成纤维细胞均表现出衰老的特征,在低氧环境中活性较差。衰老的细胞不但对正常的愈合刺激反应低下,并且占据了有限的创面空间。在正常的伤口愈合过程中,这些限的空间是由对愈合刺激反应良好的正常细胞占据。

2.营养不良

创伤后机体对于营养和能量的需求增加,若同时伴有血管疾病、低血容量或组织水肿引起组织灌注不良,则出现蛋白质、能量和各种微量营养元素的绝对或相对缺乏,导致伤口延迟愈合或经久不愈。营养不良,蛋白质合成速率减慢和分解加快、蛋白缺乏等导致免疫功能低下,感染机会的增加。营养不良不仅使患者体质下降,而且可能导致急性伤口变为慢性。没有充足的证据表明单纯补充营养补充剂能促进伤口愈合,但充足的营养对于预防感染、伤口愈合十分必要。

3.糖尿病

神经病变、血管病变和免疫功能低下导致糖尿病患者的伤口难以愈合。糖尿病患者的神经病变,造成皮肤干裂、感觉异常和足部畸形,易产生伤口。动脉粥样硬化引起下肢血管狭窄、阻塞,导致下肢缺血性病变。糖基化对于血细胞的影响十分显著,血红蛋白的变形能力下降,造成毛细血管阻塞,同时降低了白细胞的趋化性和吞噬功能,免疫反应能力下降,容易发生感染。糖尿病患者晚期糖基化终末产物(advanced glycation end products,AGEs)使炎症反应持续,成纤维细胞胶原沉积减少,生长因子活性降低等,导致伤口经久不愈。

4.慢性静脉功能不全

静脉性溃疡的发病机制与静脉瓣膜功能不全、静脉淤滞导致缺血有关。虽然静脉高压、水肿、纤维蛋白堆积、微血管改变导致缺血已经被证实,但这些并不能完全解释慢性静脉溃疡的病因。反复的缺血-再灌注循环,炎症反应中白细胞激活、活性氧簇损伤已缺血的组织,造成伤口不愈合。静脉性溃疡患者的中性粒细胞过多,但抗感染能力反而变差,可能与静脉高压时白细胞捕获、炎症介质释放、诱发局部炎症反应和全身炎症反应有关。

5.免疫功能低下

可能由于原发疾病或药物治疗所致,在长期免疫抑制的过程中,伤口愈合的炎症反应同样被抑制,例如移植患者、艾滋病患者和服用糖皮质激素的患者(如风湿性关节炎、狼疮和克罗恩病等),造成伤口愈合停滞于炎症期,形成慢性伤口。系统性使用免疫抑制剂,可抑制外周伤口愈合。但局部应用糖皮质激素,可以在一定程度上抑制炎症反应,促进伤口愈合。

6.肿瘤治疗

(1)化学药物治疗:化疗药物对伤口愈合有明显的影响,尤其影响 VEGF。愈合早期 VEGF 促使新生血管生成,但恶性肿瘤治疗过程中,新型靶向药物将 VEGF 作为靶点,予以抑制,造成伤口无法愈合。

常规化疗药物的作用,与免疫抑制剂对患者的作用类似,增加形成慢性伤口和伤口感染的风险。但在伤口治疗过程中一定要把握主次关系,伤口治疗作为肿瘤治疗的一部分,应服从于肿瘤的整体治疗,除了新型靶向治疗药物外,应根据化疗方案制定相应的伤口治疗方案,不能因为伤口治疗影响患者的肿瘤治疗。

(2)放疗:作为主要治疗或围术期辅助治疗,有超过 50% 的肿瘤患者接受不同程度的放疗。虽然放疗技术不断进步,放疗相关损伤依然影响伤口愈合。放射性损伤造成组织形态和功能的改变。对于正常组织,电离辐射的直接后果包括低剂量所致的细胞凋亡,高剂量所致的组织完全坏死。慢性期,照射区皮肤表现为菲薄、缺乏血管、剧烈疼痛、极易损伤或感染。放射性皮肤溃疡通常表现为愈合延迟,组织缺血性改变。放疗迟发性损伤表现为毛细血管扩张,小动脉、微动脉的偏心性肌内膜增生。增生性改变可能引起血管阻塞或腔内形成血栓。这些溃疡愈合缓慢,可能持续数年,必要时行手术修复。

7.吸烟

烟草的成分主要影响血管活性。烟草的主要成分包括尼古丁、一氧化碳、焦油、氰化氢、氮氧化物、亚硝胺、甲醛、苯等。过去一直认为尼古丁是"罪魁祸首",但其他成分的危害可能更大。吸烟对伤口愈合的影响是多方面的,包括血管收缩引起手术区组织相对缺血,炎症反应减少,损害杀菌能力,胶原代谢改变。这些被认为可能影响伤口愈合,引起伤口裂开和切口疝。主动吸烟者术后伤口并发症发生率明显高于非吸烟者,既往吸烟者高于从不吸烟者。术前戒烟者手术区域的感染发生率显著减少,但并不影响术后其他并发症的发生率。尼古丁介导的血管收缩,可减少40% 以上的血流,组织血流和血氧水平一过性下降,持续时间长达 45 分钟。大多数血供丰富的组织能够耐受短暂的缺血缺氧,但组织瓣和缺血组织(如中到重度周围血管病变)可能受到血流下降的损害。

8.疼痛

疼痛会导致一系列神经内分泌反应,并且疼痛患者的日常生活通常会受到限制。慢性伤口疼痛可能触发下丘脑-垂体-肾上腺素轴,提高加压素和氢化可的松的浓度,推测伤口疼痛所触发释放的这些物质可能抑制内皮细胞再生,延缓胶原合成。伤口疼痛还会引发患者的焦虑,焦虑和抑郁也会伴发患者的疼痛水平升高,甚至可以加重糖尿病患者的神经性疼痛,同时降低患者的依从性,因为畏惧伤口处理而不来就诊,使伤口迁延不愈。

9.自身免疫性疾病

自身免疫性疾病是指机体免疫系统对自身抗原发生免疫应答,产生自身抗体和/或自身致敏淋巴细胞,造成组织器官病理损伤和功能障碍的一组疾病。当机体免疫系统对自身组织细胞发生应答产生细胞的破坏或组织的损伤时,可能形成伤口。在这种免疫应答无法抑制的情况下,必然造成伤口无法愈合,转变为慢性伤口。自身免疫性疾病患者的伤口治疗以全身治疗为主,局部处理遵循 TIME 原则,强调伤口床的保护。在免疫应答受控的前提下,伤口本身有一定的自愈倾向,但常常与病情变化同步,出现反复。在适当的情况下,手术可能加速伤口愈合。

(邢婉玉)

第二节　烧伤创面愈合的病理生理过程

创面愈合是指由于致伤因子的作用造成组织缺失后,局部组织通过再生、修复、重建,进行修补的一系列病理生理过程。创面愈合本质上是机体对各种有害因素作用所致的组织细胞损伤的一种固有的防御性适应性反应。这种再生修复表现在丧失组织结构的恢复上,也能不同程度地恢复其功能。

促进烧伤创面愈合是烧伤治疗的基本任务,而建立正确的创面治疗方法则依赖于对烧伤创面愈合机制的理解。创面愈合是一个复杂的生物学过程,是由一系列生理及生化变化和细胞、细胞因子、细胞外基质等共同参与并相互调节的过程,多种生理、病理条件均可影响和改变这一正常的创面愈合过程。烧伤创面愈合不同于一般的单纯组织断裂的切割伤和组织缺损的创伤,它是一种伴有坏死组织存在的组织缺损性损伤,其愈合过程有着独特的规律性。

一、烧伤创面愈合的一般过程

一定程度的热力作用可使皮肤组织发生凝固性坏死,在创面上可形成明显的坏死组织。如深Ⅱ度创面的坏死表皮与坏死的真皮成分一起形成痂皮,Ⅲ度烧伤创面为全层皮肤坏死,形成焦痂,初期创面呈灰白色,因含有水分质地尚软,如行暴露疗法,组织中水分蒸发而逐渐变硬变薄,色黄带黑。

创面坏死组织缺乏正常皮肤的各种功能,它不具有抵御细菌入侵的屏障功能,还是细菌生长的良好介质,增加创面感染的机会;由于创面坏死组织的高渗透性,使皮肤丧失了防止水分、电解质、血浆成分丢失的功能,蛋白质大量丢失,将破坏氮平衡,影响创面愈合,补体成分和免疫球蛋白的丢失将加重烧伤引起的免疫抑制;其可加速凝血因子和相关因子(如血小板、纤维蛋白原)的消耗,因此常可破坏机体凝血功能;其不具备正常皮肤的温度调节功能,可导致热量丢失。

皮肤组织烧伤后可以合成一种脂蛋白复合物的毒性物质,对组织细胞有损害作用。如研究发现,大量坏死组织可以激活巨噬细胞、淋巴细胞和中性粒细胞,释放氧自由基、溶酶体酶、细胞因子、前列腺素、白三烯等介质。体外试验也证实,烧伤皮肤不仅含有 TNF-α 等炎性介质,而且其浸出液对培养中的血管内皮细胞等有明显的损害作用。这些坏死组织释放出大量的炎性介质不仅能进一步激活局部炎症细胞产生过度炎症反应,对局部组织产生损害作用,而且还可直接或间接地损伤创缘和创面残存的组织修复细胞(如成纤维细胞、内皮细胞和角质形成细胞),并阻止这些修复细胞向创面迁移而影响修复。坏死组织中含有的热源性产物和毒素一旦扩散入血,尚可影响其他脏器的功能。

不同深度的烧伤创面,修复过程是不一样的。浅Ⅱ度烧伤创面为表皮角质形成细胞迁移、增殖和分化,修复表皮层;深Ⅱ度烧伤创面则为上皮细胞(含残存皮肤附件)、成纤维细胞、血管内皮细胞迁移、增殖和分化,胶原等细胞外基质沉积,结缔组织重塑,瘢痕形成;Ⅲ度烧伤创面的变化与深Ⅱ度类似,但如创面直径>2 cm,表皮层由创缘表皮角质形成细胞移行、增殖则难以修复,需皮片移植,以避免或减少瘢痕愈合。烧伤创面处理的总原则是尽快封闭创面,尽可能地达到功能和外观均满意的修复效果。根据烧伤创面修复的机制,不同深度烧伤创面的处理原则:Ⅰ度烧伤保持创面清洁,减轻疼痛;浅Ⅱ度烧伤防止感染,减轻疼痛,促进愈合;深Ⅱ度烧伤防止感染,保护残留的上皮组织,清除坏死组织,促进愈合,减少瘢痕形成;Ⅲ度烧伤防止感染,尽早去除坏死组织,如面积较大应尽早植皮,早日封闭创面。

研究表明,烧伤创面愈合的一般过程,包括炎症反应、组织增生、基质形成和创面重塑等阶段,现分述如下。

(一)炎症反应

炎症反应是创面修复的初始阶段。热力损伤内皮细胞后,暴露基底膜的胶原纤维成分激活凝血因子Ⅶ,启动内源性凝血途径;损伤组织可直接释放大量的凝血激活酶(凝血因子Ⅲ、组织因子),启动外源性凝血途径,继而激活血液的纤溶、激肽系统。创面的变性蛋白可直接激活血液的补体系统。这四大系统的部分活化产物为炎症介质。损伤组织的细胞还可生成或释放血管活性肽、脂质炎性介质和趋化性细胞因子等物质,在这些介质作用下,伤后很快就出现毛细血管痉挛收缩,继而毛细血管扩张,通透性增加,体液和细胞渗出。受伤部位的血小板被内皮下的胶原所激活,立即发生凝集,也释放大量的炎性介质,趋化炎症细胞进入受伤部位。

中性粒细胞为首批进入受伤部位的炎症细胞,活化补体片段如C3a,C5a可吸引白细胞,清除细胞碎片、细菌;稍后单核细胞浸润至受伤部位,并分化为巨噬细胞,大部分巨噬细胞由血液循环单核细胞转化而来,有些是在局部增殖的组织巨噬细胞,巨噬细胞清除细胞碎片和细菌,分泌大量生长因子,吸引和活化局部内皮细胞、成纤维细胞、上皮细胞,启动创面修复,在创面由炎症反应向组织增生的转换中起关键作用。淋巴细胞进入创面更晚,其在创面修复中的作用主要是通过其释放的淋巴因子而发生的,许多淋巴因子在体外具有调节成纤维细胞迁移、增殖和合成胶原的作用,因而淋巴细胞可能也参与了创面胶原的重塑过程。

最近有研究表明:炎症反应期的本质与核心是生长因子调控的结果,组织受伤后出血与凝血等过程可释放出包括转化生长因子(transforming growth factor,TGF)-β、血小板衍生细胞因子(platelet-derived growth factor,PDGF)、成纤维细胞生长因子(fibroblast growth factors,FGF)等在内的多种生长因子,生长因子招募中性粒细胞、单核细胞和成纤维细胞进入创口,向创面集聚,趋化、刺激成纤维细胞、血管内皮细胞分裂、增殖,为后期的修复奠定基础。

(二)组织增生

创面修复主要有组织增生和塑形两个阶段。组织细胞增殖起始于炎症反应阶段,表皮角质形成细胞、成纤维细胞和血管内皮细胞是烧伤创面愈合过程中的主要修复细胞,分别完成创面的上皮化、细胞外基质形成和新血管形成。

伤后数分钟内，创缘角质形成细胞的形态即可发生变化，创缘表皮增厚，基底细胞增大，可与真皮脱离并移行至创面缺损处，创面周围附件上皮细胞也可脱离基底向创面迁移。细胞外基质黏附糖蛋白如纤维粘连蛋白、玻连蛋白等提供上皮移行轨道。上皮细胞移行到坏死组织下方，便将坏死组织与正常组织逐渐分离。一旦缺损创面被上皮细胞覆盖，上皮细胞即停止迁移，上皮细胞分泌形成基底膜、半桥粒，将表皮角质形成细胞固定在新的基底膜上，连接于真皮层，并继续增殖形成复层。

伤后成纤维细胞被活化、增殖，改变其分化表型，以新沉淀基质的纤维蛋白和纤维粘连蛋白为支架移行至创面，分泌胶原、纤维粘连蛋白及 TGF-β 等。巨噬细胞的产物可刺激创面周围的成纤维细胞分化，如 TGF-β、PDGF、FGF、肿瘤坏死因子（tumor necrosis factor，TNF）、白介素（interleukin，IL）-1 等可刺激成纤维细胞增殖，C5a、胶原肽、纤维粘连蛋白肽、表皮生长因子（epidermal growth factor，EGF）、FGF、PDGF、TGF-β 可促进成纤维细胞迁移等。

伤后第 3 天，随着炎症反应的消退和组织修复细胞的逐渐增生，创面出现以肉芽组织增生和表皮细胞增生移行为主的病理生理过程。此时组织形态学的特征为毛细血管胚芽形成和成纤维细胞增生，并产生大量的细胞外基质。

增生的成纤维细胞可以来自受创部位，也可以通过炎症反应的趋化，来自创面邻近组织。毛细血管是肉芽组织的重要组成成分，毛细血管形成的时间、数量及质量直接影响到创伤愈合的程度。目前认为毛细血管来源有两种可能：一是结缔组织中小血管和毛细血管以发芽方式向外生长而来。首先，多种生长因子作用于创面底部或邻近处于"休眠"状态的血管内皮细胞（特别是静脉的血管内皮细胞），使其"活化"并生成毛细血管胚芽，在形成毛细血管胚芽后呈襻状长入创区，最后相互连接形成毛细血管网；二是血管周细胞增生，演变为内皮细胞或由静止成纤维细胞演变为内皮细胞而使毛细血管再生。

血管内皮细胞增生始见于伤后 24 小时，最开始呈团状、条索状，逐渐变成由单层内皮细胞组成的毛细血管，新生毛细血管相互平行并与表面垂直生长，这种生长方式可以为结缔组织和表皮细胞提供充分的血供。

随着肉芽组织的增多，基质成分沉积，毛细血管逐渐减少至消失。细胞外基质主要由透明质酸、硫酸软骨素、胶原及酸性黏多糖等组成，其主要成分来自成纤维细胞。

肉芽组织形成的意义在于填充创面缺损，保护创面防止细菌感染，减少出血，机化血块坏死组织和其他异物，为新生上皮提供养料，为再上皮化创造进一步的条件。

（三）基质形成和创面重塑

创伤愈合与肿瘤生成的细胞分子生物学进程很相似，两者的基质形成也很相似，主要区别在于创伤愈合有自控性，而肿瘤却无。细胞外基质是围绕细胞，由蛋白、多糖交联形成的复杂结构，主要成分有胶原蛋白、蛋白聚糖及粘连糖蛋白。深度烧伤创面（尤其是深Ⅱ度）愈合通常有瘢痕形成，在此过程中，成纤维细胞则缓慢移行进入稠密而有阻力的创面细胞外基质中，所分泌的胶原纤维沉积呈紧缩而紊乱的排列。

1.细胞外基质

（1）胶原蛋白：胶原是主要的细胞外基质，约占机体蛋白质总量的 25%，系 3 条 α（或 β，γ）肽链拧成三股螺旋结构的基质蛋白。组成胶原蛋白的氨基酸中，甘氨酸约占 1/3，脯氨酸约占 1/4，尚有胶原特有的羟脯氨酸和羟赖氨酸，这与胶原分子交联有关。目前已发现胶原至少有 15 型，主要胶原蛋白有 6 型（Ⅰ～Ⅵ型），与皮肤烧伤修复有关的主要为Ⅰ型胶原、Ⅲ型胶原，正常皮肤约 80% 为Ⅰ型胶原，20% 为Ⅲ型胶原，创伤修复过程Ⅲ型胶原比例升高。

研究表明，赖氨酸羟化酶将赖氨酸缩合成赖氨酸-赖氨酸键，这是胶原蛋白分子交联的基础，稳定胶原蛋白结构。如果没有足量的脯氨酸羟化，则 α 肽链不能合成稳定的三股螺旋结构的胶原蛋白。

测定羟脯氨酸量及Ⅰ型和Ⅲ型胶原比值可以了解创面愈合的情况。浅度（浅Ⅱ度）创面羟脯氨酸量伤后不久即增加，伤后 2 周羟脯氨酸量趋于正常，而Ⅲ型胶原量降低。深度（深Ⅱ度、Ⅲ度去痂植皮）创面，伤后羟脯氨酸及Ⅲ型胶原量升高，创面覆盖后相当长一段时间其含量仍高。胶原蛋白在创面积聚，取决于创面局部酶所致的胶原合成和降解比率，伤后早期胶原蛋白降解少，创面覆盖趋于成熟后其降解量增加。

（2）蛋白聚糖：蛋白聚糖、糖蛋白均由蛋白质和糖组成，但二者的比例、结构、代谢、功能有很大差别。糖蛋白是在多肽链上连接了一些寡糖，蛋白质较多，糖占的比重变化大，更多表现为蛋白质性质。蛋白聚糖中含 1 条或数条多糖链，多糖链与多肽链以共价键相连接，多糖所占重量达 50%～95%，因而具有多糖性质。所以蛋白聚糖是由一种或多种糖胺聚糖，共价连接于核心蛋白组成。重要的糖胺聚糖有 6 种，即透明质酸、硫酸软骨素、硫酸皮肤素、硫酸乙酰肝素、肝素、硫酸角质素。

蛋白聚糖中糖胺聚糖是多阴离子化合物，可结合阳离子 Na^+、K^+ 等，吸收水分子，蛋白聚糖可吸引保留水而形成凝胶，容许小分子化合物扩散而阻止细菌通过。透明质酸可与细胞表面的透明质酸受体结合，影响细胞黏附、迁移、增殖和分化。蛋白聚糖可影响创面胶原纤维形成和排列，调控胶原蛋白降解速度。

（3）粘连糖蛋白：细胞外基质中粘连糖蛋白包含纤维粘连蛋白、腱生蛋白、层粘连蛋白、纤维蛋白原、血小板反应素、玻连蛋白等。这些粘连糖蛋白作用是通过细胞膜表面受体-整合素来完成的。

整合素为膜糖蛋白家族，由 α 和 β 两个亚单位组成，它联结细胞间骨架、细胞周围基质及邻近细胞。各种特定细胞对粘连糖蛋白的亲和力，即整合素与其配体的亲和力，决定细胞移动方向。

纤维粘连蛋白广泛存在于细胞外基质、基底膜及各种体液中，成纤维细胞、上皮细胞、巨噬细胞等均可合成分泌，尤以成纤维细胞分泌量多，血浆纤维粘连蛋白主要来自肝细胞。纤维粘连蛋白与许多涉及创面愈合的分子如胶原、肌动蛋白、纤维蛋白、透明质酸、肝素、纤维粘连蛋白自身及成纤维细胞表面受体等均有结合作用，对细胞移行、胶原沉积、再上皮化及创面收缩均有影响。如肉芽组织成纤维细胞及肌纤维母细胞表面均有一层纤维粘连蛋白基质，这可造成创面收缩。

腱生蛋白抑制纤维蛋白的细胞黏附作用，使细胞离开基质而移行。腱生蛋白的出现常伴随上皮细胞、间质细胞移行的开始。

层粘连蛋白是基底膜的主要成分，由上皮角质形成细胞分泌，促进上皮细胞间黏附，抑制上皮细胞的移行，增强上皮细胞与基底膜结合的稳定性，使上皮化过程终止，上皮细胞恢复功能。

2.创面收缩

创面收缩涉及细胞、细胞外基质和细胞因子之间复杂而和谐的相互作用。创面愈合的第 2 周，部分成纤维细胞转变成以细胞内含有大量肌动蛋白微丝纤维束为表型特征的肌纤维母细胞，同时出现了创面结缔组织紧缩和创面收缩。创面收缩很可能需要 $TGF-\beta_1$ 或 β_2 和 PDGF

的刺激,成纤维细胞经整合素受体附着在胶原基质表面,以及胶原束之间的交联。

3.创面重塑

深度烧伤创面上皮化或植皮覆盖,只是完成了创面的封闭,而创面愈合过程并未结束,还需经历创面组织重塑阶段,其表现为封闭创面色泽、感觉、功能的变化,新生上皮趋向成熟,新生毛细血管网减少而形成以真皮小动脉和小静脉为主的血供模式,胶原酶等降解过多胶原纤维,而胶原排列由紊乱转向有序,瘢痕经历增生而消退萎缩,这一创面重塑过程经历数月至数年。

二、烧伤创面进行性加深现象

(一)概述

基础研究与临床观察表明,并不是所有的烧伤创面愈合过程都是按我们预想的方向进展,在临床工作中我们经常发现早期的浅Ⅱ度烧伤进展为深Ⅱ度烧伤,早期的深Ⅱ度烧伤进展为Ⅲ度烧伤,所以烧伤创面愈合过程会呈现曲折的过程。

烧伤创面组织进行性加深现象,早在半个多世纪前人们就已注意到了,这一现象往往发生在伤后的数天内,创面进行性损害一旦发生,即可使原浅度的烧伤创面转变为深度创面,这使烧伤创面深度的诊断和创面处理方案的制订成为一个相当棘手的问题。

1949年Sevitt在试验动物中就已发现烧伤创面发生局部微循环的变化,但当时人们尚未能将这种创面局部的血液循环变化与创面进行性加深的临床现象进行动态的、机制上的联系。1953年Jackson首次报道皮肤烧伤后创面自中心向外存在三个区带:中央部分为高热引起的凝固区,是热力直接作用所致的局部组织细胞坏死的部位,是不可逆的凝固坏死区,最外层为充血带,是局部损伤后的反应性区域,通常不发展成坏死组织,中间为淤滞带,该区在组织学上呈现血管扩张、局部血流滞缓,如果血流滞缓至一定程度可发展成坏死组织,但如给予该区域合理的保护,则可使血流淤滞现象得到改善并随病程演变逐渐恢复为正常健康组织。由于淤滞的组织可向存活或继续损害乃至坏死两个方向发展,有人称之为"间生态"组织。进一步的组织学动态观察发现:淤滞带在伤后即刻仍可见有局部血流灌注,但在伤后24小时内血流可停止,并表现出局部出血、瘀斑、血管内血栓形成、血管通透性增加和局部组织水肿等,淤滞带常在伤后48小时内出现血流渐进性淤滞加重,甚至导致血供中断而转化为凝固坏死带。1963年Hinshaw发现,未予任何治疗的烧伤创面在伤后24～48小时可见因局部发生进行性缺血引起细胞损伤并致细胞死亡,最后导致创面加深,使原先创面下的坏死组织范围扩大,这一前瞻性研究较为明确地建立了创面局部血流渐进性淤滞加重导致血供中断与创面进行性加深的关系。众多的临床观察发现,创面深度在伤后2～3天发生改变,临床表现为创面的加深和扩大,提示了创面进行性加深现象的存在。

Masson染色和抗波形蛋白免疫组织化学染色法是组织学观察深Ⅱ度创面进行性加深的有效、直观的研究方法。应用Masson染色技术可将正常的胶原染成蓝色或亮绿色,而将变性坏死胶原染成棕红色;应用抗波形蛋白免疫组织化学染色方法可特异性地标记基质细胞、内皮细胞、白细胞、朗格汉斯细胞等细胞膜的抗波形蛋白原,其染色一旦脱失则反映了细胞受损变性。因此,通过动态比较棕红色染色区域的范围及波形蛋白抗原阳性表达的数量,能够很好地在组织学水平上评价创面组织进行性损害的发生和发展。

有研究发现,烫伤大鼠深Ⅱ度创面组织在伤后的48小时内,随着时间的推移,变性胶原部分逐渐增加,正常胶原部分逐渐减少,同时,坏死或变性的组织细胞成分逐渐增加。此外,在深Ⅱ度烧伤患者的创面组织学观察中,同样发现了伤后 24 小时内以亮绿色的正常胶原为主,而伤后5 天则红染的变性胶原成分明显增加,伤后 24 小时内组织细胞波形蛋白抗原阳性表达,而伤后5 天波形蛋白抗原染色脱失,提示组织细胞变性坏死数量增加。这些结果进一步为烧伤创面组织进行性损害现象提供了直接的组织学证据。

(二)机制研究

烧伤创面早期损害进行性加深现象的发生和发展是一个序贯过程,多因素参与了这一病理过程,而且与组织进行性损害有关的各种因素之间还存在复杂的调控关系。迄今,人们对其确切机制尚未完全了解,现有的研究资料提示,烧伤后局部的组织水肿、烧伤后抗凝-纤溶系统功能改变所致的血液高凝状态或血栓前状态、因创面坏死组织存在或感染所致的局部过强炎性反应是组织进行性损害加深发生的重要机制。

1.水肿的形成

烧伤后创面局部水肿被认为是创面进行性加深的原因之一,创面局部水肿形成,不仅导致血液浓缩,加重血流淤滞,而且还可导致组织压增大,压迫局部微循环,造成淤滞带组织血流进一步淤滞,加重组织缺血缺氧;而减轻组织水肿的程度,则有利于组织的灌流,提示了组织水肿在创面进行性损害发生发展病理机制中的作用。

(1)血管通透性增加:是烧伤后组织水肿形成的主要原因,引起血管渗透性增加的原因之一是热量造成毛细血管和小静脉内皮细胞受损,细胞肿胀、细胞间连接破坏、缝隙形成,易致水分通过扩大的血管内皮间隙丢失;烧伤创面释放的化学介质(如组胺、缓激肽以及氧自由基等),也是引起血管(主要是毛细血管后静脉)通透性增加的原因。

(2)组织间隙渗透压升高:血液中小分子物质和大分子蛋白,从血管中渗出到组织中,可增加组织间隙的渗透压。众所周知,毛细血管缝隙直径大于大分子蛋白的直径,因此蛋白也可以从血管缝隙中渗出,但蛋白质实际渗出量却比小分子物质要少得多,分析烧伤水肿渗出液后可以得知:同样是蛋白质,小分子清蛋白比大分子球蛋白、纤维蛋白原的渗出量大,其比例失调。这提示尽管血管缝隙直径较大,但血液中物质向外渗出时,血管对大分子物质具有选择性通透的特点,导致其中大部分仍被保留在管腔中。有依据推测,烧伤后毛细血管基底膜可能作为后备的渗透性屏障,将那些从内膜损伤的血管中渗出的血液成分保留下来,导致了组织水肿。

烧伤早期在热力作用下透明质酸和胶原纤维的迅速降解,以及被破坏细胞高渗性物质的释放是组织间隙渗透压升高的主要原因。此外,氧自由基的释放同样可以破坏间质组织中的透明质酸和胶原,使组织渗透压明显升高,成为水肿形成的重要原因之一。

Arturson 公式指出:液体渗出压为 26.7~40.0 kPa(200~300 mmHg)时,可以导致大量水肿形成。研究认为,毛细血管静水压是导致水肿发生的一个可能因素。如 Pitt 发现烧伤早期毛细血管静水压几乎增加了两倍,首先提出的机制是化学介质的参与,例如伤后由肥大细胞释放出的组胺,具有扩血管作用,而组胺受体拮抗剂(如 H 受体阻滞剂)可以阻断烧伤水肿的发生,有关组胺的最新研究表明,它是通过释放介质一氧化氮而发挥扩血管功能的;然而,另一种观点认为组胺可能是通过刺激氧自由基的释放而参与烧伤水肿的发生。

烧伤后体液中的各种前列腺素也可能参与了水肿的发生。人们研究了前列腺素产物抑制剂(例如吲哚美辛、烟碱酸、布洛芬)对水肿的影响时发现,此物质可以减轻水肿,但淋巴液中的蛋白含量无明显改变,说明使用这类药物后毛细血管缝隙直径未发生改变。提示烧伤后水肿发生过程中前列腺素类物质主要是通过扩张血管增加毛细血管内压力,而不是增加了毛细血管通透性。

毛细血管后静脉中红细胞淤滞和黏附可影响静脉回流,可导致毛细血管滤过压增加,而红细胞淤滞则可能与体液丢失或热力所致的红细胞变形能力降低有关。此外,血小板和中性粒细胞黏附至毛细血管和静脉内皮表面,亦与红细胞淤滞有关。5-羟色胺等介质可引起静脉收缩,是导致毛细血管滤过压增加的另一原因。

还有一些观点认为,烧伤水肿形成可能与间质组织改变有关。如 Lund 等发现,严重烧伤患者伤后早期间质组织静水压明显下降,这可能是由于胶原纤维损伤导致纤维相互分离、间质空间体积增加、产生真空所致。该区域的负压约为 16.0 kPa(120 mmHg),在如此大的负压下,并有其他因素的共同存在,这就不难解释伤后 2～3 小时能快速形成烧伤创面局部水肿的现象。

2.血栓前状态

烧伤后即刻可发生凝血、抗凝和纤维蛋白溶解功能的改变,呈现出血液的高凝状态,即血栓前状态。众多的研究认为,烧伤后早期发生的创面进行性损害与烧伤后即刻发生的血栓前状态有密切的关系。例如,有学者对重度和特重度烧伤的患者研究发现,烧伤患者早期处于血栓前状态,其凝血因子增加、抗凝功能减弱、纤维蛋白溶解功能不足、血液黏度和血细胞比容增高、TXB_2明显增加、$PGF-\alpha$显著降低等,这些都是促进血栓形成的有利因素。

3.创面局部炎性反应

创面局部在受到烧伤打击后即可引起炎症反应,炎症反应是创面愈合过程的启动阶段,为创面愈合所必需的,但过强的炎症反应则可引起局部损伤,导致创面进行性损害的发生。炎症反应对创面局部的损害机制如下。

皮肤烧伤可激活补体、缓激肽、凝血和纤溶系统,进而激活血液循环中的细胞成分,促使多种细胞因子和炎症介质的释放,从而构成一个复杂的相互作用的网络。研究表明,烧伤后4小时起,外周血炎症细胞及中性粒细胞的数量明显增加,而代表中性粒细胞被激活的表面 CD11/CD18 分子表达在伤后半小时即可出现一个高峰,在伤后 24 小时出现第二个高峰。近年来的研究发现,烧伤后皮肤组织炎性介质的释放是有区域性和针对性的,表现为IL-8在烧伤创面组织、创缘组织和正常皮肤组织的释放水平存在极大的差异,认为烧伤创面这一区域性的高水平 IL-8 释放是机体为了吸引炎性细胞,针对抵抗受伤局部微生物的入侵和启动创面愈合过程的一种自身调节机制。此外,众多的文献资料也表明了烧伤早期创面组织局部 IL-1、IL-6,IL-8,TNF-α、C3a 等炎症介质水平明显升高,通过细胞因子和炎症介质的作用,吸引中性粒细胞、巨噬细胞到达创面局部并与血管内皮细胞黏附、游出,在组织间释放氧自由基和蛋白水解酶等,可导致组织的损害。依赖黏附分子与内皮细胞发生黏附是中性粒细胞游出的关键环节,当血流减慢时,中性粒细胞在血管壁上滚动,其表面选择素分子 LECAM 与内皮细胞上相应的配体 ECAM 结合而发生黏附,但这种黏附是不稳定的,只有当中性粒细胞表面 CD11/CD18 分子与内皮细胞上的 ICAM-1 结合时,中性粒细胞才能牢固地附着在血管壁上,借助蛋白水解酶的水解作用,黏附分子及黏附分子相连接的胞内骨架结构的变动,中性粒细胞游出血管到达组织间隙,烧伤早期中性粒细胞表面CD11/CD18 分子的高度表达无疑为其向局部组织浸润创造了条件。

适度的炎性反应为创面愈合所必需,炎性反应的不足或过度均会导致创面愈合"失控",即创面愈合延迟或创面进行性加深等不良转归。如何界定"适度炎性反应",如何量化"炎性反应不足或过强",是一个有助于我们调控炎性反应、把握创面愈合转归的关键问题。就目前人们对炎症反应的机制及其对愈合进程调控规律的认识而言,还远不足以圆满地回答这一问题,但寻找和探索影响炎性反应的相关因素,将有助于我们揭开炎性反应对创面愈合调控机制的神秘面纱,明确炎症反应在创面进行性加深机制中的地位和作用。

三、烧伤创面愈合的现代概念

创面愈合是一个复杂而有序的生物学过程,主要包括炎症反应、细胞增殖、结缔组织形成、创面收缩和创面重塑几个阶段。创面愈合过程的各个阶段间不是独立的,而是相互交叉、相互重叠,并涉及多种炎症细胞、修复细胞、炎性介质、生长因子和细胞外基质等成分共同参与,在机体的调控下呈现高度的有序性、完整性和网络性。

(一)炎症反应

炎症反应是创面愈合的始动环节,机体受损后,血小板立即相互聚集,并释放促凝因子、趋化因子和生长因子,中性粒细胞、巨噬细胞和淋巴细胞等炎症细胞按照一定的时相规律被趋化至创面局部,并在创面愈合过程中各司其职。

1.中性粒细胞

中性粒细胞虽然在炎性介质的释放和坏死组织的清除中起重要作用,但有试验发现,造成中性粒细胞减少的动物其创面愈合仍能正常进行,这一迹象提示中性粒细胞本身并不直接参与修复细胞增生和创面愈合。而最近研究发现,中性粒细胞产生的炎性细胞因子可充当激活成纤维细胞和表皮角质形成细胞的最早信号。因此,中性粒细胞在创面愈合中的地位尚需进一步认识。

2.巨噬细胞

巨噬细胞在创面愈合中的重要作用已被普遍认识,有人称之为创面愈合的"调控细胞"。研究证实没有巨噬细胞参与,创面就不能愈合。巨噬细胞本身在执行清除坏死组织、细菌和异物等免疫细胞功能的同时,还能分泌多种生长因子,如 PDGF、EGF、TGF-β、IL-1、TNF-α、HB-EGF、MDGF、WAF 等,趋化修复细胞、刺激成纤维细胞的有丝分裂和新生血管的形成,以促进肉芽形成,在创面愈合中承担重要角色。

此外,巨噬细胞对胶原尚有双向的作用。巨噬细胞可刺激胶原纤维增生,又可促使胶原降解,这提示了其对创面愈合增殖阶段具有双向调控作用,以避免增生"失控";同时也提示了巨噬细胞促进创面愈合的生物学行为,不仅发生在创面愈合过程的炎症阶段、增殖阶段,而且还参与了创面的重塑阶段,贯穿于创面愈合过程的始末。

3.淋巴细胞

淋巴细胞是创面炎性反应阶段出现较晚的炎症细胞,目前尚没有见到淋巴细胞直接参与创面愈合的试验证据,但淋巴细胞产生的细胞因子为创面愈合所必需。经低剂量的钴[60]照射造成免疫抑制的动物模型,在烫伤后创面愈合延迟,胶原产生减少,说明淋巴细胞可通过产生对成纤维细胞活性有促进或抑制作用的细胞因子而影响创面愈合。

(二)细胞增殖与结缔组织形成

表皮细胞、成纤维细胞和血管内皮细胞等修复细胞的增殖是创面愈合的重要环节,该增殖阶段的特点是通过一系列修复细胞的生物学行为的表达,促进新生血管形成、产生细胞外基质、引起伤口边缘收缩、造成表皮细胞迁移覆盖创面。

1.血管化过程

血管化过程要求血管内皮细胞增生和迁移,血管内皮细胞在胶原酶和其他酶的作用下,从未受损的血管部位分离后,向损伤部位迁移并增生,逐渐形成管状结构和毛细血管芽,并相互连接形成血管网,细胞外基质成分沉积至网状结构中,形成新的血管基底膜。研究表明,炎性细胞分泌的具有趋化作用的生长因子和具有降解作用的胶原酶与内皮细胞迁移的启动有关,尤其是a-FGF、b-FGF、TGF-β、EGF 和 WAF 等生长因子在调节血管形成的全过程中起着非常重要的作用。

2.细胞外基质形成

细胞外基质形成始于细胞增生阶段,从巨噬细胞向受伤部位趋化性迁移时就开始了,因此其与炎症阶段是部分重叠的,在炎症阶段向增生阶段转变过程中,创伤部位中的炎症细胞数量逐渐减少,而成纤维细胞数量则逐渐增加。此阶段中,成纤维细胞不断地刺激 PDGF,TGF-β 及其他生长因子的表达,从而调节细胞外基质成分的合成和沉积,包括粘连蛋白、层粘连蛋白、糖胺聚糖和胶原基质的形成,不仅是单纯组织结构的填充,更具有调控修复细胞生物学活性的作用。

3.上皮化

上皮化对于创面覆盖及愈合十分重要,上皮化过程涉及角质形成细胞的迁移、增生和分化,从创缘或创面残存的毛囊及汗腺来源的角质形成细胞,在受到损伤刺激后的数小时内即开始迁移,迁移的角化细胞增生并覆盖创面,并最终与基底膜相连接。上皮和基底膜支持结构的重新建立,是创伤愈合过程中非渗透性屏障形成所必需的。

表皮细胞的迁移有两种方式,以完整的多细胞层一起的方式迁移或以一种复杂的"蛙跳"方式迁移(又被称为"外包"方式)。这两种方式都保护了表皮细胞特有的细胞间紧密连接结构,多细胞层的迁移将持续到创面被完全覆盖区域的基底膜结构产生后。粘连蛋白、胶原、层黏蛋白影响表皮细胞的迁移,生长因子也能够影响上皮化过程,提高上皮化率。由巨噬细胞分泌的角质细胞生长因子(KGF,也称为 FGF-7)能够促进新生结缔组织的形成,并直接促进上皮化过程,创缘和创面残存的上皮细胞是这种生长因子的重要来源。

(三)创面收缩和组织重塑

1.创面收缩

创面收缩表现为皮肤损伤后数天,伤口边缘的整层皮肤向中心移动,创面逐渐减小。伤口收缩的意义在于缩小创面。肉芽组织产生的收缩力来自含有收缩蛋白的肌纤维母细胞,而与胶原形成无关。在肉芽组织形成过程中,成纤维细胞经历了一系列表型变化,肌纤维母细胞的出现便是其表型变化之一。创面中富含沿收缩方向排列的肌纤维母细胞,其胞质内成束的 α-平滑肌肌动蛋白(α-SMA)微丝沿细胞膜内面排列。通过细胞外基质的整合素受体,肌纤维母细胞可与胶原及纤维粘连蛋白等基质成分结合。创面中细胞之间、基质之间、细胞与基质之间的连接提供了广泛的网络,使得肌纤维母细胞在基质上的牵引力得以在创面传递,从而引起伤口收缩。伤口收缩的程度随组织缺损的深度而变化。例如,在全层皮肤损伤时,如组织缺损深于皮肤附件,伤口收缩则是愈合过程的重要组成部分之一,可使创面缩小达 40%。抑制胶原形成对伤口收缩无影响。包扎创面及某些药物(如可的松类药物)可抑制伤口收缩,植皮可使伤口收缩停止。

2.组织重塑

覆盖了再上皮化的表皮的肉芽组织并不意味着创伤愈合过程的完结,它还将经历组织重塑(又称组织改构)阶段,主要表现为肉芽组织逐渐成熟,即肉芽组织向瘢痕组织转化。在此阶段,角质形成细胞、成纤维细胞和巨噬细胞等细胞可分泌多种基质降解酶,分解多余的 ECM 成分。如间质胶原酶或基质金属蛋白酶-1(metalloproteinases-1,MMP-1)可降解 Ⅰ、Ⅱ、Ⅲ、Ⅹ、Ⅷ 型胶原;明胶酶(MMP-2)能降解 Ⅴ、Ⅺ 型胶原和所有类型的变性胶原;基质溶解素(MMP-3)能降解蛋白聚糖、黏附性糖蛋白及 Ⅲ、Ⅳ、Ⅴ、Ⅶ、Ⅸ 型胶原。因此,胶原不断更新,组织中 Ⅰ 型胶原含量显著增加,胶原纤维交联增加,而透明质酸和水分减少,蛋白聚糖分布渐趋合理。由于凋亡增加,肉芽组织中细胞数目逐渐减少,丰富的毛细血管网也逐渐消退。组织重塑可延续至伤后数周甚至两年。机体通过组织重塑可改善组织的结构和强度,以达到尽可能恢复组织原有结构和功能的目的,最终常形成一个被重塑的愈合组织。

总之,烧伤创面愈合的现代概念认为,炎性介质、细胞外基质和生长因子等调控中性粒细胞、单核-吞噬细胞、淋巴细胞、表皮细胞、成纤维细胞、血管内皮细胞的趋化、活化、增殖和分化,特点是在损伤即刻即发生一系列复杂的生物学级联事件,最初产生的因子或介质将启动下一步骤的发生和/或调节与其同时发生的事件;创面愈合的各个阶段都受由参与组织修复过程的各种细胞所产生和分泌的生长因子的调节,一种细胞可产生多种生长因子,一种因子可作用于一种或多种细胞,而产生不同的细胞效应,创面愈合往往是多种因子或介质综合作用的结果;由此,这些因子或基质与炎症细胞和修复细胞一起构成了创面愈合过程的网络性、细胞增殖与抑制或基质合成与降解的统一性,并形成介质、基质、因子和细胞间的多相作用形式,如特异性趋化物质,尤其是生长因子 TGF-β 和 PDGF,能够刺激巨噬细胞的浸润;巨噬细胞是多种启动或介导炎症反应的生长因子的主要来源;血小板源生长因子和由单核细胞产生的其他趋化物质能够刺激邻近损伤部位的成纤维细胞向损伤部位迁移并增生,这个过程是由多种具有促进或抑制作用的生长因子相互协调来完成的;迁移和增生的成纤维细胞,可以传导炎症阶段向增生阶段转化的信号;成纤维细胞还不断产生重建阶段必需的生长因子,这些生长因子不仅促进胶原合成,而且促进胶原酶活性,控制着重建阶段复杂的合成和降解过程。

目前,随着对烧伤病理生理过程认识的不断提高,烧伤治疗手段的不断发展,很多时候在烧伤的病理生理发展过程中并没有出现全部的创面愈合病理分期:第一步炎症反应,第二步组织增生,第三步基质形成与组织重塑。例如,当患者来院时的深Ⅱ度烧伤或Ⅲ度烧伤可以急诊清创切(削)痂、植皮治疗,迅速将一个有坏死组织覆盖的创面变成一个新鲜的无菌创面,炎症反应过程很短暂甚至可以忽略不计,或者说人为的因素加快了这一过程,创面很快进入组织增生期至创面愈合。当然烧伤愈合的这几个过程是难以截然分开的,它们之间相互渗透、相互交织、相互影响,如在炎症反应时创面及创周细胞增殖、组织增生就开始了,而在创面组织重塑阶段是一个组织增生与降解的动态过程,而且在组织重塑阶段也可能存在炎症反应过程。

(邢婉玉)

第三节 烧伤的护理

一、烧伤的应急处理

(一)现场急救

热力、电、放射线和某些化学物质等造成的烧伤,其损伤的面积和深度除与烧伤因素自身强度有关外,更重要的是它们作用于人体表面的范围和持续时间。作用范围广则烧伤面积大,持续时间长则烧伤深。因此,当患者受伤后应进行必要的现场抢救。

现场急救的原则:迅速脱离致伤源,立即冷疗,就近急救和分类转运专科医院。

1.迅速脱离致伤源

烧伤严重程度与致伤物作用于机体的时间密切相关,时间越长,烧伤得越深,而且由于致伤物蔓延,烧伤范围也越大。任何致伤物(火焰、化学物等)从接触人体到造成损伤均有一个过程,只是时间的长短不一而已。因此,现场抢救要争取时间,迅速脱离致伤源,有效的现场救护可使伤情减轻。常用方法如下。

(1)火焰烧伤:衣服着火,应迅速脱去燃烧的衣服,或就地卧倒打滚压灭火焰,或以水浇,或用湿衣、被等物扑盖灭火。切忌站立喊叫或奔跑呼救,以防增加头面部及呼吸道损伤。

(2)热液烫伤:应立即冷疗后再将被热液浸湿的衣物脱去。

(3)化学烧伤:化学物质种类繁多,常见的有酸、碱、磷等。当化学物质接触皮肤后,其致伤程度与这些化学物质的浓度、作用时间有关。一般来说,浓度越高、时间越长,对机体损伤越重。故受伤后应首先将浸有化学物质的衣服迅速脱去,并立即用大量清水冲洗,尽可能去除创面上的化学物质。生石灰烧伤,应先用干布擦净生石灰粉粒,再用清水冲洗,以免生石灰遇水产热,加重烧伤。磷烧伤应迅速脱去污染磷的衣服,并用大量清水冲洗创面或将创面浸泡在水中以洗去磷粒。如无大量水冲洗或浸泡,则应用多层湿布包扎创面,使磷与空气隔绝,以防止磷继续燃烧。禁用任何含油质的敷料包扎,以免增加磷的溶解和吸收,产生严重的磷吸收中毒。

(4)电烧伤:应立即切断电源,不可在未切断电源时去接触患者,以免自身被电击伤。如患者呼吸、心脏骤停,应在现场立即行体外心脏按压和人工呼吸,待呼吸、心搏恢复后及时送附近医院进一步治疗。如由于电弧使衣服着火烧伤,首先应切断电源,然后,按火焰烧伤的灭火方法灭火。

2.冷疗

冷疗是在烧伤后用冷水对创面淋洗、浸泡或冷敷,以减轻疼痛、阻止热力的继续损害及减少渗出和水肿。因此,伤后冷疗越早实施越好,以 5~20 ℃为宜,可采用自来水或清水。冷疗持续的时间,应以冷源去除后不痛或稍痛为准,一般应在 0.5~1 小时,甚至可达数小时。如冷疗水温偏低患者自觉太冷时,可暂停数分钟后继续施行。冷疗镇痛效果较肯定,有些表浅烧伤疼痛甚剧,甚至注射哌替啶或吗啡也难完全镇痛的患者,经冷疗后,疼痛显著减轻,甚至消失。冷疗在减低局部血液循环时也降低氧耗量,如烧伤创面冷却至 20 ℃,血流减少 30%,氧耗量则降低 75%。

(二)镇静镇痛

烧伤患者伤后多有不同程度的疼痛和躁动,应适当地镇静镇痛。对轻度患者可口服镇痛片或肌内注射哌替啶、吗啡等。大面积烧伤患者由于伤后渗出、组织水肿,肌内注射药物吸收较差,多采用静脉给药,药物多选用哌替啶或与异丙嗪合用。应慎用或不用氯丙嗪,因该药用后使心率加快,影响休克期复苏的病情判断,且有扩血管作用,在血容量未补足时,易发生休克。对小儿、老年患者和有吸入性损伤、颅脑伤的患者应慎用或不用哌替啶和吗啡,以免抑制呼吸。可改用地西泮(安定)、苯巴比妥或异丙嗪等。

(三)液体治疗

液体疗法是防治烧伤休克的主要措施。烧伤后 2 天内,因创面大量渗出而致体液不足,可引起低血容量性休克。根据病情采取不同的补液方法。

1.轻度烧伤

可口服烧伤饮料,烧伤饮料的配方是 100 mL 水中含盐 0.3 g、碳酸氢钠 0.15 g、苯巴比妥0.005 g。也可口服淡盐水(每 200 mL 开水中加食盐约 1 g),但每次口服量不要超过 200 mL,避免引起恶心、呕吐等反应。

2.中度以上烧伤

遵医嘱及时补足血容量是休克期的首要护理措施。伤后迅速建立静脉通路,有时需多路输液,必要时静脉切开插管输液。

(1)补液量的估计:我国常用的烧伤补液方案是伤后第一个 24 小时补液量按患者每千克体重每 1%烧伤面积(Ⅱ度至Ⅲ度)补液 1.5 mL(小儿 1.8 mL,婴儿 2 mL 计算),即第一个 24 小时补液量＝体重(kg)×烧伤面积(%)×1.5 mL,另加每天生理需要量 2 000 mL(小儿按年龄或体重计算),即为补液总量。晶体和胶体溶液的比例一般为 2∶1(儿童 1.8∶1),即每 1%烧伤面积每千克体重补充电解质溶液和胶体溶液各 0.75 mL,特重度烧伤为 1∶1。伤后第二个 24 小时补液量为第一个 24 小时计算量的一半,日需要量不变。第三个 24 小时补液量根据病情变化决定。

(2)液体的种类与安排:晶体液首选平衡盐液,其次选用等渗盐水等。胶体液首选血浆,以补充渗出丢失的血浆蛋白,也可用血浆代用品和全血,Ⅲ度烧伤应多输新鲜血。生理日需量常用5%～10%葡萄糖液补充。因为烧伤后第 1 个 8 小时内渗液最快,应在首个 8 小时内输入上述总量的 1/2,其余分别在第 2、第 3 个 8 小时内均匀输入。日需量应在 24 小时内均匀输入。补液原则一般是先晶后胶、先盐后糖、先快后慢,胶体液、晶体液交替输入,尤其注意不能集中在一段时间内输入大量不含电解质的液体,以免加重低钠血症。

(3)观察指标。①尿量:如肾功能正常,尿量是判断血容量是否充足的简单而可靠的指标,所以大面积烧伤患者补液时应常规留置导尿进行观察。成人每小时尿量＞30 mL,有血红蛋白尿时要维持在 50 mL 以上,但儿童、老年人、心血管疾病患者,输液要适当限量。②其他指标:观察精神状态、脉搏、血压、外周循环、中心静脉压等。患者安静,成人脉搏在 100 次/分(小儿 140 次/分)以下,收缩压在 12.0 kPa(90 mmHg)以上,肢体温暖,中心静脉压 0.59～0.98 kPa(6～10 cmH_2O)。

二、创面的处理

(一)处理创面的主要目的及原则

1.目的

(1)清洁、保护创面,防治感染,促进创面愈合。

(2)减少瘢痕产生,最大限度恢复功能。

2.原则

(1)控制烧伤创面细菌滋生和创面感染。

(2)尽快祛除烧伤创面上的失活组织。

(3)维持一个促进创面愈合的局部环境。

(4)防止创面加深。

(5)对愈合的创面没有损伤。

(二)初期清创

在控制休克之后尽早清创,即清洗、消毒、清理创面。主要是将创面上烧坏的毛发、腐皮、沾在创面上的衣服碎片、脏物、泥土、污染的细菌等清除掉,使创面清洁、干净。

浅Ⅱ度创面的小水疱可不予处理,大水疱可用无菌注射器抽吸,疱皮破裂应剪除。深Ⅱ度创面的水疱及Ⅲ度创面的坏死表皮应去除。

清创后根据烧伤部位、面积及医疗条件等选择采用包扎疗法或暴露疗法。清创顺序一般按头部、四肢、胸部、腹部、背部和会阴部顺序进行。

(三)包扎疗法

1.适用范围及优缺点

适用于面积较小或四肢的Ⅰ度、浅Ⅱ度烧伤。包扎具有保护创面、减少污染和及时引流创面渗液的作用。包扎疗法有利于保护创面、便于护理和患者活动;缺点是不利于创面观察,也不适用于头颈、会阴处创面处理,且耗用材料多,患者换药时痛苦感加重。

2.操作方法

创面清创后用油性纱布覆盖创面,再用多层吸水性强的干纱布包裹,包扎厚度为3~5 cm,包扎范围应超过创面边缘5 cm。包扎松紧适宜,压力均匀,为避免发生粘连或畸形,指(趾)间分开包扎。采用敷料对烧伤创面包扎封闭固定的方法,目的是减轻创面疼痛,预防创面感染,同时施加一定的压力可部分减少创面渗出、减轻创面水肿。

3.观察重点

创面包扎后,每天检查敷料有无松脱、异味或疼痛,注意肢端外周血液循环情况。敷料浸湿后及时更换,以防感染。肢体包扎后应注意抬高患肢,保持关节各部位尤其手部的功能位和髋关节外展位。一般可在伤后5天更换敷料,深Ⅱ度、Ⅲ度创面应在伤后3~4天更换敷料。如创面渗出多、有恶臭,且伴有高热、创面跳痛,需及时换药检查创面情况。

4.包扎后的护理

(1)观察肢端感觉、运动和血供情况,若发现指、趾末端皮肤发凉、发绀、麻木感等情况,必须立即放松绷带。

(2)抬高患肢。

(3)注意保持肢体功能位置。

(4)保持敷料清洁干燥,如外层敷料被浸湿,需及时更换。

(5)注意创面是否有感染,若发现敷料浸湿、有臭味,伤处疼痛加剧,伴高热,血白细胞计数增高,均表明创面有感染,应报告医师,及时检查创面。如脓液呈鲜绿色、有霉腥味,表明是铜绿假单胞菌感染,可改为暴露疗法,伤口处更换下的污染敷料应烧毁,防止院内交叉感染。

(四)暴露疗法

1.适用范围及优缺点

暴露疗法适用于Ⅲ度烧伤、特殊部位(头面部、颈部或会阴部)及特殊感染(如铜绿假单胞菌、真菌)的创面、大面积烧伤创面。暴露疗法有便于观察创面、便于处理伤口、防止铜绿假单胞菌生长、减轻换药时带来的痛苦等优点,但对病房条件及护理质量要求较高。

2.操作方法

将患者暴露在清洁、温暖、干燥的空气中,使创面的渗液及坏死组织干燥成痂,以暂时保护创面。病房应具备以下条件:室内清洁,有必要的消毒和隔离条件,室温控制在30~32 ℃,相对湿度以40%左右为宜,便于抢救治疗。

3.暴露后的护理

护理时随时用灭菌敷料吸净创面渗液,保护创面,适当约束肢体,防止无意抓伤,用翻身床定时翻身,防止创面因受压而加深。注意创面不宜用甲紫或中药粉末,以免妨碍创面观察,也不宜轻易用抗生素类,以免引起细菌耐药。

翻身床是烧伤病房治疗大面积烧伤的设备,使用前向患者说明使用翻身床的意义、方法和安全性,消除患者的恐惧和疑虑。认真检查各部件,确保操作安全。一般在休克期度过后开始翻身俯卧,首次俯卧者,应注意防止窒息,一旦发现呼吸困难,立即翻身仰卧。俯卧时间逐渐由30分钟延长至4~6小时。翻身时两人共同配合,旋紧螺丝,上好安全带,严防患者滑出。骨突出处垫好棉垫,防止压力性损伤形成。昏迷、休克、心肺功能不全和应用冬眠药物者忌用翻身床。

(五)半暴露疗法

半暴露疗法是用单层药液或薄油纱布黏附于创面,任其暴露变干,用以保护肉芽面或去痂后的Ⅱ度创面、固定植皮片、控制创面感染等。也可用于保护供皮区。

(1)纱布应与创面等大,勿使肉芽组织裸露。但也不宜超过创缘,以免浸渍软化周围皮肤和焦痂,引发毛囊炎,加重周围痂下感染。

(2)纱布与创面必须贴紧,勿留空隙,以免存积脓汁。

(3)施行半暴露的创面应较洁净。因为半暴露的引流欠佳。若创面脓汁较多,先用淋洗、浸泡、湿敷等使创面脓汁减少后实施。

(4)不宜在痂皮、焦痂上实施半暴露。对裸露肉芽半暴露时间不能太久,应及早植皮。

(5)一般可每天或间日更换一次敷料。如为浅Ⅱ度创面,纱布干净并与创面紧贴,纱布下无积脓,可不必更换,待创面在纱布下自愈。

(6)浅Ⅱ度烧伤发生感染时,可将痂皮去除,清除脓汁,或经淋洗、浸泡、湿敷等使创面洁净后,改用抗菌药液纱布半暴露,控制感染。去痂的深Ⅱ度创面半暴露时,除深Ⅱ度较浅且感染不重可望痂下愈合外,常易发生纱布下积脓,应及时引流。如感染加重,创面变深,应立即改用浸泡、淋洗、湿敷等方法控制感染,对已加深的创面应及时植皮。Ⅲ度焦痂经"蚕食脱痂",原则上应及早植皮,还不具备植皮条件时可用半暴露疗法,作为植皮前覆盖肉芽的临时措施,但切忌时间过长。

(六)湿敷疗法

湿敷可使创面上的脓液、脓痂、坏死组织得以引流与清除,减少创面菌量,多用于肉芽创面植皮前准备,加速创面清洁。有时也可加速脱痂,用于促进焦痂(痂皮)分离。如果在"蚕食脱痂"焦痂分离较完全的肉芽面条件较好时,焦痂经剪除后,可采用"速湿敷"立即植皮。"速湿敷"是指在几十分钟内,更换湿敷数次。

(1)脓汁与坏死组织黏附较多的创面,一般敷料交换与清洁方法难以除净时,可使用湿敷。如果坏死组织黏合较牢固,无松动迹象时,则应暂缓实施,因为这样不仅短时间内难以清洁创面,大面积长时间湿敷可引发全身性感染。

(2)湿敷用作促使焦痂(痂皮)分离时,要掌握时机。焦痂(痂皮)尚未开始分离松动前,不要贸然采用,因为湿敷难以达到预期目的,若湿敷时间长,焦痂(痂皮)软化、变湿,又不能从创面分离,则促使细菌生长繁殖。如焦痂(痂皮)已趋松动,湿敷促使焦痂分离,但面积亦不可过大,必须控制在一定范围内。

(3)非侵袭性感染创面的脓汁、脓痂可用湿敷清除,对侵袭性感染创面,应着重加强局部及全身抗菌药物的应用,不宜采用湿敷。

(4)湿敷可引流、清除脓汁、坏死组织,但也有扰乱局部及全身的不利作用。更换湿敷时,可引起出血、疼痛。使用时间过久,则使肉芽苍老、水肿。面积较大的湿敷常引起高热、寒战等中毒症状。面积大、时间久的湿敷可促发全身性感染。

(5)为了减少更换敷料时的出血和疼痛,紧靠创面可敷贴一层网眼纱布,更换湿敷时,若网眼纱未被脓液浸满而影响引流,则不必每次更换;也可将湿敷区域内比较洁净的创面用油纱布保护,以减少换湿敷时对创面的刺激。

(6)有时为了控制感染,可在内层敷1～2层浓度较高的抗菌药液纱布,外加数层盐水纱布湿敷。

(7)湿敷纱布不宜太湿,以防创面浸渍,但亦不宜干燥。为防止水分迅速蒸发,保持湿润,除定时喷洒药液外,也可将外层敷料加厚,但不宜加油纸或防水布包扎,以免造成创面浸渍,影响湿敷效果。

(8)湿敷所用药液通常为等渗盐水,亦可用0.05%氯己定、5%磺胺米隆、0.1%新洁尔灭等消毒液。也可根据创面细菌培养的药物敏感试验,选用其他抗菌药物溶液。肉芽水肿时可用高渗盐水,一般用2%～3%氯化钠溶液,浓度过高可引起疼痛。坏死组织多而范围不大者也可用碘伏溶液。湿敷使创面潮湿,有利于铜绿假单胞菌的生长。如创面已出现铜绿假单胞菌,则应使用暴露或半暴露的方法,并同时使用局部抗菌药物。铜绿假单胞菌感染创面使用湿敷,尤其是无抗菌药物的大面积等渗盐水湿敷,可引起致命后果。

(9)湿敷交换次数视创面洁净状况而定,可每天1～2次至4～6次。坏死组织多黏附于敷料上,随敷料撕脱而除去,因此,在交换敷料时,不必每次拭洗创面,以减少创面疼痛刺激。

(七)浸浴或浸泡疗法

浸浴或浸泡疗法是将患者身体的全部或一部分浸于温热盐水或药液中一定的时间。

1.作用

(1)可以较彻底地清除创面脓汁及松动的脓痂和坏死组织。

(2)可减少创面细菌与毒素。

(3)使痂皮或焦痂软化,促进分离,便于剪痂,以及有利于引流痂下积脓。

(4)处理烧伤后期感染,促使严重烧伤后期残留小创面愈合。

(5)浸浴后敷料容易去除,可减轻患者换药时疼痛感。

2.浸浴与浸泡

患者可在水中活动,促进循环,改善功能。将这种方法用于全身的称"浸浴",用于局部的称"浸泡"。

(1)浸浴时机:对中、小面积烧伤,无严格时间限制,而大面积烧伤早期在局部肉芽屏障未形成前不宜浸浴,应保持痂皮或焦痂的干燥完整。浸浴反而使之软化,可促使创面感染扩散。一般以伤后2～3周开始浸浴为宜。患者月经期,有严重心肺并发症及一般情况很差、有可能发生虚脱者,不能进行浸浴。

(2)器材准备:浸泡只需容器(如桶、盆、缸等)及浸泡用等渗盐水或药液即可。全身浸浴则需浴盆(患者不便搬动可用塑料或橡皮布兜起)、1%温热盐水、水温计、体温计、换药用具、血压计、急救药品,以及衬垫患者头、臀等处的海绵软垫等,水温38～39℃,室温28～30℃,水量以浸没躯干为宜。要注意消毒浴盆等容器,避免交叉感染。有的浴盆安装有搅拌器,使水产生涡流,按摩创面。

(3)患者入水前,应测体温、脉搏、呼吸、血压,询问排便情况,并交代注意事项。浸浴中要观察病情变化。浸浴10分钟左右,待患者已适应且敷料浸透后才开始清理创面。浸浴中可口服流质或继续补液。若有心慌、出汗、脉搏增快、面色苍白等虚脱现象,立即终止浸浴。

(4)浸浴时患者有时有呼吸紧迫感,应予解释。初次浸浴不宜超过半小时,以后逐渐延长,但也以1～1.5小时为宜。浸浴次数及间隔时间根据创面及全身反应决定,可逐日或隔数天施行。

（5）出浴后，患者常感寒冷，应迅速拭干，并用消毒巾覆盖，待无寒冷感后再清理创面，且时间宜短。

（6）浸浴后可有体温升高、脉搏增快、畏寒、寒战等中毒症状加重现象，一般 24 小时后应恢复，若继续加重，应注意病情变化。浸浴虽可清除创面细菌、脓汁，但也能促使毒素吸收；既可引流局部，也可使局部感染扩散。

（7）浸浴能软化焦痂，使其分离，有利于早期消灭创面。但大面积烧伤浸浴后可使大片焦痂软化，并由于不能及时植皮覆盖创面，可导致全身感染。故大面积烧伤，一般不采用浸浴去痂。浸浴只作为手术去痂或蚕食脱痂的辅助方法，植皮前清洁创面，移植皮片后浸浴应于手术后48 小时施行，以免皮片脱落。

（8）局部浸泡可用于局部感染严重创面及后期残留小创面。清洗时尽可能清除脓痂、脓汁及坏死物质，浸泡水量要多，必要时多次更换浸泡液，最好用流水浸泡或淋洗。周围正常皮肤及愈合创面也应洗净。

（八）干热疗法

干热疗法是常用于预防和治疗的一种方法，是用温热的和干燥的风吹到创面上达到控制或减轻创面的目的。在用电扇送干热空气过程中，要注意尽量避免地面及周围环境的尘埃、细菌卷扬到创面上去。每天根据情况给患者补充水分，避免出现全身脱水继而引发高钾血症和高钠血症。机体在高温下代谢旺盛，能量消耗大，蛋白水解也多。因此，应为患者增加蛋白质的补充，一般每天每千克体重多补蛋白质 1～2 g。

对于呼吸道烧伤的患者，特别是有气管切开的患者使用干热疗法时，因干热的空气对呼吸道黏膜是极不利的，为避免干热空气直接进入呼吸道，可用单层湿纱布掩盖患者口、鼻、气管切开处，并经常替换，还可以定期进行雾化吸入。

（九）使用新型敷料的护理

随着湿性愈合理念的推广和应用，近年来，各种各样的新型敷料进入伤口和创面治疗领域，新型敷料品种繁多，性能各异。

1.注意事项

（1）认真评估患者的创面情况及全身的综合情况，制定目标，选择治疗方案，继而选择适合的敷料，以达到治疗的目的。

（2）在使用敷料的治疗过程中要评估治疗效果，及时根据创面情况调整治疗方案。

2.各度烧伤的敷料选择原则

（1）Ⅰ度烧伤处理：Ⅰ度烧伤只是损伤表皮细胞层而生发层没有损伤。仅仅有局部红斑、轻度炎症反应无水疱的状态。使用水胶体类敷料能形成凝胶，保护暴露的神经末梢，减轻疼痛，同时，更换敷料时不会造成再次性机械性损伤。水胶体类敷料能保持创面湿润，保留创面本身释放的生物活性物质，为创面愈合提供一个最佳的微环境，还可以使创面愈合的过程加速。

（2）Ⅱ度烧伤的处理分成Ⅱ度烧伤和深Ⅱ度烧伤。①浅Ⅱ度烧伤：伤及生发层及真皮浅层。受伤部位形成较大的水疱，去除表皮后创面湿润，基底颜色鲜红，渗出较多。藻酸盐敷料是一种很柔软的伤口敷料，由质地细密的藻酸盐纤维组成。它由天然海藻提取的纤维和钙离子的混合物，组织相容性好，能快速大量吸收渗出液，质地柔软，顺应性好，与伤口渗液、渗血接触后形成凝胶，保护创面，促进伤口愈合。②深Ⅱ度烧伤：伤及真皮深层。受伤表皮下积存小量体液，水疱较细小，去除表皮后创面湿润发白，疼痛感觉迟钝，局部皮温略低。亲水纤维吸收渗液后进一步融合成凝胶,并将细菌紧紧包裹在形成的凝胶中锁定渗出液维持潮湿的伤口环境,有助于自溶性清创,可更好地防止侧漏,减少渗出液对创周皮肤的浸渍。揭除敷料时,凝胶化的敷料不会损伤幼嫩的肉芽组织或伤口周围健康的皮肤,支持愈合过程。

(3)Ⅲ度烧伤:伤及全层皮肤、皮下组织、肌肉及骨骼。创面苍白或焦黄炭化、干燥,受伤皮肤质如皮革,多数可见粗大静脉支栓塞,局部疼痛消失,感觉迟钝。创面直径>5 cm 的Ⅲ度烧伤自行愈合的可能性较小,大多需要进行植皮手术覆盖创面。小面积的烧伤伤口比较干燥,使用水凝胶类敷料能够水化伤口,提供湿性环境,促进清创,有利于黑痂的溶解,之后根据伤口床的状况给予相应的处置。

三、手术治疗与护理

(一)手术治疗

1.烧伤创面植皮术

可以分为大张植皮、邮票状植皮、网状植皮、自体异体皮肤相间移植、点状植皮、微粒植皮、小皮片异体镶嵌植皮、MEEK 植皮等。

(1)大张植皮:一般指由鼓式取皮机或电动取皮机切去整张皮片,通常指由鼓式取面积>4 cm² 的皮片。优点是移植后比较美观,瘢痕较小,术后挛缩率较小,有利于外形和功能的恢复。缺点是手术技术要求较高,切去部位有限。

(2)邮票状植皮:将自体皮剪裁成1~2 cm 的正方形皮块移植于创面,此方法消灭创面迅速,适用于Ⅲ度烧伤面积不大,供皮区充足者。优点是皮片与皮片之间留有间隙,利于引流,较大张植皮容易存活,取皮技术要求也不高。

(3)网状植皮:在大张自体皮肤上切若干大小、距离相等的平行小切口,每行小切口的行距相等,但邻近行的小切口位置交错,拉成渔网状,可以扩大皮片面积,节约自体皮肤,且有利于引流,愈后外形比较整齐,弹性较好。适用于大面积深度烧伤非功能部位的切、削痂创面,自体皮源相对较多,均可采用。网状植皮为深度烧伤创面治疗常用的植皮方法,1964 年由 Tanner 首先提出这种方法。其通过切皮机将自体皮片按一定扩展率切割成网状,张开后皮片面积成倍扩展,一般扩展率以 1:(3~4)为宜,最大可达 1:9。将网状皮片植于创面后,通过网状皮的逐步扩展,网眼融合消失,创面愈合,从而达到创面修复的目的。

2.皮瓣移植

皮瓣是具有血液供应的皮肤及皮下组织,移植过程中依靠皮瓣的蒂部与供区相连,以保持皮瓣的供血,用于修复局部或远处组织缺损。皮瓣移植术后注意观察皮瓣血运,防治感染和出血。

针对不同的伤情、部位、性别和拟施行的修复原发伤的手术方式等,采取相应的手术方法,主要有直接缝合、皮片移植、邻近皮瓣修复、双叶或三叶皮瓣、游离远位皮瓣修复供区及皮肤伸展术等。

(二)护理

烧伤治疗内容包括患者的急救、伤口的处理、外科手术治疗及康复后的整形治疗等。常见的烧伤手术治疗有焦痂切开术、皮肤移植及皮瓣移植。

1.焦痂切开护理

大面积及深度的严重烧伤患者较易发生环状深层烧伤,在四肢或身体因烧伤焦痂的约束及组织水肿,容易引起急性受压综合征而导致肢体坏死及呼吸困难。焦痂切开术可令烧伤焦痂引致的约束减小从而防止急性受压综合征。

(1)术前护理:在患者需要做焦痂切开术前,如患者清醒需向患者说明此治疗的必要性及得到患者的同意后才进行;如患者已昏迷须先知会家人及在两位医师的同意下才可进行。其他术前护理包括电烧灼仪器的准备、消毒、血凝检查等。

(2)术后护理:焦痂切开术后伤口一般都会因水肿而被拉扩,应以无菌生理盐水纱布覆盖后再包扎伤口,如需使用其他敷料请遵照医嘱并在每天换药时检查伤口有无感染。

2.皮肤移植的护理

在一般的情况下,伤口愈合过程会由局部炎症反应发展至伤口表皮覆盖。

如伤口不能自行愈合,便须考虑以外科手术闭合。外科手术闭合包括皮肤移植和皮瓣移植两种方式。在修补伤口缺损时,皮肤是最好的敷料,如伤口因感染或其他原因不能实时盖上移植的皮肤,表皮皮肤片(人或其他动物)可作为覆盖的敷料。

(1)术前护理:皮肤移植术前护理包括血型及血液检查、伤口准备(观察有无感染的症状、局部的血管供应状况)、术前指导等。手术后伤口痛、痒、活动范围的限制及植皮部位的术后固定等知识都需在手术前向患者讲解以得到良好的心理预备及手术后的合作。

(2)术后护理:皮肤移植后需维持正确的姿势,高举移植的部位高于心脏的位置5~10天。

如受皮部位以密闭式方法处理应避免有压力于敷料上,小心移动患者以避免创伤,受皮部位需固定并预防移植皮肤的移动。在包扎敷料较厚的情况下观察,敷料表面有无不正常的渗液或血渍,以评估移植部位的皮下有无血肿或液体积聚的可能。并需每天观察敷料及受皮部位的疼痛程度及渗液、气味或肿胀。依医嘱可于术后第4、第7、第10、第14天检查移植部位,移除最后一层纱布前必须有足够的时间用生理盐水或油剂将敷料湿润,以降低移去纱布时的痛楚及损伤植皮。

如受皮部位以开放式方法处理,受皮部位需固定并预防移植皮肤的移动。在手术后第一天需每小时观察植皮表面有无不正常的渗液或血渍,及早发现血肿或液体积聚。如移植位的皮下有血肿或液体积聚应尽早排出以防植皮浮起,可用渗有无菌液状石蜡的消毒棉棒将积聚的液体挤滚出来并继续观察,防止再有液体积聚。

在手术后第14天如植皮保存良好,用水溶性乳脂在植皮上揉抹直至干燥的焦痂脱落及皮肤恢复弹性。

植皮区如以密封式处理,护理上需保持敷料密封及周围皮肤干燥14~20天。

愈合皮肤的护理同个人卫生处理。如有水疱切勿穿刺水疱,因水疱内的液体会自行吸收。穿刺水疱会增加皮肤感染的机会。

3.皮瓣移植的护理

在外科整形重建过程中如需代替全层皮肤的缺陷,而植皮又不能满足受皮位置的功能上的需要时,皮瓣移植是常用的方法(如骨、肌腱神经、血管或其他敏感结构的外露,需要盖上软组织保护)。以外科重建修补伤口的缺陷时需要平衡美学及功能的目的,以及对于捐皮或受损组织的部位所造成的功能性损害而做出决定。选择皮瓣手术的方法是基于很多因素,简单来说以能提供最优良的外观、最好的功能于受皮区而又最小影响捐皮区的方法为最佳。

(1)术前护理:皮瓣移植一般术前护理同皮肤移植。其他皮瓣移植的术前指导如疼痛、活动能力障碍及有关术后被固定的身体部位和术后体位固定的训练都必须进行。特别是手术前的量度及画记号等须于患者沐浴后才标记于皮肤上,如在手术前记号变淡,需重画。如手术需支架固定体位,须于手术前做好并留有空间于手术后再做微调。

(2)术后护理:①接受皮瓣移植后的患者需要一个温暖、清洁的环境休息,必须保持病房温暖。②维持体位:植皮位抬高 5～10 天,高过心脏位置。如受皮位置以密封式处理,护理上与密封式处理的皮肤移植一样。如受皮位置以开放式处理,护理上需特别处理。受皮区及血管进入皮瓣处应避免压力及小心避免意外创伤。手术后需每 0.5～1 小时的观察皮瓣。③皮瓣需固定与特定的体位 7～10 天,或需支架辅助。④手术后 14 天如皮瓣良好可恢复自由活动。捐皮瓣的位置会以植皮覆盖,护理上同皮肤移植受皮区的护理。

烧伤护理团队是整个烧伤治疗中不可或缺的,护士在 24 小时不断的值班制度下也同时 24 小时不断地看护患者。烧伤患者的看护、治疗及康复都需要整个医疗团队的合作才能有效地帮助患者。烧伤护士团队与其他医疗团队一定要有良好合作,并协调不同的专科治疗以达治疗效果。烧伤科护士应有充足知识使用实证的护理概念、技术来提供优质的服务。在直接服务患者时需考虑患者的生理、社会、心理及生活背景以及与合适的护理。

4.包扎疗法护理

(1)抬高肢体并保持各关节功能位,保持敷料清洁和干燥,敷料潮湿时,及时更换,每次换药前,先给予镇痛剂,减少换药所引起的疼痛。

(2)密切观察创面,及时发现感染征象,如发热、伤口异味、疼痛加剧、渗出液颜色改变等,需加强换药及抗感染治疗,必要时可改用暴露疗法。注意观察肢体外周血液循环情况,如肢端动脉搏动、颜色及温度。

5.暴露疗法护理

(1)安排隔离病室,保持病室清洁,室内温度维持在 30～32 ℃,相对湿度 40% 左右,使创面暴露在温暖、干燥、清洁的空气中。

(2)注意隔离,防止交叉感染。接触患者前需洗手、戴手套,接触患者的所有用物,如床单、治疗巾、便盆等均需消毒。注意保持床单的干燥和清洁。

(3)保持创面干燥,渗出期用消毒敷料吸取创面过多的分泌物,表面涂以抗菌药物,以减少细菌繁殖,避免形成厚痂。若发现痂下有感染,立即去痂引流,清除坏死组织。

(4)定时翻身或使用翻身床,交替暴露受压创面,避免创面长时间受压而影响愈合。创面已结痂时注意避免痂皮裂开引起出血或感染。极度烦躁或意识障碍者,适当约束肢体,防止抓伤。

四、心理护理

烧伤,特别是大面积深度烧伤给患者带来的后果是灾难性的,虽然临床医师经过积极的救治,挽救了患者的生命,但是,生存者从被烧伤的那一刻起,从一个生理功能健全的人变成了留有严重毁容和生理功能障碍的不幸者,其心理状态也从这一刻起发生了重大的改变,一系列心理问题接踵而至。

烧伤作为一种强烈的应激性刺激源,不仅对患者造成病理生理机制的紊乱,而且因为死亡威胁、功能障碍、肢体残缺、毁容等后遗症,使患者的正常心理防御体系失去平衡甚至崩溃,进而导致各种心理疾病。常见的心理疾病有创伤后应激障碍、急性应激障碍、抑郁症、焦虑症及睡眠障碍等。相对于其他的应激性刺激而言,烧伤改变患者心理状态的原因更为复杂,不仅包括烧伤打击本身,还包括住院期间的痛苦体验及重返社会后将面临的各种始料未及的问题,因此烧伤是一种持续性的创伤应激源。

近 20 年来,随着康复医学的发展,烧伤后的心理问题和社会问题正日益受到重视。烧伤后的康复治疗模式中很重要的一环就是烧伤后心理与社会治疗。众多资料表明,烧伤后患者常存在明显的生理、心理和社会适应性的障碍,并给烧伤患者本人、家庭和回归社会带来诸多不利影响。因此,只有全面深入地研究和分析烧伤后患者不同时期的心理病理特征,并及时给予正确的心理疏导、心理支持等心理治疗,才能提高患者存活后的生存质量,为患者回归社会奠定基础。烧伤并发心理精神障碍的原因如下。

创伤因素:①大面积烧伤致有效血容量急剧减少,致脑部供血不足;伴吸入性损伤、肺水肿者通气及换气障碍,致血氧浓度降低,从而脑细胞缺氧,易出现精神障碍。②创面的疼痛刺激,促使下丘脑-垂体系统(HPA)内分泌释放,引起 ACTH、ADH、GH 激素增多,从而增加并发精神障碍的风险。③感染期毒素吸收,出现毒血症或败血症,脑细胞水肿,进而出现精神症状。④烧伤后水、电解质及酸碱平衡紊乱,易导致精神障碍。⑤化学品(苯、有机磷、强碱等)烧伤的同时可经创面、呼吸道黏膜吸收,损害中枢神经系统引起精神症状。

精神因素:严重的烧伤会因瘢痕挛缩、畸形而毁容、致残,使患者遭受到严重的精神打击。伤后多次换药、手术、反复的痛苦体验,扰乱中枢神经系统,嘈杂的环境也常加重患者的精神负担,产生幻觉,促成妄想等。

药物不良反应因素:严重烧伤患者用药种类多、剂量大,药物不良反应也明显增多,特别以抗生素不良反应较突出。如头孢吡肟和喹诺酮类药物具有神经系统刺激的不良反应,长期应用于抗感染治疗易导致精神异常发生。

其他因素:部分患者担心日后影响工作、生活及婚姻,惧怕丧失劳动与生活能力,难以融入社会,使患者背上沉重的心理负担而致精神障碍。

烧伤并发精神障碍,早期发病于休克期的患者,此时,关键在于抗休克。早期有效的液体复苏,可以减轻组织及重要脏器的缺血缺氧性损害;复苏时应注意复苏液的质和量,防止单位时间内水分进得过多过快引起脑水肿。当精神症状出现后要及时给予药物对症治疗,防止症状进一步加重,影响治疗进程。其后漫长的治疗过程中,应随时注意积极消除患者的各种心理障碍,与其建立和谐、信任的关系,争取其积极配合治疗,解除其思想包袱。只有在进行烧伤本身治疗的同时注意适当心理干预,才能减少、减轻或避免精神障碍的发生,即全面康复治疗措施介入方能取得良好效果,不会留下严重后果。

在烧伤后的不同时期,心理反应及心理障碍各有特点。Steiner 等将这一时期分为三个时期,即生理反应期、心理反应期和社会反应期。①生理反应期:为烧伤后即刻至病情基本稳定期间。在此阶段中,创伤后应激障碍特别是急性应激障碍是常见的心理障碍,此外还有因疼痛(清创换药)诱发焦虑症、抑郁心境、睡眠障碍等。②心理反应期:为患者病情稳定至出院期间。此期以创伤后应激障碍、抑郁症为多见。其主要诱发因素不再是生理刺激,而是烧伤患者本身的心理因素。③社会反应期:为烧伤患者痊愈出院至伤后一年期间。此期患者烧伤创面虽已愈合,但是烧伤所造成的毁容及活动障碍等后遗症影响了患者回归社会,患者不仅要面对自身外表形象改变和躯体活动功能障碍等问题,而且还要承受这些问题所致的多种社会因素的干扰,例如,家庭成员或亲朋好友是否有疏远及回避行为、恋爱或婚姻关系能否维持、学业或事业能否继续完成或发展、将来的医疗费用(整容等所需)、经济来源等。此期以慢性创伤后应激障碍、抑郁症、睡眠障碍等为多见。

总之,烧伤患者的生理和心理均会产生一系列不同程度的反应,以下将重点介绍烧伤后心理障碍的护理。

（一）支持疗法

支持疗法又称支持性心理疗法，是一种以支持为主的特殊性心理治疗方法。不用去分析患者的潜意识，而主要是支持、帮助患者去适应目前所面对的现实，故又称为非分析性治疗。是目前我国使用很广的一种心理治疗方法。

1.原理

支持疗法是心理医师应用心理学知识和方法，采取劝导、启发、鼓励、支持、同情、说服、消除疑虑、保证等方式，来帮助和指导患者分析、认识当前所面临的问题，使其发挥自己最大的潜在能力和自身的优势，正确面对各种困难或心理压力，以度过心理危机，从而达到治疗目的的一种心理治疗方法。适用于突然遭受严重挫折和/或心理创伤，面临精神崩溃的烧伤患者。支持治疗提供的支持主要有五种成分：解释、鼓励、保证、指导、促进环境的改善。

2.应用注意事项

施行支持疗法时，医师必须热情对待患者，对他们的痛苦寄予同情。即使他们的行为幼稚、冲动或不合情理，也要尊重他们。要想取得成效必须做到以下几点。

（1）倾听：医师在任何情况下都要善于倾听患者的诉说。这不仅是了解患者情况的需要，也是建立良好医患关系的需要。医师要专心倾听患者诉说，让患者觉得医师郑重其事地关心他们的疾苦，以便消除顾虑，增进信任感，从而树立起勇气和信心。此外，患者尽情倾吐，会感到轻松一些。

（2）解释：在医患之间建立起信任关系，医师对患者问题的来龙去脉及其实质、患者所具备的潜能和条件有了充分了解后，可向患者提出切合实际的真诚的解释和劝告。患者常常记不清那么多，医师要用通俗易懂的语言，把解释和劝告多讲几次，以便患者以后仔细领会。

（3）建议：医师在患者心目中一旦建立起权威，他提出的建议便是强有力的。但医师不能包办代替，要患者自己决定。医师的作用在于帮助患者分析问题，让患者了解问题的症结；医师提出意见和劝告，让患者自己找出解决问题的办法，并鼓励患者实施。医师提出的建议要谨慎，要有限度，有余地。否则，如果患者按建议尝试失败了，不仅对自己失去信心，而且对医师也失去了信心。

（4）保证：在患者焦虑、苦恼时，尤其是处于危机时，给予保证是很有益的。但在对患者尚不够了解时，过早的保证无法实施，患者会认为受了欺骗，将使治疗前功尽弃。所以，医师在进行保证前，一定要有足够的根据和把握，使患者深信不疑。这种信任感是取得疗效的重要保证。如患者问及疾病的预后，医师有把握的话，应尽量向好的方向回答，同时附上几条希望，指导患者从哪些方面去努力，才能实现其愿望。

（5）调整关系：医师多次为患者提供支持后，患者容易对其产生依赖，什么问题都要医师作主。这时，需调整医患之间的关系，引导患者要信赖组织、亲人，信赖自己。

3.护理原则

（1）提供适当的支持：当一个人心理上受到挫折时，最需要的莫过于他人的安慰、同情与关心。因此这一原则就在于提供所需的心理上的支持，包括同情体贴、鼓励安慰、提供处理问题的方向与要点等，以协助患者度过困境，处理问题，应付心理上的挫折。但需注意的是，护士的支持要适度且有选择性，就像父母不宜盲目疼爱或袒护自己的孩子一样。一般来说，"支持"不是"包办"，护士要考虑患者所面临的心理挫折的严重性、自身的性格及自我的成熟性，应根据其处理问题的方式及应付困难的经验而做适当的支持。支持并非仅口中说说,而应在态度上有真切表示,让患者体会到事情并非想象的那样糟。

(2)调整对"挫折"的看法:协助患者端正对困难或挫折的看法,借此来调节并改善其心理问题。例如,针对面部烧伤的患者,护士可帮助患者认识到自己的肢体还是健全的,今后还可以做很多事情,是不幸之中的幸运。假如能以此想法去看待当前的病痛,就不会特别悲观。总之,检讨自己对问题和困难的看法,调整对挫折的感受,常能改变患者对困难的态度,使患者用恰当的方式去面对困难,走出困境。

(3)善于利用各种"资源":此原则是帮助患者对可利用的内、外资源进行分析,看是否最大限度运用了"资源",来应对面临的心理困难和挫折。所谓资源,其范围相当广泛,包括家人与亲友的关心与支持、家庭的财源与背景、四周的生活环境及社会可提供的支持条件等。当一个人面临心理上的挫折时,往往会忘掉可用的资源,而不去充分利用,经常低估自己的潜力,忽略别人可以提供的帮助。护士正应在这方面予以指导,助其渡过难关。

(4)进行"适应"方法指导:其重点之一就是跟患者一起分析,寻求应付困难或处理问题的恰当方式方法,并指导患者正确选用。例如,因害怕疼痛而不敢接受一次次换药、植皮、整形等手术,是躲避问题的适应方式,这些都是不明智的处理方式。因此指导患者只有面对自己的现实,提高信心,勇敢配合医师,才是积极的适应方法。支持疗法的重点应放在分析、指导患者采用何种方式去处理心理上的困难,并考虑如何使用科学而有效的适应方法。

(二)理性情绪行为疗法

理性情绪行为治疗(rational-emotive therapy,简称 REBT)是美国著名心理治疗家阿尔伯特·艾利斯首创的心理治疗理论及方法。是认知疗法的一种,因为采用了行为治疗的一些方法,故又被称之为认知行为疗法。这种疗法的主要目标是,帮助人们培养更实际的生活哲学,减少自己的情绪困扰与自我挫败行为,也就是减轻因生活中的错误而责备自己或别人的倾向(消极目标),并学会如何有效地处理未来的困难(积极目标)。

艾利斯认为人在出生时就已经兼具了理性和非理性的思想。一方面,个体会珍惜自己的生命,通过理性思考,与人建立亲密关系;另一方面,非理性的思想及不合逻辑的思维也会使他们逃避现实,缺乏忍耐。

1.原理

理性情绪行为疗法的基本理论主要是 ABC 理论。这一理论又是建立在艾利斯对人的基本看法之上的。艾利斯对人的本性的看法可归纳为以下几点。

(1)人既可以是有理性的、合理的,也可以是无理性的、不合理的。当人们按照理性去思维、去行动时,他们就会很愉快、富有竞争精神及行动有成效。

(2)情绪是伴随人们的思维而产生的,情绪上或心理上的困扰是由不合理的、不合逻辑的思维造成的。

(3)人具有一种生物学和社会学的倾向性,倾向于其在有理性的合理思维和无理性的不合理思维,即任何人都不可避免地具有或多或少的不合理思维与信念。

(4)人是有语言的动物,思维借助于语言而进行,不断地用内化语言重复某种不合理的信念,这将导致无法排解的情绪困扰。

(5)情绪困扰的持续,实际上就是那些内化语言持续作用的结果。正如艾利斯所说:"那些我们持续不断地对自己所说的话经常就是,或者就变成了我们的思想和情绪。"

RET 就是通过纯理性的分析和思辨的途径来改变患者的非理性观念,帮助其解决情绪和行为上的问题。其关键点在于认识到"人的情绪不是由某一诱发性事件的本身所引起,而是由经历了这一事件的人对这一事件的解释和评价所引起的",即 ABC 理论的基本观点。在 ABC 理论模式中,A 是指诱发性事件;B 是指个体在遇到诱发事件之后相应而生的信念,即他对这一事件的看法、解释和评价;C 是指特定情景下,个体的情绪及行为的结果。

通常人们会认为,人的情绪的行为反应是直接由诱发性事件 A 引起的,即 A 引起了 C。ABC 理论则指出,诱发性事件 A 只是引起情绪及行为反应的间接原因,而人们对诱发性事件所持的信念、看法、解释 B 才是引起人的情绪及行为反应的更直接的原因。

例如,两个人一起在街上闲逛,迎面碰到他们的领导,但对方没有与他们招呼,径直走过去了。这两个人中的一个对此是这样想的:"他可能正在想别的事情,没有注意到我们。即使是看到我们而没理睬,也可能有什么特殊的原因。"而另一个人却可能有不同的想法:"是不是上次顶撞了他一句,他就故意不理我了,下一步可能就要故意找我的岔子了。"

两种不同的想法就会导致两种不同的情绪和行为反应。前者可能觉得无所谓,该干什么仍继续干自己的;而后者可能忧心忡忡,以致无法冷静下来干好自己的工作。从这个简单的例子中可以看出,人的情绪及行为反应与人们对事物的想法、看法有直接关系。在这些想法和看法背后,有着人们对一类事物的共同看法,这就是信念。这两个人的信念,前者在理性情绪行为疗法中称之为合理的信念,而后者则被称之为不合理的信念。合理的信念会引起人们对事物适当、适度的情绪和行为反应;而不合理的信念则相反,往往会导致不适当的情绪和行为反应。当人们坚持某些不合理的信念,长期处于不良的情绪状态之中时,最终将导致情绪障碍的产生。

2.护理模式

护理操作模式如下。①找出使患者产生异常紧张情绪的诱发事件(A),例如当众讲话、考试、工作压力、人际关系等。②分析挖掘患者对诱发事件的解释、评价和看法,即由它引起的信念(B),从理性的角度去审视这些信念,并且探讨这些信念与所产生的紧张情绪(C)之间的关系。从而认识到异常的紧张情绪之所以发生,是由于患者自己存在不合理的信念,这种失之偏颇的思维方式应当由患者自己负责。③扩展患者的思维角度,与其不合理信念进行辩论(D),动摇并最终放弃不合理信念,学会用合理的思维方式代替不合理的思维方式。还可以通过与他人讨论或实际验证的方法来辅助转变思维方式。④随着不合理信念的消除,异常的紧张情绪开始减少或消除,并产生出更为合理、积极的行为方式。行为所带来的积极效果,又促进着合理信念的巩固与情绪的轻松愉快。最后,个人通过情绪与行为的成功转变,从根本上树立起合理的思维方式,不再受异常的紧张情绪的困扰(E)。

(三)系统脱敏法

系统脱敏疗法,又称交互抑制法,利用这种方法主要是诱导患者缓慢地暴露出导致焦虑的情境,并通过心理的放松状态来对抗这种焦虑情绪,从而达到消除焦虑习惯的目的。

1.原理

系统脱敏疗法是由美国学者沃尔帕创立和发展的。沃尔帕认为,人和动物的肌肉放松状态与焦虑情绪状态,是一种对抗过程,一种状态的出现必然会对另一种状态起抑制作用。例如,在全身肌肉放松状态下的机体,各种生理生化反应指标,如呼吸、心率、血压、肌电、皮电等生理反应指标,都会表现出同焦虑状态下完全相反的变化,这就是交互抑制作用。而且,能够与焦虑状态有交互抑制作用的反应不仅是肌肉放松,即使进食活动也能抑制焦虑反应。根据这一原理,在心理治疗时便应从能引起个体较低程度的焦虑或恐怖反应的刺激物开始进行治疗。一旦某个刺激不会再引起患者焦虑和恐怖反应时,施治者便可向处于放松状态的患者呈现另一个比前一刺激略强一点的刺激。如果一个刺激所引起的焦虑或恐怖状态在患者所能忍受的范围之内,经过多次反复的呈现,他便不再会对该刺激感到焦虑和恐怖,治疗目标也就达到了。这就是系统脱敏疗法的治疗原理。

2.护理步骤

采用系统脱敏疗法进行治疗应包括三个步骤。

(1)建立恐怖或焦虑的等级层次,这是进行系统脱敏疗法的依据和主攻方向。

(2)进行放松训练。

(3)要求患者在放松的情况下,按某一恐怖或焦虑的等级层次进行脱敏治疗。

系统脱敏法是一种最常用的行为治疗方法,它应用"抗条件作用"原理以解除患者的与焦虑有联系的神经症等行为问题。系统脱敏法的基本原则是交互抑制,即在引发焦虑的刺激物出现的同时让患者做出抑制焦虑的反应,这种反应就会削弱,最终切断刺激物同焦虑反应间的联系。

(四)松弛疗法

即放松训练,它是按一定的练习程序,学习有意识地控制或调节自身的心理生理活动,以达到降低机体唤醒水平,调整那些因紧张刺激而紊乱了的功能。

1.原理

一个人的心情反应包含"情绪"与"躯体"两部分。假如能改变"躯体"的反应,"情绪"也会随着改变。至于躯体的反应,除了受自主神经系统控制的"内脏内分泌"系统的反应,不易随意操纵和控制外,受随意神经系统控制的"随意肌肉"反应,则可由人们的意念来操纵。也就是说,经由人的意识可以把"随意肌肉"控制下来,再间接地把"情绪"松弛下来,建立轻松的心情状态。基于这一原理,"放松疗法"就是通过意识控制使肌肉放松,同时间接地松弛紧张情绪,从而达到心理轻松的状态,有利于身心健康。

2.用途

心理生理的放松,均有利于身心健康,起到治病的作用。其共同特点是松、静、自然。渐进性的放松训练是对抗焦虑的一种常用方法,可单独使用和/或系统脱敏疗法相结合,可治疗各种焦虑性神经症、恐惧症,且对各系统的身心疾病都有较好的疗效。

3.放松训练类型

一类是渐进性肌肉放松,二类是自然训练,三类是自我催眠,四类是静默或冥想,五类是生物反馈辅助下的放松。其中二、三、四类兼具有自我催眠的成分,犹如我国气功疗法中的放松功。我国的气功、印度的瑜伽术、日本的坐禅、德国的自生训练、美国的渐进松弛训练、超然沉思等,都是以放松为主要目的的自我控制训练。

4.操作步骤

(1)准备工作:安排一间安静整洁、光线柔和、周围无噪声的房间,在施疗时,护士说话声音要低沉、轻柔、温和,让来访者舒适地靠坐在沙发或椅子上,闭上眼睛。

(2)护士:"现在我来教你如何使自己放松。为了让你体验紧张与放松的感觉。你先将你身上的肌肉群紧张起来,再放松。请你用力弯曲你的前臂,同时体验肌肉紧张的感受(大约10秒)。然后,请你放松,一点力也不用,尽量放松,体验紧张、放松感受上的差异。(停顿5秒)这就是紧张和放松。下面我将让你逐个使身上的主要肌肉群紧张和放松。从放松双手开始,然后双脚、下肢、头部,最后是躯干。"

（3）注意事项:①第一次进行放松训练时,作为示范,护士也应同时做。这样可以减轻患者的羞涩感,也可以为患者提供模仿对象。事先告诉患者,如果不明白指示语的要求,可以先观察一下护士的动作,再闭上眼睛继续练。②会谈时进行的放松训练,最好用护士的口头指示。以便在遇上问题时,能及时停下来。护士还可以根据情况,主动控制训练的进程,或者有意重复某些放松环节。③在放松过程中,为了帮助患者体验其身体感受,护士可以在步与步的间隔时,指示患者,如"注意放松状态的沉重、温暖和轻松的感觉""感到你身上的肌肉放松"或者"注意肌肉放松时与紧张的感觉差异"等。

（邢婉玉）

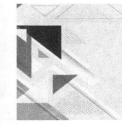

第十二章 体检科护理

第一节 健康体检的重要性

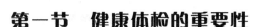

影响国民的常见慢性病主要有心脑血管疾病、糖尿病、恶性肿瘤、慢性呼吸系统疾病等，慢性病发生和流行与生态环境、生活方式、饮食习惯等因素密切相关。近年来我国居民慢性病患病率逐年增长，流行现状日益严峻，已经发展成重大的公共卫生问题和社会经济问题。《中国自我保健蓝皮书（2015—2016）》发布的数据显示，我国居民慢性病患病率由 2003 年的 123.3‰ 上升到 2013 年的 245.2‰，十年增长了一倍。2012 年 5 月，卫生部（现国家卫健委）等 15 部门印发的《中国慢性病防治工作规划（2012—2015 年）》指出，现有确诊慢性病患者 2.6 亿人，疾病的经费负担占总疾病负担的 70%。目前估计慢性病患者已超过 3 亿，而且在现有的医疗技术条件下绝大部分慢性病均是不可治愈的。慢性病死亡人数占中国居民总死亡的构成已上升至 85%。慢性病已经呈现年轻化发展趋势，开始侵袭四五十岁的中年人。所以，如何预防慢性病或推迟慢性病的发生发展，成为越来越多的民众关注的健康话题。而健康体检作为一种早期发现身体异常状况的有效手段，受到了广大国民的欢迎。

一、健康体检的意义

健康体检是一种医疗行为，是通过医学手段和方法对受检者进行身体检查，了解受检者健康状况，早期发现疾病线索和健康隐患的诊疗行为。其目的是对疾病进行提前预防、早期发现、及时诊断、积极治疗。通过体检数据观察身体多项功能反应，适时给予干预，改变不良的生活习惯，建立健康生活方式。

健康是人生的第一大财富。从预防医学角度讲，所有健康人群至少应每年进行一次健康体检。尤其是 35 岁以上的人更应每年进行一次健康体检。这样做的好处是及时消除健康隐患，有助于重症疾病的防治。

世界卫生组织曾经提出一个口号："千万不要死于无知。"很多人由于无知，将小病熬成大病，最终发展成不治之症。要改变这种状况，最好的办法就是体检。通过定期健康体检，可以明确了解自己身体处于何种状态。

（一）健康人群

热爱健康的群体已认识到健康的重要性，但由于健康知识不足，希望得到科学的、专业的、系统的、个性化的健康教育与指导,这类人需要的是促进健康。

(二)亚健康人群

处于四肢无力、心力交瘁、睡眠不好等症状人群,身体中存在某些致病因素,需要管理健康,消除致病隐患,向健康转归。

(三)疾病者群

发现了早期疾病或各种慢性病,需要前往医院就医,在治疗的同时希望积极参与自身健康改善的群体。需要对生活环境和行为方面进行全面改善,从而监控危险因素,降低风险水平,延缓疾病的进程,提高生命质量。

疾病特别是慢性非传染性疾病的发生、发展过程及其危险因素具有可干预性。一般来说,从健康到疾病的发展过程,是从健康到低危险状态,再到高危险状态,然后发生早期病变,出现临床症状,最后形成疾病。这个过程可以很长,往往需要几年到十几年,甚至几十年的时间。其间变化的过程多也不易被察觉。但是,健康体检通过系统检测和评估可能发生疾病的危险因素,帮助人们在疾病形成之前进行有针对性的预防性干预,可以成功地阻断、延缓、甚至逆转疾病的发生和发展进程,实现维护健康的目的。

二、健康体检的作用

(1)可早期发现身体潜在的疾病。对社会人群进行定期健康体检使受检人员在没有主观症状的情况下,发现身体潜在的疾病,以早期发现、早期诊断、早期治疗,从而达到预防保健的目的。

(2)健康体检是制定疾病预防措施和卫生政策的重要依据。利用健康体检的大量体检资料数据,通过卫生统计、医学科研方法,对某地区、某群体的健康状况及疾病的发病情况和流行趋势进行统计分析,为制定卫生政策法规等提供科学依据。

(3)社会性体检是发现某些职业禁忌证或某些人群的传染病、遗传病,保证正常工作和生活的重要手段。

(4)招生、招工、招聘公务员、征兵等体检是必不可少的工作。健康体检是对他们适应环境、保障工作能力的基本评估,也是培养合格人才的重要条件。

(5)对从事出入境、食品和公共场所的工作人员进行体检。能及时发现他们中的传染病,是控制传染源、切断传播途径的重要措施,从而使社会人群免受传染,同时也能保证被检者身体健康。

(6)对从事或接触有职业危害因素的人员进行上岗前的职业性和定期性的健康体检。可以早期发现职业病和就业禁忌证,尽快采取有效预防措施,降低或消灭职业病的发生,早期治疗职业病或阻止病态发展,以保证职工健康和改善职工工作环境。

(7)婚前健康检查可以发现配偶双方中的遗传病、传染病及其他暂缓或放弃婚姻的疾病,是保证婚后家庭幸福、婚姻美满、减少和预防后代遗传性疾病发生以及提高人口素质的重要手段。

通过体检,可以随时掌握自己身体的状况,建立起自己的健康档案,若有病症,提早发现并及时采取对策;能够在疾病的早期进行预防和治疗,大大降低了发病率、致残率、死亡率。健康体检的目的就是让大家合理地恢复健康、拥有健康、促进健康,有效地降低医疗费用的开支,更好地提高我们的生活质量和工作效率,使我们保持健康状态。

三、单位职工健康体检的意义

(一)提高工作效率

通过健康体检,单位可以了解员工身体状况,更加有效合理地安排员工的工作任务和计划,减少因生病缺勤等产生的工作不协调影响工作进度;对员工健康关心,提高员工企业归属感和工作热情,提高工作效率。

(二)节约人才损失

通过健康体检,单位可以及时对员工进行健康干预来降低发病率,避免因身体状况出现的人才损失和精英的流失,更能对于员工体检所检查出的疾病,采取及时的医疗手段,让员工早日康复,回归工作岗位。

(三)提升单位福利

定期的健康体检,可作为提升员工福利的一种手段,将单位对员工的关怀落到实处。关心员工的身体健康,为员工安排健康体检,也能起到激励员工士气的作用。

四、健康体检的价值

(1)健康是"1",智慧、财富、地位、荣誉等都是"0"。只有拥有健康这个1,其他所有的0才能十倍、百倍的呈现价值;而一旦失去了健康这个1,所有的智慧、财富、荣誉、地位都将失去意义。健康是人生最大的财富,是一切生命意义的基础。

(2)从医学角度讲,疾病的发生可分为5个阶段:易感染期、临床前期、临床期、残障期、死亡。这是一个进行性的过程,对健康的忽视将导致疾病逐渐深入,向前发展,直至终止人的生命。遗憾的是,一般人总是要等到疾病出现症状时才会被动地去寻求治疗。治疗疾病的最好方法,就是提前预防。如果在疾病的易感染期或者临床前期就通过体检的手段发现疾病隐患,并采取相应的措施,那么疾病就会被扼制在最初阶段,通过保健或者治疗轻松消除疾病,大大减轻了患者的身体和经济负担,也避免了疾病对身体的损害。

(3)建立健康档案:系统完整的健康档案可为医师提供患者全面的基础资料,是医师全面了解患者情况、做出正确临床决策的重要基础。健康档案记录为解决健康问题提供资料。通过对受检者疾病谱等资料进行统计分析,全面了解受检者的主要健康问题,制订出切实可行的卫生服务规划。健康档案是评价体检中心服务质量和医疗技术水平的重要工具之一。

进入21世纪以来,人类寿命在延长,但是亚健康状态的人群大量存在。随着人们生活水平的不断提高,保健意识的不断增强,人们对健康也有了更为深刻的理解和认识,并形成了需求,健康体检越来越受到社会和政府的普遍关注和重视。在自我感觉身体健康时,每年进行全面的身体检查,通过专业的医疗仪器的检查和专家的诊断,对自己的健康状况有了一个更详细的了解,做到"未雨绸缪""防患于未然",这种关注自己健康的行为已被大多数人所接受,并把健康体检成为现代人生活水平提升的重要标志。因此,要重视和按时进行健康体检,定期健康体检是社会发展的必然趋势。

(王淑贞)

第二节　健康体检的质量控制

体检作为早期发现疾病、全面了解身体状况的重要手段,严格质量管理非常关键。随着体检机构的不断增加,社会公众对体检服务与质量要求越来越高。为顺应体检市场的发展,满足不同层次体检人群的需要,取得良好的经济与社会效益,各体检机构应按照岗位特点制定各岗位工作职责和工作流程,规范操作程序,把握好体检的每个环节,使体检的服务和质量达到优质标准。

一、健康体检机构管理

(一)机构执业资质

(1)健康体检机构是专门从事成人健康体检服务的独立或附设医疗机构,应具有合法有效的《医疗机构执业许可证》。

(2)执行国家卫生计生委制定的《健康体检基本项目目录》。

(3)体检收费标准应执行当地物价相关部门关于各级医疗机构的收费标准。体检项目、价格等应在公共区域公示。

(二)医护人员资质及配置

(1)至少具有 2 名内科或外科副主任医师及以上专业技术职务任职资格的执业医师,每个诊查科室至少有 1 名中级及以上专业技术职务任职资格的执业医师。

(2)主检医师由主治医师及以上专业技术职务任职资格的执业医师担任。

(3)医技人员具有专业技术任职、资格,医师按照《医师执业证书》规定的执业范围和职业类别执业。专业技术人员必须具有相应的专业执业资质证书和上岗证。

(三)健康体检场所要求

(1)有相对独立的健康体检场所及候检场所,应与医疗机构门诊、急诊场所分开,体检人员与就医人员分离。

(2)健康体检区域的建筑总面积不小于 400 m^2,环境清洁、整齐。

(3)体检区域布局和流程合理,符合医院感染控制要求及医院消毒卫生标准。

(4)具有候诊区域,体检秩序有序、连贯、良好。

(5)备有抢救车或箱、急救设备和必要的抢救药品,专人管理,良好备用。

(6)备有便民服务设施,如:轮椅、饮水设施、残疾人卫生间等设施。

(7)设有健康教育宣传栏、健康宣传册等多种形式的健康教育宣传方式。

(四)诊室要求

(1)设有独立诊查室,每个诊查室面积不小于 6 m^2。

(2)X 射线检查室及使用分区符合国家相关标准的规定[应达到《医用 X 射线诊断放射防护要求》(GBZ 130—2013)中相关要求]。

(3)有清楚、明确的诊室标识。

(4)相应检查有公示告知。

(5)诊室有保护体检人员隐私设施。

（6）诊室清洁整齐，布局规范、合理，配备有效、便捷的手卫生设施及设备。

（五）消防安全

（1）环境布局、建筑符合消防规范。

（2）有消防安全管理制度、应急预案及安全员。

（3）根据消防安全要求，认真开展消防安全检查，有完整的检查记录。

（4）保持消防通道畅通、防护器材完好，在有效期内。

二、健康体检质量控制管理

各体检机构有完整的科室管理制度、各岗位工作职责、工作流程和操作规程。体检机构各岗位工作人员上岗工作，均需佩戴有本人相关信息的标牌。

（一）各岗位工作职责

1.诊室体检医师岗位职责

（1）主动热情接待每位受检者，耐心细致沟通。

（2）检查前认真核对受检者个人信息，包括姓名、年龄、性别、身份证号。

（3）严格按照体检的技术指标和操作规范，确保体检质量和体检结果的准确性，努力做到不漏诊、不误诊。

（4）如在体检过程中受检者出现急危重症情况，应及时上报领导，并建议到相关科室进一步诊治。

（5）体检医师应具有对体检中的疑难病、少见病的独立诊断能力，不能解决时与上级领导沟通。

（6）体检医师均为该诊室"危急值"第一责任人。

2.体检报告主检医师工作职责

（1）熟悉各种临床多发病及常见病的诊断标准及治疗原则，具备一定的沟通能力及技巧，做好体检报告书修改的沟通事宜。

（2）主检医师应熟悉并掌握各诊室阳性体征与科室小结所提供的不同临床意义。

（3）综合受检者的全面资料，包括疾病史、一般检查、各科室查体结论、实验室结果、辅助检查结果，做出全面合理的诊断及健康体检建议，并提交总检医师审核，对该报告负有相应的临床责任。

3.体检报告总检医师工作职责

（1）熟悉各种临床多发病及常见病的诊断标准及治疗原则，具备一定的沟通能力及技巧，做好体检报告书修改的沟通事宜，指导下级医师工作。

（2）综合受检者的全面资料，包括疾病史、一般检查、各科室查体结论、实验室结果、辅助检查结果，对主检医师审核的报告书进行评价审核、修改，为体检报告书的整体质量把关。

（3）对主检医师报告中可能出现的漏诊、误诊及时判断、更改，并指导主检医师提高工作。

（4）认真学习新技术的应用，提出相应的体检意见，不断提高体检报告书水平。

4.检查室护士工作职责

（1）严格执行消毒隔离制度及无菌技术操作原则。

（2）主动热情接待每位受检者，并做好检前解释工作，维持良好体检秩序。

（3）协助体检医师诊查，随时清理诊台，保持良好的诊室环境卫生。

（4）妇科检查前与受检者核对好个人婚姻情况，讲解妇科检查注意事项，并指导受检者如何配合医师完成体检,做好解释工作。

(5)掌握各诊室治疗椅、治疗台、诊疗器械的使用情况,保证正常使用。

5.采血室护士工作职责

(1)严格执行消毒隔离制度及无菌技术操作原则。

(2)主动热情接待每位受检者,并做好解释工作。

(3)静脉采血认真执行一人一针一管一巾一带制度。

(4)严格执行核对制度:认真与受检者核对个人信息,做好化验项目的核对工作。

(5)熟练掌握静脉取血操作技术。

(6)掌握晕针、晕血人员的救护方案,做好紧急救护,必要时卧位取血。

6.技师工作职责

(1)熟练掌握仪器正常操作规程,严格按仪器操作流程进行检查。

(2)认真做好仪器日常维护及使用记录,保证机器正常使用。

(3)检前认真做好受检者信息、项目核对及病史询问等工作。

(4)检查时注意保护受检者的隐私。

(5)严格掌握各项检查禁忌证,并做好解释工作。

(6)检查完成后,认真核对检查报告单内容,检查无误交于诊断医师出最终报告。

7.导检员工作职责

(1)具有主动热情的服务意识,耐心解释受检者提出的疑问。

(2)正确引导及指导受检者进入体检流程。

(3)维持导检区域内的候检秩序,做到有序、安静、噪音小。

(4)熟练掌握体检内容及体检流程,合理安排体检流程,避免体检项目漏检、误检。

8.预约接待员工作职责

(1)随时热情接待体检咨询,耐心介绍体检项目、答疑。

(2)与体检客户确定体检项目及体检日期,协助咨询受检者准确无误办理各项体检手续。

(3)向体检受检者讲解体检注意事项,做好检前准备工作。

(4)单位体检结束后根据需要提供体检统计分析报告。

(5)体检项目确定后联系体检单位提供受检者名单,认真核对单位体检项目内容并对名单进行初步分类后交登录室。

(二)设备管理

(1)体检机构应具有开展健康体检项目要求的仪器设备及相关许可证书,如《医疗器械生产企业许可证》《中华人民共和国医疗器械注册证》《中华人民共和国医疗器械经营企业许可证》,医疗器械的购置和使用符合国家相关规定。

(2)设备计量管理符合相关要求,每项设备都应具有计量合格证书。

(3)根据医学设备情况建立相应的设备管理制度。

(4)有设备管理员岗位职责。

(5)有医用设备使用安全监测制度,定期对设备进行安全考核和评估。

(三)医院感染管理

(1)依据《医院感染管理办法》制定相应的规章制度和工作流程。

(2)配备专职或兼职人员,负责院内感染管理工作。

（3）能按照制度和流程要求，监测《医院感染监测规范》要求的全部项目，并有记录。

（4）有医院感染暴发报告流程与处置预案，并按要求上报医院感染暴发事件。

（5）体检机构手卫生设施种类、数量、安置位置、手卫生用品等符合《医护人员手卫生规范》要求。重点科室（检验科、妇科、外科、采血室）的手卫生设施，如非接触式水龙头、流动水、洗手液、干手器或纸巾、速干手消毒剂等要求更严格。

（6）体检机构医务工作人员手卫生依从性与正确性应符合《手卫生规范》。

（7）体检机构应为医务工作人员提供必要合格的防护用品，如在采血室、清洗消毒间、医疗废物暂存处等必备防护用品。

（8）体检机构医疗用品重复使用的消毒工作应符合《医院消毒技术规范》《医院消毒供应中心清洗消毒及灭菌技术操作规范》《医院消毒供应中心清洗消毒及灭菌效果监测标准》的要求。

（9）一次性使用医疗用品管理，如医疗用品的资质、验收、储存条件、使用前检查、使用后处置等参照《一次性使用无菌医疗器械监督管理办法》。

（10）体检机构医疗废物的管理应执行《医院废物管理条例》，加强医院感染的预防与控制，做好健康体检医疗废物的处理工作。定期进行医疗废物知识培训，并做好医疗废物处理流程、环节记录、转运合同等明细。损伤性废物处理应使用利器盒。

（11）体检机构应为受检者提供必要的合格的清洁消毒隔离设施，包括眼罩，采血用品（一人一巾一带一针），妇科、腔内超声等供受检者使用的隔离单等一次性用物。

（四）体检信息管理

（1）依据国家卫生行政部门相关卫生信息标准和规范，制定体检报告管理制度及信息保密管理制度，保护体检人员隐私。

（2）体检机构有独立的"健康体检计算机管理信息系统"，体检信息系统操作权限分级管理。

（3）体检信息系统应配备专职或兼职信息系统专业维护人员。

（4）有体检信息安全监管制度及记录，专人管理。

（五）实验室管理

（1）按照《医疗机构临床实验室管理办法》开展临床实验室项目检测。

（2）检验项目符合国家卫生计生委《医疗机构临床检验项目目录（2013年版）》范围。

（3）检验试剂、仪器设备应三证齐全（仪器注册证、经营许可证、生产许可证），符合国家有关部门标准和准入范围，检验设备应有标识并定期校准、保养、维修等维护制度和相关记录。

（4）有实验室安全流程，制度和相应的标准操作流程。

（5）具有相关资质人员负责检验全程的质量控制工作。

（6）执行实验室室间质控相关制度，有室间质控和室间质评程序文件。

（7）委托其他实验室检验的应符合《委托医学检验管理规范》，体检机构应有"委托检验服务协议书"，协议书应规定双方的职责、委托服务应达到的标准，协议书须有法人或法人制定的委托人签署，并有单位公章。受托实验室应具有执业许可证，具有通过认可、认证或权威评审的证明材料、质量保证文件、作业指导书、标本交接记录和报告单交接发送纸质或电子记录等。

（六）医学影像学质量控制管理

（1）医学影像检查应通过医疗机构执业诊疗科目许可登记，符合《放射诊疗管理规定》，取得《放射诊疗许可证》。

（2）有放射安全管理相关制度与落实措施。

（3）有专职人员负责对设备进行定期校正和维护，并有记录。

（4）诊断报告书写规范，有审核制度与流程。

（5）放射检查室门口设有电离辐射警告标志，并通过环境评估。

（6）有完整的放射防护器材与个人防护用品，保障医患防护需求，具有放射防护技术服务机构出具的设备及场所的年度《检测报告》。

（7）放射检查项目设置合理。

三、健康体检医疗安全管理

（一）医疗安全制度及应急流程
（1）制定严格的医疗安全工作制度及意外应急处理流程及预案。

（2）在诊查活动中，要严格执行"查对制度"，确保对受检者实施正确的操作。

（3）对受检者实施唯一标识（体检号或身份证号）管理。

（4）定期进行质量检查，召开质量管理会议，有分析、有整改，有落实、有记录。

（5）体检区域内应设有安全器材及设施（如应急灯、消防器材、无障碍通道等），安全类警示牌（如小心碰头、当心滑到、当心触电等）和消防类警示牌（如安全逃生图、紧急出口、禁止吸烟、灭火器等）。

（二）体检结果危急值紧急处理制度和流程
（1）制定适合本单位的"危急值"报告制度与流程。

（2）根据工作需要制定"危急值"项目和范围。

（3）专人管理，有完整的"危急值"报告登记资料。

（4）对高危异常结果做到及时通知、登记，并有随访记录。

（5）传染病上报符合国家相关规定，做到及时上报。

（三）投诉管理相关制度
（1）具有投诉管理部门处理投诉，设立有效的投诉电话或投诉岗位。

（2）具有明确的投诉管理制度和处理流程以及投诉处理记录、改进措施。

（3）具有明确的投诉电话、意见箱和投诉处理时限。

（4）在显要位置公布投诉管理部门、地点、投诉电话。

（5）有完整、明确的投诉登记记录，体现投诉处理全过程。

（四）服务管理相关制度
（1）体检机构应设有体检流程相关指引或指示，体检科室标识准确，公告设施牌，如洗手间、电梯、公用电话、楼梯灯等标识应明显独立。

（2）体检机构应在体检场所公共区域进行明显展示有关体检项目公示内容如基础体检项目、价格、项目意义介绍等；以及委托公示项目如体检项目外送单位名称和资质。

（3）体检区域内应设立方便受检者看到的体检相关情况的指导或告知，如具体工作时间、体检须知、体检流程。

（4）妇科检查和腔内超声检查针对女性（未婚者）应设有告知栏和知情同意书。

（5）体检时有身体暴露检查的科室（如内科、外科、妇科、B超等），应做到一受检者一室，检查时关门或有遮挡。

（王淑贞）

第三节　健康体检项目及其临床意义

如今健康体检越来越普及,想保证自身健康指数的大多数朋友都会选择每年定期体检,然而,只有了解了每个体检项目的具体内容及意义,才能让每次的健康体检更有意义。下面对健康体检的项目和意义做全面的介绍。

一、一般情况

(一)身高

正常人体的身高随年龄变化也会有不同,从出生开始,男性到 25 岁左右,女性到 23 岁左右停止长高,从 40 岁开始男性的身高平均要降低 2.25%,女性平均要降低 2.5%,甚至一天中也会有 1~3 cm 的改变。影响身高的因素有很多,遗传因素较为普遍但也不是绝对,一个人后天的生活习惯,运动方式,都会影响到身高。国际上也有不同年龄段身高的计算方法,可适用于大多数人群。一般在常规检查中用身高增长来评定生长发育、健康状况和疲劳程度。

(二)体重

体重是反映和衡量一个人健康状况的重要标志之一。

(三)体质指数(BMI)

$BMI = $ 体重$(kg)/[$身高$(m)]^2$。

正常体重:$18.5 \leqslant BMI < 24$。

超重:$24 \leqslant BMI < 28$。

肥胖:$BMI \geqslant 28$。

(四)血压

血管内的血液对于单位面积血管壁的侧压力。通常所说的血压是指动脉血压。

(1)理想血压:收缩压<16.0 kPa(120 mmHg)、舒张压<10.7 kPa(80 mmHg)。

(2)正常血压:收缩压<17.3 kPa(130 mmHg)、舒张压<11.3 kPa(85 mmHg)。

(3)血压升高:血压测值受多种因素的影响,如情绪激动、紧张、运动等;若在安静、清醒的条件下采用标准测量方法,至少 3 次非同日血压值达到或超过收缩压 18.7 kPa(140 mmHg)和/或舒张压 12.0 kPa(90 mmHg),即可认为有高血压,如果仅收缩压达到标准则称为单纯收缩期高血压。高血压绝大多数是原发性高血压,约 5% 继发于其他疾病,称为继发性或症状性高血压,如慢性肾炎等。高血压是动脉粥样硬化和冠心病的重要危险因素,也是心力衰竭的重要原因。

(4)血压降低:凡血压低于 12.0/8.0 kPa(90/60 mmHg)时称低血压。低血压也可有体质的原因,患者自诉一贯血压偏低,患者口唇黏膜,使局部发白,当心脏收缩和舒张时则发白的局部边缘发生有规律的红、白交替改变即为毛细血管搏动征。

二、体格检查

(一)内科检查

1.脉搏

脉搏是心脏搏动节律在外周动脉血管的表现,检查的常用部位有桡动脉、颞动脉、足背动脉。

其节律同心律。

2.胸廓

检查胸廓的前后、左右径,是否对称,有无扁平胸、桶状胸、鸡胸,有无胸椎后凸(驼背)、侧弯,有无呼吸困难所致"三凹征"等。

3.肺部

肺部主要检查气管是否居中,呼吸动度、呼吸音是否正常,有无过清音、实音,有无干湿啰音、胸膜摩擦音,并叩诊肺下界,初步诊断肺炎、慢性支气管炎、肺气肿、气胸、胸腔积液等。

4.心率

心脏搏动频率,正常 $60\sim100$ 次/分; >100 次/分为心动过速; <60 次/分为心动过缓。

5.心界

用叩诊法在前胸体表显示出的心脏实音区,初步判断心脏大小及是否存在左、右心室肥大。

6.心律

心脏搏动节律。正常为窦性心律,节律规整,强弱一致,且心率在正常范围。否则为心律不齐,常见异常心律有期前收缩、二或三联律、房颤等。

7.杂音

血流在通过异常心脏瓣膜时发出的在第一、二心音以外的声音。根据杂音发生时限可分为收缩期或舒张期杂音;根据杂音强弱可分为 6 级杂音;根据杂音所在听诊区可确定某处瓣膜病变。正常心脏无杂音或仅闻及一到二级收缩期杂音。三级以上收缩期或舒张期杂音均视为异常。瓣膜病变的确诊须行心脏彩超检查。

8.腹部压痛

正常腹部触诊为柔软、无压痛、无反跳痛、无包块。如有压痛应考虑所在部位病变。腹部以九分法分区,腹部分区相对应的器官如下。①右上腹:肝、胆、十二指肠、结肠肝曲。②上腹部:胃、横结肠、胰。③左上腹:脾、胰尾,结肠脾曲。④右侧腹:右肾、右输尿管、升结肠。⑤中腹部:小肠。⑥左侧腹:左肾、左输尿管、降结肠。⑦右下腹:回盲部(阑尾)、右输尿管。⑧下腹部:膀胱。⑨左下腹:左输尿管、乙状结肠。

9.肝脏

肝脏呈楔形位于右上腹,上界为右锁骨中线第 5 肋间,下界于剑突下小于 3 cm,右肋缘下不能触及,质地柔软,边缘锐,无结节,无压痛。肝脏主要功能为糖、蛋白、脂肪代谢场所,分泌胆汁,并有防御及解毒功能。肝脏疾病时其上下限可发生改变。

10.脾脏

脾脏位于左上腹,正常于左肋下不能触及。其主要功能为处理衰老红细胞及血小板,并能储存血液。如脾大常为肝脏、血液、免疫系统疾病。

11.肾脏

肾脏呈半圆形,左右各一,位于腰椎两侧肋脊角。主要功能是产生尿液,调节体液,排泄代谢废物。如有病变常表现肾区叩痛。

12.肿块

医师可通过视触叩听的检查方法初步判断有无腹部包块,并提出进一步检查的建议。

（二）外科检查

1.淋巴结

人体皮下有许多表浅淋巴结群,其主要分布在头颈部、腋下、腹股沟,这些淋巴结汇集相应皮肤表层淋巴液。淋巴结是人体防御器官,将淋巴液中有害物质吞噬清除。当淋巴结肿大压痛时常表示相应区域有病变。

2.甲状腺

甲状腺呈蝶形位于颈前气管甲状软骨两侧,其分泌的甲状腺素对人体新陈代谢起重要作用。正常甲状腺外观不明显,不可触及,无血管杂音,无结节。甲状腺常见病变有单纯性肿大、甲状腺炎、甲亢、甲减、腺瘤、囊腺瘤,极少数有癌症。

3.脊椎

人体脊柱由32个椎体相互连接从头后枕骨大孔直至臀部尾骨,其中颈椎7个,胸椎12个,腰椎5个,骶椎5个,尾椎3个。正常脊柱无侧弯,有4个生理弯曲:颈、腰椎稍前凸;胸、骶椎稍后凸。胸椎和骶椎无活动度,颈椎和腰椎具有一定的活动度,不注意保护易造成损伤如颈椎病、腰椎间盘突出等。组成人体脊柱的32个椎体的椎弓相连形成椎管,穿行其内的脊髓是神经传导的重要组成部分,自椎间孔发出外周神经控制躯干及四肢的运动和感觉。故脊椎病变还可表现外周神经损伤的症状。

4.四肢

注意患者步态,检查上下肢有无畸形、外伤、感染、活动障碍及水肿等。

5.关节

检查有无关节畸形、红、肿、热、痛及活动障碍等。

6.皮肤

检查皮肤颜色:苍白、发红、发绀、黄染及色素;有无皮疹:斑疹、丘疹、荨麻疹等;有无脱屑;有无皮肤出血:瘀点、瘀斑;有无肝掌及蜘蛛痣、水肿、皮下结节及瘢痕等。

7.外周血管

有无下肢静脉曲张、有无动脉血管搏动减弱或消失。

（三）眼科检查

1.视力

常使用远视力表(在距离视力表5 m处)及近视力表(在距离视力表33 cm处),两表均能看清1.0视标者为正常视力。近视力检查能了解眼的调节功能,配合远视力检查可初步诊断屈光不正(包括散光、近视、远视)、老视或器质性病变(如白内障、眼底病变)。

2.辨色力

辨色力可分为色弱和色盲两种。可分为先天性和后天性。先天性以红绿色盲最常见;后天性多由视网膜病变、视神经萎缩、和球后神经炎引起。

3.外眼

外眼包括眼睑、泪器、结膜、眼球位置和眼压的检查。

4.内眼

内眼包括角膜、前房、虹膜、瞳孔、晶状体、玻璃体和眼底的检查。常见疾病有角膜炎、青光眼、白内障、视网膜病变等。

(四)耳鼻喉科检查

1.耳

检查外耳(耳郭、外耳道)、中耳(鼓膜)、乳突、听力。常见疾病有外耳道疖肿、中耳炎、鼓膜穿孔、胆脂瘤和听力减退等。

2.鼻

检查鼻外形、鼻腔(鼻甲、鼻黏膜、鼻中隔、鼻腔分泌物)、鼻窦(上颌窦、额窦、筛窦等)。常见疾病有鼻中隔偏曲、鼻炎、鼻出血、鼻息肉、鼻甲肥大及萎缩和鼻窦炎等。

3.咽

咽分为鼻咽、口咽及喉咽部。常见疾病有咽炎、扁桃体炎、扁桃体肿大和鼻咽癌等。

4.喉

检查声带和会厌。常见疾病有喉炎、声带小结、会厌囊肿、声带麻痹和喉癌等。

(五)口腔科检查

1.牙齿

牙齿主要是检查有无龋齿、残根、缺齿等。

2.黏膜

口腔黏膜及腺体有无异常。

3.牙周

牙龈、牙周及下颌关节有无异常。

(六)妇科检查

1.外阴部

已婚妇女处女膜有陈旧性裂痕,已产妇处女膜及会阴处均有陈旧性裂痕或会阴部可有倒切伤痕。必要时有时医师会嘱患者向下屏气,观察有无阴道前后壁膨出、子宫脱垂或尿失禁等。

2.阴道

阴道壁黏膜色泽淡粉,有皱襞,无溃疡、赘生物、囊肿、阴道隔及双阴道等先天畸形。

3.子宫颈

子宫颈糜烂的分度(轻、中、无),宫颈肥大的程度,以及赘生物的大小、位置等。

4.子宫及附件

子宫位置,有无肌瘤。卵巢及输卵管合称"附件",有无囊肿。

三、实验室检查

(一)糖尿病筛查

1.空腹血糖

即空腹时血液中的葡萄糖浓度,葡萄糖是供给人体能量最重要的物质,它在血中的浓度受肝脏、胰岛素及神经系统等的调节,保持在正常范围内。参考范围:3.8～6.1 mmol/L,若$\geqslant$7.0 mmol/L(126 mg/dL)应考虑为糖尿病,如血糖超过肾糖阈(9 mmol/L)即可出现尿糖。如果长时间的糖尿病未治疗,可能引起心脏血管、脑血管、神经系统、眼底病变及肾脏功能障碍等并发症。此外血糖增高还可见于内分泌疾病(肢端肥大症、皮质醇增多症、甲亢、嗜铬细胞瘤、胰高血糖素瘤),应激性高血糖(如颅脑损伤、脑卒中、心肌梗死),药物影响(口服避孕药等)。亦可见于生理性增高(如饱食后、高糖饮食、剧烈运动、情绪紧张)。

2.餐后 2 小时血糖

当空腹血糖稍有升高时,需做餐后 2 小时血糖测定,它是简化的葡萄糖耐量实验,可以进一步明确有无糖尿病。若餐后 2 小时血糖值界于 7.8～11.1 mmol/L(140～200 mg/dL)之间,应考虑为糖耐量降低,表示体内葡萄糖代谢不佳,可能存在胰岛 β 细胞分泌胰岛素功能减退,或胰岛素抵抗,应予以饮食和运动治疗。若≥11.1 mmol/L(200 mg/dL),就可诊断为糖尿病,应进一步咨询糖尿病专科医师。

3.糖化血红蛋白

糖化血红蛋白是血糖与血红蛋白的结合产物,由于糖化过程非常缓慢,一旦形成不易解离,故反映的是在检测前 120 天内的平均血糖水平,而与抽血时间,患者是否空腹,是否使用胰岛素等因素无关,不受血糖浓度暂时波动的影响。对高血糖、特别是血糖、尿糖波动较大的患者有独特的诊断意义,也是判定糖尿病各种治疗是否有效的良好指标。糖化血红蛋白的测定结果以百分率表示,指的是和葡萄糖结合的血红蛋白占全部血红蛋白的比例。

糖化血红蛋白正常值为 4%～6%。①<4%:控制偏低,患者容易出现低血糖;②6%～7%:控制理想;③7%～8%:可以接受;④8%～9%:控制不好;⑤>9%:控制很差,是糖尿病并发症发生发展的危险因素。慢性并发症包括糖尿病性肾病、动脉硬化、白内障等,并有可能出现酮症酸中毒等急性并发症。

4.糖尿病风险评估

通过汗腺离子密度的测定来分析自主神经病变的程度,检测出胰岛素抵抗的病变程度,判断出糖尿病并发症罹患风险。

(二)血流变检测

血液流变学是研究血液中各种成分的流变规律。当血液的流动性和黏滞性(即黏稠度)发生异常时,可出现血流缓慢、停滞和阻断,可致血液循环障碍,组织缺血缺氧,引起一系列的病理变化。临床常见的与血黏度增高有关的疾病有:高脂血症、冠心病、高血压病、糖尿病、动脉硬化、脑血栓、心力衰竭、急性肾炎、肾病综合征、慢性肾衰竭、急性肾衰竭等。例如血液中脂蛋白和胆固醇增加,可使血液黏稠度增加,血流速度减慢,血管内皮损害,血管壁内膜粗糙,形成粥样硬化,造成血管弹性变差,易导致血栓形成。此外吸烟、超重(肥胖)也是血栓性疾病的发病因素。因此检测全血黏度、血浆黏度、红细胞变性的临床意义,要结合患者具体情况综合判断。

(三)血常规

血常规检查项目及临床意义见表 12-1。

表 12-1　血常规检查项目及临床意义

项目	参考值	临床意义
红细胞(RBC)	男:(4.0～5.5)×10^{12}/L 女:(3.0～5.5)×10^{12}/L	升高:生理性增高见于禁(脱)水、重体力劳动、妊娠、高原居住。病理性增高见于真性红细胞增多症,各种先天性心脏病、慢性肺疾病、异常血红蛋白病 降低:各种贫血,如再障、营养不良、阵发性睡眠性血红蛋白尿、溶血、失血如消化道出血、功能性子宫出血、痔疮、外伤
血细胞比容(Hct)	0.37～0.49	升高:可能有脱水或红细胞增多症 降低:可能有贫血,但贫血程度与红细胞数不一定平行,有助于贫血分型

续表

项目	参考值	临床意义
平均红细胞体积（MCV）	80～100 fl	升高：见于缺乏维生素 B_{12} 和叶酸的贫血，如巨幼红细胞性贫血、口服避孕药、停经妇女及老人。 降低：见于缺铁性贫血，地中海性贫血以及慢性疾病造成的贫血
血红蛋白（Hb）	男：120～165 g/L 女：110～160 g/L	同红细胞计数。但不同性质的贫血，红细胞数量与血红蛋白数量不一定平行
血小板（PLT）	（100～300）×10^9/L	升高：骨髓增生异常综合征、脾切除后、急性大出血、血小板增多症等 降低：骨髓生成障碍和体内消耗过多。常见于再障、放射病、骨髓原发和转移性肿瘤、急性白血病、DIC、血小板减少性紫癜、脾亢及药物等
白细胞计数（WBC）	（4.0～10.0）×10^9/L	升高：急性细菌感染，极度增高则可能存在白血病 降低：病毒感染，射线照射，药物化疗，再障，脾亢等

（四）冠心病危险因素检测指标

同型半胱氨酸（HCY）：HCY 水平升高与遗传因素和营养因素有关。现认为 HCY 反应性的增高是引起血管壁损伤的重要因素之一，它与心肌梗死和心绞痛的发生率和死亡增高有关，目前国内外逐渐把它作为心血管疾病临床常规检查指标。

超敏 C 反应蛋白（hs-CRP）：hs-CRP 是用高灵敏度的方法检测的血浆 C 反应蛋白水平，大量研究证实，hs-CRP 可能是比 LDL-C 更有效的独立的心血管疾病预测指标。个体 hs-CRP 的观测值应取两次检测（最好间隔 2 周）的平均值。hs-CRP 可对表观健康的人群预示未来发生脉管综合征的可能性，对急性冠脉综合征（ACS）患者则是预后指标。心肌梗死后的 hs-CRP 水平预示未来冠心病的复发率和死亡率，和梗死面积无关。

（五）胃蛋白酶原检测

胃蛋白酶原（PG）分为Ⅰ、Ⅱ两个亚型。目前普遍认为萎缩性胃炎是很重要的癌前病变，在癌症的发病机制中起着至关重要的作用。PGⅠ/PGⅡ可作为萎缩性胃炎的标志物，实现对于胃癌高风险人群的识别。PGⅠ降低对检出胃癌相对不够敏感，但如果与 PGⅠ/PGⅡ比值相结合，则检出胃癌的灵敏度（64%～80%）和特异性（70%～84%）都大大提高，可用于胃癌普查。目前日本专家一般建议用 PGI≤70 ng/mL 和 PGⅠ/PGⅡ≤3.0 作为入选标准。

（六）骨代谢指标

1.甲状旁腺激素

甲状旁腺激素是由甲状旁腺主细胞分泌而来。其生理作用主要是升高血钙、降低血磷，调节钙离子水平。通常，血浆钙离子水平与血浆甲状旁腺激素水平成反比。测定甲状旁腺激素对鉴别高钙血症和低钙血症上具有一定的价值，同时对甲状旁腺疾病的诊断及血液透析的监测都有重要意义。

参考值范围：0.1～1.8 μg/L（RIA 法）。

升高见于：①原发性甲状旁腺功能亢进症、假性特发性甲状旁腺功能低下；②继发性甲状旁腺功能亢进症、慢性肾衰竭、单纯甲状腺肿；③甲状腺功能亢进、老年人、糖尿病性骨质疏松、异位甲状旁腺激素分泌综合征；④药物或化学性，如磷酸盐、降钙素、氯中毒等。

降低见于：①特发性甲状旁腺功能减退症、低镁血症性甲状旁腺功能减退症，由于甲状旁腺激素分泌减少引起低钙血症；②非甲状腺功能亢进性高钙血症如恶性肿瘤、结节病、维生素 D 中毒、甲状腺功能亢进症及其他由于高钙血症抑制甲状旁腺激素分泌。

2.25-羟基维生素 D

维生素 D 又称抗佝偻病维生素，是类固醇衍生物，属脂溶性维生素。维生素 D 主要包括维生素 D_2（又称麦角钙化醇）及维生素 D_3，在体内主要的储存形式为 25-羟基维生素 D，其在血液中的含量是具有活性的 1,25-双羟基维生素 D 的 1 000 倍。其生物学作用主要包括：①促进小肠钙吸收；②促进肾小管对钙、磷的重吸收；③调节血钙平衡；④对骨细胞呈现多种作用；⑤调节基团转录作用。

参考值范围：47.7～144 nmol/L（酶联免疫法）。

维生素 D 缺乏常见于以下几种。①骨质软化症：表现为骨质软化，腰腿部骨疼痛、易变形等；②骨质疏松症：常见于老人，由于其肾功能降低，胃肠吸收欠佳，户外活动减少，影响骨钙化可发生自发性骨折；③佝偻病。

维生素 D 过多常由于过量摄入维生素 D 引起。其主要毒副作用是血钙过多，早期征兆主要包括痢疾或者便秘、头痛、无食欲、头昏眼花、走路困难、肌肉骨头疼痛，以及心律不齐等。晚期症状包括发痒、骨质疏松症、体重下降、肌肉和软组织石灰化等。严重可引起肾、脑、肺、胰腺等脏器有异位钙化灶和肾结石。

（七）尿常规

检查项目包括尿糖、尿酮体、尿胆原、尿比重、尿蛋白、尿红细胞、尿白细胞、尿酸碱度、尿胆红素、尿亚硝酸盐。

（八）大便常规

检查项目包括大便的颜色、形态、细胞、潜血，粪胆素，粪胆红素。

四、影像学检查

（一）心电图

心电图是诊断心血管疾病最常用的辅助手段。分析各波形出现的顺序及基线水平的变化可为诊断各种心脏疾病或全身疾病提供线索。P 波为心房兴奋产生；QRS 波为心室所形成；T 波为心室激动恢复（复极）的结果；P-R 间期代表激动由心房传到心室时所需的时间，正常值为 0.12～0.20 秒，当 P-R 间期延长时提示房室间传导障碍；QRS 间期为心室除极时间，正常应在 0.08 秒以内，Q-T 间期代表心室复极的时间，在某些疾病时 Q-T 间期可明显延长。

可用心电图诊断的疾病包括以下几种。①心律失常：如房性及室性期前收缩、室性及室上性心动过速、病窦综合征、房室及室内传导阻滞。其主要表现为 P、QRS 波群出现的顺序及形态、节律的异常以及 P-R 段的延长或 P、QRS 波无固定关系。②心肌梗死：主要表现为异常 Q 波及 ST 段的上移，T 波倒置等。③冠心病心绞痛：主要表现为 S-T 段下移和 T 波倒置或低平。④药物中毒或电解质紊乱：可表现为 QRS 波增宽，Q-T 间期延长及巨大 U 波等。⑤心包积液：表现为肢体导联低电压。

心电图与运动试验相结合称为运动心电图，主要用于诊断冠心病及某些心律失常如窦性心动过缓及室性心动过速。平时心电图正常者，若运动后出现 S-T 段压低则为冠心病的临床诊断提供了重要依据。

(二)胸部X线

1.如何数肋骨

数肋骨是看片的基础,看片时常常是以肋骨作为标志。正常胸部X线片肋骨从后上向前下数,第1肋与锁骨围成一个类圆形的透亮区,这一部分也是肺尖所在的区域,两侧对比有利于发现肺尖的病灶。

2.如何判断肺纹理是否正常

一侧肺野从肺门到肺的外周分为三等份,分别称为肺的内、中、外带,正常情况下肺内中带有肺纹理,外带无,如果外带出现了肺纹理则有肺纹理的增多,反之内中带透亮度增加则肺纹理减少。对肺内、中、外带的区分还有一个意义,那就是对肺气肿时肺压缩的判断,一般来说肺内、中、外带占肺的量分别为60％、30％、10％。

3.纵隔与肺门

肺门前方平第2～4肋间隙,后平对第4～6胸椎棘突高度,在后正中线与肩胛骨内侧缘连线中点的垂直线上。关于纵隔主要是判断是否有移位。

4.心脏

心脏后对第5～8胸椎,前对第2～6肋骨,心胸比<0.5。主动脉结是主动脉弓由右转向左出突出于胸骨左缘的地方,它平对左胸第2肋软骨。肺动脉段位于主动脉结下方,对判断肺动脉高压很有意义。

5.膈肌和肋膈角

一般右肋膈顶在第5肋前端至第6肋前间水平,由于右侧有肝脏的存在,右膈顶通常要比左侧高1～2cm。意义:胸腔或腹腔压力的改变可以改变膈肌的位置,如气胸时膈位置可以压低;膈神经麻痹出现矛盾呼吸。正常的肋膈角是锐利的,如果肋膈角变钝则有胸腔有积液或积血存在,一般地说肋膈角变钝,积液300mL;肋膈角闭锁,500mL。

6.乳头位置

男性乳头一般位于第4肋前间,女性乳头位置可较低,两侧不对称的乳头阴影易误诊为结节病灶。

7.如何判断病灶是来自肺内还是来自胸膜腔

一般来说如果病灶大部分在肺内则病灶来自肺内;可以结合侧位X线片来判断,同时CT可以精确鉴别。

(三)骨密度检查

检测部位为腰椎L_1～L_4、髋关节及股骨颈。骨密度测定是目前诊断早期骨质疏松最敏感的特异指标。

(四)经颅多普勒

经颅多普勒是检测颅内、外血管病变的无创伤性新技术,是目前诊断脑血管疾病的必备设备。经颅多普勒在临床上主要应用于高血压病;此外尚可用于脑血管疾病,包括脑动脉硬化症、脑供血不足、脑血管狭窄及闭塞等;以及椎动脉及基底动脉系统疾病等。还可应用于临床疾病的病因学诊断,包括头痛、头晕、眩晕、血管性头痛、功能性头痛、神经症、偏头痛等,并可用于脑血管疾病治疗前后的疗效评价等方面。

五、特殊检查

(一)呼气试验

1.^{13}C 尿素呼气试验

它是敏感性和特异性都较高的无创性检测方法;能方便、快捷地反映出胃内幽门螺杆菌感染的情况,且无放射性,广泛适用于各种人群,尤其是老年人及患高血压、心脏病等不能耐受胃镜检查者。并能监测幽门螺杆菌经治疗后的效果。

2.^{14}C 检测

^{14}C 呼气试验对上消化道疾病中胃幽门螺杆菌感染的检出率及胃幽门螺杆菌感染对上消化道疾病具有诊治意义。

(二)女性 TCT 检查

TCT 是液基薄层细胞检测的简称,TCT 检查是采用液基薄层细胞检测系统检测宫颈细胞并进行细胞学分类诊断,它是目前国际上最先进的一种子宫颈癌细胞学检查技术,与传统的宫颈刮片巴氏涂片检查相比明显提高了标本的满意度及宫颈异常细胞检出率。

(三)人乳头瘤病毒(human papillomavirus,HPV)检查

HPV 检查主要检测是否携带有 HPV 病毒。HPV 某些分型具有高度致子宫颈癌危险。低危险型 HPV 包括 HPV6、11、42、43、44 等型别,常引起外生殖器湿疣等良性病变,包括宫颈上皮内低度病变(CINⅠ),高危险型 HPV 包括 HPV16、18、31、33、35、39、45、51、52、56、58、59、68 等型别,与子宫颈癌及宫颈上皮内高度病变(CINⅡ/Ⅲ)的发生相关,尤其是 HPV16 和 HPV18型。妇女感染 HPV 后,有 30%~50% 的妇女出现宫颈上皮细胞的轻度病变,但大部分妇女会在清除病毒后 3~4 个月时间内转为正常,所以如果在这段时间内同时检查 HPV 和细胞学,会出现 HPV 阴性而细胞学为异常的现象。

(四)动脉硬化检测

脉搏波传播速度、踝臂血压指数。

1.意义

通过脉搏波传播速度、踝臂血压指异常,诊断下肢动脉疾病,常提示可能存在全身动脉粥样硬化疾病。及时进一步检查、通过改变不良生活习惯及药物治疗等方式进行干预,避免将来重大心脑血管疾病的发生。

2.适用人群

(1)年满 20 周岁以上。

(2)已被诊断为高血压(包括临界高血压)、高脂血症、糖尿病(包括空腹血糖升高和糖耐量异常)、代谢综合征、冠心病和脑卒中者。

(3)有早发心脑血管疾病家族史、肥胖、长期吸烟、高脂饮食、缺乏体育运动、精神紧张或精神压力大等心脑血管疾病高危因素者。

(4)有长期头晕不适等症状尚未明确诊断者;有活动后或静息状态下胸闷、心悸等心前区不适症状尚未明确诊断者。

3.不适于检查的人群

(1)外周循环不足(有急性低血压、低温)。

(2)频发心律失常。

（3）绑袖捆绑位置局部表皮破损、外伤。

（4）正在静脉注射、输血、血液透析行动静脉分流的患者。

（五）人体成分分析

对身体脂肪比例和脂肪分布进行测定可以对身体进行健康检查及老年病，如高血压、动脉硬化和高血脂的筛查诊断。另外，它还可以广泛应用于肥胖的诊断、营养状态评估、康复治疗后肌肉物质的变化、身体平衡、物理治疗、透析后体内水分改变和激素治疗后身体成分的改变。通过人体成分分析仪的分析检测，可以找到身体状况改善的轨迹；查找健康隐患，为体检者提供保持健康的建议和知识。对细胞内外液的质量以及比例进行分析尤其适合儿童青少年生长发育过程中的监控。

（王淑贞）

第四节　健康体检超声诊断相关知识

一、发展现状

近半个世纪以来，随着超声医学迅速发展及超声新技术的不断出现，超声医学作为影像医学的重要组成部分在临床应用中发挥着重要作用。回顾超声诊断发展历程，从 20 世纪 50 年代的 A 超、M 超发展到如今的二维（B 超）、三维超声；从静态的灰阶超声成像发展到实时二维、实时三维超声成像；由黑白超声显像发展到彩色多普勒血流显像；随着超声造影技术的应用，超声诊断开始从解剖成像向功能成像迈进；超声技术与其他技术结合应用，相得益彰，开辟了超声检查的新途径，如内镜超声、腹腔镜超声、术中超声、介入超声等。超声显像技术已经与 X 线、CT、MR、放射性核素并驾齐驱，成为诊断信息丰富、临床使用最多、最方便、无创和安全的医学影像诊断方法之一。

二、基本特性

超声波是指超过人耳听力范围的高频率的声波（＞20 000 Hz）。诊断常用的超声频率为2～10 MHz（兆赫）。超声具有不同于 X 线的重要物理特性，其中与临床检测和诊断密切相关的特性如下。

（一）方向性

超声在介质（如人体软组织和水）中可以类似光线一样成束发射（声束），直线传播，方向性很强。

（二）声阻抗

超声在介质传播过程中会遇到声阻抗。超声垂直通过两个不同介质构成的交界面上，产生最大的界面反射——回声。

（三）声衰减

超声在人体组织中传播，能量逐渐减低，这种现象称做声衰减。

（四）频移

超声遇到运动中的物体，如血管内流动的大量红细胞，反射回来的声波频率发生改变即频移，称为多普勒效应。

三、超声诊断的优点和不足

（一）优点

（1）无创伤、无放射性。

（2）分辨力强，取得的信息丰富。

（3）可以实时、动态观察组织及器官。

（4）可以观察血流方向及流速。

（5）能多方位、多切面地进行扫查。

（6）检查浅表器官及组织不需空腹、憋尿及排便，随时可以检查。

（7）可在床旁、急症及手术中进行检查，不受条件限制。

（8）可以追踪、随访观察，并比较前后两次治疗的效果等。

（二）不足

（1）超声检查切面的随意性较大，对切面的认识和理解还没有形成完全统一的规范标准。

（2）现有的探头构造技术限制了一个切面的扫查范围，不能保证一幅图像具有如 CT、MRI 图像一样的完整性。

（3）图像质量易受呼吸、心搏等生理活动，以及气体、骨骼等解剖因素的影响。

四、临床应用

随着影像医学的飞速发展，超声影像学已经成为一门具有临床特色的独立学科，其临床应用的领域得到了不断的拓展。超声波属纵波，即机械振动波。它在不同的介质中，传播速度不相同，反射的声波亦不相同。超声对人体软组织、脏器（如膀胱、胆囊）内液体有良好的分辨力，有利于诊断及鉴别微小病变。

（一）检查内容

（1）形态学检查：体积大小、形态改变、有无占位等。

（2）功能检查：心脏功能、血流动力学、胆囊收缩功能等。

（3）介入性诊断和治疗：在超声引导下，将穿刺针刺入病灶，进行细胞学及组织学的诊断，同时也可以对某些部位的积液、积脓、囊肿等进行抽液并注入药物治疗。

（二）应用范围

（1）腹腔脏器。腹部疾病种类繁多，病情复杂，高敏感度彩色多普勒血流显像技术在腹部疾病的应用研究进展迅速，显示了极为重要的临床应用价值，更拓宽了超声在腹部领域的诊断范围，使超声诊断为腹部外科临床解决了大量的难题，在临床医学中占有举足轻重的地位，已成为各级医疗机构不可缺少的重要诊断手段之一。在肝脏、胆囊、胰腺、脾脏、肾脏、输尿管、膀胱、肾上腺、前列腺、胃肠道等领域可为临床提供丰富且有价值的影像诊断信息。

（2）盆腔脏器。妇产科是超声应用的一个非常广阔的领域。自 20 世纪 70 年代超声诊断应用于妇产科临床后，使妇产科疾病的诊断水平有了大幅度的提高。

（3）心血管。作为重要的心血管影像学技术,超声心动图的最大优势是能够为临床医师提供心血管系统结构、心内血流和压力以及心脏功能等重要信息。超声心动图对一些心血管疾病起着决定性的诊断作用,例如结构性心脏病、心肌疾病、心腔内肿瘤、心包积液、主动脉夹层、急性心肌梗死后机械并发症等。

（4）浅表器官。随着高频探头(10～20 MHz)的出现,皮肤及皮下等浅表组织的超声探测不仅成为可能,而且有了迅速发展。应用范围包括眼部、甲状腺、甲状旁腺、颌面与颈部、乳腺、浅表淋巴结、肌肉与肌腱、骨与关节等。

（5）颅脑与外周血管。20世纪90年代随着超声血流成像多普勒技术的使用,使超声诊断颅脑与外周血管疾病从形态学与血流动力学结合,得到客观图像特征及血流动力学的参数表达。应用范围包括脑血管、颈部血管、腹腔血管、上肢血管、下肢血管等。

（6）介入性超声。采用超声影像引导经皮穿刺抽吸、活检和引流等介入技术,实现对病灶的诊断和治疗目的。主要优点是实时监护,无放射损伤,操作重复性强。对人体内微量积液、微小肿物和微细管腔的穿刺准确率高。经体腔超声显像技术如经食管、经膀胱、经血管和术中超声检查等也归纳于介入超声的范畴。

（7）超声造影。随着超声成像技术的不断发展,新型声学造影技术成功地运用于临床诊断。超声造影剂是一类能够显著增强超声检测信号的诊断用药,在人体微循环和组织灌注检验与成像方面用超声造影剂进行超声检测,简便、实时、无创、无辐射,具有其他影像学检查方法如CT、MRI等无法比拟的优点。应用新型造影增强超声成像技术,可清楚显示微细血管和组织血流灌注,增加图像的对比分辨率,显著提高病变组织在微循环灌注水平的检测水平,进一步开拓了临床应用范围,是超声医学发展历程中新的里程碑。

五、超声诊断在体检预防医学中的重要价值

(一)脂肪性肝病

1.临床病理

体检中脂肪性肝病发生率高居榜首。脂肪在组织细胞内贮积量超过肝重量的5%,或在组织学上有30%肝细胞出现脂肪变性时,称为脂肪肝。脂肪肝是一种常见的肝脏异常现象,而不是一个独立的疾病。常见的原因有过量饮酒、肥胖、糖尿病、妊娠和药物毒性作用等引起的肝细胞内脂肪堆积。与脂肪性肝病肝脏不同程度的脂肪浸润及肝细胞变性有关。肝外组织的三酰甘油主要由高密度脂蛋白(HDL)携带,通过高密度脂蛋白受体途径进入肝脏代谢。当高血脂导致肝组织被脂肪堆积、浸润变性时,会使血脂代谢和脂蛋白合成障碍,尤其是HDL合成减少。肝细胞被浸润变性,同样使肝脏生成极低密度脂蛋白障碍,导致肝内的脂类不能以脂蛋白形式运出肝脏,造成三酰甘油在肝内堆积,形成和加重脂肪肝。由于腹部周围的脂肪细胞对刺激敏感,脂肪易沉积于腹部内脏,将大量脂肪酸输送到肝脏导致脂肪肝。按肝细胞脂肪贮积量的多少,分为轻、中、重度;轻度时脂肪量超过肝重5%～10%;中度在10%～25%之间;重度者25%～50%。根据脂肪在肝内的分布情况,分为均匀性和非均匀性脂肪肝两大类,前者居多。

2.超声诊断标准(图12-1)

（1）肝脏呈弥漫性肿大,轮廓较整齐,表面平滑,肝边缘膨胀变钝

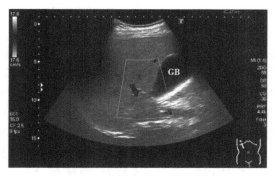

图 12-1 脂肪性肝病超声诊断

（2）肝实质回声增强，呈点状高回声（肝回声强度＞脾、肾回声）。

（3）肝深部回声衰减，＋～＋＋。

（4）肝内血管显示不清。

（5）不规则脂肪肝可表现为节段型（地图型）、局灶型。

（二）肝硬化

1.临床病理

肝硬化由多种原因引起肝细胞变性、坏死，继而出现纤维组织增生和肝细胞的结节状再生。这三种改变反复交替进行，结果导致肝脏的小叶结构和血液循环系统逐渐改变，形成假小叶，随之肝脏质地变硬。肝硬化是一种常见的慢性疾病，根据病因、病变和临床表现的不同有多种临床分型。常见的有门脉性肝硬化、坏死性肝硬化、胆汁性肝硬化、淤血性肝硬化和寄生虫性肝硬化，其致病因素有肝炎病毒、饮酒、胆道闭锁、淤血等。

2.超声诊断标准（图 12-2）

（1）肝脏改变：①形态：右叶萎缩，左叶肿大；②表面：不光滑，凹凸不平或波浪状；③边缘：边缘显著变钝；④回声：增粗、增强；⑤肝静脉：管腔狭窄，粗细不等。

（2）门脉改变：门静脉、脾静脉扩张、脾大、侧支循环。

（3）其他改变：胆囊壁水肿、腹水。

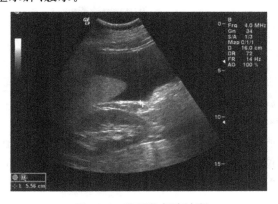

图 12-2 肝硬化超声诊断

(三)肝囊肿

1.临床病理

肝囊肿病因不明确,有先天性和后天性之分。先天性肝囊肿多认为起源于肝内迷走的胆管,或因肝内胆管和淋巴管在胚胎期的发育障碍所致,或胎儿时期患胆管炎导致肝内小胆管闭塞,引起近端胆管呈囊性扩张。部分患者出生时可能已存在类似的囊肿基础,所以年轻人群中也有很小一部分肝囊肿发现。而后天性肝囊肿则由于肝内胆管退化而逐渐形成,为生理性退行性变,与年龄关系密切。因此肝囊肿检出率随年龄增长而增加,但囊肿的大小与数目发展与年龄的增长无相关。超声检查肝囊肿具有敏感性高、无创伤、简便易行等优点,而且能肯定囊肿的性质、部位、大小、数目和累及肝脏的范围,也易与其他囊性病变鉴别。超声为本病的首选检查方法。

2.超声诊断标准(图 12-3)

(1)囊肿形态呈类圆形或椭圆形,大小不一。

(2)囊壁薄,轮廓平滑、整齐。

(3)内部回声呈无回声区。

(4)两侧壁处可出现声影。

(5)后方回声明显增强。

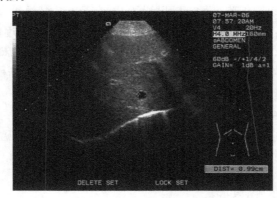

图 12-3　肝囊肿超声诊断

(四)肝血管瘤

1.临床病理

肝脏血管瘤属先天性发育异常,是肝脏最常见的良性肿瘤,分为海绵状血管瘤和毛细血管瘤。切面为蜂窝状的血窦腔,由纤维组织分隔,大的纤维隔内有小血管,血窦壁有内皮细胞覆盖。一般质地柔软有弹性,边界清晰,可呈分叶状或较平整,有纤维性包膜。血窦腔内可有血栓形成,血栓及间隔可发生钙化。肝脏血管瘤一般生长缓慢,较小者无症状,常由体检中发现,多为单发,多发的可并发身体其他部位(如皮肤)血管瘤。

2.超声诊断标准(图 12-4)

(1)呈类圆形或不规则形。

(2)常为单个,亦可多发,大小不一。

(3)典型呈高回声,不典型呈混合回声或低回声。

(4)与周围肝组织境界清晰或无明显境界。

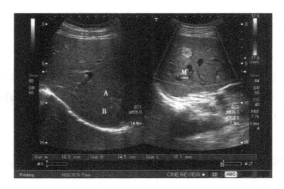

图 12-4　肝血管瘤超声诊断

（五）胆囊结石

1.临床病理

胆囊结石是最常见的胆囊疾病。女性胆囊结石发病率明显高于男性与两方面因素相关：①女性妊娠、多孕、产次可引起胆囊排空功能降低，致使胆汁淤积形成胆结石；②雌酮是绝经期女性体内的主要雌激素，可提高胆汁中胆固醇的饱和度，促使胆石的形成。并且绝经期前的中年妇女因为内分泌改变的关系，常影响胆汁的分泌和调节。研究发现，年轻女性易患胆囊结石，与饮食不规律有关，不吃早餐、喜吃甜食等。其原因是空腹时间延长，控制饮食减轻体重等导致胆酸的分泌下降，胆固醇过饱和，从而成石指数升高。年龄增长，胆囊收缩能力呈下降趋势，胆囊中胆汁排泄不畅易造成结石的形成；另外生活水平提高，高蛋白、高胆固醇、高热量类饮食摄入导致胆汁成分和理化性质发生了改变，胆汁中的胆固醇处于过饱和状态，易于形成结石。超声对胆囊结石的诊断有很高的敏感性和特异性，准确率在95%以上。使用高分辨力超声仪在胆汁充盈状态下可发现直径小至1 mm的结石，被公认为是诊断胆囊结石的最好方法，是影像诊断的首选方法。

2.超声诊断标准（图12-5）

国内常用Crade分类。①典型结石：胆囊形态完整，有一个或多个结石强回声光团，其后方有清晰声影。②充满型结石：胆囊轮廓前半部呈半圆形或弧形强回声带，其后方有较宽的声影，胆囊后半部和胆囊后壁不显示，呈"WES"征。③泥沙型结石：胆囊内有多个小的强回声光团，呈细砂样随体位移动，其后有或无声影。

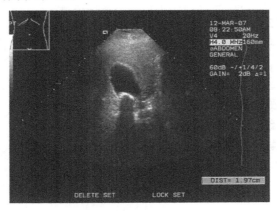

图 12-5　胆囊结石超声诊断

(六)胆囊息肉

1.临床病理

胆囊息肉为一种非炎症性慢性胆囊疾病。因胆囊黏膜固有层的巨噬细胞吞噬胆固醇,逐渐形成向黏膜表面突出的黄色小突起,有弥漫型和局限型,以后者多见,呈息肉样,故又称胆固醇息肉。随着高分辨力实时超声仪的广泛应用,发病率逐年增加。发病率男女均等,原因不明,似与肥胖、血脂升高、胆固醇结石、胆汁中胆固醇过多积聚等有关。

2.超声诊断标准(图 12-6)

(1)形态多呈颗粒状或乳头状,有蒂或基底较窄。

(2)内部呈强回声或中等回声,后方无声影。

(3)体积小,最大直径多小于 10 mm。

(4)一般为多发性,以胆囊体部较多见。

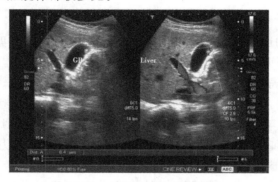

图 12-6　胆囊息肉超声诊断

(七)前列腺增生

1.临床病理

发病年龄多在 50 岁以上,并随年龄的增长,发病率逐渐增高,是老年人最常见的前列腺疾病。发病原因尚不清楚,可能与人体雄性激素-雌性激素的平衡失调有关。增生常发生于前列腺移行带和尿道周围腺,即内腺。增生的前列腺由腺体、平滑肌和间质组成,形成纤维细胞性、肌纤维性、肌性、腺体增生性和肌腺性等不同的病理类型,较多见的是肌腺增生,向各个方向发展,呈分叶状或结节状增大,形成体积较大的肌腺瘤。

2.超声诊断标准(图 12-7)

(1)前列腺形态异常:各径线不同程度增大,通常左右对称,外形规整;少数局限性增生者,外形可不规则。

(2)内腺结节状增大:多数呈分叶状或结节状(结节型),少数为非结节状(弥散型)、内部回声多数呈均匀低回声,少数呈等回声或高回声、外腺被挤压萎缩。

(3)包膜回声平滑、连续、无中断现象。

(4)常有钙质沉着或结石:沿交界处形成弧形排列的散在强回声点或强回声团。

(5)精囊可能受压变形,但无浸润破坏征象。

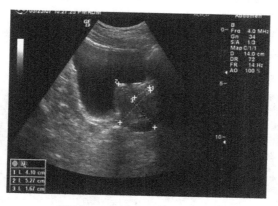

图 12-7 前列腺增生超声诊断

(八)子宫肌瘤

1.临床病理

子宫肌瘤为女性生殖系统最常见的良性肿瘤,受多种因素的影响。雌激素是子宫肌瘤发生与发展的重要促进因素。研究显示 40 岁组发病率最高,低于或高于此年龄段发病率逐渐下降。此年龄段女性生殖功能旺盛,体内雌激素水平较高,同时社会压力、琐碎家庭事务导致中年妇女机体内分泌紊乱。摄取含有激素的食物、药物等,促进子宫肌瘤发生发展。肌瘤增长速度与年龄增加无相关性,肌瘤好发于生育年龄,绝经后肌瘤停止生长,甚至萎缩,受女性激素水平调节。

2.超声诊断标准(图 12-8)

(1)壁间肌瘤:最多见,子宫正常或增大;肌壁可见结节状低回声或旋涡状混合回声,伴后壁回声衰减;如肌瘤压迫子宫腔,可见宫腔线状反射偏移或消失。

(2)浆膜下肌瘤:宫体表面有低回声或中等回声的结节状凸起;子宫形体不规则;常与壁间肌瘤同时存在。

(3)黏膜下肌瘤:宫腔分离征,其间有中等或低回声团块。

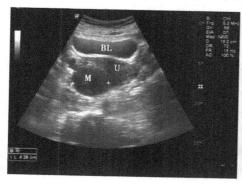
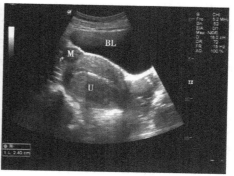

图 12-8 子宫肌瘤超声诊断

(九)卵巢囊肿

1.临床病理

卵巢囊性肿瘤分为非赘生性囊肿和赘生性囊肿两大类。非赘生性囊肿包括滤泡囊肿、黄体囊肿、黄素囊肿、多囊卵巢;赘生性囊肿包括浆液性囊腺瘤(癌)、黏液性囊腺瘤(癌)、皮样囊肿。

2.超声诊断标准(图 12-9)

(1)形态呈圆形或椭圆形无回声区,可单个或多个,可伴线状或粗细不均的分隔光带。

(2)无回声区内可有细小或粗大光点,壁上可有局限性光团突向囊内或囊外。

(3)无回声区内可有规则或不规则的实性回声。

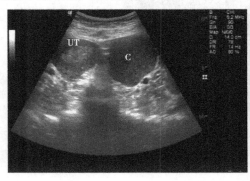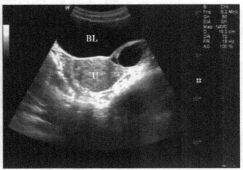

图 12-9　卵巢囊肿超声诊断

(十)甲状腺结节

1.临床病理

为代谢障碍引起甲状腺组织增生或腺体增大,过去认为是由于腺垂体分泌促甲状腺素过多所致,现在认为是与原发性免疫疾病有关。年轻女性多见,与精神因素有关。随着高频超声技术的普及,超声体检时可发现越来越多的甲状腺结节,超声不仅对鉴别甲状腺良恶性结节有重要价值,还可以发现有无局部及远处转移,高频超声检查已经成为甲状腺疾病的首选影像学检查方法。

2.甲状腺影像报告和数据系统分级(TI-RADS)

(1)0 级影像学评估不完全,需要进一步评估。

(2)1 级阴性发现。

(3)2 级阳性发现。

(4)3 级可能良性发现(恶性可能<5%)。

(5)4 级 4a 低度可疑恶性(恶性可能 5%~45%)。

(6)4b 中度可疑恶性(恶性可能 45%~75%);

(7)4c 高度可疑恶性(恶性可能 75%~95%)。

(8)5 级典型恶性征象(恶性可能≥95%)。

(9)6 级已行活检证实的恶性肿瘤。

目前在国内许多医院已应用甲状腺影像报告和数据系统分级。超声科医师应在甲状腺影像报告和数据系统分级方面统一认识(改良甲状腺影像报告和数据系统分级,同时为进一步明确诊断,可采取超声引导下细针穿刺活检,必要时辅助分子标志物检测,可使甲状腺微小乳头状癌术前诊断的准确率得到进一步的提高。超声造影及超声弹性成像对于高分辨率超声影像检查诊断困难的患者,可作为补充手段,但不建议常规使用。(图 12-10)

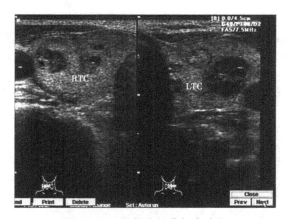

图 12-10　甲状腺结节超声诊断

(十一)乳腺增生

1.临床病理

乳腺增生好发于育龄妇女。研究发现 30～40 岁乳腺增生发病率高,余各年龄段呈逐渐下降趋势,20～30 岁之间发病率上升较快。调查分析显示人们工作、生活条件、人际关系、压力所致精神紧张,内分泌紊乱导致体内性激素失衡,使乳腺导管、腺泡和间质增生和复旧变化同时存在,导致乳腺的组织结构发生紊乱,乳腺导管上皮和纤维组织不同程度增生。国内外学者研究证实,口服避孕药增加年轻女性乳腺增生症的患病风险。50 岁以上乳腺增生的发病率逐渐降低,该年龄段绝经期卵巢功能逐渐衰退,雌激素水平相对下降,降低了乳腺增生的发病风险。大量流行病学、病理研究也证实,部分乳腺良性疾病癌变是乳腺癌发生的重要原因。因此,定期检查乳腺非常必要,对降低乳腺癌发病率具有重要意义。

2.超声诊断标准(图 12-11)

(1)两侧乳房增大,但边界光滑、完整。

(2)内部质地及结构紊乱,回声分布不均,呈粗大强回声点及强回声斑。

(3)如有囊性扩张,乳房内可见大小不等的无回声区,其后壁回声稍强。

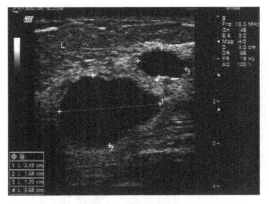

图 12-11　乳腺增生超声诊断

(十二)恶性肿瘤

恶性肿瘤是威胁人类生命的一大杀手,恶性肿瘤筛查是肿瘤早发现、早诊断、早治疗,获得较好的预后和生活质量的先决条件。体检中以肝癌、肾癌、卵巢肿瘤、甲状腺癌、乳腺癌、胰腺癌、膀胱癌、前列腺癌居多,往往都无明显症状和临床体征。因此超声诊断在肿瘤早期筛查中具有重要意义,早期发现,早期治疗,降低恶化风险。(图 12-12)

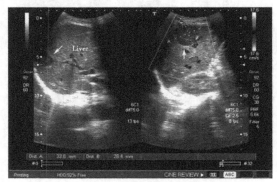

图 12-12　肝脏恶性肿瘤超声诊断

(十三)颈动脉硬化

1.临床病理

动脉粥样硬化为脑卒中最重要的原因,是散在分布于动脉血管壁的一种慢性发展的一系列病理变化,包括脂质沉积、平滑肌增殖、纤维增殖、斑块形成。动脉粥样硬化斑块又可以发生钙化、坏死、出血、溃疡、附壁血栓形成等,使血管狭窄、闭塞或破裂,以及斑块脱落堵塞远端血管,导致脑血管病的发生。

2.超声诊断标准(图 12-13)

(1)颈动脉内膜增厚:颈动脉 IMT≥1.0 mm,颈动脉分叉处≥1.2 mm 作为内-中膜增厚的标准,是动脉粥样硬化的早期改变。

(2)颈动脉粥样硬化斑块:IMT 局限性增厚≥1.5 mm 时,称为斑块,斑块的大小、质地、形态变化,可造成不同程度的血管狭窄和血流动力学的改变。

(3)颈动脉狭窄:颈动脉狭窄在 60％以上,就应积极采取有效的治疗手段。颈内动脉狭窄＞70％,可引起缺血性脑血管病的发生,外科治疗效果明显高于药物治疗。

(4)颈动脉闭塞:是在颈动脉狭窄的基础上发生的,颈内动脉或颈总动脉闭塞可造成一侧脑供血中断,产生一系列病理变化和临床改变。

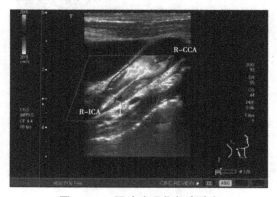

图 12-13　颈动脉硬化超声诊断

（十四）冠心病

1.临床病理

冠心病全称为冠状动脉性心脏病，又称缺血性心脏病，是指冠状动脉粥样硬化或功能性痉挛使血管腔阻塞导致心肌缺血、缺氧而引起的心脏病。

2.超声诊断标准（图 12-14）

（1）内膜增厚：左冠状动脉主干及右冠状动脉近端管腔内径为 3～6 mm，当管腔内径＜3 mm或＞6 mm者均为异常，而内膜增厚、回声增强且不均匀是冠状动脉粥样硬化的证据。

（2）节段性室壁运动异常：伴随着冠状动脉缺血的心肌缺血常导致左心室壁某个部位发生局限性的运动异常，它是切面超声心动图诊断冠心病的较特异性指标。

（3）心肌梗死：是指冠状动脉血供急剧减少或中断，使相应的发生心肌严重而持久的缺血、坏死，表现为室壁运动减弱、消失或矛盾运动；室壁变薄、室壁瘤形成、心功能不全等。

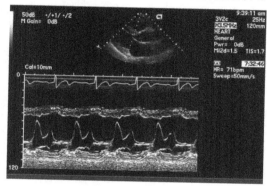

图 12-14　冠心病超声诊断

（十五）下肢动脉硬化性闭塞症

1.临床病理

动脉硬化的病因至今仍无定论。目前认为高脂血症、高血压、糖尿病、吸烟及肥胖等通过引起血液中低密度脂蛋白水平增高，损伤内膜，将胆固醇带入动脉壁的平滑肌细胞内，使细胞增殖，形成泡沫细胞和斑块。同时，高血压使内膜对低密度脂蛋白的通透性增加、糖尿病引起高脂血症并伴有不明刺激使动脉中膜细胞增殖、吸烟主要使血液中一氧化碳增加，血小板聚集损伤动脉壁的细胞使动脉壁中脂质增加、肥胖为产生胰岛素抵抗的重要因素，在 2 型糖尿病，肥胖参与胰岛素抵抗机制，或独立地引起，或与糖尿病协同加重 2 型糖尿病的胰岛素抵抗。

2.超声诊断标准（图 12-15、图 12-16）

（1）病变部位的动脉内中膜增厚，回声增强，局部亦可弥漫性增厚；有斑块者可呈低回声或强回声团块伴声影，部位可局部亦可多处；如动脉闭塞，则灰阶超声显示管腔消失，腔内被中等不均匀回声所占据。

（2）如引起管腔变窄，则彩色多普勒显示彩色流道变细，流道边界不平整；如严重狭窄，则明显变细，迂曲，或呈断续状，血流颜色呈多彩镶嵌状；如动脉闭塞，彩色多普勒不能显示血流流道，而狭窄远段血流颜色变暗。

（3）管腔轻度狭窄，收缩峰值流速（PSV）可不同程度增加，脉冲多普勒频谱形态仍呈三相波，曲线增宽；严重狭窄，可导致血流动力学明显改变，频谱形态呈单峰，反向血流消失，频窗减小或消失;动脉近乎闭塞,频谱形态显示单相低速波形,即收缩峰值流速减低,加速时间延长,反向血流消失。

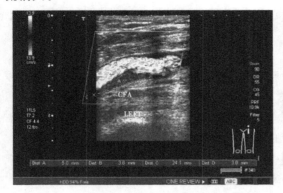

图12-15　下肢动脉硬化性闭塞症超声诊断

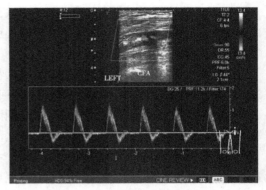

图12-16　下肢动脉硬化性闭塞症超声诊断

（王淑贞）

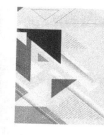

第十三章 血液净化护理

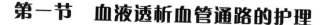

第一节 血液透析血管通路的护理

血管通路是血液透析关键环节之一,通路问题常会影响患者有效透析治疗,导致透析不充分。血液透析护士是血管通路的使用者,在血管通路护理中血液透析护士需掌握正确的方法解决通路问题,才能更好地维护血管通路的功能。

建立一条有效而通畅的血管通路是血液透析患者得以有效透析、长期存活的基本条件,血管通路也是血液透析患者的生命线。

一、血管通路的特点及分类

建立能够反复使用的血管通路是维持血液透析患者保证长期透析质量的重要环节。无论选择何种方式建立的血管通路,都应该具备以下几个特征:①易于反复建立血液循环;②血流量充分、稳定;③能长期使用;④没有明显的并发症;⑤可减少和防止感染;⑥不影响和限制患者活动;⑦使用安全,能迅速建立。

根据血管通路使用的时间,临床将血管通路分为两大类:临时性血管通路和永久性血管通路。临时性血管通路包括动静脉直接穿刺、中心静脉留置导管;永久性血管通路包括动静脉内瘘、移植血管内瘘。目前临床常用的血管通路有动静脉内瘘、中心静脉留置导管、聚四氟乙烯人造血管通路等。

二、临时性血管通路及护理

临时性血管通路指建立迅速、能立即使用的血管通路,包括动静脉直接穿刺、中心静脉留置导管。临时性血管通路主要适用于急性肾衰竭;慢性肾衰竭还没建立永久性血管通路,内瘘未成熟或因阻塞、流量不足、感染等暂时不能使用者或出现危及生命的并发症,如高血钾、急性左心衰竭或酸碱平衡紊乱需紧急透析或超滤者;中毒抢救、腹膜透析、肾移植术后紧急透析;其他疾病需行血液净化治疗,如血液灌流、免疫吸附、血浆置换、连续性血液净化治疗等。

(一)直接动脉穿刺

直接动脉穿刺操作简便,血流量大,可以立即使用,适用于各年龄组,常用穿刺部位有桡动脉、足背动脉、肱动脉。其缺点是透析中和透析后并发症较多,如早期的血肿和大出血;后期的假性动脉瘤;透析中活动受限,透析后止血困难;反复穿刺易导致血管损伤,与周围组织粘连,对慢性肾功能不全的患者影响永久性血管通路——动静脉内瘘的建立,因此临床的使用受到严格的限制。

1.穿刺方法

(1)穿刺前评估患者,包括神志、皮肤黏膜有无出血、需选用的穿刺部位、动脉搏动强弱、患者合作性及对疼痛耐受性。

(2)充分暴露血管,摸清血管走向。

(3)让患者采用舒适体位,做好穿刺肢体的固定,以免透析中患者体位不适影响血流量。

(4)连接好血液管路与穿刺针,常规消毒后穿刺针先进入皮下,摸到明显搏动后沿血管壁进入血管。

(5)见有冲击力的回血和搏动后固定针翼。

2.护理

(1)不宜反复进行穿刺,反复穿刺容易引起出血、血肿。穿刺尽量做到"一针见血"。

(2)穿刺后血流量不足,多受疼痛导致血管痉挛的影响,此时不用调节穿刺针位置,只要穿刺针在血管内,随疼痛缓解血流量会逐渐改善。如仍不足,可另穿刺一条浅表动脉或静脉,用无过滤器的输液管连接穿刺针,另一端接泵前侧动脉侧管,形成两条闭式循环通路,保证血流量。

(3)透析过程中加强巡视,穿刺肢体严格制动,发现针体移位致血肿或渗血应及时处理。

(4)透析结束后穿刺点做好局部止血,先指压 30 分钟,再用纸球压迫弹力绷带固定 2～4 小时后逐渐放松,同时观察有无出血。

(5)透析结束后做好患者宣传教育,教会患者对局部穿刺点出血、血肿的观察,出血处理的要点及措施,如出现出血先指压出血部位,再寻求帮助,出现血肿当天(24 小时内)进行冷敷,次日(24 小时后)开始热敷或用喜疗妥(多磺酸黏多糖软膏)局部敷,保持局部清洁,预防感染。

(6)由于动脉直接穿刺有损伤血管、出血、血肿及影响以后内瘘建立等缺点,故有条件应尽量选择中心静脉置管。

(二)中心静脉留置导管通路

1.中心静脉导管的种类

(1)不带涤纶套的中心静脉导管:最早的临时性血液通路是动静脉套针穿刺,后来被单腔或单针双腔静脉导管取代,如图 13-1 所示。随着材料的改进,一种外形设计统一的单针双腔导管被普遍采用。该导管尖部的侧孔作为出血的通路,即动脉出口;端口作为回血通路,称为静脉入口。为减少血液透析时重复循环,端孔与侧孔的距离相距 2～3 cm。用聚氨基甲酸乙酯或聚乙烯材料制成的导管在室温下相对较韧,在不用鞘管的情况下即可轻松插入静脉内。进入静脉后,由于体温及血流的作用,导管变得较柔软,这样便减少了对血管的机械损伤。由于不带涤纶套,在插管时不需要做皮下隧道,因此操作过程快捷、损伤小,在床旁及无 X 线透视条件下即可进行。

(2)带涤纶套的中心静脉导管:带涤纶套的中心静脉导管是 1987 年开始应用。这种导管是由硅胶材料制成,其硬度比普通双腔导管小,需要采用 Seldinger 技术并在撕开式鞘管帮助下插入静脉,做皮下隧道并将涤纶套埋入皮下导管出口处,如图 13-2 所示。由于涤纶套与皮下组织紧密粘贴,从而阻止了致病菌进入隧道引起感染。该种导管口径粗,且质地柔软,可以在 X 线下将导管尖端放置于心房内,因此具有较高的血流量。

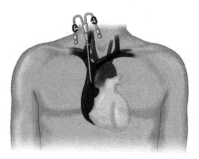

图 13-1 置于颈内静脉的不带涤纶套的中心静脉导管

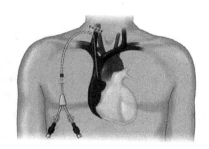

图 13-2 置于颈内静脉的带涤纶套的中心静脉导管

2.中心静脉导管插管部位

中心静脉(如颈内静脉、锁骨下静脉和股静脉)置管具有血流量充足、操作简单易行、不损害血管和可以反复使用等优点,已成为最常用的临时性血管通路,中心静脉置管可立即行血液透析,并保证透析充分,是一种安全、迅速和可靠的血管通路。通常置管部位有股静脉、锁骨下静脉及颈内静脉,在不同的临床情况下有各自不同的优缺点,见表13-1。

表 13-1 中心静脉置管部位优缺点比较

置管部位	优点	缺点	患者选择
股静脉	置管技术要求低 致命性并发症罕见	留置时间短、易感染 活动受限	ICU 有心脏和呼吸支持患者
颈内静脉	留置时间长 中心静脉狭窄发生率低、活动不受限	置管技术要求高 对气管插管有影响	除气管切开和气管插管患者
锁骨下静脉	留置时间长 舒适、易固定	置管技术要求高 易发生严重并发症	上述通路无法选择时

颈内静脉插管手术较易,并发症少,且能提供较高的血流量,一般作为插管首选途径。右侧颈内静脉较粗且与头静脉、上腔静脉几乎成一直线,插管较易成功;左侧颈内静脉走行弯曲,手术难度相对较大,一般应选择右侧颈内静脉。锁骨下静脉插管手术难度和风险大,易出现血气胸等并发症,一般情况下不提倡锁骨下静脉插管。股静脉插管手术简单、操作简便、安全有效,不易发生危及生命的严重并发症,但由于位置原因,较颈内静脉容易发生感染、血栓,且血流量差、留置时间短,给患者行动带来不便,故股静脉插管只适用于短期透析的卧床患者或颈部无法建立临时性血管通路的患者。

3.中心静脉留置导管的护理

(1)中心静脉留置导管的常规护理。

治疗前取下置管部位覆盖敷料,检查导管固定翼缝线是否脱落,置管口有无渗血、渗液、红肿或脓性分泌物,周围皮肤有无破溃、皲裂等过敏现象,如无特殊,采用常规消毒置管部位、更换无菌敷料。

取下导管外延端敷料,铺无菌治疗巾,取下肝素帽,消毒导管口两次后用 5 mL 注射器回抽出导管内的封管肝素液及可能形成的血凝块,回抽腔内容量在导管腔容量基础上增加 0.2～0.3 mL,以避免患者失血过多。

从静脉导管端注入首次量抗凝剂,连接血管通路管,开启血泵进行透析。透析管路与留置导管连接处用无菌治疗巾覆盖。

做好透析管路的固定:固定血管通路管时注意给患者留有活动长度,最好固定在患者身上某个部位(根据留置导管置管部位决定),以免患者翻身或移动时将导管带出。

透析结束后常规消毒导管口,用 20 mL 生理盐水冲洗导管动脉端管腔,按常规回血后再注入相应导管腔容量的肝素封管液于动、静脉导管腔内。肝素封管液的浓度采用个体化进行封管,推注肝素时速度应缓慢,在注入管腔等量肝素封管液的同时立即夹闭导管,使导管腔内保持正压状态,然后拧紧消毒的肝素帽。导管外延端用无菌敷料包扎并妥善固定。

严格无菌操作,避免感染;抗凝剂封管液量应视管腔容量而定;肝素帽应于下次透析时更换。

指导留置导管患者每天监测体温,体温异常应及时告知医务人员,以便做进一步处理。

(2)中心静脉留置导管并发症的护理:中心静脉导管相关并发症主要有插管手术相关并发症和导管远期并发症。

与插管相关并发症的护理:与留置导管技术相关的并发症有气胸、血胸、心律失常、相邻的动脉损伤、空气栓塞、纵隔出血、心包压塞、臂丛神经损伤、血肿、穿刺部位出血等。除血肿、穿刺部位出血外,上述并发症均需紧急处理,必要时通过手术拔管,并进行积极抢救。①穿刺部位出血及护理:穿刺部位出血是常见的并发症之一,多由反复穿刺造成静脉损伤较重或损伤了穿刺路径上的血管造成。置管后,全身使用抗凝剂或对置管处的过度牵拉,也可能导致出血。局部压迫止血是有效而简便的方法,如指压 20～30 分钟。应用云南白药或凝血酶局部加压包扎或冰袋冷敷时应注意伤口的保护。嘱患者不能剧烈运动,应静卧休息。如透析过程中出血,可适当减少肝素用量,用低分子量肝素或无抗凝透析;如透析结束后出血仍未停止,可经静脉注入适量鱼精蛋白中和肝素。②局部血肿形成的护理:局部血肿也是较常见并发症,多与穿刺时静脉严重损伤或误入动脉造成。一旦形成血肿,尤其出血量较多时应拔管,同时用力压迫穿刺部位 30 分钟以上,直至出血停止,之后局部加压包扎,并严密观察血肿是否继续增大,避免增大血肿压迫局部重要器官造成其他严重后果。

置管远期并发症的护理:留置导管使用过程中的远期并发症如血栓形成、感染、静脉狭窄、导管功能不良、导管脱落等可直接影响到患者血液透析的顺利进行及透析的充分性,预防留置导管使用过程中的远期并发症的发生是血液透析护士的主要职责。

血栓:留置导管因使用时间长,患者高凝状态,抗凝剂的使用量不足,封管时肝素用量不足或封管操作时致管腔呈负压状,或有部分空气进入或管路扭曲等原因易引起血栓形成。与导管相关的血栓形成可分为导管腔内血栓、导管外尖部血栓、静脉腔内血栓和附壁血栓。导管腔内血栓多由注入封管肝素量不足,肝素液流失或血液反流入导管腔内所致。导管尖部血栓因封管后肝素封管液从导管侧孔流失而不能保留在尖部引起微小血栓形成。在护理中应首先重视预防;每次透析前应认真评估通路的通畅情况,在抽吸前次封管液时应快速抽出,若抽出不畅时,切忌向导管内推注液体,以免血凝块脱落而致栓塞。如有血栓形成,可采用尿激酶溶栓。具体方法:5 万~15 万 U 尿激酶加生理盐水 3~5 mL 分别注入留置导管动静脉腔内,保留 15~20 分钟,回抽出被溶解的纤维蛋白或血凝块,若一次无效可重复进行。局部溶栓治疗适用于早期新鲜血栓,如果血栓形成时间比较长,则不宜采用溶栓治疗。反复溶栓无效则拔管。

感染:感染是留置导管的主要并发症。根据导管感染部位不同可将其大致分为 3 类:①导管出口处感染。②皮下隧道感染。③血液扩散性感染。引起导管感染的影响因素有很多,如导管保留时间、导管操作频率、导管血栓形成、糖尿病、插管部位、铁负荷过大、免疫缺陷、皮肤或鼻腔带菌等。许多研究表明,股静脉置管感染率明显高于颈内静脉或锁骨下静脉插管。带涤纶套的导管比普通导管菌血症的发生率低。减少留置导管感染的护理重在预防,加强置管处皮肤护理。①置管处的换药:每天 1 次。一般用安尔碘由内向外消毒留置导管处皮肤两遍,消毒范围直径>5 cm,并清除局部的血垢,覆盖透气性好的无菌纱布并妥善固定;换药时应注意观察置管部位或周围皮肤或隧道表面有无红、肿、热或脓性分泌物溢出等感染迹象。可疑伤口污染应随时换药。随着新型伤口敷料的临床应用,局部换药时间已逐渐延长,一般仅需在透析时进行伤口护理。②正确封管:根据管腔容量采用纯肝素封管,保留时间长,可减少封管次数,减少感染的机会;尽量选用颈内静脉,少用股静脉。③感染的监测:每天监测患者体温变化;透析过程中注意观察导管相关性感染的临床表现;患者血液透析开始 1 小时左右,患者出现畏寒,重者全身颤抖,随之发热,在排除其他感染灶的前提下,应首先考虑留置导管内细菌繁殖致全身感染的可能;导管出口部感染是局部感染,一般无全身症状,普通透析导管可拔出并在其他部位插入新导管;对于带涤纶套的导管应定时局部消毒换药、局部应用抗生素或口服抗生素,以供继续使用。隧道感染主要发生于带涤纶套的透析导管,一旦表现为隧道感染应立即拔管,使用有效抗生素 2 周。若需继续透析在其他部位置入新导管。血液扩散性感染时应予以拔管,并将导管前端剪下做细菌培养,根据细菌对药物的敏感情况使用抗生素。

导管功能障碍:导管功能障碍主要表现为导管内血栓形成、血流不畅、完全无血液引出或单向阻塞,不能达到透析要求的目标血流量。置管术后血流不佳,通常是导管尖端位置或血管壁与导管侧孔相贴造成“贴壁”引起,后期多是由于血栓形成引起。可先调整导管位置至流出通畅。随着使用时间的延长和患者活动,虽然导管借助固定翼和皮肤缝合,导管位置也会发生不同程度改变,血液透析过程中突然出现血流不畅或完全出血停止,有时触及导管震颤感,护士应首先考虑是否是导管动脉开口处吸附管壁,立即给予置管创口处导管外延部和局部皮肤消毒,必要时停止血泵,小角度旋转导管或调整导管留置深度即可恢复满意血流量。当导管动脉端出现功能障碍而静脉端血流量充足时,可将两端对换使用,静脉导管作为引血、动脉导管作为静脉回路,这种处理方法的缺陷是导管血栓在泵压力下有可能进入体内循环,同时也和动脉端开口于侧壁型导管的使用设计原理相矛盾,其再循环率及透析的充分性受到影响。如导管一侧堵塞而另一侧通畅,可将通畅一侧作为引血,另行建立周围静脉作回路。

导管脱落:临时性静脉留置导管因保留时间长,患者活动多,造成固定导管的缝线断裂;或人体皮肤对异物(缝线)的排斥作用,使缝线脱离皮肤;或在透析过程中由于导管固定不佳,由于重力牵拉作用等导致导管滑脱。为防止留置导管脱出,应适当限制患者活动,换药、封管及透析时注意观察缝线是否断裂,置管部位是否正常,一旦缝线脱落或断裂应及时缝合固定好插管。当发生导管脱出时,首先判断插管是否在血管内,如果插管前端仍在血管内,插管脱出不多,在插管口无局部感染情况下可在进行严格消毒后重新固定,并尽快过渡到永久通路。如果前端已完全脱出血管外,应拔管并局部压迫止血,以防局部血肿形成或出血。

中心静脉留置导管拔管的护理:中心静脉留置导管拔管时先消毒局部皮肤,拆除固定翼缝线,用无菌敷料按压插管口拔出导管,局部指压 30 分钟后观察局部有无出血现象。患者拔管采取卧位,禁取坐位拔管,以防静脉内压力低而产生气栓,拔管后当天不能沐浴,股静脉拔管后应卧床 4 小时。

(3)中心静脉留置导管自我护理及卫生宣传教育:①置管术后避免剧烈活动,以防由于牵拉致导管滑脱。②做好个人卫生,保持局部清洁干燥,如需淋浴,应先将导管及皮肤出口处用无菌敷贴封闭,以免淋湿后导致感染,淋浴后及时更换敷贴。③每天监测体温变化,观察置管处有无肿、痛等现象,如有体温异常,局部红、肿、热、痛等症状应立即告知医务人员,及时处理。④选择合适的卧位休息,以平卧位为宜。避免搔抓置管局部,以免导管脱出。⑤股静脉留置导管者应限制活动,颈内静脉、锁骨下静脉留置导管运动不受限制,但也不宜剧烈运动,以防过度牵拉引起导管滑脱,一旦滑出,立即压迫局部止血,并立即到医院就诊。⑥留置导管者,在穿脱衣服时需特别注意,避免将导管拔出,特别是股静脉置管者,颈内静脉或锁骨下静脉置管应尽量穿对襟上衣。⑦中心静脉留置导管是患者透析专用管路,一般不作其他用途,如输血、输液、抽血等。

三、动静脉内瘘的护理

动静脉内瘘是指动脉、静脉在皮下吻合建立的一种安全并能长期使用的永久血管通路,包括直接动静脉内瘘和移植血管内瘘。直接动静脉内瘘是利用自体动静脉血管吻合而成的内瘘,其优点是感染发生率低,使用时间长。其缺点是等待"成熟"时间长或不能成熟,表现为早期血栓形成或血流量不足,发生率在 9%～30%,如超过 3 个月静脉仍未充分扩张,血流量不足,则内瘘失败,需重新制作。

动、静脉吻合后静脉扩张,管壁肥厚即为"成熟",一般需要 4～8 周,如需提前使用,至少应在 3 周以后,NKF-DOQI 推荐内瘘成型术后 1 个月使用。我国的透析通路使用指南建议术后 3 个月后使用。

(一)制作动静脉内瘘部位及方法

自体动静脉内瘘常见手术部位:①前臂内瘘。桡动脉-头静脉(图 13-3)、桡动脉-贵要静脉、尺动脉-贵要静脉和尺动脉-头静脉,此外还可以采用鼻咽窝内瘘。②上臂内瘘。肱动脉-上臂头静脉、肱动脉-贵要静脉、肱动脉-肘正中静脉。③其他部位,如踝部、小腿部内瘘、大腿部内瘘等,临床上很少采用。

动静脉内瘘吻合方式包括端-端吻合法、端-侧吻合法、侧-侧吻合法。吻合口径大小与血流量密切相关,一般为 5～7 mm。吻合口径<3 mm 时,血流量常<150 mL/min,此时透析效果差或透析困难。如吻合口>7 mm 或血流量>300～400 mL/min 时影响心脏功能,增加心脏负荷。进行血管吻合的方法有两种。①缝合法:可采用连续缝合或间断缝合。②钛轮钉法:动静脉口径相差比较小的患者很适合钛轮钉吻合法,一般采用直径 2.5～3 mm 的钛轮钉。采用钛轮钉法手术损伤小,内膜接触良好,吻合口大小恒定,不会因吻合口扩张而导致充血性心力衰竭;吻合后瘘管成熟相对比较快;钛金属组织相容性好,体内可长期留置。其缺点是容易造成远端组织缺血;动静脉口径不一致、血管与钛钉口径不一致时,血管壁易造成撕裂或损伤。

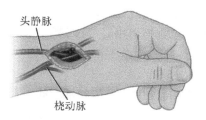

图 13-3 上肢桡动脉与头静脉的动静脉血管内瘘

（二）动静脉内瘘制作应遵循的原则

动静脉内瘘是维持血液透析患者的生命线，制作时应根据患者的血管条件最大限度地利用最合适的血管。选择内瘘血管应遵循的原则：①由远而近，从肢体的最远端开始，逐渐向近端移行。②从左到右，选择非惯用性上肢造瘘，以方便患者的生活和工作。③先上后下，上肢皮下浅静脉多，血液回流阻力小，关节屈曲对血循环影响较少；而下肢动静脉位置较深，两者间距大，吻合后静脉充盈不良不利于穿刺，且下肢蹲、坐、站立影响下肢静脉回流，易形成血栓，感染率也高，故应选择上肢做内瘘。④先选择自身血管后移植血管。

（三）动静脉内瘘制作的时机及功能评估

终末期肾病患者都应由肾科医师做出早期治疗安排，包括药物、饮食疗法及最终的治疗方式（如腹膜透析、血液透析、肾移植）；对于准备行血液透析的患者应保护好静脉血管，避免在这些静脉上行穿刺或插管，特别是上肢静脉血管；有预期血液透析的患者在透析前 2～3 个月、内生肌酐清除率＜25 mL/min 或血清肌酐＞400 mmol/L 时建议制作动静脉血管内瘘，这样可有充足时间等待瘘管成熟，同时如有失败也可有充足时间进行另一种血管通路的建立，减少患者的痛苦。

除了选择合适的时机、选择最佳的方法和理想的部位制作血管通路外，要保持血管通路长久使用，采用正确的方法解决血管通路并发症，需要对血管通路建立前、使用过程以及处理并发症之后进行功能评价。血管通路建立前评估见表 13-2。

表 13-2 血管通路建立前患者评价

病史	影响
是否放置过中心静脉导管	可能致中心静脉狭窄
是否放置心脏起搏器	可能导致中心静脉狭窄
患者惯用的上臂	影响患者生活质量
是否有心力衰竭	血管通路可能改变血流动力学及心排血量
是否有糖尿病	患者血管不利于血管通路的通畅
是否使用过抗凝剂或有凝血方面的问题	可能较易使血管通路产生血栓或不易止血
是否有建立血管通路的历史	失能的血管通路使身上能为血管通路的地方减少
是否进行肾移植	临时性血管通路即可
是否有手臂、颈部、胸腔的受伤史或手术史	可能有血管受损使其不适合做血管通路

血管通路使用过程的功能评估主要有物理检查、超声波和影像学检查。临床常用观察瘘管外部情况、触诊震颤和听诊杂音来判断瘘管功能，此方法既简单、方便，也很有价值。每天定期的物理检查能够早期发现通路狭窄以及手臂渐进性水肿等异常。也可以早期发现自体动静脉内瘘、局部动脉瘤的形成、定点穿刺造成的静脉流出道狭窄，并提醒护士改变穿刺方式；通路中出现

局部硬结和疼痛大多数提示血栓早期形成或局部血栓性静脉炎；如果内瘘出现高调杂音，表明存在狭窄。肩周和前胸壁的侧支静脉显露提示中心静脉狭窄或同侧上臂内瘘分流过大。

（四）动静脉内瘘的护理

1.动静脉内瘘术前宣传教育及护理

动静脉内瘘是透析患者的生命线，维持一个功能良好的动静脉内瘘，需要护患双方的共同努力。手术前心理护理如下。

（1）术前向患者介绍建立内瘘的目的、意义，解除患者焦虑不安、恐惧的心理，积极配合手术。

（2）告知患者手术前配合的具体事项，如准备做内瘘的手臂禁作动静脉穿刺，保护好皮肤勿破损，做好清洁卫生，以防术后发生感染。

（3）手术前进行皮肤准备，肥皂水彻底清洗造瘘肢皮肤，剪短指甲。

（4）评估制作通路的血管状况及相应的检查：外周血管脉搏、双上肢粗细的比较、中央静脉插管史、外周动脉穿刺史；超声检查血管，尤其是需要吻合的静脉走行、内径和通畅情况，此可为内瘘制作成功提供依据。

2.动静脉内瘘术后护理

（1）内瘘术后将术侧肢体抬高至水平以上 30°，以促进静脉回流，减轻手臂肿胀。术后72 小时密切观察内瘘通畅及全身状况。观察指标：①观察患者心率、心律、呼吸，询问患者有无胸闷、气急，如有变化及时向医师汇报并及时处理。②观察内瘘血管是否通畅，若于静脉侧扪及震颤，听到血管杂音，则提示内瘘通畅，如触摸不到或听不到杂音，应查明局部敷料是否缚扎过紧致吻合口静脉侧受压，并及时通知医师处理。③观察吻合口有无血肿、出血，若发现渗血不止或内瘘侧手臂疼痛难忍，应及时通知医师处理。④观察内瘘侧手指末梢血管充盈情况，如手指有无发麻、发冷、疼痛等缺血情况。

（2）定期更换敷料：内瘘术后不需每天更换敷料，一般在术后 5～7 天更换；如伤口有渗血应通知医师检查渗血情况并及时更换敷料，更换时须严格无菌技术操作，创口用安尔碘消毒，待干后包扎敷料，敷料包扎不宜过紧，以能触摸到血管震颤为准。

（3）禁止在造瘘肢进行测血压、静脉注射、输液、输血、抽血等操作，以免出血造成血肿或药物刺激导致静脉炎等致内瘘闭塞。

（4）指导患者内瘘的自我护理：①保持内瘘肢体的清洁，并保持敷料干燥，防止敷料浸湿，引起伤口感染。②防止内瘘肢体受压，衣袖要宽松，睡眠时最好卧于健侧，造瘘肢体不可负重物或佩戴过紧饰物。③教会患者自行判断内瘘是否通畅，每天检查内瘘静脉处有无震颤，如扪及震颤则表示内瘘通畅。

（5）内瘘术后锻炼：术后 24 小时可做手指运动，3 天即可进行早期功能锻炼，每天进行握拳运动，每天 3～4 次，每次 10～15 分钟。术后 5～7 天开始进行内瘘的强化护理，用另一手紧握术肢近心端，术肢反复交替进行握拳、松拳或挤压握力球锻炼，或用止血带压住内瘘手臂的上臂，使静脉适度扩张充盈，同时捏握健身球，1 分钟循环松压，每天 2～3 次，每次 10～15 分钟，以促进内瘘的成熟。

（6）内瘘成熟情况判断：内瘘成熟指与动脉吻合后的静脉呈动脉化，表现为血管壁增厚，显露清晰，突出于皮肤表面，有明显震颤或搏动。其成熟的早晚与患者自身血管条件、手术情况及术后患者的配合情况有关。内瘘成熟一般至少需要 1 个月，一般在内瘘成形术后 2～3 个月开始使用。

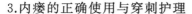

3.内瘘的正确使用与穿刺护理

熟练正确的穿刺技术能够延长内瘘的使用寿命,减少因穿刺技术带来的内瘘并发症。新建内瘘和常规使用的内瘘在穿刺技术上有些不同,需要血液透析护士认真把握。

(1)穿刺前评估及准备:①首先检查内瘘皮肤有无皮疹、发红、淤青、感染等,手臂是否清洁。②仔细摸清血管走向,感觉震颤的强弱,发现震颤减弱或消失应及时通知医师。③穿刺前内瘘手臂尽量摆放于机器一侧,以免因管道牵拉而使穿刺针脱落;选择好合适的体位同时也让患者感觉舒适。④工作人员做好穿刺前的各项准备,如洗手、戴口罩、帽子、手套及穿刺用物品。

(2)选择穿刺点:①动脉穿刺点距吻合口的距离至少在 3 cm 以上,针尖呈离心或向心方向穿刺。②静脉穿刺点距动脉穿刺点间隔在 5～8 cm,针尖呈向心方向穿刺。③如静脉与动脉在同一血管上穿刺至少要相距 8 cm,以减少再循环,提高透析质量。④注意穿刺部位的轮换,切忌定点穿刺。

沿着内瘘血管走向由上而下或由下而上交替进行穿刺,每个穿刺点相距 1 cm 左右,此方法优点在于:①由于整条动脉化的静脉血管受用均等,血管粗细均匀,不易因固定一个点穿刺或小范围内穿刺而造成受用多的血管处管壁受损,弹性减弱,硬结节或瘢痕形成及严重时形成动脉瘤,减少未受用的血管段的狭窄而延长瘘管使用寿命。②避免定点穿刺处皮肤变薄、松弛,透析时穿刺点渗血。此方法的缺点是不断更换穿刺点,将增加患者每次穿刺时的疼痛,需与患者沟通说明此穿刺方法的优点,从而取得患者的配合。

(3)进针角度:穿刺针针尖与皮肤成 30°～40°角、针尖斜面朝左或右侧进针,使针与皮肤及血管的切割面较小,减轻穿刺时患者疼痛,保证穿刺成功率及治疗结束后伤口愈合速度。

(4)新内瘘穿刺技术的护理:刚成熟的内瘘管壁薄而脆,且距吻合口越近,血液的冲击力就越大,开始几次穿刺很容易引起皮下血肿。因此在最初几次穿刺时应由骨干层护士操作。操作前仔细摸清血管走向后再行穿刺,以保证"一针见血"。穿刺点一般暂时选择远离造瘘口的肘部或接近肘部的"动脉化"的静脉,沿向心或离心方向穿刺作动脉引血端,另择下肢静脉或其他小静脉作静脉回路,待内瘘进一步成熟后,动脉穿刺点再往下移,这样动脉发生血肿的概率就会减少。针尖进皮后即进血管,禁止针尖在皮下潜行,后再进血管。首次使用时血流量在 150～250 mL/min,禁止强行提高血流量,以免造成瘘管长时间塌陷。在血液透析过程中避免过度活动,以免穿刺针尖损伤血管内膜,引起血栓形成。透析结束后应由护士负责止血,棉球按压穿刺点的力度宜适当,不可过重,同时注意皮肤进针点与血管进针点是否在同一部位。穿刺点上缘及下缘血管亦需略施力压迫,手臂略微举高,以减少静脉回流阻力,加快止血。

(5)穿刺失败的处理:新内瘘穿刺失败出现血肿应立即拔针压迫止血,同时另建血管通路进行透析,血肿部位冷敷以加快止血,待血肿消退后再行穿刺。作为动脉引血用的血管在穿刺时发生血肿,应首先确认内瘘针在血管内,当血肿不大时,可在穿刺处略加压保护,同时迅速将血液引入体外循环血管通路管内以减轻患者血管内压力,通常可维持继续透析。但如血肿明显增大,应立即拔出,加压止血,在该穿刺点以下(远心端)再作穿刺(避开血肿);如重新穿刺有困难,可将血流量满意的静脉改为动脉引血,另择静脉穿刺作回血端继续透析。如静脉回路发生血肿应立即拔针,局部加压止血。透析未结束,应为患者迅速建立静脉回路继续透析,如选择同一条血管,再穿刺时应在前一次穿刺点的近心端或改用其他外周静脉穿刺。

(6)内瘘拔针后的护理:内瘘拔针后的护理内容主要包括正确止血方法应用以及维持内瘘的良好功能。拔针前用无菌止血贴覆盖针眼,拔针时用 1.5 cm×2 cm 大小的纸球或纱球压迫穿刺部位,弹性绷带加压包扎止血,按压的力量以既能止血又能保持穿刺点上下两端有搏动或震颤为宜,20～30分钟后缓慢放松,2小时后取下纸球或纱球,止血贴继续覆盖在穿刺针眼处,12小时后再取下,同时注意观察有无出血发生,如出血再行局部穿刺部位指压止血10～15分钟,同时寻求帮助。术后按压过轻或过重都会造成皮下血肿,损伤血管,影响下次穿刺或血流量不足,严重血肿可致血管硬化、周围组织纤维化及血栓形成等,造成内瘘闭塞。

(7)内瘘患者的自我护理指导:良好正确的日常护理是提高动静脉内瘘使用寿命的重要环节,因此指导患者正确地进行自我护理是透析护理工作者的一项重要工作。①提高患者自护观念,让其了解内瘘对其生命的重要性,使患者主动配合并实施保持内瘘良好功能状态的措施。②保持内瘘皮肤清洁,每次透析前彻底清洗手臂。③透析结束当天穿刺部位不能接触水及其他液体成分,保持局部干燥清洁,用无菌敷料或创可贴覆盖12小时以上,以防感染。提醒患者尽早放松止血带,如发生穿刺处血肿或出血,立即按压止血,再寻求帮助。出现血肿24小时内先用冰袋冷敷,24小时后可热敷,并涂搽喜疗妥消肿,如有硬结,可每天用喜疗妥涂搽按摩,每天2次,每次15分钟。④造瘘肢手臂不能受压,衣袖要宽松,不佩戴过紧饰物;夜间睡觉不将造瘘肢手臂压于枕后,尽量避免卧于造瘘侧,不可提重物。⑤教会患者自我判断动静脉内瘘通畅的方法。⑥适当活动造瘘手臂,可长期定时进行手握橡皮健身球活动。⑦避免造瘘手臂外伤,以免引起大出血。非透析时常戴护腕,护腕松紧应适度,过紧易压迫动静脉内瘘导致内瘘闭塞。有动脉瘤者应用弹性绷带加以保护,避免继续扩张及意外破裂。

(8)内瘘并发症的护理。

出血:主要表现为创口处渗血及皮下血肿。皮下出血如处理不当可致整个手,中、上臂肿胀。原因:a.术后早期出血,常发生于麻醉穿刺点及手术切口处。b.内瘘未成熟,静脉壁薄。c.肝素用量过大。d.穿刺失败导致血肿。e.压迫止血不当或时间过短。f.内瘘手臂外伤引起出血。g.透析结束后造瘘肢体负重。h.迟发性出血见于动脉瘤形成引起破裂出血及感染。预防和护理:a.术前准备应充分,操作细心,术后密切观察伤口有无渗血。b.避免过早使用内瘘,新建内瘘的穿刺最好由有经验的护士进行。c.根据患者病情合理使用抗凝剂。d.提高穿刺技术,力争一次穿刺成功。e.止血力度适当,以不出血为准,最好指压止血。f.避免同一部位反复穿刺,以防发生动脉瘤破裂。g.指导患者放松止血带时观察有无出血及出现出血的处理方法。

感染:瘘管局部表现为红、肿、热、痛,有时伴有内瘘闭塞,全身症状可见寒战、发热,重者可引起败血症、血栓性静脉炎。原因:a.手术切口感染。b.未正确执行无菌技术操作,穿刺部位消毒不严或穿刺针污染。c.长期使用胶布和消毒液,致动静脉穿刺处皮肤过敏,发生破损、溃烂或皮疹,用手搔抓引起皮肤感染。d.透析后穿刺处接触污染液体引起的感染。e.穿刺不当或压迫止血不当致血肿形成或假性动脉瘤形成引起感染。f.内瘘血栓切除或内瘘重建。预防和护理:a.严格执行无菌技术操作,穿刺部位严格消毒,及时更换可疑污染的穿刺针。b.避免在有血肿、感染或破损的皮肤处进行通路穿刺,提高穿刺技术,避免发生血肿。c.内瘘有感染时应及时改用临时性血管通路,并积极处理感染情况;局部有脓肿时应切开引流,并全身使用抗生素;发生败血症者应用有效抗生素至血细菌培养阴性。d.做好卫生宣传教育,让患者保持内瘘手臂皮肤清洁、干净,透析后穿刺处勿沾湿、浸液。

血栓形成。原因:a.早期血栓多由于手术中血管内膜损伤、血管外膜内翻吻合、吻合时动静脉对位不良、静脉扭曲、吻合口狭窄旋转及内瘘术后包扎过紧,内瘘受压所致。b.自身血管条件差,如静脉炎、动脉硬化、糖尿病血管病变、上段血管已有血栓。c.患者全身原因,如高凝状态、低血压、休克、糖尿病等。e.药物影响,如促红细胞生成素的应用,使血细胞比容上升,增加了血栓形成的危险。f.反复低血压。g.反复定点穿刺导致血管内膜损伤。h.压迫止血不当,内瘘血管长时间受压。临床表现:患者动静脉内瘘静脉侧搏动、震颤及杂音减弱,患者主诉内瘘处疼痛。部分堵塞时透析引血时血流量不足,抽出血为暗红色,透析中静脉压升高。完全阻塞时搏动震颤及杂音完全消失,不能由此建立血液通路进行透析。预防和护理:a.严格无菌技术,正确手术方法、规范术后护理;避免过早使用内瘘,一般内瘘成熟在6~8周,最好在内瘘成熟后再使用。b.计划应用内瘘血管,切忌定点穿刺,提高内瘘穿刺成功率,力争一次穿刺成功,避免反复穿刺引起血肿形成。c.根据患者情况,指导患者用拇指及中指指腹按压穿刺点,注意按压力度,弹力绷带不可包扎过紧。d.避免超滤过多引起血容量不足、低血压。e.做好宣传教育工作,内瘘手臂不能受压,夜间睡眠时尤其要注意。f.高凝状态的患者可根据医嘱服用抗凝药。g.穿刺或止血时发生血肿,先行按压并冷敷,在透析后 24 小时热敷消肿,血肿处涂搽喜疗妥并按摩。早期血栓形成,可用尿激酶25 万~50 万 U 溶于 20 mL 生理盐水中,在动静脉内瘘近端穿刺桡动脉缓慢注入。若无效,则应通知医师,行内瘘再通或修补术。

血流量不足。原因:a.反复定点穿刺引起血管壁纤维化,弹性减弱,硬结、瘢痕形成,管腔狭窄,而未使用的血管因长期不使用也形成狭窄。b.内瘘未成熟,过早使用。c.患者本身血管条件不佳,造成内瘘纤细,流量不足。d.穿刺所致血肿机化压迫血管。e.肢体受冷致血管痉挛、动脉炎症、内膜增厚。f.动静脉内瘘有部分血栓形成。临床表现:主要表现为血管震颤和杂音减弱,透析中静脉端阻力增加而动脉端负压上升;血流量增大时,可见血管明显塌陷,患者血管处有触电感,静脉壶滤网上血流量忽上忽下,同时有大量泡沫析出,并伴有静脉压、动静脉压的低压报警。预防及护理:a.内瘘成熟后有计划地使用内瘘血管。b.严格执行正确的穿刺技术,切忌反复定点穿刺。c.提高穿刺技术,减少血肿发生。d.嘱患者定时锻炼内瘘侧手臂,使血管扩张。e.必要时手术扩张。

窃血综合征。原因:桡动脉-头静脉侧-侧吻合口过大,前臂血流大部分经吻合口回流,引起肢体远端缺血;血液循环障碍,如糖尿病、动脉硬化的老年患者。临床表现:a.轻者活动后出现手指末梢苍白、发凉、麻木、疼痛等一系列缺血症状,患者抬高时手指隐痛。b.严重者休息时可出现手痛及不易愈合的指端溃疡,甚至坏死,多发生于桡动脉和皮下浅静脉侧-侧吻合时。预防及护理:定期适量活动患肢,以促进血液循环。手术治疗:将桡动脉-头静脉侧-侧吻合改为桡动脉-头静脉端-端吻合,可改善症状。

动脉瘤:由于静脉内压力增高,动脉化的静脉发生局部扩张并伴有搏动,称为真性动脉瘤;穿刺部位出血后,在血管周围形成血肿并与内瘘相通,伴有搏动称为假性动脉瘤。动脉瘤的形成一般发生在术后数月至数年。原因:a.内瘘过早使用,静脉壁太薄。b.反复在同一部位进行穿刺致血管壁受损,弹性差或动脉穿刺时离吻合口太近致血流冲力大。c.穿刺损伤致血液外渗形成血肿,机化后与内瘘相通。临床表现:内瘘局部扩张明显,局部明显隆起或呈瘤状。严重扩张时可增加患者心脏负担和回心血量,影响心功能。预防及护理:有计划地使用内瘘血管,避免反复在同一部位穿刺,提高穿刺技术,穿刺后压迫止血力度要适当,避免发生血肿,若内瘘吻合口过大应注意适当加以保护,减少对静脉和心脏的压力。小的血管瘤一般不需手术,可用弹力绷带或护腕轻轻压迫,防止其继续扩大,禁在血管瘤处穿刺。如果血管瘤明显增大,影响了患者活动或有破裂危险,可采用手术处理。

手肿胀综合征:常发生于动静脉侧-侧吻合时,由于压力差的原因,动脉血大量流入吻合静脉的远端支,手臂处静脉压增高,静脉回流障碍,并干扰淋巴回流,相应的毛细血管压力也升高而产生肿胀。主要的临床表现为手背肿胀,色泽暗红,皮肤发痒或坏死。早期可以通过握拳和局部按压促进回流,减轻水肿,长期肿胀可通过手术结扎吻合静脉的远侧枝,必要时予重新制作内瘘。

充血性心力衰竭:当吻合口内径过大,超过 1.2 cm,分流量大,回心血量增加,从而增加心脏负担,使心脏扩大,引发心力衰竭。主要临床表现为心悸、呼吸困难、心绞痛、心律失常等。一旦发生,可用弹力绷带加压包扎内瘘,若无效则采用外科手术缩小吻合口内径。

(曹佳芹)

第二节　血液透析治疗技术及护理

一、对患者评估

(一)透析前评估

血液透析前对患者进行必要的评估,是防止透析中并发症的最重要的要素。透析前评估包括体重、血压和脉搏,对于静脉置管的患者还包括体温。

1.水负荷状况

查看患者前次透析记录,讨论以前透析中出现的问题,评估目前的水负荷状况并作出恰当的判断。需要记录患者的水肿、高血压、体重、中心静脉压、病史、尿量、液体入量等情况。

2.血管通路

应认真评估、检查通路是否有感染和肿胀。

3.感染征象

检查穿刺部位有无感染及局部敷料清洁度等。如有感染征象,应做拭子培养;如有发生,应进行静脉血培养。更换敷料时必须执行无菌操作。

(二)透析后评估

(1)根据透析后体重、透析前体重和干体重来确定预定的超滤量是否实现,并调整干体重。

(2)通过观察患者全身情况和血压评估患者对超滤量的耐受情况。

(3)如实际超滤量与预定量不符,最可能原因有体重下降值计算错误、超滤控制错误、患者在透析过程中额外丢失液体、透析过程中静脉补液或进食水、透析前后称体重时的着装不一致及体重秤故障等。

二、血液透析技术规范

(一)超滤

1.确定超滤

患者确定超滤必须考虑超滤率和患者的生理状况及心血管并发症。如果透析过程中始终保持过高超滤率、耐受性差、透析期间容量增加较多的患者和血管再充盈差的患者,需个体化的超滤曲线。透析时体液的清除率可以是阶梯式或恒定式。

2.钠曲线

钠曲线即为调钠血液透析,指透析液钠浓度从血液透析开始至结束呈从高到低或从低到高,或高低反复调整变化,而透析后血钠浓度恢复正常的透析方法。可以帮助达到超滤目标,但应注意钠超负荷的风险。

3.容量监测

利用超声或光电方式通过计算机反映患者血细胞比容和血红蛋白浓度,计算出相对血容量,防止超滤过多、过快引起有效血容量减少,引发不良反应。协助医务人员为患者设定理想的干体重。

(二)透析液离子浓度的选择

应根据不同患者的个体差异或同一患者的病情变化选择合适的透析液成分。

(三)透析器的选择

(1)对慢性肾衰竭患者,透析器的选择应参考溶质分子清除、超滤率、透析时间、生物相容性、是否血液滤过和患者体重决定。

(2)对急性肾衰竭患者,透析器应根据患者的生化指标和体液平衡情况进行选择。

(四)血液透析机及管路的准备

(1)在治疗前彻底预冲透析器(按照不同透析器厂家说明进行预冲处理),并必须将所有的空气排出透析器,以避免治疗开始后回路中形成泡沫。

(2)预冲完毕,透析机即进入重复循环模式。

(3)在透析机上设定好目标脱水量、治疗时间、肝素剂量以及任何需修改的治疗内容。

(五)开始透析

主要包括以下方式和步骤。

(1)连接动脉管路和静脉管路,开启血泵至 100 mL/min;或只连接动脉管,开启血泵至100 mL/min,当血流到静脉端时接通管路。

(2)逐渐增加泵速到预定速度。

(3)患者进入透析治疗阶段后应确保:①动脉和静脉管路安全;②患者舒适;③机器处于透析状态;④抗凝已经启动;⑤悬挂 500 mL 生理盐水与血管通路连接以备急需;⑥已经按照程序设定脱水量;⑦完成护理记录;⑧用过的敷料已经丢掉;⑨如果看不到护士,确定患者伸手即可触及呼叫器。

(4)在整个透析过程中,应巡视、观察、记录患者的一般情况、血压、脉搏、静脉压、动脉压、超滤量、超滤率、肝素剂量等,对首次透析和急诊透析的患者应予以监护。

(5)透析时工作人员应时刻注意个人卫生和无菌操作,每次进行操作都应确保洗手、手套和工作服清洁、戴防血液或化学物质的面罩,或对高危患者采取针对性预防措施等。

(六)结束透析

(1)透析结束时,透析机将发出听觉或视觉信号,提醒程序设定的治疗时间已经达到。为避免延迟下机,之前就应准备好下机所需物品,确定至少有 500 mL 的生理盐水可用于回输血液。

(2)血泵速度为 150 mL/min 时,要用 100~300 mL 的生理盐水才能使体外循环的血液回到患者循环中。

(3)测量患者血压,如血压无异常,当静脉管中的颜色呈现亮粉色时,即可停止回输血液。

因为有空气栓塞的风险,不推荐用空气回血。

(4)动静脉内瘘和人工血管瘘患者下机处理:①在患者带瘘上肢下垫一块治疗巾作为无菌区,暂停血泵。②拔除动脉针,封闭动脉管。③无菌操作将动脉管与回水管连接,开启血泵,回输血液。④当血液完全回输到患者体内后,关闭血泵。⑤拔除针头,纱布加压穿刺点止血。⑥当出血停止,用纱布和敷料覆盖过夜。

(5)静脉置管患者下机处理:①在患者的置管上肢下垫一块治疗巾作为无菌区,戴无菌手套,采用非接触技术断开血管通路。②提前消毒导管接头,断开后用至少 10 mL 生理盐水冲洗导管,肝素封管(1 000～5 000 U/mL,用量恰好充满而不溢出管腔),立即接上无菌帽。

(七)抗凝方法

(1)应个体化并且经常回顾性分析。其方法和剂量应参考活化凝血时间值、通路情况及透析后透析器和管路的清洁程度等。

(2)肝素是最常使用的抗凝剂,可以采取初始注射剂量、初始注射剂量＋维持量、仅给维持量、间断给药等方式给药。还可以选择低分子肝素、局部用枸橼酸盐、前列环素或无肝素透析。

(3)急性肾衰竭患者肝素的用法应该参照患者整体状况和每次透析情况而定。

(4)尿毒症的患者可能有血小板功能异常和活动性出血,合并有创操作的患者应使用小剂量肝素或无肝素透析。

(5)在无肝素透析时,应保持较高血流速,每隔 15～30 分钟用盐水冲洗管路和透析器以防止血栓形成。冲洗盐水的量应在超滤量中去除。但目前很少使用无肝素透析,因为血栓形成将会引起整个管路血液损失。

(八)血标本采集方法

1.透析前

进针后立即从瘘管针采血样本,针不要预冲,如瘘管针预冲或通过留置导管透析先抽出10 mL血,再收集样本,以免污染。

2.透析后

考虑到电解质的反跳,样本再循环或回血生理盐水污染等,应在透析结束时,超滤量设置为零,减慢血流速至 50～100 mL/min。约 10 秒后,从动脉瘘管处采血留取标本。通常电解质反跳发生在透析结束后 2～30 分钟。

三、透析机报警原因及处理

(一)血路部分

1.动脉压(血泵前)

通常动脉压(血泵前)为 -26.6～-10.6 kPa(-200～-80 mmHg),超过 -33.3 kPa(-250 mmHg)将发生溶血。如果血管通路无法提供足够的血流,动脉负压会增大,进而报警,关闭血泵。血泵关闭后,动脉负压缓解,报警消除,血泵恢复运转直到再次产生负压报警,如此反复循环。

(1)负压过大的原因:①动脉针位置不当(针不在血管内或紧贴血管壁);②患者血压降低(累及通路血流);③通路血管痉挛(仅见于动静脉内瘘);④吻合口狭窄(动静脉内瘘吻合口或移植血管动脉吻合口);⑤动脉针或通路凝血;⑥动脉管道打结;⑦抬高手臂后通路塌陷(如怀疑,可让患者坐起,使通路低于心脏水平);⑧穿刺针口径太小,血流量太大;⑨深静脉导管尖端位置不当、活瓣栓子形成或纤维阻塞。

(2)处理:①减少血流量,动脉负压减低,使报警消除;②确认动脉针或通路无凝血,动脉管道无打结;③测定患者血压,如降低,给予补液、减少超滤率;④如压力不降低则松开动脉针胶布,稍做前后移动或转动;⑤提高血流量到原先水平,如动脉压仍低,重复前一步骤;⑥若仍未改善,在低血流量下继续透析,延长透析时间,或另外打开动脉针透析(原针保留,肝素盐水冲洗,透析结束时才拔除)。如血流量需要>350 mL/min,一般需用15G针;⑦如换针后动脉低负压仍持续存在,则血管通路可能有狭窄。用两手指短暂加压阻断动脉针和静脉针之间的血流,如泵前负压明显加大,说明动脉血流部分来自下游,而上游通道的血流量不足;⑧检查深静脉导管是否扭结;改变颈或臂位置,或稍微移动导管;转换导管口。如无效,注射尿激酶或组织血浆酶原激活剂;放射学检查导管位置。

2.静脉压监测

通常压力为 6.6~33.3 kPa(50~250 mmHg),随针的大小、血流量和血细胞比容变化。

(1)静脉压增高的原因:①移植血管的静脉压可高达 26.6 kPa(200 mmHg),因移植血管的高动脉压会传到静脉血管;②小静脉针(16G),高血流量;③静脉血路上的滤器凝血,这是肝素化不充分的最早表现,也是透析器早期凝血的表现;④血管通路静脉端狭窄(或痉挛);⑤静脉针位置不当或静脉血路扭结;⑥静脉针或血管通路静脉端凝血。

(2)静脉压增高的处理:①用生理盐水冲洗透析器和静脉滤器。如果静脉滤器凝血,而透析器无凝血(冲洗时透析器纤维干净),立即更换凝血的静脉管道,调整肝素剂量后重新开始透析;②静脉针或血管通路静脉端是否阻塞可以采用关闭血泵,迅速夹闭静脉血路,与静脉针断开,用生理盐水注入静脉针,观察阻力大小的方法判定;③用两手指轻轻加压阻断动脉针和静脉针之间的血流,如为下流狭窄引起静脉流出道梗阻,静脉压会因上流受阻而进一步增高。

3.空气探测

最容易发生空气进入血液循环的部位在动脉针和血泵之间,因为这部分为负压。常见于动脉针周围(特别是负压很大时)、管道连接处、泵段血管破裂以及输液管。透析结束时用空气回血操作不当也会引起空气进入体内。许多空气栓塞是在因假报警而关闭空气探测器后发生的,应注意避免。因空气栓塞可能致命。处理方法见本节血液透析治疗常见急性并发症及处理之(五)空气栓塞。

4.血管路扭结和溶血

血泵和透析器之间的血管路扭结会造成严重溶血,这一段的高压通常测不出,因为动脉压监测器通常设在泵前,即使泵后有动脉压力监测器,如果扭结发生在探测器之前,此处的高压也无法被测出。处理方法见本节"血液透析治疗常见急性并发症及处理"之(六)溶血。

(二)透析液路

1.电导度

电导度增高最常见的原因是净化水进入透析机的管道扭结或低水压造成供水不足;电导度降低最常见的原因是浓缩液桶空;比例泵故障也可导致电导度增高或降低。当电导度异常时,将透析液旁路阀打开,使异常透析液不经过透析器而直接排出。

2.温度

温度异常通常是由加热器故障引起,但旁路阀可以对患者进行保护。

3.漏血

气泡、黄疸患者的胆红素或污物进入透析液均会引起假漏血报警。当透析液可能不出现肉眼可见的颜色改变时,需用测定血红蛋白尿的试纸检测流出透析器的透析液来判断漏血报警的真伪。如果确定漏血,透析液室压力应设置在 6.6 kPa 以下,以免细菌或细菌产物从透析液侧进入血液。空心纤维型透析器轻微漏血有时会自行封闭,可继续透析,但一般情况下应回血,更换透析器或停止透析。预防:①预冲时进行透析器漏血检测;②透析中避免跨膜压过高,如有凝血、静脉回路管弯曲打折等立即处理;③透析中跨膜压不能超过透析器的承受力。

四、血液透析治疗常见急性并发症及处理

(一)低血压

低血压最常见,发生率可达 50%～70%。

1.原因

有效血容量减少、血管收缩力降低、心源性及透析膜生物相容性差、严重贫血及感染等。

2.临床表现

典型症状为出冷汗、恶心、呕吐,重者表现为面色苍白、呼吸困难、心率加快、一过性意识丧失,甚至昏迷。

3.处理

取头低足高位,停止超滤,给予吸氧,必要时快速补充生理盐水 100～200 mL 或葡萄糖溶液 20 mL,输血浆和清蛋白,并结合病因,及时处理。

4.预防

如:①用容量控制的透析机,使用血容量监测器;②教育指导患者限制盐的摄入,控制饮水量;③避免过度超滤;④透析前停用降压药,对症治疗纠正贫血;⑤改变透析方法如采用碳酸氢盐透析、血液透析滤过、钠曲线和超滤曲线、低温透析等;⑥有低血压倾向的患者避免透析期间进食。

(二)失衡综合征

失衡综合征发生率为 3.4%～20%。

1.原因

血液透析时血液中的毒素迅速下降,血浆渗透压下降,而由于血-脑屏障使脑脊液中的尿素等溶质下降较慢,以至脑脊液的渗透压大于血液渗透压,水分由血液进入脑脊液形成脑水肿。这也与透析后脑脊液与血液之间的 pH 梯度增大,即脑脊液中的 pH 相对较低有关。

2.临床表现

轻者头痛、恶心、呕吐、困倦、烦躁不安、肌肉痉挛、视力模糊、血压升高;重者表现为癫痫发作、惊厥、木僵甚至昏迷。

3.处理

轻者不必处理;重者可减慢透析血流量,以降低溶质清除率和 pH 改变,但透析有时需终止。可给予 50%葡萄糖溶液或 3%氯化钠溶液 10 mL 静脉推注,或静脉滴注清蛋白,必要时给予镇静剂及其他对症治疗。

4.预防

主要包括：①开始血液透析时采用诱导透析方法,透析强度不能过大,避免使用大面积高效透析器,逐步增加透析时间,避免过快清除溶质;②长期透析患者则适当提高透析液钠浓度。

(三)肌肉痉挛

肌肉痉挛发生率为 10％～15％,主要部位为腓肠肌和足部。

1.原因

常与低血压同时发生,可能与透析时超滤过多、过快,低钠透析等有关。

2.临床表现

多发生在透析的中后期,老年人多见,以肌肉痉挛性疼痛为主,一般持续约 10 分钟。

3.处理

减慢超滤速度,静脉输注生理盐水 100～200 mL、高渗糖水或高渗盐水。

4.预防

如:①避免过度超滤;②改变透析方法,如采用钠曲线和超滤曲线等;③维生素 E 或奎宁睡前口服;④左旋卡尼汀透析后静脉注射。

(四)发热

常发生在透析中或透析后。

1.原因

感染、致热源反应及输血反应等。

2.临床表现

若为致热源反应通常发生在透析后 1 小时,主要症状有寒战、高热、肌痛、恶心、呕吐、痉挛和低血压。

3.处理

静脉注射地塞米松 5 mg,通常症状在几小时内自然消失,24 小时内完全恢复;若有感染存在应及时与医师沟通,应用抗生素。

4.预防

如:①严格执行无菌操作;②严格消毒水处理设备和管道。

(五)空气栓塞

1.原因

血液透析过程中,各管路连接不紧密、血液管路破裂、透析器膜破损及透析液内空气弥散入血,回血时不慎等。

2.临床表现

少量无反应,如血液内进入空气 5 mL 以上可出现呼吸困难、咳嗽、发绀、胸部紧迫感、烦躁、痉挛、意识丧失甚至死亡。

3.处理

一旦发生空气栓塞应立即夹闭静脉通路,并关闭血泵。患者取头低左侧位,通过面罩或气管吸入 100％氧气,必要时做右心房穿刺抽气,同时注射地塞米松,严重者要立即送高压氧舱治疗。

4.预防

如:①透析前严格检查管道有无破损,连接是否紧密;②回血时注意力集中,气体近静脉端时要及时停止血泵转动;③避免在血液回路上输液,尤其泵前负压部分;④定期检修透析机,确保空气探测器工作正常。

(六)溶血

1.原因

透析液低渗、温度过高;透析用水中的氧化剂和还原剂(氯胺、酮、硝酸盐)含量过高;消毒剂残留;血泵和管道内红细胞的机械损伤及血液透析中异型输血等。

2.临床表现

急性溶血时,患者有胸部紧迫感、心悸、心绞痛、腹背痛、气急、烦躁,可伴畏寒、血压下降、血红蛋白尿甚至昏迷;大量溶血时患者可出现高钾血症,静脉回路血液呈淡红色。

3.处理

立即关闭血泵,停止透析,丢弃体外循环血液;给予高流量吸氧,明确溶血原因后应尽快开始透析;贫血严重者应输入新鲜全血。

4.预防

如:①透析中防止凝血;②保证透析液质量;③定期检修透析机和水处理设备;④患者输血时,认真执行查对制度,严格遵守操作流程。

五、透析器首次使用综合征

在透析时因使用新的透析器发生的临床综合征,称为首次使用综合征。分为 A 型首次使用综合征和 B 型首次使用综合征。

(一)A 型首次使用综合征

A 型首次使用综合征又称超敏反应型。多发生于血液透析开始后 5~30 分钟内。主要表现为呼吸困难、全身发热感、皮肤瘙痒、麻疹、咳嗽、流泪、流涕、打喷嚏、腹部绞痛、腹部痉挛,严重者可发生心搏骤停甚至死亡。

(1)原因:主要是患者对环氧乙烷、甲醛等消毒液过敏或透析器膜的生物相容性差或对透析器的黏合剂过敏等,使补体系统激活和白细胞介素释放。

(2)处理原则:①立即停止透析,勿将透析器内血液回输体内;②按抗变态反应常规处理,如应用肾上腺素、抗组胺药和激素等。

(3)预防措施:①透析前将透析器充分冲洗(不同的透析器有不同的冲洗要求),使用新透析器前要仔细阅读操作说明书;②认真查看透析器环氧乙烷消毒日期;③部分透析器反应与合并应用 ACEI(血管紧张素转换酶抑制剂)有关,应停用;④对使用环氧乙烷消毒透析器过敏者,可改用 γ 射线或蒸气消毒的透析器。

(二)B 型首次使用综合征

B 型首次使用综合征又称非特异型。多发生于透析开始后数分钟至 1 小时,主要表现为胸痛,伴有或不伴有背部疼痛。

(1)原因:目前尚不清楚。

(2)处理原则:①加强观察,症状不明显者可继续透析;②症状明显者可予以吸氧和对症治疗。

(3)预防措施:①试用不同的透析器;②充分冲洗透析器。

六、血液透析突发事件应急预案

(一)透析中失血

1.原因

管路开裂、破损,接管松脱和静脉针脱落等。

2.症状

出血、血压下降,甚至发生休克。

3.应急预案

如:①停血泵,查找原因,尽快恢复透析通路;②必要时回血,给予输液或输血;③心电监护,对症处理。

4.预防

如:①透析前将透析器管路、管路针等各个接头连接好,预冲时要检查是否有渗漏;②固定管路时,应给患者留有活动的余地。

(二)电源中断

1.应急预案

如:①通知工程师检查稳压器和线路,电话通知医院供电部门;②配备后备电源的透析机,停电后还可运行 20～30 分钟;③若没有后备电源的透析机,停电后应立即将动静脉夹打开,手摇血泵,速度每分钟100 mL左右;④若 15～30 分钟内恢复供电可不回血。若暂时仍不能恢复供电可回血结束透析,并尽可能记录机器上的各项参数。

2.预防

如:①保证透析中心为双向供电;②停电后 15 分钟内可用发电机供电;③给透析机配备后备电源,停电后可运行 20～30 分钟。

(三)水源中断

1.应急预案

如:①机器报警并自动改为旁路;②通知工程师检查水处理设备和管路,电话通知医院供水部门;③1～2 小时不能解除,终止透析,记录机器上的各项参数。

2.预防

如:①保证透析中心为专路供水;②在水处理设备前设水箱,并定期检修水处理设备。

(曹佳芹)

第三节　血液灌流治疗技术及护理

一、概述

(一)血液灌流

血液灌流是指将患者的血液引出体外并经过具有光谱解毒效应的血液灌流器,通过吸附的方法来清除体内有害的代谢产物或外源性毒物,最后将净化后的血液回输患者体内的一种血液净化疗法。在临床上被广泛地用于药物和化学毒物的解毒,尿毒症、肝性脑病及某些自身免疫性疾病等的治疗。

(二)吸附剂

经典的吸附剂包括活性炭和树脂。

(1)活性炭:是一种非常疏松多孔的物质,其来源相当多样,包括植物、果壳、动物骨骼、木材、石油等,经蒸馏、炭化、酸洗及高温、高压等处理后变得疏松多孔。活性炭吸附力强的主要原因就在于多孔性,无数的微孔形成了巨大的比表面积。活性炭的特点是大面积(1 000 m/g 以上)、高孔隙和孔径分布宽,它能吸附多种化合物,特别是极难溶于水的化合物,对肌酐、尿酸和巴比妥类药物具有良好的吸附性能。

(2)树脂:树脂是一类具有网状立体结构的高分子聚合物,根据合成的单体及交联剂的不同分为不同的种类。血液净化吸附剂采用吸附树脂,吸附树脂又分为极性吸附树脂和非极性吸附树脂。XAD-4、XAD-7 等对有机毒物、脂溶性毒物的吸附作用大;XAD-2 树脂,对疏水集团毒素(如有机磷农药、地西泮等)的吸附力大;XAD 系列树脂的解毒作用优于活性炭,其吸附的毒物分子量为 500~20 000 D。一般认为血液灌流的吸附解毒作用优于血液透析。如对苯巴比妥钠等镇静安眠药、解热镇静剂、三环类抗忧郁药、洋地黄、地高辛、茶碱、卡马地平、有机氯、百草枯等的解毒作用优于血液透析。对脂溶性高、分布容积大、易与蛋白结合的毒物解毒作用也优于血液透析。

(三)理想的血液灌流吸附必须符合以下标准

(1)与血液接触无毒无变态反应。

(2)在血液灌流过程中不发生任何化学反应和物理反应。

(3)具有良好的机械强度,耐磨损,不发生微粒脱落,不发生变形。

(4)具有较高的血液相容性。

(5)易消毒清洗。

二、血液灌流的方法、观察及护理

(一)方法

进行血液灌流时,应将吸附罐的动脉端向下,垂直立位,位置高度相当于患者右心房水平,用 5%葡萄糖溶液 500 mL 冲洗后,再用肝素盐水(2 500 U/L 盐水)2 000 mL 冲洗,将血泵速度升至 200~300 mL/min 冲洗灌流器,清除脱落的微粒,并使碳颗粒吸水膨胀,同时排尽气泡。冲洗过程中,可在静脉端用止血钳反复钳夹血路以增加血流阻力,使冲洗液在灌流器内分布更均匀。灌流时初始肝素量为 4 000 U 左右,由动脉端注入,维持量高,总肝素量为每次 6 000~8 000 U,较常规血液透析量大,因活性炭可吸附肝素,要求部分凝血活酶时间、凝血酶时间及活化凝血时间达正常的 1.5~2.0 倍。

(二)血管通路

应用临时血管通路。首选股静脉、颈内静脉及锁骨下静脉。也可采用桡动脉-贵要静脉,足背动脉-大隐静脉。个别情况下也可使用内瘘或外瘘。血流量以 50 mL/min 开始,若血压、脉搏和心率稳定可提高至 150~200 mL/min。

(三)观察

每次血液灌流 2 小时,足以有效地清除毒物。如果超过 2 小时,吸附剂已被毒物饱和而失效。如果1次灌流后又出现反跳时(组织内毒物又释放入血液),可再进行第2次灌流,但1次灌流时间不能超过2小时。血液灌流如与血液透析联合治疗,则灌流器应装于透析器之前;结束时把灌流器倒过来,动脉端在上,静脉端在下,用空气回血,不能用生理盐水,以免被吸附的物质重新释放入血。

(四)不良反应

(1)血小板减少:临床上较多见。另外活性炭也可吸附纤维蛋白原,这是造成出血倾向的原因之一。

(2)对氨基酸等生理性物质的影响:血液灌流能吸附氨基酸,尤其对色氨酸、蛋氨酸等芳香族氨基酸吸附量最大,但一般机体有代偿功能,若长期使用,应引起警惕。

(3)对药物的影响:因能清除许多药物,如抗生素、升压药等,药物治疗时应注意调整剂量。

(4)低体温:常发生于冬天使用简易无加温装置血液灌流时。

(五)护理措施及注意事项

(1)密切观察患者的生命体征、神志变化、瞳孔反应等,保持呼吸道通畅。呼吸道分泌物过多的昏迷患者,应将头侧向一边,并及时减慢血流速度,去枕平卧。使用升压药,扩充血容量,如补液及输血、清蛋白、血浆等。但药物应在血路管的静脉端注入,或经另外的补液途径注入,否则药物被灌流器吸附,达不到有效浓度。若患者在灌流之前血压已很低,则可将充满预冲液的管路直接与患者的动静脉端相连接。

(2)血液灌流前大多数患者由于药物影响处于昏迷状态,随着血液灌流的作用,药物被灌流器逐渐吸附,1~1.5小时后患者逐渐出现躁动、不安,需用床档加以保护,以防坠床;四肢和胸部可用约束带进行约束,但不能强按患者的肢体,防止发生肌肉撕裂、骨折或关节脱位;背部应垫上软垫防止背部擦伤和椎骨骨折;必要时用包有纱布的压舌板垫在患者的上下齿之间,防止咬伤舌头,并注意防止舌后坠。

(3)保持体外循环通畅。导管应加以固定,对躁动不安的患者适当给予约束,必要时给予镇静剂。防止因剧烈活动而使留置导管受挤压变形、折断、脱出,管道的各个接头须紧密连接,防止滑脱出血或空气进入导管引起空气栓塞。

(4)严密观察肝素抗凝情况,若发现灌流器内血色变暗、动脉和静脉壶内有血凝块,则应调整肝素剂量,必要时更换灌流器及管路。

(5)如用简易的血泵做血液灌流,没有监护装置,则必须严密观察是否有凝血、血流量不足和空气栓塞等情况。如出现动脉除泡器凹陷,则提示血流量不足,应考虑动脉穿刺针是否位置不当、动脉管道是否扭曲折叠、血压是否下降;若动脉除泡器变硬、膨胀,血液溢入除泡器的侧管,提示动脉压过高,灌流器凝血;若同时伴有静脉除泡器液面下降,则应适当增加肝素的用量;在无空气监测的情况下,一旦空气进入体内将会发生严重的空气栓塞,因此要密切注意各管道的连接,严防松脱,注意动静脉除泡器和灌流器的安全固定。

(6)维持性血液透析患者合并急性药物或毒物中毒需要联合应用血液透析和血液灌流时,灌流器应置于透析器之前,有利于血液的加温,以免经透析器脱水后血液浓缩,使血液阻力增大,导致灌流器凝血。

(7)患者有出血倾向时,应注意肝素的用法,如有需要,可遵医嘱输新鲜血或浓缩血小板。

(8)若患者在灌流1小时左右出现寒战、发热、胸闷、呼吸困难等反应,可能是灌流器生物相容性差所致,可静脉注射地塞米松,给予吸氧,但不要盲目终止灌流,以免延误抢救。

（9）观察反跳现象：血液灌流只是清除了血中的毒物，而脂肪、肌肉等组织已吸收的毒物的不断释放、肠道中残留毒物的再吸收等，都会使血中毒物浓度再次升高而再度引起昏迷，会出现昏迷-灌流-清醒-再昏迷-再灌流-再清醒的情况。因此，对脂溶性药物如有需要，应继续多次灌流，直至病情稳定为止。如有条件，应在灌流前后采血做毒物、药物浓度测定。

（10）血液灌流只能清除毒物本身，不能纠正毒物已经引起的病理生理的改变，故中毒时一定要使用特异性的解毒药。如有机磷农药中毒时，血液灌流不能恢复胆碱酯酶的活性，必须使用解磷定、阿托品治疗。

（11）应根据病情采取相应的治疗措施，如洗胃、导泻、吸氧、呼吸兴奋剂、强心、升压、纠正酸中毒、抗感染等。

（12）做好心理护理。多数药物中毒患者都是因对生活失去信心或与家庭成员、同事发生矛盾而服药，故当患者神志逐渐清楚时，护士要耐心劝解、开导、化解矛盾，使患者情绪稳定，从而积极配合治疗。

（曹佳芹）

第四节　血浆置换治疗技术及护理

一、概述

（一）血浆置换（plasma exchange，PE）

血浆置换是一种用来清除血液中大分子物质的体外血液净化疗法，指将患者的血液引出体外，经离心法或膜分离法分离血浆和细胞成分，迅速地选择性地从循环血液中去除病理血浆或血浆中的病理成分（如自身抗体、免疫复合物、副蛋白、高黏度物质和蛋白质结合的毒物等），而将细胞成分以及补充的等量的平衡液、血浆、清蛋白溶液回输入体内，达到清除致病物质的目的。此方法可治疗一般疗法无效的多种疾病。

（二）每次血浆交换量

每次血浆交换量尚未标准化。一般每次交换 2～4 L。一般来说，若该物质仅分布于血管内，则置换第 1 个血浆容量可清除总量的 55%，如继续置换第 2 个血浆容量，却只能使其浓度再下降 15%。因此每次血浆置换通常仅需要置换 1 个血浆容量，最多不超过 2 个。

（三）置换频率

置换频率要根据基础疾病和临床反应来决定。每次血浆交换后，未置换的蛋白浓度重新升高，通过从血管外返回血管内和再合成这 2 个途径。血浆置换后血管内外蛋白浓度达到平衡需 1～2 天。因此，绝大多数血浆置换疗法的频率是间隔 1～2 天，连续 3～5 次。

（四）置换液

为了保持机体内环境的稳定，需要维持有效血容量和胶体渗透压。

（1）置换液种类：①晶体液，如生理盐水、葡萄糖生理盐水、林格液，用于补充血浆中各种电解质的丢失；②胶体液，如血浆代用品，主要有中分子右旋糖酐、右旋糖酐-40、羟乙基淀粉，三者均为多糖，能短时有效的扩充和维持血容量；血浆制品，最常用的有 5% 清蛋白、新鲜冰冻血浆，后者是唯一含枸橼酸盐的置换液。

（2）置换液的补充原则：①等量置换；②保持血浆胶体渗透压正常；③维持水、电解质平衡；④适当补充凝血因子和免疫球蛋白；⑤减少病毒污染机会；⑥无毒性，没有组织蓄积。

二、血浆置换的并发症及应对

（一）变态反应

1.原因

在血浆置换治疗过程中，由于弃去了含有致病因子的血浆，为了保持血浆渗透压稳定和防止发生威胁生命的体液平衡紊乱，在分离血浆后要补充等容量液体。新鲜冰冻血浆含有凝血因子、补体和清蛋白，其成分复杂，常可诱发变态反应。据文献报道，变态反应的发生率<12％。

2.预防

在应用血浆前静脉给予地塞米松5～10 mg 或 10％葡萄糖酸钙 20 mL；应用血浆时减慢置换速度，逐渐增加置换量。同时应选择合适的置换液。

3.护理措施

治疗过程中要严密观察患者状况，如出现皮肤瘙痒、皮疹、寒战、高热时，不可让患者随意搔抓皮肤，应及时给予激素、抗组胺药或钙剂，可为患者摩擦皮肤缓解瘙痒。另外，治疗前认真执行三查七对，核对血型，血浆输注速度不宜过快。

（二）低血压

1.原因

置换与滤出速度不一，滤出过快、置换液补充过缓；体外循环血量多，有效血容量减少；疾病原因引起，如应用血制品引起变态反应；补充晶体液时，血渗透压下降。

2.预防

血浆置换术中血浆交换应等量，即血浆出量应与置换液入量保持平衡，当患者血压下降时可先置入胶体，血压稳定时再置入晶体，避免血容量的波动。其次，要维持水、电解质的平衡，保持血浆胶体渗透压稳定。

3.护理措施

密切观察患者生命体征，每 30 分钟监测 1 次生命体征。出现头晕、出汗、恶心、脉速、血压下降时，立即补充清蛋白，加快输液速度，减慢血浆出量，延长血浆置换时间。一般血流量应控制在50～80 mL/min，血浆流速为 25～40 mL/min，平均置换血浆 1 000～1 500 mL/h，血浆出量与输入血浆和液体量平衡。

（三）低钙血症

1.原因

新鲜血浆含有枸橼酸钠，输入新鲜血过多、过快容易导致低钙血症，患者出现口麻、腿麻及小腿肌肉抽搐等低钙血症表现，严重时发生心律失常。

2.预防

治疗中常规静脉注射 10％葡萄糖酸钙 10 mL。

3.护理措施

严密观察患者有无低钙血症表现及血液生化改变，如出现低钙血症表现可给予热敷、按摩或补充钙剂等对症处理。

（四）出血

1.原因

血浆置换过程中血小板破坏、抗凝剂输入过多以及疾病本身导致。

2.预防

治疗前常规检测患者的凝血功能，根据情况确定抗凝剂剂量及用法。

3.护理措施

治疗中严密观察皮肤及黏膜有无出血点；进行医疗护理操作时，动作轻柔、娴熟，熟练掌握静脉穿刺技巧，尽量避免反复穿刺；一旦发生出血，立即通知医师采取措施，治疗结束时用鱼精蛋白中和肝素，用无菌纱布加压包扎穿刺点，术后 6 小时注意观察穿刺部位有无渗血。

（五）感染

1.原因

置换液含有致热源；血管通路感染；疾病原因引起的感染。

2.预防

严格无菌操作。

3.护理措施

血浆置换是一种特殊的血液净化疗法，必须严格无菌操作；患者必须置于单间进行治疗，治疗室要求清洁，操作前紫外线照射 30 分钟，家属及无关人员不得进入治疗场所；操作人员必须认真洗手、戴口罩和帽子，配置置换液时需认真核对、检查、消毒，同时做到现配现用。

（六）破膜

血浆分离的滤器因为制作工艺而受到血流量及跨膜压的限制，如置换时血流量过大或置换量增大，往往会导致破膜，故血流量应为 $100\sim150$ mL/min，每小时分离血浆 1 000 mL 左右，跨膜压控制于50.0 kPa（375 mmHg）。预冲分离器时注意不要用血管钳敲打排气，防止破膜的发生。

（曹佳芹）

第五节　小儿患者血液透析技术及护理

一、适应证

（一）急性肾衰竭

利尿剂难治的液体超负荷导致高血压或充血性心力衰竭，高分解状态或因为支持循环需要大量肠外补充液体，以上情况合并持续少尿状态时需要透析。

（二）慢性肾衰竭

小儿慢性肾衰竭的年发病率为$(2\sim3.5)/100$ 万人口，病因与第一次检出肾衰竭时小儿的年龄密切相关，5 岁以下的慢性肾衰竭常是先天性泌尿系统解剖异常的结果，5 岁以上的慢性肾衰竭以后天性肾小球疾病为主。对慢性肾衰竭来说生化指标的改变比临床症状更重要，当小儿肾小球滤过率为5 mL/（min·1.73 m²）时，相当于年长儿童血浆肌酐 884 mmol/L。慢性肾衰竭小儿透析指征见表 13-3。

表 13-3　慢性肾衰竭小儿透析的指征

1.血肌酐:年长儿童＞884 mmol/L,婴儿＞442 mmol/L

2.血清钾＞6.0 mmol/L

3.CO_2CP＜10 mmol/L 或血磷＞3.23 mmol/L

4.药物治疗难以纠正的严重水肿、高血压、左心衰竭

5.保守治疗伴发严重肾性骨病、严重营养不良及生长发育迟缓者

凡具备以上任何一项都应开始透析,有条件时尽量提前建立动静脉内瘘,早期、充分透析可以预防出现严重并发症(如左心衰竭、致死性高血钾、心包炎等),也有助于纠正营养不良及生长发育迟缓。

二、小儿血液透析特点

近 10 年血液透析新技术的应用使小儿血透更加安全,如血管通路的建立、专用的小儿透析材料和设备等,但是在不同国家和地区之间,小儿血透的开展还是有很大的差距。

(一)血管通路

良好的血液通路是小儿血液透析的关键。由于小儿肾衰竭患者血管细,不好合作,建立有效的血管通路是血透成功的关键。

1.经皮穿刺中心静脉置管

目前小儿临时血透血管通路以经皮中心静脉穿刺插管为主,穿刺部位常用股静脉、颈内静脉及锁骨下静脉,婴幼儿多选用穿刺技术简便又安全的股静脉,其缺点是限制患儿活动,并易发生感染,因此导管留置时间不宜超过 1 个月,较大儿童如能够合作可选择颈内静脉或锁骨下静脉,此方法不影响患儿活动,导管留置时间较长,可达 3 个月,但穿刺技术要求高,要求患儿能够很好地配合,此时可考虑应用短效的静脉麻醉剂。并发症为误穿动脉、误穿腹膜等。

2.动静脉内瘘

动静脉内瘘用于需慢性血透的患儿,最常用的部位是上肢的桡动脉与头静脉。体重 5～10 kg 的小儿可利用大隐静脉远端和股动脉侧壁建立隐静脉襻内瘘,血管条件差者可行移植血管建立动静脉搭桥。由于小儿血管细,常需要应用显微外科技术建立动静脉内瘘,术后内瘘成熟期应足够长(1～6 个月),在成熟期内患儿应在医护人员指导下做一些有助于扩张血管的锻炼。过早使用动静脉内瘘易发生血肿或假性动脉瘤。

(二)透析器及血液管道

透析器型号和血液管道容量选择依据患儿年龄和体重的不同而有所差异。透析器和血液管道总容量不应超过患者总血容量的 10%,小儿血容量约为 80 mL/kg,即透析器和血液管道总容量不应超过体重的 8%,最好选用小血室容量和低顺应性透析器,如中空纤维型、小平板型,而具有大血室容量和高顺应性的蟠管型就不适合。为防止透析后失衡综合征,首次透析选择透析器的尿素清除率不超过3 mL/(min·kg),以后的规律透析尿素清除率应在 6～8 mL/(min·kg)。一般情况下体重＜20 kg 者选 0.2～0.4 m^2 膜面积的透析器,20～30 kg 者选 0.4～0.8 m^2 膜面积的透析器,30～40 kg 者选0.8～1.0 m^2 膜面积的透析器,体重超过 40 kg 者可选用成人透析器和血液管道。

小儿的血液管道容量为 13～77 mL,用直径 1.5～3 mm 的管道可限制血流量在30～75 mL/min,如用大流量透析可选用短和直径大的管道,以减少体外循环血容量。

(三)血透方案设计

血透初期遵循频繁短时透析的原则,避免血浆渗透压剧烈改变。低蛋白血症患儿可在透析中输清蛋白 1～2 g/kg。

1.血流量

血流量 3～5 mL/(min·kg)。体重超过 40 kg 者可使血流量达 250 mL/min。

2.抗凝剂

常规应用肝素,首次用量25～50 U/kg,维持量 10～25 U/(kg·h),透析结束前 30 分钟停用。低分子肝素平均剂量:体重低于 15 kg 者用 1 500 U,体重 15～30 kg 者用 2 500 U,体重30～50 kg 者用5 000 U。有出血倾向者应减少肝素用量或无肝素透析。

3.透析液

为避免醋酸盐不耐受,主张全部应用碳酸氢盐透析液,钠浓度 140～145 mmol/L,透析液流量500 mL/L,婴幼儿血流量小,则透析液流量应减少到 250 mL/L。

4.透析频率

一般每周 2～3 次,每次 3～4 小时,婴幼儿因高代谢率和对饮食适应性较差,有时需每周透析 4 次或隔天透析,透析充分性指标应高于成人透析患者,建议维持 Kt/V 在 1.2～1.6。

三、小儿透析组织机构和人员设置

建议专为肾衰竭儿童设置肾病中心,包括小儿透析中心、儿科病房,透析中心除了成人透析中心应该配备的工作人员外,还应配备专门培训过的相应专业人员,如营养师、教师及心理医师等,这才能很好地控制小儿饮食等,也有助于纠正患儿的心理障碍。

四、血液透析的护理

(一)一般护理

(1)做好透析患儿的心理护理。医务人员穿着白色服装,每次透析都由护士做血管穿刺等,血液透析的不舒适及透析中没有家长的陪伴,这些往往使患儿感到恐惧、紧张,作为医务人员可以通过与透析患儿交谈,努力成为他们的朋友,用温柔的言语和娴熟的技能缓解患儿的恐惧、紧张的心理。通过做好生活护理,及时发现和满足患儿的需求,拉近与患儿的距离,提高患儿在透析过程中的依从性。另外,要做好患儿家属及年龄较大患儿的宣教工作,告诉他们疾病的相关知识,透析间期血管通路的护理及饮食控制的知识,以及自我护理对疾病预后的重要性。

(2)小儿一般选择容量控制型的透析机,以调节血流量和透析液流量,控制超滤量,降低透析失衡综合征和低血压的发生。应根据患儿的情况采用不同的透析处方,包括透析方式、透析液的温度和浓度。了解患儿的一般情况,如体重、年龄、血压、体温、有无出血倾向、有无并发症等,确定使用抗凝剂的种类及剂量,决定选用的透析器型号、超滤量及透析时间。回血时控制生理盐水的入量,以不超过 100 mL 为宜。

(3)患儿的血管条件较成人差,穿刺技术不佳可以引起血肿,诱发动静脉内瘘闭塞,加重患儿对血液透析的恐惧,不利于治疗。因此要求护士操作技术规范、娴熟,可以由资深的护士进行血管穿刺,做到"一针见血",提高穿刺的成功率,有利于动静脉内瘘的成熟,并减轻患儿的恐惧心理。

（4）在透析过程中加强观察，包括①穿刺处有无渗血；管道安置是否妥当，有无扭曲或折叠；②透析机运转是否正常；③管路内血液的颜色是否正常；④血流量是否正常；⑤血液、脉搏和体温情况。应经常询问患者有无抽筋、头痛、头晕和胸闷等不适。患儿年龄小，往往对不良反应敏感度较低，不能做到出现不适时及时告知医护人员，因此应通过对生命体征的密切观察，及早发现一些不良反应的早期征象，及时处理。

（5）对于有低蛋白血症的患儿，可以①在透析过程中通过使用人血清蛋白或输注血浆提高血浆胶体渗透压；②对于严重低血压或严重贫血的患儿，可以增加预冲液量或使用新鲜血预冲体外循环系统，或在透析中使用升压药；③对于因体重增长过多使心脏前负荷过重或伴有急性肺水肿的患儿，应减少预冲液量；④对急性左心衰竭但不伴有高钾血症的患儿可以先行单纯超滤；⑤对合并高钾血症的患儿可以先用降钾药物，使高钾血症有所缓解，再行透析。

（6）保持呼吸道通畅，防止窒息。指导和督促患儿按时服药，定期注射重组人红细胞生成素，定期检查血液分析等各项检查。

（二）营养管理

小儿处于生长发育期，其代谢速度较成人快，活动量大，营养要求也高，但因疾病等原因，患儿食欲较差，且由于饮食控制使食物过于单调，加之透析丢失营养物质，因此患儿容易发生营养不良。因此可选择患儿喜爱的食物，经常变换烹饪方法，以保证患儿的营养需求。血液透析的患儿营养需求如下：优质高蛋白饮食，蛋白质摄入量为 $1.0\sim1.2\ g/(kg\cdot d)$，男性患儿热量摄入为 $251\ kJ/(kg\cdot d)[60\ kcal/(kg\cdot d)]$，女性患儿为 $201\ kJ/(kg\cdot d)[48\ kcal/(kg\cdot d)]$，要求其中 35% 来自碳水化合物。

（三）并发症及其护理

许多成人透析的远期并发症，如肾性骨营养不良、贫血、高血压、心包炎、周围神经病变等，也同样发生于慢性透析的小儿患者。因为小儿处于生长发育期，透析中低血压、失衡综合征、"干体重"的监测方面有其特殊性，且并发症中肾性骨营养不良和贫血的治疗尤其重要。此外慢性透析小儿还受生长发育迟缓、性成熟延迟、心理障碍的困扰等。

1．"干体重"的监测

小儿自我管理能力较差，对水、盐不能很好限制，透析期间食欲不佳，常并发营养不良，加之处于生长发育时期，随年龄增加或肌肉增长等"干体重"都会随之变化，每次透析都应精确计算脱水量，防止容量负荷过高，在血透过程中实时监测血细胞比容可防止透析中血液下降，定期根据心胸比等有关指标确定"干体重"，注意防止因脱水过多导致血压降低或脱水不足导致心力衰竭。

2．透析中低血压

小儿对血流动力学改变非常敏感，每次透析应遵循出水少于体重的 5%（婴幼儿 $<3\%$）或除水速度 $<10\ mL/(kg\cdot h)$ 的原则。体重不足 30 kg 的患者，每周血透 3 次，每次 4 小时，65% 的病例出现循环衰竭、腹痛、恶心、呕吐等因急速除水引起的症状。体重 30 kg 以上的患者，只有 20% 的病例出现这些症状。发生这些症状主要与除水有关，还与选用大血室容量透析器或血液管道有关。应非常仔细地观察透析当中生命体征，透析中最好配备血容量监控装置，回血时生理盐水不能过多（尽量不超过 100 mL）。当患儿血容量相对或绝对不足时，如重度贫血、低蛋白血症或较低体重（$<25\ kg$），血透时没有相适应的小透析器而只能用较大透析器时，在透析前预冲血液或血制品（如血浆或清蛋白）于透析器和透析管道中可预防低血压的发生。透析中低血压的

处理主要是输注生理盐水或清蛋白。

3.失衡综合征

若透析前尿素氮明显升高,超过 35.7 mmol/L(100 mg/dL)或使用大面积高效能透析器都易发生失衡综合征,常表现为头痛、恶心、呕吐或癫痫样发作,可静脉滴注甘露醇 1 g/kg,在透析开始 1 小时内滴入,其余在透析过程中均匀滴入,若频繁或大量使用,应注意其对残余肾功能的影响,也可提高透析液葡萄糖浓度。若透析前尿素氮超过 71.4 mmol/L 就应频繁短时间的透析。

4.心理和精神障碍

透析小儿不仅要接受长期依赖透析生存的现实,还要应付一些透析治疗带来的问题,如穿刺的疼痛、透析过程中的不适、饮食的限制、与同龄儿童的隔阂及死亡的恐惧等,这些常常导致小儿情绪低落、精神抑郁,加重畏食。鼓励这些儿童建立生活信心,需要心理医师、护士、家长及学校教师共同配合。对这类儿童更要强调生活质量,主张回归社会,尽可能参加体育运动,应帮助患儿合理安排透析时间,与同龄儿童一样入学校完成学业。

总之,在小儿透析过程中,早发现、早处理是防治血液透析急性并发症的关键。加强对患儿及家属的宣教工作,做好饮食管理及采用个体化透析,是防治远期并发症、提高透析患儿的存活率和生活质量的前提。医务人员高超的透析技术、穿刺技术在缓解小儿不良心理情绪方面起着至关重要的作用。

从长远观点看,终末期肾衰竭患儿长期血透并非上策,因为它对患儿生活质量影响较大,故在接受一段时间透析后最终应行肾移植。北美儿童肾移植协作组资料显示,12 岁以前肾移植有利于生长发育,13 岁以后肾移植未见预期的青春期加快生长,在青春期前进行肾移植有利于生长和性发育,与透析治疗比较,肾移植具有可以获得正常生活、较好职业的优点。

(曹佳芹)

第六节　老年患者血液透析技术及护理

血液透析疗法已成为治疗终末期肾脏病(ESRD)的有效措施。近年来透析人群中老年人比例显著增加,据欧洲肾脏病学会的报道,1995 年 ESRD 进入透析治疗的患者平均年龄 56.8 岁,其中>60 岁者占 52%。美国>65 岁的透析患者已从 1973 年的 5%,1990 年的 38%上升至目前的 42%。由于这一人群存在着与年龄相关的脏器组织学、功能及代谢的特殊性,老年终末期肾衰竭的治疗问题越来越引起人们的关注。

一、疾病特点

老年尿毒症患者并发症多,透析中的急性并发症以低血压、抽搐和心律失常为主,慢性并发症以心血管系统疾病、感染、营养不良、脑血管意外、恶性肿瘤和肾性骨病较常见,死亡原因主要为心血管疾病。

老年尿毒症患者在透析前大多伴有高血压、糖尿病、骨质疏松、心血管系统疾病、呼吸系统及消化系统疾病,因此在透析过程中容易发生低血压、抽搐和心律失常,有部分患者在透析过程中会出现腹痛,要警惕有无小肠坏死或腹腔感染灶。

维持性血液透析患者在透析前往往已存在营养不良,进行血液透析后,营养不良则更为明显,其中老年患者更为突出。患者由于对透析不耐受导致透析不充分,伴有糖尿病、胃肠道等慢性病,或使用某些药物引起不良反应导致患者厌食,蛋白质摄入不足;特别是透析不充分、微炎症状态、透析过程中各种营养物质的丢失及透析的不良反应等,这些都是引起营养不良的主要原因。长期的营养不良会使机体的免疫力降低,引起呼吸系统、泌尿系统的感染率上升。维持性血液透析的老年患者若由于上呼吸道感染诱发肺炎、高热,会使病情加重,使营养不良的状况变得更加严重,导致患者对血液透析不耐受,如此恶性循环,使患者死亡的危险性大为增加。

二、透析时机及血管通路的建立

对老年患者透析时机目前尚无一致看法,一般认为内生肌酐清除率$<0.17 \text{ mL}/(\text{s} \cdot 1.73 \text{ m}^2)$ $[10 \text{ mL}/(\text{min} \cdot 1.73 \text{ m}^2)]$,或血肌酐浓度$>707.2 \text{ } \mu\text{mol/L}$ 并有明显尿毒症症状(尤其有较明显的水、钠潴留,如明显水肿、高血压和充血性心力衰竭迹象),有较严重的电解质紊乱(如血钾$>6.5 \text{ mmol/L}$),有较严重的代谢性酸中毒($CO_2CP \leqslant 6.84 \text{ mmol/L}$)者,均应开始透析。

慢性肾衰竭老年透析患者,在透析前4~6周应安排行动静脉内瘘吻合术,使动静脉内瘘有充分的成熟时间,如需紧急透析而动静脉内瘘未建立,可以通过建立临时血管通路进行透析,如经皮静脉插管或直接进行血管穿刺。

三、血液透析的特点

(一)透析器

老年患者因疾病的特殊性,在透析中极易引起低血压、抽搐等不适,应尽量安排超滤稳定、有可调钠功能的机型。伴有心功能不全、持续性低血压者,应避免选择大面积、高通量的透析器,一般使用面积为1.2 m^2的透析器。

(二)血管通路

建立合适的血管通路是血液透析得以进行的前提,亦是提供充分透析的必要条件。老年血透患者由于动脉粥样硬化、血管中层钙化、营养不良等因素,给自体动静脉内瘘的建立带来困难。常用的动静脉内瘘是在前臂进行桡动脉与头静脉的吻合。老年人由于桡动脉粥样硬化,造成桡动脉-头静脉瘘的失败率高达56%,老年患者特别是年龄>74岁者内瘘存活时间明显低于年轻者。

近期研究表明,老年人行直接的肘部内瘘(肱动脉合并行静脉吻合)优于任何其他形式的血管通路,早期失败率仅1.8%,而前臂瘘>20%,血管移植建立动静脉瘘为16.5%。当肘部瘘因流量不足而无法有效进行透析时,在相同血管通路改用移植血管建立动静脉内瘘可获得成功。

如果不能建立肘部自体动静脉内瘘,用同种移植静脉建立血管通路优于聚四氟乙烯人造血管,主要是并发症少,宿主血管的依从性好,技术容易等。最常见的并发症是血栓形成,常需要血管成形术或搭桥术。

部分老年透析患者无论自体或移植建立动静脉内瘘都有困难,可选用持久性双腔导管作为长期血管通路的有效补充形式。与普通双腔导管不同的是,持久性双腔导管长一些,柔韧性更好,对组织损害小,不易移动。此外,其在出皮肤处与穿刺点的平行距离至少有2 cm,且皮下有一涤纶扣,被组织生长包绕,有利于导管在皮下的固定,并设置了自然抗感染屏障,延长了导管的使用时间。由于持久性双腔导管作为血管通路可立即使用，无动静脉分流，对心脏的血流动力学影响小，加之不需要忍受每次透析时穿刺的痛苦，使一些慢性肾衰竭患者容易接受，特别是无法建立有效血管通路时。

(三)血流量

不伴有慢性病的老年患者，血流量根据其年龄、性别、体重控制在 $200\sim250$ mL/min；伴有心血管系统疾病、肺心病、持续性低血压者，血流量应控制在 $150\sim180$ mL/min。流量过快可加重患者的心脏负担，引起心律失常及心动过速等。

(四)透析液浓度

根据患者在透析中存在的不同问题调节钠浓度。对于高血压的患者，可适当调低钠浓度，一般控制在 $138\sim142$ mmol/L；对于低血压、在透析中易出现抽筋的患者，可适当调高钠浓度，一般控制在 $142\sim148$ mmol/L。

(五)透析液温度

透析液温度一般控制在 $36\sim37$ ℃，对于持续性低血压的患者将透析液温度调到 $35.5\sim36.5$ ℃，因低温透析可使患者外周血管收缩，对血压有一定的调控作用。对发热患者也可适当降低透析液温度。对于血压正常或较高，但在透析中易引起抽搐的患者，可将透析液温度适当调高，控制在 $37\sim37.5$ ℃，以减少透析中肌肉抽搐的发生。

(六)超滤量

根据患者体重的增长情况设定超滤量。若患者透析期间体重的增长超过了干体重的 4%，则应根据患者以往的透析资料确定超滤量。一般超滤率控制在 500 mL 以内，并根据患者透析中的情况和透析结束前 1 小时的血压适当增减超滤量。

对个别水肿严重或伴有腹水、胸腔积液的患者，可以通过序贯透析来减缓透析对患者心血管系统造成的影响，促使水分排出。

(七)每周透析的次数和时间

年纪较大的患者，一般不能耐受长达 6 小时的透析，所以大都安排每周透析 3 次，每次4 小时。

四、护理

(一)一般护理

(1)病室环境应保持清洁，地面保持干燥，阳光充足，每天定时开窗通风，保持室内空气清新，保持室内温度在 $18\sim20$ ℃，湿度在 $50\%\sim60\%$ 为宜。

(2)根据患者的病情及需求让其采取舒适的卧位，保持床单位清洁、干燥，床单位做到一人用一更换。

(3)做好基础护理，满足患者的合理需求，对生活不能自理的患者，应帮助其进食和饮水。

(4)做好心理护理，仔细耐心地向患者及家属讲解关于血液透析的基础知识，让患者了解血液透析的意义及注意事项，消除患者紧张、恐惧的心理，使患者能配合治疗。生活上给予患者无微不至的关心，用温柔的言语、和蔼的微笑感染患者，对患者每一点微笑的进步都予以鼓励，使老年患者感受到医院的温暖，保持健康、乐观的心情，增强战胜疾病的信心和勇气。

(5)体重监测。老年患者的记忆力减退，往往在季节变换时由于衣物增减弄错自己的体重，护士应陪同患者测量体重，并做好详细记录，对透析期间体重增长过快的患者应提醒其注意控制饮食。

（6）透析前仔细询问患者有无出血倾向，合理选择抗凝剂；了解患者有无感染、发热，如有异常，先通知医师处理后再上机。根据患者体重增长情况及疾病的特点设定超滤模式、超滤量、血流量及透析液浓度等，给予患者个体化透析。

（7）加强永久性血管通路和临时性血管通路的护理。老年患者因某些慢性病，如糖尿病、肿瘤、慢性支气管炎等食欲下降，而分解代谢增加，消耗了体内蛋白质及脂肪的储备，引起营养不良，同时因尿毒症导致体内代谢和激素水平紊乱，故伤口不易愈合。老年患者大都伴有高血脂和肥胖，且疾病因素使患者血管条件较差，血管细、脆、易滑动，穿刺失败时易引起血肿，管壁修复较慢，这些给内瘘穿刺带来一定的难度。因此穿刺时应选择年资较长、技术较熟练的护士进行操作，有计划地选择动静脉内瘘穿刺点。老年人因精力不足、经济条件的限制、自身照顾不周而不能做好个人清洁卫生，容易引起动静脉内瘘感染。因此护士对其进行动静脉内瘘穿刺前应先做好皮肤清洁，观察有无血肿、内瘘是否通畅、周围皮肤是否完好；穿刺时应严格执行无菌操作技术，认真执行操作规程，防止并发症的发生。使用临时血管通路前，护士同样要做好皮肤的清洁消毒，观察伤口有无渗血、管道固定处有无缝线脱落、固定是否妥当。此外，还要做好患者动静脉内瘘及临时性血管通路的宣教工作，让其做好自我保护。

（8）给予吸氧：对伴有心肺疾病者，在透析开始时就可给予吸氧。

（9）保持呼吸道通畅：对于透析中出现恶心、呕吐者，应及时清理呼吸道，保持呼吸道通畅。

（10）透析过程中严格执行操作规程，避免发生不必要的医疗差错，造成患者身体上和心理上的痛苦。

（二）密切观察病情变化，做好记录

（1）在透析过程中加强观察：①穿刺处有无渗血；②管道安置是否妥当、有无扭曲或折叠；③透析机运转是否正常；④管路内血液的颜色是否正常；⑤血流量是否正常；⑥患者的血压、脉搏和体温情况。经常询问患者有无抽搐、头痛、头晕、胸闷等不适。有些老人对不良反应的敏感度较低，出现不适时不能及时告知医护人员，因此医护人员应通过对生命体征的密切观察，及早发现不良反应的早期征象，及时处理。

（2）在透析中，患者如需输血、输液，应严格掌握输液速度。为了使血液中的钾离子清除充分，输血应控制在透析结束前2小时结束；输液时根据不同的药物调节滴速，避免过快，一般控制在每分钟30滴为宜。用药时，密切观察患者有无输血反应、输液反应、药物变态反应等，以及用药后有何不适，如有异常应及时通知医师。

（3）透析结束后，对止血有困难的患者，应该帮助止血；告诉患者起床速度不要太快，避免发生直立性低血压；严密观察生命体征，待患者一切正常后才能护送出血透室。

（三）饮食护理

护士应关心患者透析期间的饮食、起居情况，加强与患者的沟通，讲解有关的营养知识，告诉患者饮食多元化的方法，把握机会和患者家属沟通，告知家庭支持的重要性。

对合并其他慢性病的老年患者，在饮食上要结合患者的不同情况，作出相应的调整。如患者伴有糖尿病，则应避免摄入含糖量过高的食物，主食以米、麦类碳水化合物为宜。

（四）并发症的护理

老年血液透析患者的急性并发症及远期并发症与常规透析患者的并发症基本相同，但由于疾病及年龄的特殊性，他们更易发生透析失衡综合征、心血管系统并发症、感染、营养不良、脑血管意外、肾性骨病及肿瘤等并发症。

1.透析失衡综合征

透析失衡综合征多见于首次进行血液透析的患者,指在透析过程中或透析后24小时内发生以神经系统症状为主的一系列综合征,如头痛、失眠、恶心、呕吐和血压升高等。初次血液透析的患者应缩短血液透析时间,以3~4小时为宜;血流量不易过快,一般控制在150~180 mL/min。若患者在透析中出现上诉症状,在无糖尿病的情况下,可以静脉推注高渗糖水。

2.心血管系统并发症

心血管系统并发症是60岁以上的老年血液透析患者的常见并发症,也是最常见的致死原因之一。老年患者多患有缺血性心脏病、高血压和心脏传导系统疾病,导致心脏功能储备减弱;体外循环破坏了血流动力学的稳定性,增加了心脏的负担。透析中的低血压、体液及电解质的急剧变化、动静脉内瘘的形成均是构成老年血液透析患者心血管系统并发症的诱因。

(1)低血压:老年患者由于机体耐受力下降,多伴有心血管系统慢性病,在透析过程中极易发生低血压,应根据产生的原理认真分析,采取相应的防治措施。患者如在透析一开始就出现血压下降,可能与伴有心血管系统疾病或体外循环的建立、血流量过大致患者不能耐受有关。可通过减慢血流量、减慢超滤、增加预冲液量或使用新鲜血液预冲管道等减轻患者的不适,使患者顺利完成血液透析。如在透析过程中或透析结束前突然出现血压下降、打哈欠、恶心、呕吐、出冷汗、胸闷或伴有下肢肌肉痉挛,可能与患者透析间期体重增长过多,以致在透析时超滤量过多、速度过快有关,也可能是透析中进食过多所引起,应立即减慢血流量、减慢或停止超滤水分,补充生理盐水,待症状改善后继续透析。但要注重控制补液量,避免因补液过多造成透析结束后体内仍有过多水分潴留,诱发急性左心力衰竭。对于在透析中经常出现低血压、抽搐的患者,通过适当调高透析液钠浓度能使患者顺利地完成透析治疗。做好饮食宣教工作,让患者知道因饮食控制不佳而导致透析过程中出现各种并发症的危险性,使患者自觉遵守饮食常规,同时告知患者在透析过程中避免过多进食。

(2)心绞痛:由于体外循环的建立,患者可出现暂时的冠状动脉供血不足,在透析过程中突然出现胸骨后疼痛、胸闷,心电图可见ST段压低、T波平坦或倒置,应立即减慢血流量及超滤量,或停止超滤,吸氧,并通知医师,根据医嘱给予硝酸甘油舌下含服,待情况好转后继续透析。如症状不缓解,应立即停止透析治疗。

(3)心律失常:在透析过程中患者感觉心悸、胸闷,出现心动过速、心律不齐,严重者可以出现室性或房性心律失常,应立即减慢血流量及超滤量,或停止超滤,吸氧,针对病因给予抗心律失常的药物,严重者应停止透析治疗。

(4)高血压:多见于患者饮食上摄入过多钠,患者过于紧张、肾素依赖性高血压、透析液浓度过高、超滤不足、失衡综合征、降压药物被透出,药物因素如重组人红细胞生成素的使用等。加强宣教工作,使患者了解饮食控制的重要性,严格控制水、钠的摄入;每次透析都应完成透析处方;鼓励患者在透析期间按时服药,使高血压得到有效控制;或改变透析方式,如进行血液滤过治疗;检查透析液的浓度是否过高;对在透析中有严重高血压的患者可以使用药物加以控制。

(5)心力衰竭:患者突发呼吸困难、不能平卧、心率加快、血压升高,在排除高钾血症的情况下,可以先给患者行单纯超滤,然后改为血液透析,这样可以减轻心脏负担。给予患者半卧位,吸氧或必要时用50%乙醇湿化给氧。积极控制贫血,平时注意充分超滤,及时拍胸片以了解心胸比例,特别在发热或患其他疾病后,应警惕因体重减轻引起的水分超滤不足,预防透析后未达到干体重而诱发心力衰竭。

3.感染

老年患者由于疾病及年龄因素,免疫力低下,加上营养不良,易发生感染性疾病,特别是呼吸系统、泌尿系统感染及结核。上呼吸道感染易并发肺炎,老年血液透析患者感染的发生率仅次于心血管并发症。因此,应鼓励患者平时注意饮食的合理均衡,进行适度的锻炼,注意在季节变换时及时增减衣物,防止上呼吸道感染。一旦发生感染应立即去医院就医,按时服药,使感染得到有效控制。同时,在透析过程中,应注意严格执行无菌操作技术,防止医源性感染。

4.营养不良

长期血液透析的老年患者大多合并其他慢性疾病,由于消化吸收能力减弱,对蛋白质的吸收和利用能力降低,更易发生营养不良。很多患者独居,不愿给儿女带来负担,因此缺乏照顾,因疾病因素使其精力有限,不能做到饮食的多元化;因饮食需要控制,故饮食单一乏味;或由于缺乏营养知识,蛋白质及能量摄入减少,这些都会导致营养不良。

5.脑血管意外

老年患者由于高血压、高血脂、脑动脉硬化的发生率较高,反复使用肝素后,在动脉硬化的基础上,更易发生脑出血。患者往往表现为持续头痛、无法解释的痴呆、神志的改变,严重的出现偏瘫、死亡。有些患者因脑动脉硬化、降压幅度过大,诱发脑循环障碍,形成脑血栓,引起脑梗死。

因此,对高血压患者应鼓励其在透析期间严格做好自身防护,定期测量血压,按时按量服药,严格控制水分摄入,注意劳逸结合,避免过度疲劳。同时,对严重高血压的患者,应避免短时间内降压幅度过大。对已出现脑血管意外的患者,应避免搬动,在透析中严格控制血流量及超滤量,严密观察生命体征。因病情需要进行无肝素透析的患者应注意血流量、静脉压、跨膜压的变化,防止体外凝血。

6.肿瘤

老年血液透析患者因其免疫功能低下,恶性肿瘤的发生率是正常人的 3～5 倍,且预后差。对于患有恶性肿瘤的患者,做好心理护理极为重要。在透析过程中更要给予无微不至的关怀,密切观察病情,尽量减少急性并发症的发生。

7.老年血液透析胃肠道出血

老年人消化道憩室、毛细血管扩张、癌症的发生率高于年轻人,因而胃肠道出血的发生率也增高。出血原因以出血性胃炎占首位,其次为毛细血管扩张,可发生在任何部位,常为多发性,确诊依靠内镜检查。结肠憩室穿孔的症状不典型,以低热和模糊的腹痛为初发症状,须提高警惕。

8.精神心理问题

首先,慢性疾病的存在导致了患者对治疗的依赖性,维持性血液透析患者则更多依赖医师、护士、透析机。其次是由于疾病自身产生的依赖性,他们不得不进行调整,改变生活方式,并寻求在新的水平上的平衡,这常常是不舒服的,并由此产生一系列心理问题。国内统计资料表明,老年透析患者常存在着焦虑和抑郁,常有一些模棱两可的感情和行为,特别是那些集体活动受阻而致功能损害,不得不依赖他人者。国内资料显示,老年血透患者抑郁、焦虑自评量表总分明显高于中青年组,血液透析患者情感障碍严重者,可影响康复及预后,更加严重的可造成血液透析治疗中并发症的发生率增多,使血液透析中不稳定因素增加,治疗的风险性加大。尤其应注意的是老年患者血液透析时高血压的发生率较高,Kennedy 发现抑郁症增加冠心病患者心源性猝死的危险性。有研究发现,抑郁症状患者在血液透析中心律失常的发生率明显增加,中青年患者出现抑郁症状时,虽然心律失常增加,但更多则表现为胃肠反应。

　　临床上绝大多数疾病背景下的抑郁未获得及时诊断和治疗,因此对患者抑郁症状发作的再认识已是临床上不可忽视的问题。老年血透患者抑郁症状的产生使临床医师面临更为复杂的医疗问题。两种疾病的并存和相互影响使得对躯体疾病治疗的难度增加。

　　患者在透析过程中出现不适时会紧张、焦虑,医护人员若能准确、快速、沉稳地做出处理,缓解患者的不适,既能减轻患者的痛苦,又能增加患者的信任感,提高患者在治疗过程中的依从性,改善患者的透析质量和生活质量。

　　随着血液透析技术的不断成熟、更新和发展,年龄不再是血液透析考虑的首要因素,但如何提高老年患者的透析质量和生活质量,仍然是我们继续探讨的话题。

(曹佳芹)

第七节　妊娠期患者血液透析技术及护理

　　慢性肾衰竭患者由于月经紊乱和排卵异常,其生育能力降低,如妊娠前血肌酐>265.2 μmol/L(3 mg/dL),尿素氮>10.7 mmol/L(3 mg/dl),成功的妊娠是罕见的。随着血液透析治疗及其技术的不断进展,成功的妊娠和正常分娩的报道日益增多,据国际肾脏病协会统计表明,妇女透析患者妊娠发生率美国每年约0.5%,沙特阿拉伯每年约1.4%,我国目前尚无该方面的确切资料。由于透析患者妊娠可危及母亲和胎儿的安全,肾脏科、产科及儿科恰当的配合与处理可帮助患者顺利度过妊娠期、围生期,提高胎儿成活率。本节重点阐述妇女妊娠期透析。

　　妊娠过程中,妇女的血容量负荷增加,心脏处于高排出量状态;前列腺素分泌增加,肾血管阻力下降,肾血流增加,使早期肾小球滤过率增加30%～50%,导致溶质的排泄率增加,血肌酐和尿素氮水平下降。Sim等观察到正常非妊娠期妇女血清肌酐为(59.2±12.4)μmol/L、尿素氮为(4.9±4.1)mmol/L,而血压正常妊娠妇女血清肌酐为(40.7±26.5)μmol/L,尿素氮为(3.1±0.5)mmol/L,因此认为妊娠期间血肌酐>70.7 μmol/L时应进行肾功能检查。

一、透析患者妊娠及其后果

　　透析患者生育能力明显下降,据统计透析患者妊娠发生率每年在0.5%～1.4%,比利时一项研究表明其发生率每年为0.3%。晚期随着促红细胞生成素的应用,透析患者生育能力有所改善,特别注意的是血液透析患者妊娠率为腹膜透析的2～3倍。透析患者生育能力下降原因尚不明确,早先文献报道仅有10%的育龄妇女透析期间恢复月经,最近研究报道达40%。早在15～20年前就有证实透析患者存在激素水平异常,在月经周期卵泡雌二醇水平同正常一样,但缺乏黄体生成素和卵泡刺激素高峰,孕激素水平持续下降,约70%的妇女继发于高泌乳素血症而产生泌乳。以上研究提示慢性肾衰竭患者存在下丘脑-垂体-卵巢轴激素水平异常,缺乏典型的排卵高峰和对月经的周期性调节作用。慢性肾衰竭患者妊娠常发生在透析开始的前几年,但亦有报道妊娠发生在透析后20年之久。多次妊娠亦较常见,美国透析患者妊娠登记资料显示,8例孕龄妇女妊娠2次,8例妊娠3次,1例妊娠4次。透析患者妊娠结局如何报道不一,婴儿生存仅是判断妊娠成功的标志,其实大多数婴儿早产或生长发育迟缓,新生儿常合并呼吸窘迫综合征及其他早产并发症,NPRD 报道 116 例成活婴儿中有 11 例发生呼吸窘迫综合征及 1 例死胎。随诊资料较全的 49 例婴儿中有 11 例需长期医治或存在发育障碍,他们大多数归因于早产而非宫内氮质血症环境。

二、妊娠与透析

(一)透析治疗的时机

目前对于妊娠合并慢性肾衰竭的透析时机尚无统一标准,与非妊娠妇女相比,早期和充分透析是有益的。Hou 提出,当血清尿素氮为 30～40 mmol/L(80～100 mg/dL)时,必须开始透析。透析治疗有利于减轻宫腔内胎儿的氮质血症,改善胎盘功能不全,避免死产和自然流产。此外,透析治疗有助于控制孕妇的容量依赖性高血压,增加透析次数可以减少透析中低血压的发生,而且不需限制饮食,可改善母婴的营养状况。妊娠末期,由于婴儿每天约产生 540 mg 尿素氮,透析时间必须适宜延长。

(二)透析时间

关于妊娠合并慢性肾衰竭,每周透析总时间和透析的目标,各家报道不一。有研究主张强化透析(每天透析),尽管强化透析价值尚没有最后确定,但从理论上是可以实施的。Kundaye 等报道妊娠期间透析(残肾功能尚可),孕妇妊娠结局较满意,婴儿成活率达 75％～80％,但尚不能区分是残余肾功能还是充分透析治疗改善了妊娠结局,但起码降低了胎儿暴露于代谢产物环境的概率。另外,每天透析,透析期间体重增加较适宜,降低了低血压危险。透析患者羊水过多较普遍,增加了早产概率,相对于婴儿正常肾功能,血清过高尿毒素可促使渗透性利尿,增加羊水过多的概率。NPDR 主张每周至少 20 小时透析才能明显改善妊娠预后。

透析治疗对胎儿有害的证据不足,有些研究认为,透析可诱发早产。这是因为透析能使体内黄体酮下降 10％,而早产与黄体酮减少有关。Sancbez Casajus 等在透析过程中对胎儿进行监测,结果提示胎儿对透析治疗的耐受力较好。透析中低血压可导致胎儿宫内窘迫,因此,必须防止妊娠过程中低血压的发生。

三、透析液处方

有关血液透析的处方建议很多,但能否改善母婴的预后不肯定。Hou 主张透析液钠浓度为 134 mmol/L,使之接近正常妊娠妇女血清钠较低的水平;增加透析液钙浓度至 2 mmol/L,以适应母婴钙的需求量;透析液中含糖量为 200 mg/dL,防止透析中出现低血糖;维持血压稳定的措施与非妊娠透析一致。

对于强化透析易引起电解质紊乱,需进行调整。如果每天饮食中钾的摄入量不能抵消透析丢失量,可导致血清钾水平下降,因而需适当增加透析液钾浓度。如果透析液中钙离子浓度仍为 0.875 mmol/L 可导致高钙血症,因而钙离子浓度为 0.625 mmol/L 较适宜。一般来说,透析液中 HCO_3^- 浓度设计为 35 mmol/L,可缓冲两天间期酸负荷,每天透析可致血清 HCO_3^- 浓度上升,导致代谢性碱中毒,因而需个体化调节 HCO_3^- 浓度。

四、抗凝治疗

过去妊娠患者要适当减少肝素用量,对于每天透析患者需用最小剂量肝素,然而因非妊娠患者降低肝素用量可增加体外循环凝血,尽管迄今尚无严格病例对照研究,但妊娠处于高凝状态,可适当增加肝素用量,肝素不能通过胎盘,因而无致畸作用,对于明显出血孕妇主张无肝素透析。华法林能通过胎盘,在妊娠前3个月有致畸作用,在妊娠后3个月可引起胎儿出血,因而,对于需用华法林预防血管通路高凝状态的孕妇应该用肝素皮下注射预防。随着低分子量肝素普遍使用,及其出血危险性低等优点,目前主张应用低分子肝素。

五、妊娠透析患者的营养指导

透析本身会导致严重营养不良,因而妊娠透析期间需合理营养指导,如表 13-4 所示。

表 13-4　妊娠透析患者营养指导

热卡	35 kcal/(kg·d)+300 kcal
蛋白质	1.2 g/(kg·d)+10 g
维生素	
维生素 A	无需补充
维生素 B	无需补充
维生素 C	≥170 mg/d
维生素 B_1	3.4 mg/d
维生素 B_2(核黄素)	3.4 mg/d
烟酸	≥20 mg/d
维生素 B6	>5 mg/d
叶酸	1.8 mg/d
矿物质	
钙	2 000 mg/d
磷	1 200 mg/d
镁	200～300 mg/d
锌	15 mg/d
卡尼汀	330 mg/d

六、透析患者产科问题

慢性肾衰竭妊娠对母婴均有极大威胁,需泌尿科、产科、妇科、儿科通力协作,才能保证母婴平安。早产是慢性肾衰竭妊娠婴儿病死率和发病率增加的关键因素,需加强指导,同预防先兆子痫一样,需补充镁离子,但小心避免镁中毒和孕妇呼吸窘迫,当血清镁离子浓度低于 5 mg/dL 时需给予负荷剂量并在每次透析后给予补充。吲哚美辛可促进胎儿成熟,使分娩延后 72 小时,并可预防羊水过多,但过多应用可加重肾功能损害,引起高钾血症。由于死胎发生率增加,需密切观察胎儿生长发育状况,主张在孕 30 周后经腹壁羊膜腔穿刺抽吸羊水测胎肺成熟度,并注入地塞米松 10 mg,每周两次,促进胎肺成熟。对胎儿宫内发育迟缓的治疗,每天吸氧 3 次,每次 30 分钟,并口服解痉药,如沙丁胺醇或氨茶碱,同时加强营养支持。关于分娩时机尚有争论,一些学者主张如果胎儿肺成熟,选择 34～36 周分娩较佳,但现在多数主张孕妇 38 周分娩较好,但对于透析患者,往往由于早产和产科问题留给我们选择的时间不多。剖宫产仅适用于产科问题,而绝非肾脏本身,否则主张自然分娩较好。特别注意的是分娩过程避免水负荷增加和感染,因为催产素能增加水潴留的危险。至于新生儿处理尤为必要,透析患者婴儿分娩时血清尿素氮和肌酐水平同母亲一样,可导致出生后渗透性利尿,没有密切监测和适当补充,可导致血容量不足和电解质紊乱。新生儿血清钙离子浓度监测也尤为重要,因为婴儿长期暴露在高钙血症的环境,出生后易发生低钙血症和痉挛等危险。

妊娠合并慢性肾衰竭对母婴均有危险,孕前肾功能良好者,妊娠可能不会引起肾功能的损害,婴儿生存率高;孕前肾功能中度以上损害者,妊娠可能导致 1/3 的患者肾功能恶化,密切监测和早期终止妊娠,也难以保证肾功能的逆转;积极配合透析治疗,肾功能可能恢复。妊娠高血压疾病也是不可忽视的问题,需警惕高血压的危险。另外,自然流产、早产和死产的发生率高,对胎儿的生存威胁极大。透析治疗可提高母婴的生存率,必须早期和充分透析,掌握透析原则,避免透析并发症。

（曹佳芹）

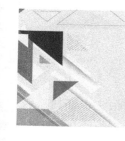

第十四章 儿童保健

第一节 胎儿期的保健

《中国儿童发展纲要(2001—2010年)》要求婴儿和5岁以下儿童死亡率以2000年为基数分别下降1/5。达到目标的关键在于降低新生儿死亡率,而出生7天内死亡者又占新生儿死亡总数的70%~80%,显然胎儿的健康发育是非常重要的。纲要还要求农村孕产妇住院分娩率达到65%,农村消毒接生率达到95%以上。我国80%以上的出生人口在农村,而农村的围生期死亡率又显著高于城市,所以加强胎儿期保健的重点应在农村。

胎儿由于生理功能的发育尚未成熟,具有相当程度的脆弱性,特别容易受内外环境中不利因素影响而发生病理变化。这些不利因素会使胎儿发病,严重时导致死胎、死产或早期新生儿死亡,有时也可能损害胎儿脑组织、身体的重要器官及身体各部分,引起智能发育障碍、各种功能障碍,最终形成终身残疾残障。因此,胎儿期的特点决定孕母与胎儿双方都需要特殊保健,才能保障胎儿的安全。而加强胎儿期保健就是要降低发病率和死亡率,减少致残性损伤的发生,提高健康水平和生命的质量。

一、胚胎形成与胎儿发育

胎儿期是指从受精卵发育成胚胎直到胎儿娩出的这一时期。通常将胚胎发育分为两个时期。

(一)胚胎期(1~8周)

胚胎期为细胞和组织分化,主要器官系统雏形形成期。受精卵形成各个器官的胚芽,脐带、胎盘、羊膜囊已经形成。外胚层发育,形成最初的皮肤、感觉细胞、神经细胞、肌细胞和内脏细胞。此期是主要器官系统雏形形成时期,对环境的影响十分敏感,如受有害因素的作用,胎儿容易发生先天畸形。

(二)胎儿期(9周至出生)

胎儿期为器官和功能分化期。胚胎外形和各器官系统已成形,组织、器官生长迅速,一些器官已表现一定的功能活动,并逐渐成熟。8~10周是胎儿神经管发育的敏感时期,也是发育危险期。胎儿身长在4~6个月增长约27.5 cm,占正常新生儿身长的一半以上,是一生中生长最快的阶段。体重在胎儿 7～9 个月增长约 2.3 kg，占正常新生儿体重的 2/3 以上，也是一生中增长最快的阶段。

二、胚胎期危险因素

胎儿期危险因素是指在胎生期对胎儿有害的因素。

(一)遗传因素

遗传因素的作用包括主要基因、特异性基因和染色体畸变。而以遗传因素为主引起的疾病有单基因遗传病、多基因遗传病和染色体病 3 大类。

1.单基因遗传病

(1)常染色体显性遗传病：这类疾病已达 1 700 多种，如家族性多发性结肠息肉、多指等。遗传谱系特点是遗传与性别无关。患者的双亲往往一方有病。患者常为杂合型，如与正常人结婚，子女有 50％ 的患病概率。常见连续的遗传。

(2)常染色体隐性遗传病：已确定的疾病约 1 200 多种，如白化病、苯丙酮尿症等。遗传谱系特点是遗传与性别无关。父母双方为无病携带者，子女有 25％ 的发病概率。常为越代遗传。如近亲结婚时其子女的隐性遗传患病率大为增加。

(3)性连锁遗传病：已确定的疾病近 200 种，红绿色盲、血友病等。致病基因常是父传女、母传子，也可隔代遗传，人群中患者男性远多于女性。

2.多基因遗传病

冠心病、高血压、糖尿病、精神分裂症及智力缺陷等都有多对基因遗传的基础，其遗传方式复杂。多基因遗传病的亲属发病率与群体发病率有关。一级亲属发病率高于二级、二级高于三级。一级亲属发病率愈高，下代的发病率愈高。

3.染色体病

由于染色体的数目和结构异常引起机体结构和功能异常的疾病，约 300 多种，如 21-三体综合征、5p-综合征等。

(二)孕妇方面的危险因素

1.孕母年龄和身材

一般认为妇女最佳生育年龄为 25～29 岁。此时期妇女身体发育完全成熟，生育能力旺盛，卵细胞质量最高，并有能力哺育婴儿。生育年龄低于 18 岁或超过 35 岁时，对胎儿的不利影响最常见的为早产儿、低出生体重儿等。同时，婴儿遗传病、先天性缺陷疾病发生率相对增加。早于 18 岁生育还易致难产和婴儿夭折，这是因为母体发育尚未成熟，也不具备哺育孩子的相应能力。女子超过 35 岁才生育，由于阴道和子宫颈组织弹性减弱，使产程延长，难产率升高。妊娠和分娩的并发症增多。此外，因为此时卵细胞发生畸变的可能性增加，出生缺陷发生的可能性也增大。身高低于 145 cm 与骨盆狭窄变形者，容易发生难产。

2.异常孕产史

曾有习惯性流产、早产、死胎、死产等，以及分娩过畸胎儿、巨大儿和低出生体重儿等异常孕产史的孕妇，发生异常儿的可能性增加。

3.孕妇患病

孕妇有心脏、肾脏、肝脏、糖尿病、结核和肝炎等慢性传染病，都可能对胎儿带来影响。若有妇科疾病如子宫肌瘤、卵巢囊肿或子宫发育不良、畸形，可使胎儿宫内生长迟缓。孕妇严重的妊娠高血压综合征可使胎儿宫内生长迟缓，严重者可遗留脑性瘫痪、智能障碍等中枢神经系统后遗症等。

4.孕妇长期用药

不少常用药物可以通过胎盘对各期胎儿造成伤害，尤其是长期使用。孕期对胎儿质量肯定有害的药物有激素类药物、抗癌药类及某些抗生素（四环素、氯霉素、链霉素等），镇静药及退烧镇静药类也应慎用。因此，在怀孕前和怀孕过程中要谨慎用药，以免影响孕妇和胎儿的安全。

5.烟酒

烟酒对生殖功能有不良影响。主动吸烟或被动吸烟都可影响精子质量，从而影响胎儿发育，造成流产、早产、死胎，还可导致低体重儿、生长发育迟缓、先天性心脏病等。酒精可导致胎儿酒精综合征，引起胎儿畸形、智力低下等。

6.有害物质

高温环境、噪声、放射线照射、铅苯等毒物都可损伤生殖功能，造成流产、死胎、死产、早产、新生儿出生缺陷等。多种农药也可致胎儿发育异常，如致畸、生长发育迟缓等。

7.病原微生物

病原微生物对胎儿的影响可以是直接或间接作用。风疹病毒、巨细胞病毒、单纯疱疹病毒、弓形虫、梅毒螺旋体等均可由母婴宫内传播使胚胎畸变、胎儿宫内生长迟缓。有的出生后不久虽无症状，但以后出现大脑发育不全，听、视觉障碍等中枢神经系统后遗症。

8.异常分娩

孕妇如前置胎盘、羊膜早破、产前出血、难产等，都可能引起新生儿缺氧、窒息等。

9.孕妇营养

孕母营养不良主要是热量及蛋白质的不足，严重时造成新生儿出生体重低。低体重儿伴先天异常者较正常儿多8倍，新生儿死亡率上升。此外，营养不良儿有30%存在神经和智力方面的问题。

孕期缺乏叶酸可致流产、死胎或畸胎等异常。孕妇碘缺乏可导致胎儿流产、死胎、先天异常、甲状腺功能低下、神经运动损伤和新生儿死亡增加。孕母缺锌易造成习惯性流产、死胎、畸胎及胎儿宫内发育迟缓等。缺铁可影响胎儿的生长发育，常造成胎儿早产和低出生体重，严重贫血可增加母亲死亡率。

孕妇食用有害化学物质污染的食物，如黄曲霉素污染的五谷杂粮、甲基汞污染的海产品、含有硝酸盐和亚硝酸盐的腌制品等都可能使胎儿死亡、畸形或发生肿瘤。

10.情绪因素

孕妇长期处在焦虑、恐惧、抑郁的恶劣情绪中，将影响胎儿的正常发育，甚至产生严重的发育缺陷。如果在孕3个月时遭受严重的精神打击，或经常焦虑和抑郁，就有可能增加胎儿神经畸形的发生率。

（三）胎儿方面的危险因素

多胎、先天畸形、巨大儿、羊水过多、羊水过少、宫内生长迟缓、胎位异常、脐带绕颈、宫内缺氧、窒息等都是影响胎儿发育的危险因素。

三、胚胎期保健

胎儿的发育与孕母的身心健康、营养状况、疾病、生活环境等密切相关，所以胎儿期保健即孕妇的保健。胎儿期保健就是通过对母亲孕期的系统保健,保护胎儿健康生长、安全出生,达到优生优育目的,属Ⅰ级预防保健。胎儿保健的重点在于预防先天性发育不全、先天性营养不良和低出生体重、宫内感染、畸形、脑发育不全、缺氧窒息等,以保障胎儿脑、各器官系统和身体的正常生长发育。

由于胎儿期的特点,决定了在胚胎期和胎儿期早期的保健重点是预防先天性发育不全的发生,在胎儿中、后期保健主要是为了保证胎儿健康快速的生长。孕妇要加强营养,远离烟、酒、一些药物和毒品,安排合理的生活制度和预防感染。同时,进行自我监护(母子安全)以及注意胎教。

(一)预防遗传性疾病和先天性发育不全

1.预防遗传性疾病

有人可能携带某种遗传病的基因,但不发病,成为"隐性遗传病携带者"。但当他们与有相同血缘的、也带有遗传病基因的近亲结合,他们的子代就会将父母隐性遗传病外显出来成为显性,临床上即表现为疾病。如果他和非相同血缘的人结合,他们的后代患遗传病的概率就会减少。因此,预防遗传性疾病应避免近亲结婚。此外,对确诊或疑似遗传性疾病患者的家庭,可通过遗传咨询、预测风险、产前诊断的综合判断,决定是否要保留胎儿。同时,婚前还应对青年男女进行遗传咨询、婚前检查,尽量减少遗传病的发生。

2.预防感染

孕母在妊娠早期预防各种病毒性感染非常重要。在胚胎期和胎儿器官形成期,如果孕妇患病毒性感染(如风疹、巨细胞病毒等)以及弓形体病等都可能引起宫内感染,而引起胎儿早产、死产、生长发育迟缓、多种畸形,或围生期儿死亡率升高。

3.慎用药物

药物对胚胎、胎儿的影响和用药的孕周及药物种类有关。受精卵在着床阶段对一些药物很敏感,轻微的伤害可导致胚胎死亡(流产)。在器官形成期一些药物可使胚胎发生畸形。而3个月后除性激素类药物外,一般药物不再致畸,但可能影响胎儿的生长发育与器官功能发育。原因是很多药物可通过胎盘进入胎儿体内,而胎儿各系统器官功能尚不成熟,排泄功能差,解毒能力弱,如抗肿瘤药物、雄激素、黄体酮、磺胺、抗甲状腺药物等可通过胎盘进入胎儿体内,导致胎儿畸变或损害胎儿器官功能。孕妇在孕早期服四环素可影响胎儿牙齿、骨骼和脑部的发育。链霉素损害胎儿第Ⅷ对脑神经。卡那霉素可致胎儿听觉障碍。孕母服过量抗甲状腺药物可致胎儿甲状腺功能低下、甲状腺肿。抗癫痫药物可致唇裂、腭裂、先天性心脏病。大量服用可的松类激素可致胎儿腭裂、无脑儿等畸形。抗代谢药物或免疫抑制剂也可导致各类畸形等。

(二)避免不良因素的影响

1.烟酒

烟草中有数以千计的有毒物质。不管主动吸烟或被动吸烟都可影响胎儿的发育。居室中燃煤炉、煤气炉产生的有害气体也影响胎儿的宫内发育。孕母慢性酒精中毒可致胎儿发生中枢神经系统障碍、畸形、生长迟缓的胎儿酒精综合征。因此,夫妇双方在计划受孕前3个月必须戒烟酒。

2.农药

多种农药可致胎儿发育异常,如致畸、生长迟缓等。

3.职业性有害因素

工作环境中的高温环境、噪声、放射线照射、铅苯等毒物都可损伤人的生殖功能,引起胎儿流产、早产、死产及新生儿出生缺陷等。因此,夫妇双方在计划受孕前、妇女受孕后直至哺乳期都应避免接触。

胎儿尤其在胎龄16周之前对放射线十分敏感,可引起神经系统、眼部及骨骼系统等畸形,甚至导致死亡。孕母应尽可能避免接触各类放射线,特别在妊娠早期。

铅、镉、汞、苯等化学毒物污染环境,可引起孕妇急、慢性中毒,导致胎儿生长发育障碍或发生先天畸形。如重金属铅可能通过胎盘屏障在胎儿体内蓄积,对发育中的神经系统有很强的毒性,抑制神经细胞存活及分化。对胎儿生长发育产生危害,并可能致畸。因此,妇女怀孕前后应立即离开污染环境,避免接触有毒化学物质。

(三)预防早产、积极治疗孕妇的慢性疾病

早产儿由于体内各系统和器官的生理功能尚未成熟,适应能力差,出生以后易发生窒息、呼吸窘迫综合征、感染等疾病而死亡。早产儿死亡率约占围生儿死亡率的50%,所以要降低新生儿死亡率,预防早产是十分重要的。早产的发生常与下列情况有关:孕妇患有如子宫肌瘤、子宫畸形、胎盘功能不良等生殖器官疾病。妊娠并发症或妊娠高血压综合征。母亲患有心、肾、肝等急慢性疾病,或急性感染、高热、外伤等。孕母过度疲劳、精神紧张、营养不足等。胎儿畸形、羊膜早破、多胎等也易发生早产。因此,预防早产必须重视孕妇保健。孕前积极治疗各种疾病,孕期预防急性感染及妊娠并发症。定期进行产前检查,发现问题积极处理。孕妇注意劳逸结合、心情愉快、营养充足并搭配合理。避免不良因素的影响,防止早产现象的发生。

母亲健康对胎儿影响极大,保障孕母健康就是保障胎儿的安全。患有心肾肝疾病、糖尿病、甲状腺功能亢进、结核病等慢性疾病的孕妇必须在医师指导下进行积极的治疗,高危孕妇应定期进行产前检查,必要时终止妊娠。

(四)保证充足营养

大脑神经组织要经历增殖、增殖并增大、增大和逐渐成熟4个生长阶段。其中,前两个阶段出现在胎儿中后期到出生后6个月,是脑组织生长关键期。此时若发生严重的蛋白质营养不良或病变,脑细胞的分裂、增殖速度会减慢,患儿的智力将可能受到较严重的影响。因此,孕后期母亲要保证饮食的质和量,以满足胎儿生长发育所需营养和产后泌乳储备所需的能量。当然孕妇营养应做到膳食平衡,在食物的配制中除要满足量的需要外,特别要注意各种营养素的合理搭配,每天饮食中有动物蛋白和/或植物蛋白、新鲜深色蔬菜和水果、奶类等食物。

同时,此期补充铁和钙是十分重要的。贫血可增加母体感染的机会,常常发生胎儿早产和低出生体重儿。重度贫血可引起胎儿缺氧、窘迫,甚至窒息,使胎儿脑发育障碍。胎儿过早发生贫血,降低免疫功能,今后还会出现认知、注意记忆及情绪障碍等。缺钙增加新生儿得佝偻病以及低血钙的可能。所以我国北部寒冷地区,如孕妇不能接受足够的日光照射,孕后期可考虑利用保健药物补充。因此,妊后期孕妇要加强铁、锌、钙和维生素D等重要微量营养素的补充。

(五)注意劳逸结合、保持愉快心情

孕妇要保持愉快、乐观的情绪,这对胎儿营养吸收、激素分泌和生理平衡都有很大益处。还要注意劳逸结合,减少精神负担,增强自身的抵抗力。

(六)胎教

研究发现,3个月胎儿的眼、耳、鼻等感觉器官能对声音作出反应,6个月胎儿的活动强度可随母亲的情绪改变而发生变化。因此,孕妇欣赏优美的音乐有利于平和的心境和愉悦的情绪,有利于胎儿的心理正常发育。

产时的胎儿保健中心是"安全",无论农村或城市一般均应住院分娩、科学接生。其重点包括预防并及时救治缺氧或宫内窒息的胎儿,防止产伤,预防感染,也要避免产妇用药对胎儿造成的不良影响。

(张　敏)

第二节　新生儿期的保健

从胎儿娩出结扎脐带开始至生后 28 天,称为新生儿期。从出生到足 7 天以内,称为新生儿早期。从出生足 7 天到足 28 天内,称为新生儿晚期。在新生儿期,小儿为了适应子宫外新的环境,需要发挥全身各器官和各系统的生理功能。但此时其身体各器官的功能发育尚不完善,对外界环境的适应能力差,抗病的能力弱,如果护理不当,易患各种疾病且病情变化快、死亡率高。新生儿早期是适应的关键期,也是生命的最脆弱时期。因此,生后第 1 周的新生儿保健尤为重要。

新生儿保健是儿童保健的重要内容,保健的重点是使新生儿适应新的宫外环境,预防感染和伤害,建立健康的亲子关系。其目的是保护和促进新生儿正常的生长发育、降低发病率和死亡率。

一、新生儿分类

(一)根据胎龄分类

1.足月产儿

指胎龄满 37 周至不满 42 足周内娩出的新生儿。

2.早产儿

指胎龄满 28 周至不满 37 足周内娩出的新生儿。

3.过期产儿

指胎龄满 42 周及以上娩出的新生儿。

(二)根据体重分类

1.正常体重儿

指初生 1 小时内体重在 2 500～3 999 g 之间的新生儿。

2.低出生体重儿

指初生 1 小时内体重不足 2 500 g 的新生儿。凡体重不足 1 500 g 者又称极低出生体重儿。

3.巨大儿

指出生体重超过 4 000 g 的新生儿。

(三)根据体重与胎龄的关系分类

1.小于胎龄儿

指出生体重在同胎龄平均体重第 10 百分位以下的新生儿。我国将胎龄已超过 37 周体重在 2 500 g 以下的新生儿称为足月小样儿。

2.适于胎龄儿

指出生体重在同胎龄平均体重第10～90百分位的新生儿。

3.大于胎龄儿

指出生体重在同胎龄平均体重第90百分位以上的新生儿。

（四）其他

1.早期新生儿

指出生后1周以内的新生儿。

2.晚期新生儿

指出生后2～4周的新生儿。

3.高危新生儿

指已经发生或可能发生危重疾病的新生儿。以下情况可列为高危儿：

（1）孕妇有过死胎、死产史，吸烟、吸毒、酗酒史，孕期阴道出血史、感染史等情况。

（2）孕母有妊高征、先兆子痫、子痫、羊膜早破、各种难产等异常分娩史。

（3）孕妇出现早产、各种先天性重症畸形等出生异常情况等。

二、新生儿期的特点及特殊生理状态

（一）新生儿期的特点

1.外观特点

新生儿皮肤呈粉红色。基本上没有胎毛，全身皮肤覆盖着一层薄的白色胎脂。耳壳软骨发育良好，轮廓清楚。其头约占身长的1/4，头围超过胸围。新生儿腹部膨隆，但摸起来柔软，肝脏较大。四肢较短，呈外展屈曲。指甲长到指端或长过指端，足底有较多的足纹。女童大阴唇完全遮盖小阴唇，男童阴囊多皱褶，睾丸已下降。

2.循环、呼吸系统

胎儿出生后血流动力学发生了重大变化，由胎儿循环向成人循环转变。新生儿心率为120～140次/分。

胎儿13周时已有微弱的呼吸运动，但真正的呼吸从出生后开始。新生儿呼吸主要靠膈肌的升降，呼吸节律不规则，呼吸较表浅而频率快，30～50次/分。

3.消化系统

新生儿吸吮及吞咽功能完善。由于消化道面积相对较大，肌层薄，可适应生后纯乳汁的营养摄入，故娩出后即可哺乳。但新生儿胃容量较小并呈水平位，贲门括约肌尚不能完全关闭，所以容易发生溢乳。

新生儿期蛋白酶活性较好，对蛋白质的消化好。消化吸收单糖、双糖的酶发育较成熟，而多糖酶活性低，消化淀粉能力差。消化吸收脂肪能力也较差。因此，新生儿能很好地消化吸收母奶中的营养物质，满足身体生长发育的需要。

新生儿绝大多数在出生后12小时内开始排出墨绿色胎便，随着哺乳的进行，转为黄色含奶块的过渡性大便，胎粪于出生3～4天排尽。

4.泌尿系统

新生儿肾脏已具有成人相同数目的肾单位，虽功能还不完善，但可适应一般的正常需要。其肾稀释功能与成人相当，但肾小球滤过功能低下，肾浓缩功能和肾排泄过剩钠能力不足，且排磷能力差。因此,选用蛋白质、矿物质(磷)高的牛乳喂养新生儿对肾有潜在的损害。新生儿多在出生时或生后 6 小时内排尿。

5.神经系统

出生时新生儿脑重为 350~400 g,是成人脑重的 1/4。脑细胞数已达成人水平,中枢神经系统已具备一定功能,视、听、嗅、触、温度觉都有了一定发展,并对刺激能作出相应的反应,具备了接受早期教养的可能性。但新生儿大脑皮质兴奋性低,功能易抑制,对外界刺激反应易疲劳,每天睡眠时间需 20 小时以上。

新生儿已有视觉感应功能,瞳孔有对光反应,可注视人脸,用眼追随移动着的物体。听觉和嗅觉已发育成熟,会对不同味觉产生不同的反应。痛觉反应较迟钝,而温度觉较敏感。对触觉高度敏感,多抚摸有利于情感发育。

6.免疫系统

由于胎儿可从母体通过胎盘获得 IgG,所以新生儿及生后数月的婴儿对一些传染病具有天然被动免疫力。但新生儿非特异性和特异性免疫功能发育不成熟,IgA 和 IgM 不能通过胎盘屏障,新生儿自身产生 IgA 和 IgM 能力弱,因而新生儿易患肺部和肠道细菌性感染。人乳(特别是初乳)中 IgA 含量高,且耐酸,在胃中不被破坏,可提高新生儿抵抗力。

7.代谢

新生儿能量代谢较旺盛,产热能源主要来源于糖代谢。但出生时肝糖原储备不多,仅能维持 12 小时的需要,头几天机体要动用脂肪和蛋白质产热。因此,新生儿也要及时开奶喂食,否则容易发生低血糖。新生儿血钾也较高,而血钙较低。

8.体温调节

胎儿的宫内环境温度较恒定,娩出后体表温度下降,出现生理性体温降低。而此时新生儿体温调节中枢发育尚不成熟,外界环境温度过高或过低均可影响其正常的生理活动,对低出生体重儿或早产儿的影响更大。

新生儿皮下脂肪较薄,体表面积相对较大,皮下毛细血管丰富,易散热。另一方面汗腺发育不全,排汗、散热功能不佳,体温不稳定。如在寒冷的冬季,若不注意保暖,小儿的体温就会下降,皮肤就可能发生冻伤或硬肿症。如在炎热的夏季,若不注意散热,小儿就可能中暑,此时体内水分不足,血液溶质过多,小儿会发生"脱水热"。所以,新生儿的保暖、散热工作是非常重要。

9.皮肤、黏膜、脐带

新生儿出生时皮肤上覆有一层胎脂,具有保护皮肤和保暖的作用,生后数小时开始逐渐吸收,但需将头皮、耳后、腋下及其他皱褶处的胎脂轻轻揩去。新生儿皮肤薄嫩,容易受损伤而导致感染,严重者可发展为败血症而危及生命。新生儿口腔上的"板牙"或"马牙"可于生后数周至数月内自行消失。新生儿两颊部的脂肪垫有利于吸奶,不应挑割,以免发生感染。脐带经无菌结扎后可于 1~7 天内自行脱落。

10.体格发育

新生儿身高、体重生长发育与新生儿的胎次、胎龄、性别以及宫内营养状况有关,也与生后的营养、疾病等因素密切相关。新生儿体重减少是由于摄取水分和食物减少、体液丧失,通常在出生后的第 2 周恢复到出生时体重。一般新生儿生后第 1 年中身长增长 20~25 cm,为出生时的 40%~50%。体重增长 6~7 kg,约为出生时的 2 倍,是出生后生长最快的一年。

（二）新生儿几种特殊生理状态

1.生理性黄疸

新生儿每天胆红素生成较多，而肝脏摄取胆红素、形成结合胆红素和排泄胆红素功能差，仅为成人的 $1\%\sim2\%$。约 60% 足月儿和 80% 以上的早产儿在生后第 $2\sim5$ 天出现黄疸，如一般情况良好，足月儿在 14 天内消退，早产儿可延迟至 $3\sim4$ 周。黄疸出现过早、过深，伴临床症状（呕吐、发烧、吮吸力低下等）和黄疸持续时间过长属病理性黄疸。

2.假月经（生理性阴道出血）

由于母亲雌激素在孕期进入胎儿体内，出生后突然中断，使部分女婴出生后 $5\sim7$ 天可见少量阴道出血，持续 $1\sim3$ 天自止，这种情况一般不必处理。但同时伴有新生儿出血症时，要按新生儿出血症来处理。

3.生理性乳腺肿大

男女足月新生儿均可在出生后 $3\sim5$ 天出现生理性乳腺肿大，如蚕豆或大至鸽蛋，多于 $2\sim3$ 周内消退，不需特殊处理，不可挤压。原因是母亲的孕酮和催乳素经胎盘进入胎儿体内，生后突然中断所致。

4.生理性体重下降

几乎所有新生儿由于排出胎粪，皮肤也开始排泄水分，一般吃奶又较少，使体重在生后开始下降，第 $3\sim4$ 天达到最低限度，第 $7\sim10$ 天则又恢复到出生时体重。下降幅度一般在 $3\%\sim9\%$ 之间，不超过 10%。如体重下降幅度过大，恢复超过 3 周则属不正常现象，一般是由于疾病或喂养不足引起的。

三、新生儿期保健要点及措施

（一）保暖

新生儿由于自身体温调节功能差，对外界环境适应能力弱，体温随外界气温的波动而波动，因此，注意保暖是非常重要的。

胎儿在母亲子宫里的体温比母亲体温略高，无须自身调节体温。出生后，由于蒸发散热，体温明显下降。以后体温逐渐回升，波动在 $36\sim37\ ℃$ 之间。居住环境温度对新生儿体温影响非常大，新生儿在适中温度下使产热和散热保持平衡，肛温保持在 $36.5\ ℃$ 左右，手足温暖，无寒冷损害发生。若体温降至 $32\ ℃$ 以下，则可能发生寒冷损伤，严重时可导致硬肿症。新生儿居室的温度宜保持在 $24\sim26\ ℃$，湿度保持在 $50\%\sim60\%$。

新生儿居室的温度与湿度应随气候温度变化而调节，保暖的方法应根据居室环境的大气候和新生儿局部保暖情况而定。城市居室的保暖多采用暖气、空调等。农村多采用火墙、地炕和室内生炉子等办法。热水式采暖，温度波动较小，利用空调机来调节室内温度可保持恒温，但造价高。北方农村采用的火墙和地炕形式的采暖，室内温度较均匀。而火炉形式的采暖一定要注意安全，防止一氧化碳中毒和烫伤的发生，并预防火灾。新生儿局部保暖是指医疗保健机构使用的恒温箱取暖。家庭中常用的有襁褓（俗称蜡包）、新生儿睡袋、母亲怀抱、热水袋等。襁褓保暖是我国民间传统的保暖方法。但不要包裹得过紧，限制新生儿手足活动，使产热减少，不利于保暖，也不利用神经系统和体格发育。

总之，冬季居室温度过低可使新生儿体温过低，影响代谢和血液循环，故要强调保暖。夏季居室温度过高，衣被过厚、包裹过紧，又易引起发热，要强调散热。因此，要随着气温的高低，及时增减衣被。同时,还要保持室内卫生,空气新鲜,经常开窗通风。

(二)喂养

新生儿娩出后应尽早吸吮母奶,医师要指导母亲正确的哺乳方法,保证良好的乳汁分泌以满足新生儿生长所需。指导母亲按需哺乳,喂奶的时间和次数以新生儿的需要为准,一昼夜不应少于8次。所谓按需哺乳是指新生儿期喂母乳可按新生儿需要随时哺乳。如新生儿哺乳后能安静入睡、大小便正常、体重增加正常,就是母乳充足的表现。如母乳不足应设法增加孩子吮吸次数,乳母要增加营养的摄入、保证良好的睡眠和保持愉快的心情。如母乳确实不足或无法进行母奶喂养的小儿,可混合喂养。混合喂养比母乳喂养差,但比完全人工喂养好。若由于工作关系,则可在两次母乳喂养之间加一次人工喂养。若母乳不足,小儿每次先喂母乳,再给予人工喂养。

母乳是新生儿最理想的食物,含有所有的基本营养物质,其成分和比例对于这个年龄小儿消化和吸收最为适宜。它含有许多抗体,帮助小儿抵抗疾病。小儿从母亲处摄取无菌乳汁,安全卫生。母乳喂养还有助于建立母子间感情,对小儿健康成长起到巨大的作用。用母乳喂养的小儿较混合喂养或人工喂养的小儿发育得好,不易生病,即使生病,也好得快。

每次喂奶前,母亲都要洗干净手,再用清洁的淡盐水湿纱布擦乳头,然后喂新生儿吃。哺乳时母亲应取半坐姿势,用上臂托住小儿头颈,用中指和示指轻夹住乳房,将乳头放入新生儿嘴里,乳房不要触及小儿的鼻子,以免妨碍呼吸。每次喂奶,应先喂空一只乳房,再喂另一只乳房,吃不完的余奶要挤出,以防以后乳量减少。每次喂完奶后,应将小儿立起轻拍背部,使吞入的空气排出,防止溢奶。

当产妇有化脓性乳腺炎、肝炎、活动性肺结核、严重心脏病、癌症及精神病等疾病时,都应禁止喂奶。乳腺炎治愈后可喂奶。当产妇感冒发热时,应在戴多层口罩的情况下喂奶。

(三)护理

1.脐带

新生儿脐带剪断后残端应立即消毒,用消毒过的线进行结扎,然后用消毒的纱布和脐带布进行包扎。脐带未脱落前要保持脐部清洁,防止沾水和污染脐带布。如脐带布沾湿,要消毒并更换新的消毒纱布。脐带脱落后,根部痂皮让其自行剥离。脱落后如脐窝潮湿或有浆液状分泌物,每天可用75%乙醇将脐窝擦净,再盖上新的消毒干纱布,几天即好。如脐窝已有肉芽组织形成,处理仅需用硝酸银涂抹使其干燥,但不要碰到正常皮肤。

2.衣服和尿布

尿布用柔软、耐洗、易干、吸水性强的棉布制成,也可用商店出售的质量好的一次性尿布。尿布要勤洗勤换,日光下晒干。每次换尿布或大便后,用温开水清洗小儿臀部,预防尿布疹(红臀)的发生。

新生儿的衣服宜选用单色、淡色、不易褪色、轻软的棉布制作。不必做领子,不用纽扣。衣服要稍宽大些,易穿易脱。干燥清洁,冬衣要能保暖。新生儿的包裹也应宽松,使新生儿手足能活动,有利于生长发育。

3.皮肤护理

新生儿出生后第2天就可洗澡,这样既可清洁皮肤,又可检查身体状况。在脐带未脱落前不可将小儿全身浸入水中,防止脐带沾水、受污染而引起感染。洗澡的水温不宜过冷或过热,以略高于体温为宜。洗澡时可用纱布擦脸、手和身体,可用中性的婴儿肥皂。洗后要用干布迅速轻轻擦干,尤其是腋窝、颈下、腹股沟部和手臂、大腿的皮肤皱褶处。擦干后扑些爽身粉保持皮肤干燥,预防褶烂的发生,然后用清洁而干燥的衣服包好,并在易湿烂处擦上凡士林或葵花籽油。

新生儿特别容易呕吐或溢奶。奶汁流到衣服上、颈部、头发中,易细菌繁殖。小儿容易出汗,皮肤腺分泌多,大小便的次数又多,所以小儿的皮肤是比较脏的。另外,新生儿皮肤薄嫩,皮下毛细血管丰富,防御功能差,若护理不当易受损伤,严重时可引起败血症。因此,新生儿应每天洗澡保持皮肤清洁,勤换内衣,经常检查皮肤有无感染,如有小脓点,要及时处理。

(四)预防感染

新生儿免疫力弱,预防感染十分重要。新生儿居室要经常通风换气,冬季也要定时开窗换气,保持空气清新。新生儿期尽量减少亲友探望,避免亲吻,防止交叉感染。凡患有皮肤病、呼吸道和消化道感染及其他传染病者,不能接触新生儿。新生儿一切用具要经常煮沸消毒,洗脸与洗臀部的毛巾要分开。新生儿如有体温升高或不适,家长不要随便给新生儿用药,应去医院在医师的指导下治疗。此外,出生后24小时以内要为新生儿接种卡介苗和乙肝疫苗。

(五)新生儿疾病筛查

生后及时筛查,尽早诊断,减少发育中的后遗症。

通过听力筛查,尽可能发现有听力障碍的新生儿,尽早进行适当的干预,使语音发育不受损害。进行遗传、代谢、内分泌疾病筛查(我国目前主要是苯丙酮尿症和先天性甲状腺功能低下),以早期发现、早期诊断,预防疾病发生带来的严重后果。

(六)感知觉刺激和早期教养

感觉是人类最简单、最低级的心理活动,也是心理活动最基本的指标。感知觉的发展对认知、语言和学习等都起着重要的促进作用。新生儿的视、听、触觉已初步发展,具备了接受早期教养的基础,可以通过反复的视觉、听觉和触觉训练,培养新生儿对周围环境的定向和反应能力,促进手眼协调动作。母亲通过哺喂、怀抱、抚摩、说话、唱歌、微笑等行为建立和培养母子依恋感情,促进婴儿智力发育,是早期教育的开始。

良好的亲子依恋关系可使新生儿得到安全感,更好地熟悉、认识和适应新的环境,为今后语言、运动和理解等能力的发展打下良好的基础。否则就可能影响儿童的身心发育,导致儿童情绪和行为障碍的发生。

因此,母亲产后尽快给孩子哺乳,在为新生儿提供了营养丰富初乳的同时,也使新生儿得到了温暖和安全感,这种身体和视觉上的接触,是日后良好依恋关系建立的基础。同时要为产妇提供心理支持,帮助产妇克服遇到的困难。

(七)正常新生儿家庭访视

为了防止交叉感染,正常新生儿自医院返家后很少再到有关机构进行保健检查。而新生儿家庭访视是降低新生儿发病率、死亡率的一个重要保健措施。

新生儿自生后或出院后1个月内家庭访视应不少于3~4次,即生后1~2天或出院后1~2天的初访,生后5~7天的周访,生后10~14天的半月访和生后27~28天的满月访。若发生异常情况,应增加访视次数。

1.初访

在新生儿出院后1~2天内进行。访视内容如下。

(1)新生儿居室的室温、湿度、通风状况等情况,孩子用具是否清洁,新生儿的衣被及尿布是否合乎卫生要求等。

(2)新生儿出生时体重和身长值,顺产或难产、有无窒息,以及新生儿吸吮、睡眠、哭声、大小便性状等,是否接种乙肝疫苗和卡介苗。

(3)测量新生儿的身长和体重,进行全身检查。检查时要注意身体各部位有无畸形、皮肤有无糜烂、有无红臀、脐部有无分泌物或感染,观察新生儿面部及全身皮肤的颜色和四肢活动情况等。

(4)宣传指导母乳喂养的好处,指导喂养方法和乳房护理及预防感染等方法。

2.周访

在出院后5～7天进行。观察新生儿一般健康状况,如黄疸是否消退,脐带是否脱落。测量体重。了解新生儿吮奶、哭声、大小便情况及护理中是否存在问题。初访及周访是家庭访视的重点,如发现异常问题应增加访视次数。

3.半月访

在出院后10～14天进行。记录新生儿在安静状态下每分钟呼吸次数。测量体重,了解体重是否恢复到出生时体重,若未恢复应分析原因,给予指导。了解喂养和护理的情况,并针对存在的问题给予指导。此外,对在北方冬季出生的新生儿要指导补充维生素 D 制剂的方法和剂量,以预防佝偻病的发生。

4.满月访

在出院后27～28天进行。除了解喂养、护理等情况外,对孩子测量体重和进行全面的体格检查。满月访视结束后,填写儿童健康档案,撰写访视小结,并指导家长进行生长发育监测和定期体格检查,并转入婴幼儿系统保健管理。

妇幼保健机构专业工作者每次访视应有重点,根据新生儿、孕母和家庭的具体情况进行有针对性的指导。在家庭访视中若发现新生儿和孕妇有异常情况要早诊断、早治疗,并做详细记录。如发现新生儿疾病的常见表现和危重信号(发热或体温不升、喂奶量减少甚至不吃等),应及时转院。在新生儿转院过程中随时观察病情变化,以确保安全。

(张　敏)

第三节　婴儿期的保健

婴儿期指出生至未满1周岁的时期。这一年是生后体格发育最快的一年,也是动作和语言的发展、智力和个性发展的关键时期。

一、婴儿期特点

(一)身长和体重

出生后增长速度开始减慢,但第一年中身长仍增长20～25 cm,为出生时的40%～50%。体重增长6～7 kg,约为出生时的2倍,是出生后生长最快的一年。

(二)皮肤、肌肉、骨骼

婴儿皮肤层薄嫩,皮下血管丰富。而汗腺功能差,体温调节不佳易使婴儿着凉或受热,也易使皮肤遭受损伤和发生感染。

婴儿肌纤维较细,间质组织较多。出生一两个月的婴儿,屈肌紧张性较高,四肢总是蜷曲的。

随着月龄的增长,躯干和下肢的肌肉会逐渐发达起来。

婴儿骨骼水分较多,而固体物质和无机盐成分很少,富有弹性,不易折断,但压迫时较易变形。随着小儿抬头、会坐和行走时,分别形成颈曲、胸曲和腰曲。如此期母亲营养不良,婴儿户外活动的时间少,又没及时地添加辅食,极容易患佝偻病。

(三)乳牙生长特点

乳牙早者 4 个月、晚者 9~10 个月,一般 6~7 个月萌出。最先长出的是下切牙,然后是上切牙。周岁左右长出 6~8 个切牙。出牙的时候,一般没有不良反应,如个别出现发热、腹泻、流口水等症状时,应当就医诊治。

(四)消化系统特点

婴儿在最初的 3 个月,唾液分泌极少。4~5 个月,唾液分泌增多。因不能完全吞入胃内,出现流涎现象。6 个月后逐渐添加辅食,唾液起到分解淀粉和帮助吞咽的作用。

婴儿在头 3 个月时,吸饱奶后常有溢奶现象,这对婴儿的营养和生长并无影响。3 个月以后,随着胃神经调节功能的加强,胃由出生时横置逐渐变为直立,溢奶现象也就自行消失。

婴儿肠的长度超过了身长 6 倍。由于婴儿肠神经支配尚未完善,消化力差,如辅食添加过多,很容易引起腹泻。又由于婴儿肠道黏膜层发达而肌肉层薄,易发生腹胀。加之肠肌壁的渗透性高,因而消化不完全的产物或肠毒素,易被吸收入血液,引起中毒。

婴儿肝脏占体重的 4%~5%。肝脏将血液中营养物加工与合成,为身体所利用,同时将带毒物质进行解毒,经肾随尿排出或随胆汁一起从粪便中排出。

婴儿期生长速度快,对能量和蛋白质的需求特别高。若能量和蛋白质供给不足,又由于消化功能尚未发育成熟,易患消化紊乱、腹泻、营养不良等疾病或发育落后。而婴儿铁贮备在生后 4~6 个月常常耗竭,最易缺乏的营养素是铁。缺铁性贫血不仅影响婴儿大脑发育和认知能力,同时还会降低机体免疫功能,造成反复感染。

(五)呼吸系统特点

婴儿鼻腔短小,鼻道窄,黏膜柔嫩,富于血管。发炎时由于黏膜充血肿胀,常使鼻腔发生闭塞,出现呼吸困难。耳咽管宽而短,呈水平位,如感染后很容易从咽部侵入中耳,并发中耳炎。喉腔也较窄,富于淋巴组织和血管,当有炎症时,容易引起呼吸困难。右侧支气管较易吸入异物或病原体,易发生炎症,并导致呼吸困难。

婴儿由于呼吸道的管腔狭小,肺泡数目又较少,常用增加呼吸次数来补偿气体交换不充分。当小儿患有呼吸道疾病时,由于组织缺氧,而呼出二氧化碳不足,常表现为呼吸困难、口周发青,在口唇及指端等末梢出现明显的青紫。

(六)免疫系统特点

6 个月后从母体获得的被动免疫抗体逐渐消失,而主动免疫功能尚未成熟,易患感染性疾病。儿童计划免疫的实施使一些传染病通过预防接种得到有效预防。但许多疾病尚缺乏有效的预防措施,所以婴幼儿期的感染性疾病的发病率和死亡率仍较高。

(七)神经系统发育

婴儿神经系统的发育还不成熟,大脑皮质的功能是随着小儿的发育而逐渐完善的。随着月龄的增加,应从视、听、嗅、味、触等方面给婴儿以适当的训练,使大脑对外界刺激的反应逐渐提高,也可促进了大脑的发育。

随着神经系统的发育和智力的发展,小儿清醒的时间越来越长,认识的东西越来越多,大脑的分析和综合能力也越来越完善。此期不能过长时间和小儿谈话或活动,但周围太不安静对小儿也是有害的。

(八)感知觉的发育

视觉在婴儿 6 个月前发展非常迅速,是视力发育的敏感期,12 个月时视觉调节能力基本完成。4～12 周的婴儿两眼能追随物体移动 180°,3 个月能主动搜寻视觉刺激物,3～4 个月对明亮、鲜艳的色彩,尤其是红色感兴趣。10～12 个月的婴儿可以根据成人的表情作出不同的行为反应。

婴儿对语言声音反应敏感,2 个月的婴儿已能辨别不同人说话的声音。6 个月龄时能区分父母的声音。8 个月时眼和头能同时转向声源。而 12 个月时对声音的反应可以控制。

人类的味觉系统在婴幼儿期最发达,3～4 个月龄时能区别愉快和不愉快的气味,4～5 个月龄婴儿对食物的任何改变会表现出非常敏锐的反应,7～8 个月龄时开始分辨出芳香的刺激。

(九)动作的发育

运动的发育与大脑的发育、肌肉的功能有密切的关系,并遵循一定的规律。1 个月的婴儿俯卧时稍能抬头。3 个月时可以控制头部和抬胸。4 个月时能够翻身,并能抓住玩具。5 个月时能从仰卧翻成俯卧,而 6 个月时能从仰卧翻到俯卧,此时能独自玩弄小玩具,并可从一只手换到另一只手。8 个月时可以坐得很稳,开始用上肢向前爬。9 个月时可以灵活地使用拇指和示指捡拿物品或撕纸。10 个月可拉着双手向前走。12 个月时可以独自站立行走。此时的婴儿在开始抓握物体之前可以对物体进行准确的定位。

(十)语言的发展

婴儿期是语言的准备期,主要是通过哭、表情变化和身体接触与大人交流。婴儿在 1 个月以内哭是与人交流的主要手段。5 个月左右开始出现咿呀学语,9 个月时达到了高峰。8～9 个月已能听懂大人的一些语言,并做出反应。9～12 个月能够辨别母语中的各种音素,经常模仿成人的语音。11 个月才真正理解词的意义。大多数 12 个月的小儿开始会说第一个与特定对象相联系的词。

(十一)情绪和气质的特点

情绪是人们对事情或观念所引起的主观体现和客观表达,并通过内在或外在的活动及行动表现出来。婴幼儿良好的情绪表现为依恋、高兴、喜悦、愉快。不良的情绪主要有恐惧、焦虑、愤怒、嫉妒等。小儿 7～8 周出现第一次社会微笑。2～3 个月对人的接近和语音产生了兴趣,2～7 个月婴儿可能会出现快乐、惊奇、愤怒、悲伤和恐惧情绪,但看见熟悉的面孔会发出有意识的微笑。婴儿在 6 个月时,可区分母亲和陌生人,对母亲有一种特殊的亲热感,7 个月左右对家庭成员亲密感也增加。但 6～8 个月时见陌生人可能出现焦虑的情绪。8～10 个月的婴儿在不确定的情况下,能开始根据他人的情绪线索作出相应的反应。

气质是婴儿出生后最早表现出来的一种较为明显而稳定的个人特征,是人格发展的基础。一般将婴儿气质类型划分为容易型、困难型、迟缓型和混合型。易于抚养型婴儿情绪愉快,作息制度规律,能很快地接受新的事物,参加活动的愿望高。抚养困难型的婴儿表现为情绪消极,作息制度不规律,适应新环境慢,哭闹无常、烦躁易怒。迟缓型表现为情绪消极,对新环境适应较慢,活动水平低,反应强度弱。

二、婴儿期保健要点和保健措施

促进儿童早期健康发展是婴儿期保健的重点,包括婴儿的营养、体格锻炼、卫生保健、情感关爱、生活技能培养及智力早期开发。家庭是婴儿期保健的主要场所,提高家长的科学育儿知识水平和技能是婴儿期保健的主要内容之一。

(一)合理喂养

婴儿期合理喂养应根据婴儿的生长发育特点和营养需要,在足量的基础上保证质的营养供给,其中特别要满足热能和蛋白质的需要。通过宣传使家长了解婴儿喂养知识和技术,自觉地实行母乳喂养。通过生长发育监测和体格检查,早期发现营养不良、肥胖症、佝偻病等,及时进行干预和纠正。

婴儿喂养分母乳喂养、混合喂养与人工喂养 3 种,母乳喂养是最合理的喂养方式。

1.母乳喂养

人乳含乳蛋白多、脂肪颗粒小,易于消化吸收,并含有各种必需脂肪酸,对脑和神经的发育极为重要。人乳的乳糖含量比牛乳含量高。人乳中钾、钠、镁、钙、磷等的含量比牛奶少,可减轻婴儿肾脏负担。人乳温度适宜、新鲜,污染机会少。并可增强婴儿对某些疾病的抵抗能力。哺喂可以密切母子关系,可能使母亲再次受孕有某种程度的推迟等。

一般母乳从产后 15 天到 9 个月,分泌量逐渐增多,质量也不断提高。9 个月以后奶汁的质和量都有所下降。当奶量不足时,婴儿常常睡眠不安,哭闹,体重减轻,皮下脂肪减少。在出现上述中任何一种症状时,应查找原因,如母亲奶量不足,应用奶粉或牛奶补充,或适当地添加辅食。

周岁左右断奶最为适宜。断奶太早,由于婴儿的消化功能不强,会引起消化不良、腹泻,甚至营养不良等。断奶太晚,又不添辅食或添加不合理,婴儿就会消瘦、体弱多病,也会影响母亲的健康。断奶应在春秋季逐步进行,逐渐以辅食代替母奶,1 岁左右用辅食做主食。断奶后,每天仍要给牛奶和其他富于营养、容易消化的食物。

2.混合喂养和人工喂养

当母乳不足或缺乏时,用牛、羊乳或用其他代乳品喂养婴儿,称人工喂养。用部分兽奶以补充母乳不足称为混合喂养。

当母乳不足或其他原因不能纯母乳喂养时,可以根据婴儿的月龄和奶量缺少的情况,添加代乳品或辅食,但必须喂完母乳后再补充。

人工喂养是一种不得已的办法。只有母亲确实缺奶,或有结核病、急慢性传染病或严重贫血等疾病而不能喂养时才采取的方法。最常用的食品是牛奶、羊奶、奶粉或大豆制品。

人工喂养时需注意以下问题:奶的质量。奶头、奶瓶等用具每天都要清洗消毒。人工奶头孔不宜过大。时常观察婴儿大便是否正常,这与奶的调配关系很大。如奶中脂肪过多,婴儿不仅大便增多,而且出现不消化的奶瓣。如蛋白质过多,糖量过少,大便容易干燥。如糖过多,大便会发酵而稀,而且有泡沫和气体。一天所需奶量,2~4 个月,约等于体重的 1/6。6 个月时,约为体重的 1/7。7~12 个月时,约为体重的 1/8。

3.辅食

周岁以内的婴儿是以奶为主食,除奶以外添加的食品都叫辅食。4 个月以内的婴儿可进行纯母乳喂养,以后逐渐开始添加辅食。

1~3 个月龄的婴儿,主要添加含维生素类食品。喂鲜橘、橙等水果汁和菜汁。开始每天添加鱼肝油(尤其北方冬季出生的孩子)。人工喂养的婴儿最好满月后即开始补充鱼肝油、维生素 C 等。4~6 个月,应及时添加蛋黄,以补充铁质。先将 1/4 煮熟的蛋黄压碎,混在米汤或牛奶中哺喂,以后再增加到半个至整个蛋黄。5~6 个月后,每天可喂稀粥、米糊、营养米粉、面片、豆腐、菜泥、水果泥等。7～8个月,可喂馒头片或饼干,促进牙的生长。8个月后,可喂肉末、肝泥、鱼肉,1～2次软稠的食品。10～12个月,每天可喂软饭、馒头、面条、面包及碎菜和碎肉等食品。

辅食的添加必须与婴儿的月龄相适应。过早添加不适合婴儿消化的辅食,会造成消化紊乱。添加过晚,会出现营养不佳。在添加辅食时,必须遵循由少量到多量、由细到粗、由稀到稠的原则,一种食物接受后再添加另一种食物,并注意观察婴儿的大便,以了解食物的消化情况。

(二)婴儿的卫生及衣着

每天早晨,在哺喂之前先用温水给婴儿洗脸,而后用软毛巾擦干。不要涂化妆品。鼻腔、口腔一般不宜洗,耳朵防止灌水。大小便后要清洗大腿根部和臀部,最好每天洗澡,使用刺激性弱的婴儿皂。婴儿住处要清洁,阳光充足,空气新鲜。

婴儿的衣服要用浅色的棉布、法兰绒、厚绒布来缝制,衣服接缝要平展,纽扣、系带尽量少用,便于穿脱。婴儿的鞋不要紧小,也不要太大。尿布要用浅色、易吸水的棉布或一次性的尿布。衣服和尿布要经常换洗,尤其要用专用盆洗涤,不残留洗涤液,日光下晒干。

(三)婴儿的睡眠

周岁以内的小儿一定要保证有充足的睡眠,这样才能有利于婴儿大脑和身体的发育。月龄愈小,需要睡眠的时间也愈长。新生儿一昼夜要睡20小时。到2个月时,每天除饥饿、大小便后觉醒外,大部分时间也在睡觉。3～6个月时昼夜睡眠总量17小时。6～10个月时16小时。10个月后时15小时。因此,从2个月开始,就要养成定时睡眠的良好习惯。

(四)体格锻炼

婴儿的体格锻炼主要是通过日常生活来进行,如晒太阳、呼吸新鲜空气、户外活动、接受一些不同温度的冷热刺激。锻炼要循序渐进,坚持经常,并同合理的生活制度、正确护理和教养相结合。这样不仅能使小儿身体健壮,减少疾病,而且能够锻炼意志。

1.婴儿体操

婴儿在出生2个月后就可开始做体操。婴儿体操共分16节,其中8节完全在成人的帮助下进行,称为被动操,适用于6个月以内的婴儿。另外8节需成人稍加帮助,婴儿自己就能完成,叫作主动操,适用于6个月以上的婴儿。体操主要是促进基本动作的发展,增强骨骼、肌肉的发育,增强心肺功能,促进新陈代谢。同时,促进婴儿的语言、意志、情绪和注意力的发展。

被动体操主要做胸部、上肢、肘关节、肩关节、下肢、膝关节、髋关节和举腿运动。主动操主要做牵双臂坐起,牵单臂坐起、脊椎后屈及顿足运动。扶腰部站立,做跳跃运动。

做操的房间室温为18～20℃,空气要新鲜。高于20℃可在户外进行。时间一般安排在喂奶前、后30分钟到1小时为宜,每天做1～2次。婴儿衣服要宽大、轻便。做操前应先和小儿说话,使之情绪愉快。做完后让小儿躺在床上休息一会。

2.户外活动

户外活动可以让小儿更早地认识外界环境。接受阳光和空气的刺激,增强身体对环境的适应力和机体的新陈代谢,并可促进生长发育、预防佝偻病的发生。

户外活动要根据小儿的月龄、身体健康状况及当地气候条件而定。一般每天2次,小于6个月的孩子每次10～15分钟,逐渐增加到2小时。6个月以上可3小时。

3.开窗睡眠和户外睡眠

开窗睡眠可使孩子吸收新鲜的空气,皮肤和呼吸道受到凉气流的刺激,可以增强呼吸系统的抵抗力和新陈代谢。

开窗睡眠要从夏季开始,逐渐过渡到冬季(室温不低于 15 ℃),常年坚持。但在寒冷的北方开窗换气要在孩子不在屋时进行。遇到孩子有病、大风和大雨时不要开窗。如发现孩子发抖、口唇发青时要停止。

户外睡眠是在开窗睡眠基础上的进一步锻炼,一般在午睡时进行开窗,但要避免阳光直射,仔细观察孩子的反应。

另外,还可用冷水给小儿洗脸和洗手,增强体质,预防呼吸道疾病的发生。

(五)预防疾病和意外伤害、做好口腔保健

预防感染首先提倡母乳喂养,培养婴儿良好的卫生习惯,并按计划进行卡介苗、脊髓灰质炎、百白破、麻疹、乙型肝炎等疫苗的免疫接种。必须积极预防影响婴儿生长发育和健康的常见病、多发病,如呼吸道感染、腹泻等感染性疾病,以及贫血、佝偻病等营养性疾病。

婴儿期常见的意外伤害有从床上跌落、吞进异物、婴儿窒息等。预防主要是加强家长的安全意识教育,减少婴儿周围环境中存在的危险因素。

婴儿在长牙前就应进行口腔保健。餐后或吃甜点心后,给婴儿喝一些温开水。乳牙萌出后,每晚睡觉前要用柔软的婴儿用指套牙刷清理牙上的附着物。婴儿不要含乳头入睡,以免影响乳牙发育,避免婴儿不良吸吮习惯的形成。

(六)婴儿期的早期教育

婴儿的早期教育以感知觉和动作训练为主,及早进行语言训练,并通过生活环节提高认知能力、培养良好的亲子关系及与小朋友之间的关系。

1.建立合理的生活制度,养成良好习惯

可根据小儿自身的特点,通过有规律的作息时间,养成按时睡眠、吃饭、定时大小便,以及爱清洁、讲卫生的良好习惯。这些习惯的培养有利于小儿独立能力、控制情绪能力和适应社会能力的发展,是婴儿期最早和最重要的教育内容。

2.视听能力训练

(1)出生至 3 个月:最初的 3 个月中,主要是通过看和听从外界向大脑输入信号,发展婴儿心理。此期可以在儿童床上方悬挂颜色鲜艳的物品或能发声的鲜艳玩具,训练小儿两眼视物的习惯,并刺激脑部功能。父母要经常面对面地与小儿亲切交谈、唱歌或念儿歌。每天定时放悦耳的音乐等。

(2)4～6 个月:玩具宜挂低些,使婴儿伸手就能碰到,开始可能是偶然碰一下,以后就会有意识地去玩。还可选择体积稍大、色泽鲜艳、不同形状(如各种动物)、带声响的吹塑玩具和可以摇响的玩具,逗引小儿看、摸和倾听,继续训练视听觉能力。也可以选择手摇铃或能捏响的小玩具,放在婴儿能拿到的地方,以训练手的抓握能力。

(3)7～12 个月:小儿仍为无意注意,要引导他们观察周围事物,培养注意力,并逐渐认识周围的事物。随着听觉及运动能力加强,开始学爬行,此时可选塑料、绒毛、皮球及能敲打的玩具。10～12 个月时婴儿手的动作逐渐加强,并开始学走路,可选择小推车、滚动玩具及手拉玩具等,以训练小儿行走及手的活动能力。12 个月后,要注意培养小儿爱护玩具和爱好整洁的习惯。

3.促进婴儿的动作发育

动作的发育与神经系统日臻成熟有着密切关系,它可促进小儿心理发展和体格发育,也可培养小儿观察力、与人交往的能力和活泼、勇敢、坚毅等优良品质。婴儿期是动作发育的重要阶段,重点发展粗大动作和手及手指的精细动作。

(1)粗大动作:小儿满月后开始训练抬头,可在喂奶前让他俯卧,此时小儿会主动抬头。2个月开始训练翻身,可用一个鲜艳、带响的玩具,从小儿的一侧向另一侧移动,帮助小儿由仰卧转为侧卧再到俯卧,完成翻身动作。4个月开始训练拉坐,每次时间不要太长。5个月开始训练爬,可用玩具在前方吸引他向前爬,但要注意安全。8个月开始训练扶站。10个月开始练习牵走,并逐步过渡到独立行走。

(2)精细动作:3个月时,用颜色鲜艳、有响声、带柄的玩具吸引小儿伸手,或放在孩子的手里,训练用手抓物。6~10个月可训练用手指捏取小的物体,促进精细动作的发展。

4.促进婴儿的语言发育

小儿的语言能力是其智力水平的主要标志。促进小儿语言发育最简便方法是成人多与小儿说话、唱歌、讲故事,对婴儿自发的"baba""mama"之类语言,应及时给予应答或微笑。在日常生活中把语言与人物、事物、动作等联系起来,为语言发展打好基础。

5.交往能力的培养

良好的亲子关系是未来与他人进行交往的基础。家长应通过生活上细心的照顾、亲切的语言交流、愉快的共同玩耍和游戏与小儿建立良好的依恋感情,帮助他们逐渐认识周围世界。

(七)预防接种

预防接种是预防传染病的有效手段之一。我国计划免疫程序要求在1岁内接种乙型肝炎疫苗、卡介苗、脊髓灰质炎疫苗、白喉、百日咳、破伤风疫苗、麻疹疫苗、流脑疫苗和乙脑疫苗。家长要按时带孩子到所属机构进行预防免疫接种。

(八)生长监测和定期体检

定期对婴儿身高、体重等指标进行生长监测,通过评价发育曲线的走势,早期发现生长发育缓慢现象,及时分析原因,采取相应的措施干预,保证小儿健康的生长。

每3个月对儿童进行一次健康检查,包括:问诊、体格测量、全身检查及必要的实验室检查。检查小儿体格心理发育和神经精神发育状况,了解在护理、喂养、教养中存在的问题,及时进行治疗和指导。

此外,大多数的婴儿是散居在家,不仅人数众多、居住分散,而且家长的文化水平和家庭环境条件各不相同。因此,需要儿童保健工作者为他们提供必要的服务。为了使小儿从初生到7周岁都能得到连续的、系统的保健服务,在城市应完善地段儿童保健医师负责制,在农村建立完善的乡村妇幼医师负责制度。认真开展儿童保健系统管理。加强对早产和低出生体重儿的管理;对高危儿进行智力监测。采取综合措施防治常见病和传染病。及时为适龄婴儿进行各种疫苗的预防接种。对家长进行必要的健康教育。

（张　敏）

第四节　幼儿期的保健

幼儿是指1~3岁的小儿,其体格生长速度较婴儿期缓慢,但语言和动作能力快速发展。由于活动范围扩大而没有安全感,其意外伤害开始多发。又由于接触感染的机会增多,必须注意预防传染病的发生。

一、幼儿期的特点

（一）身高和体重发育特点

生后第 2 年，身长约增 10 cm，体重增 2～3 kg，2 岁后生长速度急剧下降，并保持相对稳定，平均每年身长增加 4～5 cm，体重增加 1.5～2 kg。

（二）牙的生长和视觉发育

周岁时，已有 6～8 个切牙，1.5 岁已有 12 个牙，2 岁时已有 16 个牙，2.5 岁 20 个乳牙都出齐了。

由于婴幼儿时期的眼轴较短，物体成像于视网膜后，多表现为生理性的远视，随着年龄的增加而逐渐改善。6～7 岁时多数小儿从远视逐渐发展为正视，少数仍可能为远视。也有小儿不注意用眼卫生，可能形成近视。

（三）神经系统发育

幼儿期仍是脑发育的快速增长时期。2～3 岁幼儿的脑重已增加到 1 000 g 左右，相当于成人脑重的 2/3。2 岁时，主要的运动神经已经髓鞘化，3 岁时细胞分化基本完成。神经细胞突触数量增多，长度增加，向皮质各层深入。2 岁前，神经纤维的延伸呈水平方向，2 岁以后则有斜行和垂直纤维向皮质深入，3 岁时已完成 80%。此外，儿童认知能力和动作协调性不断增加，情绪反应愈来愈稳定等。

（四）动作和语言发育

幼儿脑功能发育已较成熟，四肢活动更加灵活，能双脚交替上下楼梯、奔跑、双脚跳，能不扶东西迈过矮的障碍物。会用勺子吃饭，并做简单的游戏。3 岁时，能独立玩耍，自己会洗脸，在大人帮助下脱穿简单的衣服等。但此时小儿要注意营养均衡、睡眠充足，既防止出现营养不良，也要预防单纯肥胖。同时，要防止意外事故的发生。

2～3 岁是口头语言发育的快速期，从简单发声到会讲完整语句，语言能力得到迅速发展。1～5 岁时，能听懂成人告诉他生活中的一些事情。2 岁时能说出自己的姓名和年龄，能用简单的语言来表达自己的意思。3 岁时已能说出较长的句子，会唱歌、会跳舞。

（五）感知觉和认知发育

幼儿期的感知觉和认知能力发育迅速，智力发展也很快，是智力开发的最佳时期。1.5 岁的幼儿能注视 3 m 远的小玩具。2～3 岁能分辨物体的大小、方向、距离和位置，能辨别各种物体的属性（如冷、热、硬等），能认识日常生活中的物品，识别几种基本颜色，分辨男女。

1 岁左右的幼儿出现随意注意的萌芽，但不稳定易被分散或转移，对感兴趣的事情注意力能集中较长时间。1 岁左右随意注意不超过 15 分钟，2～3 岁能集中注意 10～20 分钟。幼儿期的记忆多为自然记忆，不持久，容易遗忘。1 岁以内小儿只有再认而无再现，1 岁再认潜伏期是几天，2 岁可达几个星期，3 岁可保持几个月。而 2 岁时再现潜伏期只有几天，3 岁时可延至几个星期。1 岁以后小儿才出现具有一定形象性思维活动，2～3 岁时的思维具有直观性。1～2 岁是仅有想象的萌芽，3 岁后想象进一步发展，有意想象已初步形成，如喜欢做象征性游戏。

（六）情绪和社会行为发育

幼儿期的情绪是一种原始的简单感情，如喜、怒、哀、乐、悲、恐、惊。随着年龄的增长，情绪进一步分化，社会感情增多，得到表扬和称赞就高兴，受到责备就会伤心或愤怒。如 12 个月的婴儿已具备兴奋、愉快、苦恼、喜爱、得意、厌恶、愤怒等各种情绪体验,1岁半至2岁左右又分化为嫉妒和喜悦。3岁时儿童对物体、动物、黑暗等客观环境容易产生恐惧。在2～3岁时幼儿产生了自我意识,自主性逐渐增强,进入"第一反抗期"。

幼儿的游戏以平行性游戏为主要特征。幼儿游戏有5种主要形式:感觉性游戏、运动性游戏、模仿性游戏、受容性游戏和构建性游戏。他们喜欢触摸振动的物体。喜欢摇铃、丢球、推玩具车、滑滑梯、骑三轮车。玩过家家,扮演医师护士,模仿歌星唱歌的游戏。爱看电视和电影、听故事、看图画书,以及搭积木、堆沙、玩黏土、折纸等游戏。

二、幼儿期保健要点和保健措施

幼儿良好的发育是婴儿良好发育的继续,也为学龄前期儿童的良好发育奠定了基础。其保健内容与婴儿期大体相同。

(一)合理安排膳食

幼儿的膳食要注意合理营养、膳食平衡,提供足量的热量和各种必需营养素,以满足身体发育和活动增多的需要。

安排此期膳食的原则如下:膳食必须要保证足够的热能和营养素。一般认为,蛋白质供给热能应占总热能的12％～15％、脂肪应占20％～30％、糖类应占50％～60％。食品要易消化、多样化、感官性状良好,以增进孩子食欲。1～2岁孩子采取三餐二点制,3岁以上应三餐一点制。严格保证食品卫生,防止食物中毒。经常更换食谱,定期监测儿童生长发育水平,以便不断改进和提高小儿营养水平。

此外,小儿不要摄入过多的食盐、脂肪等,也不宜多吃糖果、巧克力、糕点等零食。吃零食习惯是造成食欲缺乏的主要原因之一。偏食同样也会对小儿的营养和健康产生不良的影响。

(二)口腔保健

目前我国乳牙龋齿十分普遍,而且充填率很低,这必须引起家长的足够重视。乳牙龋齿影响幼儿的咀嚼功能、食物的消化吸收,还易形成恒牙咬合畸形。因此,父母可以用指套牙刷或小牙刷帮助幼儿刷牙,每晚一次。父母要督促幼儿做到饭后或吃甜点心后及时漱口或刷牙。孩子要少吃过于精细且糖分高的食品,如糕点。1岁半以后,每半年检查口腔1次,早期发现牙齿及口腔发育的异常情况,及时进行矫治和治疗。

(三)生长发育监测及疾病筛查

1～2岁幼儿每3个月体检1次,2～3岁每半年体检1次,体检后应对幼儿的生长发育情况进行评定,及时发现生长偏离。

每年做1～2次有关缺铁性贫血及佝偻病的健康检查,进行一次视力筛查,做一次尿、大便常规检查。另外,检查2岁后的男童外生殖器发育有无包茎、小阴茎等。

(四)预防接种及预防意外事故的发生

要根据每种菌苗或疫苗接种后的免疫持续时间,定期进行加强免疫。根据传染病流行病学、卫生资源、经济水平、家长的自我保健需求接种乙脑、流脑、风疹、腮腺炎、水痘等疫苗。

意外伤害已成为我国1～4岁儿童的第一位死因。由于幼儿判断能力差、缺乏识别危险能力、缺乏安全意识和生活经验,无自我保护能力,以及家长安全意识淡薄,使幼儿成为意外伤害的高危人群之一。因此,采取积极的预防措施非常重要。

父母应提供给幼儿安全的环境,注意避免幼儿活动环境与设施中有致幼儿发生危险的因素,如烫伤、跌伤、溺水、触电等。

（五）早期教育

1～2岁幼儿教育的重点是接触周围的实际生活，了解周围环境，发展认知能力、提高运动功能和语言表达能力。2岁以上的小儿与外界的交往增多，神经心理得到进一步发展，教养要进一步加强。

1.建立合理的生活制度和培养必要的生活技能

建立合理的生活制度，培养幼儿独立生活能力和养成良好的生活习惯，为适应幼儿园的生活做好准备。规律的生活一旦形成，要严格遵守，不要轻易改变。

1～3岁前是儿童各种习惯形成的重要时期，是在成人的训练和影响下，通过日常生活逐渐养成的，是保证孩子健康的关键。如每天洗脸、洗手、饭后漱口或刷牙、不随地吐痰的卫生习惯，不挑食、不偏食的饮食习惯，良好睡眠、排泄习惯的培养等。

鼓励小儿做其力所能及的事，训练穿脱衣服、鞋袜，解纽扣和系鞋带，学会自我进食等。15～18个月是学习进食的关键期，父母不要怕麻烦，要让幼儿自己吃饭。此期也是训练大小便的关键时期，通常大便训练在1岁至1岁半、小便训练约在2岁左右进行。要鼓励小儿树立克服困难的信心，当其遇到困难时，教育者不要马上伸手相助，应鼓励其进行尝试。小儿经尝试获得成功后，对将来智能发展和意志力的培养有积极的促进作用。

2.促进语言发展

出生后的第2～3年是口头语言形成的关键时期，及时训练小儿说话能力是此期的重要任务。1～2岁主要培养和加深其对语言的理解和简单的表达能力。多让小儿观看图片、实物，教小儿认识周围的人和物。成人多与孩子做游戏、多进行语言交流，要鼓励孩子多说话，并及时纠正错误发音，但切忌讥笑他，否则会造成小儿心理紧张，易引起口吃。随着语言理解能力的不断提高，可教小儿念儿歌。复述简单的故事等。

2～3岁的小儿生活内容逐渐丰富，与外界交流的机会也日益增多。此时一定要教小儿说普通话，发音要正确，语句要连贯完整，不断丰富小儿的词汇量等。

3.进行动作训练

1～2岁小儿，主要应加强独立行走、稳定性、运动协调性和躯体平衡能力的训练，克服怕跌跤的恐惧心理。1岁半后，在走稳的基础上，训练小儿跑、跳、跳跃和攀登的能力，促进大动作的发育。鼓励小儿用匙自己吃饭，也可通过学搭积木、用塑料绳穿有孔玩具等，训练小儿手部精细动作的灵活性和准确性。还可通过游戏、做手工等促进手的稳定性和协调性的发育。

2～3岁小儿通过活动性游戏、体育活动、自由活动，在发展基本动作的基础上，训练随意跑、跳的能力。鼓励小儿独自上、下楼梯，练习两脚交替独站、双足离地蹦跳、从台阶跳下或跳远。教小儿骑三轮童车，既培养胆大心细、集中注意力的良好习惯，又可训练小儿动作的协调性、敏捷性和良好的反应能力，并帮助小儿了解交通常识。利用玩具和教具，如串塑料珠、拣豆豆、画画、折纸等发展精细动作。通过玩球、堆积木等游戏促进小肌肉动作协调发育，也可发展幼儿的想象力、创造力、思维能力。

4.认识能力的培养

在发展感知觉的基础上，逐步培养小儿注意、记忆、观察、思维等能力。1～2岁时主动引导小儿观察动物、植物及周围的一切事物，通过实物进行记忆练习和强化训练，或教小儿念儿歌，由简到难，促进记忆力的提高。训练小儿较长时间注意于一个物体或做游戏。通过看书、看图片、手影表演等来培养其想象力。有意识、有计划地培养小儿绘画,欣赏音乐,培养鉴赏艺术美、自然美和社会生活美的能力。

2～3岁时继续培养观察能力,培养小儿注意的持久性和集中性。让小儿复述成人讲的小故事、说过的话,来强化其机械记忆能力。根据故事或童话的情节和内容,让小儿模仿表演,发展想象力和创造能力。通过绘画可以提高小儿手眼动作的协调性,通过听歌和唱歌训练听觉和欣赏音乐的能力,并激发幼儿的想象力。

5.交往能力的培养

对1～2岁小儿来说,亲子交往非常重要,父母会向小儿传授道德准则、行为规范和社会交往的技能。家为小儿提供练习有关社交行为和技能的场所。亲子交往对小儿与同伴交往有很大影响,甚至影响成年后人际交往的能力。2～3岁时可让小儿与其他伙伴一起做游戏,教育他们懂得遵守一定规则,并通过游戏建立与同龄伙伴的关系,培养小儿良好的道德品质和情感。

6.玩具和图书在早期教育中的作用

在婴幼儿的早期教育中玩具和图书是必不可少的工具。利用适合的玩具可发展小儿的感官、动作和语言,也可以帮助小儿认识周围事物。此期的小儿可选择球类、拖拉车、积木、木马、滑梯、球类、形象玩具(积木、娃娃等)、能拆能装的玩具、三轮车、攀登架等做各种游戏,促进动作发育,提高注意、想象、思维等能力。玩具要符合小儿心理和年龄特点,并被喜爱,具有教育性及符合卫生、安全的要求。

图书可使儿童增长知识,促进其语言发育,培养高尚情操,还有利于小儿和父母的交流。选择图书一定要根据孩子的年龄特点,具有教育性和启发性,故事生动有趣、语言简短。

(六)预防心理卫生问题

断奶对儿童来说是件大事,应在断奶之前两三个月里就有计划地添加辅食,使断奶"水到渠成"。如处理不当可能会对小孩的心理造成重大的精神刺激。

此期易出现分离焦虑,表现为幼儿在父母或养育者不在身边时出现的一种恐惧、悲伤等情绪反应。出现的原因是幼儿与父母已建立了良好的依恋关系。养育不良往往会使幼儿出现反应性依恋障碍或脱抑制性依恋障碍。此期也易出现反抗,它是幼儿自主性和独立性的表现。此时父母既要让幼儿有自主和独立选择做事或做决定的机会,又要给予适当的限制,防止幼儿从小养成霸道行为。

(张　敏)

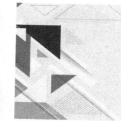

参 考 文 献

[1] 曾菲菲,张绍敏.护理技术[M].北京:北京大学医学出版社,2020.

[2] 陈春丽,任俊翠.临床护理常规[M].南昌:江西科学技术出版社,2019.

[3] 窦超.临床护理规范与护理管理[M].北京:科学技术文献出版社,2020.

[4] 高淑平.专科护理技术操作规范[M].北京:中国纺织出版社,2021.

[5] 管清芬.基础护理与护理实践[M].长春:吉林科学技术出版社,2020.

[6] 黄俊蕾,赵娜,李丽沙.新编实用临床与护理[M].青岛:中国海洋大学出版社,2019.

[7] 张蕾.实用护理技术与专科护理常规[M].北京:科学技术文献出版社,2019.

[8] 贾雪媛,王妙珍,李凤.临床护理教育与护理实践[M].长春:吉林科学技术出版社,2019.

[9] 涂英.基础护理技能训练与应用[M].北京:科学出版社,2021.

[10] 万霞.现代专科护理及护理实践[M].开封:河南大学出版社,2020.

[11] 魏晓莉.医学护理技术与护理常规[M].长春:吉林科学技术出版社,2019.

[12] 吴小玲.临床护理基础及专科护理[M].长春:吉林科学技术出版社,2019.

[13] 许传娟.临床疾病诊疗与护理[M].长春:吉林科学技术出版社,2019.

[14] 姜雪.基础护理技术操作[M].西安:西北大学出版社,2021.

[15] 蒋争艳,唐英姿,蒙桂琴.外科护理技术[M].上海:同济大学出版社,2021.

[16] 金莉,郭强.老年基础护理技术[M].武汉:华中科学技术大学出版社,2021.

[17] 李秋华.实用专科护理常规[M].哈尔滨:黑龙江科学技术出版社,2020.

[18] 廖喜琳,刘武,周琦.护理综合实训指导[M].西安:西安交通大学出版社,2020.

[19] 刘爱杰,张芙蓉,景莉,等.实用常见疾病护理[M].青岛:中国海洋大学出版社,2021.

[20] 潘洪燕,龚姝,刘清林,等.实用专科护理技能与应用[M].北京:科学技术文献出版社,2020.

[21] 张文燕,冯英,柳国芳,等.护理临床实践[M].青岛:中国海洋大学出版社,2019.

[22] 赵玉洁.常见疾病护理实践[M].北京:科学技术文献出版社,2019.

[23] 张纯英.现代临床护理及护理管理[M].长春:吉林科学技术出版社,2019.

[24] 艾翠翠.现代疾病护理要点[M].长春:吉林科学技术出版社,2019.

[25] 张苹蓉,卢东英.护理基本技能[M].西安:陕西科学技术出版社,2020.

[26] 白志芳.实用临床护理技术与操作规范[M].长沙:湖南科学技术出版社,2019.

[27] 蔡华娟,马小琴.护理基本技能[M].杭州:浙江大学出版社,2020.

[28] 彭旭玲.现代临床护理要点[M].长春:吉林科学技术出版社,2019.

［29］张薇薇.基础护理技术与各科护理实践［M］.开封:河南大学出版社,2021.

［30］任潇勤.临床实用护理技术与常见病护理［M］.昆明:云南科技出版社,2020.

［31］沈燕.实用临床护理实践［M］.北京:科学技术文献出版社,2019.

［32］周霞.护理教学与临床实践［M］.北京:中国纺织出版社,2021.

［33］孙丽博.现代临床护理精要［M］.北京:中国纺织出版社,2020.

［34］许军.实用临床综合护理［M］.长春:吉林科学技术出版社,2019.

［35］尹玉梅.实用临床常见疾病护理常规［M］.青岛:中国海洋大学出版社,2020.

［36］韩静.循证支持下针对性护理在心律失常护理中的价值［J］.中国医药指南,2020,18(5):269-270.

［37］花春英,韩东梅.护士在糖尿病治疗中的地位及作用不可或缺［J］.糖尿病之友,2020(1):48-49.

［38］倪素波.优质护理服务在胃癌护理中的应用效果观察［J］.中国医药指南,2021,19(8):195-196.

［39］于艳.研究临床护理路径在冠心病心绞痛护理工作中的应用效果及护理质量影响［J］.中外女性健康研究,2021(15):151-152.

［40］赵明.优质护理服务在儿科护理中的意义［J］.中国医药指南,2019,17(30):375-376.